知識から活用法まで
いつまでもそばに置いて役立つ

アロマテラピー大全集

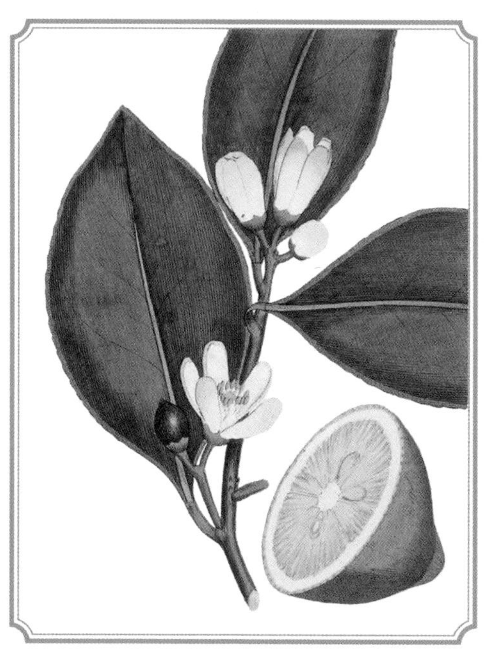

Aromathérapie

佐々木 薫

主婦の友社

はじめに

植物の香りは、なぜ人を癒やすのでしょう

アロマテラピーと出会ったのはいつですか？　多くの人にとってそれは、1本の遮光びんに詰まった液体＝精油と出会ったときかもしれません。しかし、植物の香りとの出会いはもっと前に、ごく自然に体験されていると思います。それは庭に咲く花々の香りだったり、毎日の通り道にある公園の木々から、風に乗って流れてくる香りだったり。あまりにあたりまえで、香りをかぐという意識はないかもしれません。それほど植物や植物の香りは私たちの身近にあります。

そんな自然の植物の香りに、なぜ人間は癒やされるのでしょうか？　それはとても不思議なことです。

その理由を、植物と動物（人間）が地球に誕生した、起源までさかのぼって探してみましょう。数億年前の地球でははじめに植物が、やがて動物が誕生しましたが、その起源となる生命体は共通のものでした。植物も動物も細胞という構造を単位として個体が作られており、細胞の中には核があり遺伝子が存在しています。複雑なメカニズムはさておき、植物が人間に有効に働くことは、太古の昔に同じ生命だったことで納得できるように思います。

植物の成長に必要なものは太陽光です。太陽の光エネルギーを有機物に作り変えることができるのは植物のみ。それが光合成です。そこで作り出される有機物は、さらに植物ごとの固有物質を作り出し、その中のひとつが香り＝精油となります。芳香物質は植物にとって生存を守るための武器でした。

植物の武器となるものはほかにもトゲや毒があり、芳香成分は毒の一部ともいえるでしょう。毒とはいえ、人間にとっては植物から受ける恩恵のひとつ。なかでも一番は「薬」のような役割を担うことです。アロマテラピーも体の不調が回復したり、ちょっとした傷の治りが早まったり、心が癒やされ

Iris　florentina

たり、元気になったりします。精油は医薬品ではありませんが、植物の香りという力を自らに取り込むことで、心身をケアすることができるのです。

１滴の精油を落とすわずかな時間に、想像してみてください。その香りには多彩な芳香成分が含まれています。その成分を作り出すのは植物であり、植物を育むのは大地です。さらに視野を広げてみると、大地＝地球を体に取り入れるようなダイナミックさに驚き、自分も自然の一部に溶け込むような気持ちとなって、深く癒やされます。

アロマテラピーは体と心の力を引き出す人生の味方

アロマテラピーとは人にとっていったい何でしょう？　その答えは長くアロマテラピーと関わってきた私にとって、探り続ける永遠のテーマです。

アロマテラピーは現在、自然療法のひとつとして認識されており、精油の薬理作用の実証や、人間の嗅覚研究も日々進んでいるのも魅力のひとつ。そういったサイエンスに加え、植物の恵みであること、天然のものである奥深さももちあわせています。そのうえ、日々の生活の中で、その恵みは簡単に享受できます。

アロマテラピーの魅力には多くの根拠があります。でも一番の魅力は、香りをかげば、その心地よさを頭で考えることなく素直に感じられることでしょう。香りは、自らがもつ感性を研ぎ澄まします。それはアロマテラピーの真の力ではないかと思います。

アロマテラピーは人の一生にずっと寄り添って力となってくれる存在です。これからもひとりでも多くの人にアロマテラピーを知っていただき、植物の恵みを楽しんでいただけたら、とてもうれしいことです。

佐々木 薫

世界アロマテラピー紀行 1

2004年から私は世界各地のエッセンシャルオイルの
原料となる植物の産地を訪れ続けています。
精油1滴が生まれるまでの壮大なロマンを追う
旅の記録のほんの一部ですが、お伝えします。

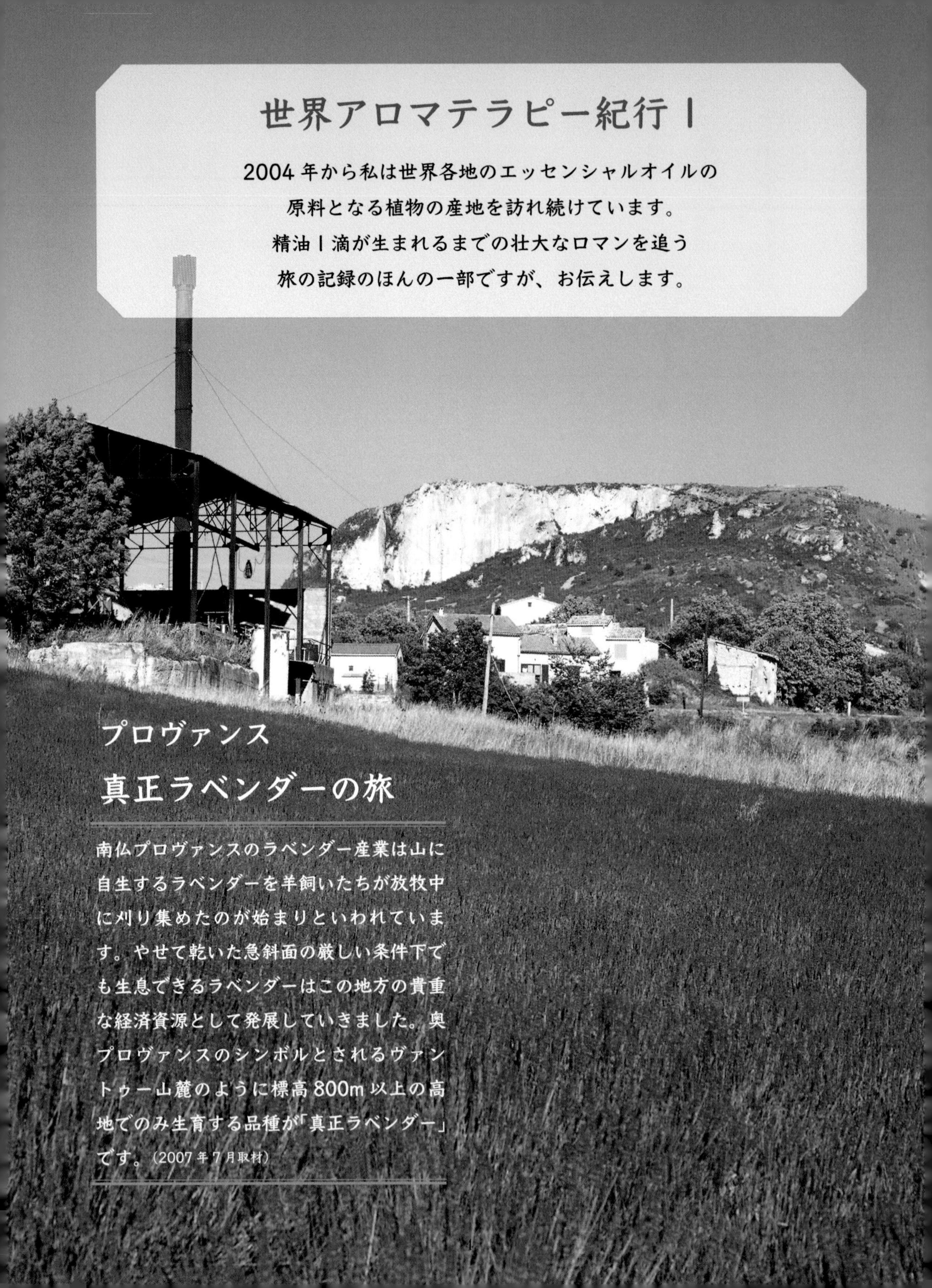

プロヴァンス
真正ラベンダーの旅

南仏プロヴァンスのラベンダー産業は山に自生するラベンダーを羊飼いたちが放牧中に刈り集めたのが始まりといわれています。やせて乾いた急斜面の厳しい条件下でも生息できるラベンダーはこの地方の貴重な経済資源として発展していきました。奥プロヴァンスのシンボルとされるヴァントゥー山麓のように標高800m以上の高地でのみ生育する品種が「真正ラベンダー」です。（2007年7月取材）

Essential oil Story 01

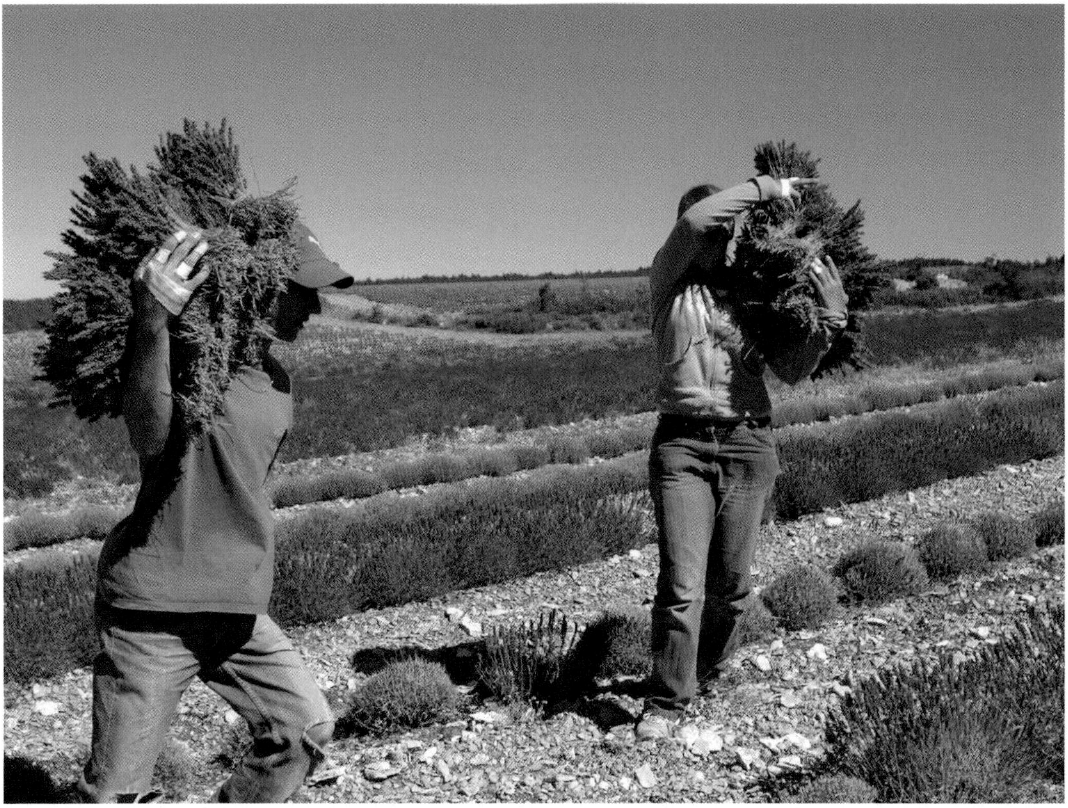

ヴァントゥー山麓は、乾いた石灰岩と石ころだらけのやせた土地。そのうえ冬には冷たい北西風（ミストラル）が吹き荒れます。このような過酷な条件こそが上質な真正ラベンダーを育む大きな要因。山麓の村では、早朝からラベンダーブーケの刈り取りが始まります。

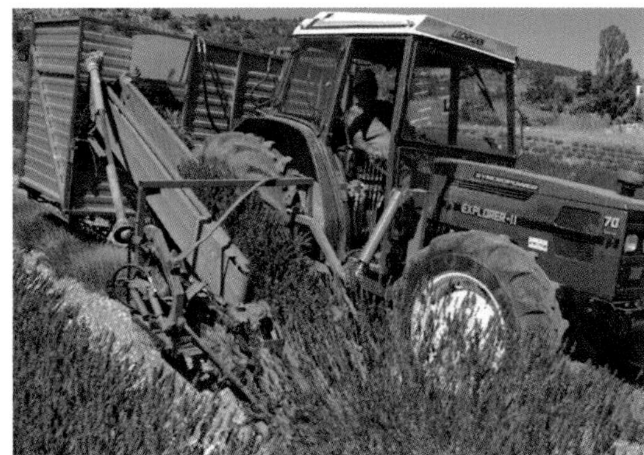

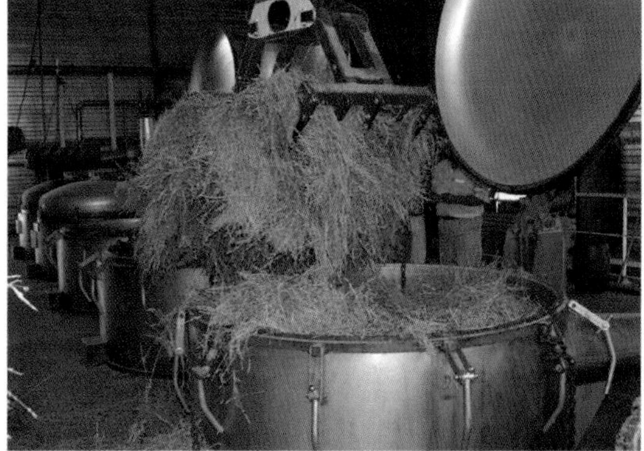

別のラベンダー畑では、傾斜面のラベンダーを、トラクターで往復しながら刈り取る風景も見られました。刈り取られたラベンダーは適度に乾燥させたのち、蒸留所へ。村営の共同蒸留所などもあり、量や規模によって蒸留施設も数タイプあります。

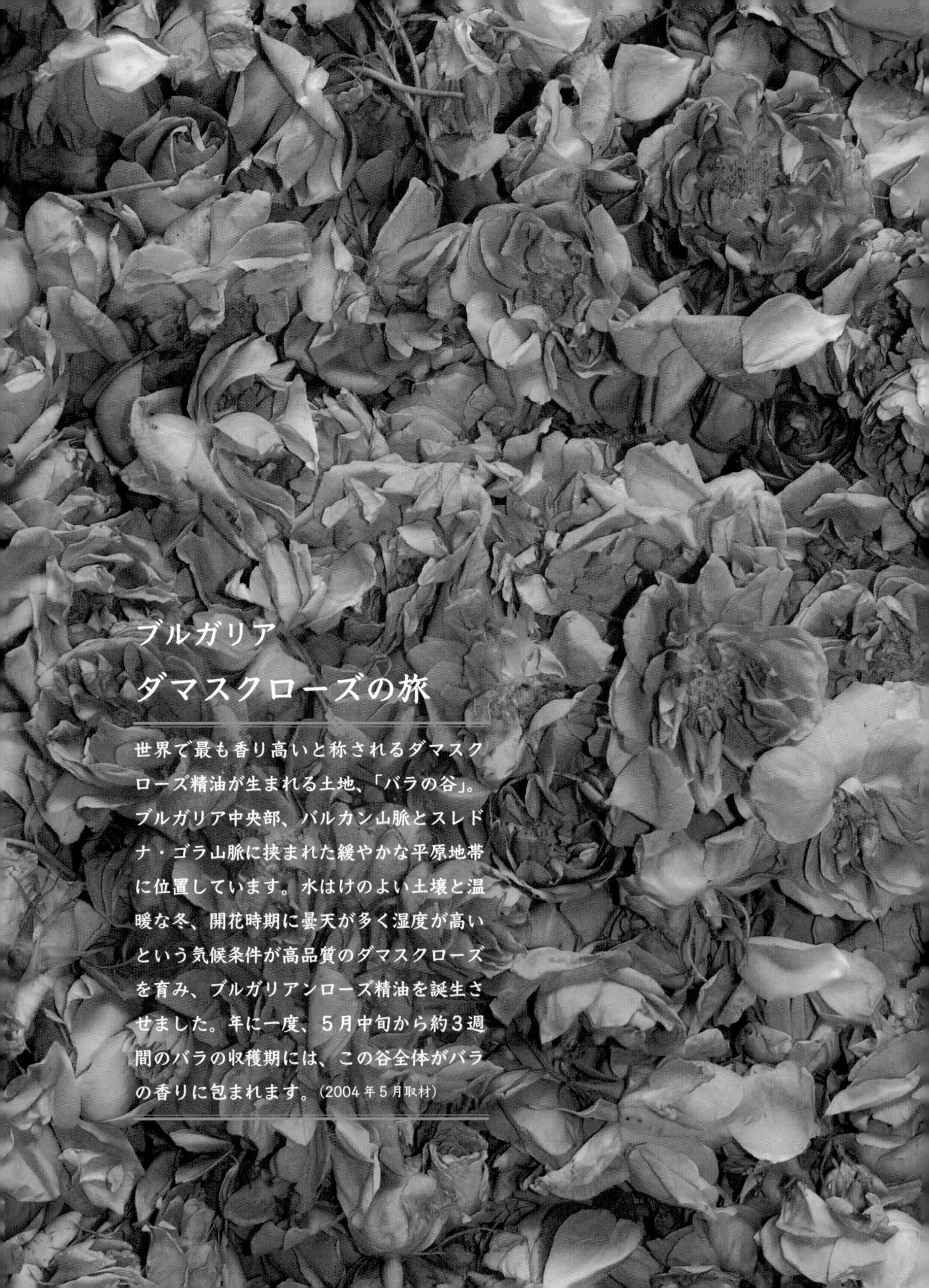

ブルガリア
ダマスクローズの旅

世界で最も香り高いと称されるダマスクローズ精油が生まれる土地、「バラの谷」。ブルガリア中央部、バルカン山脈とスレドナ・ゴラ山脈に挟まれた緩やかな平原地帯に位置しています。水はけのよい土壌と温暖な冬、開花時期に曇天が多く湿度が高いという気候条件が高品質のダマスクローズを育み、ブルガリアンローズ精油を誕生させました。年に一度、５月中旬から約３週間のバラの収穫期には、この谷全体がバラの香りに包まれます。(2004年5月取材)

Essential oil Story 02

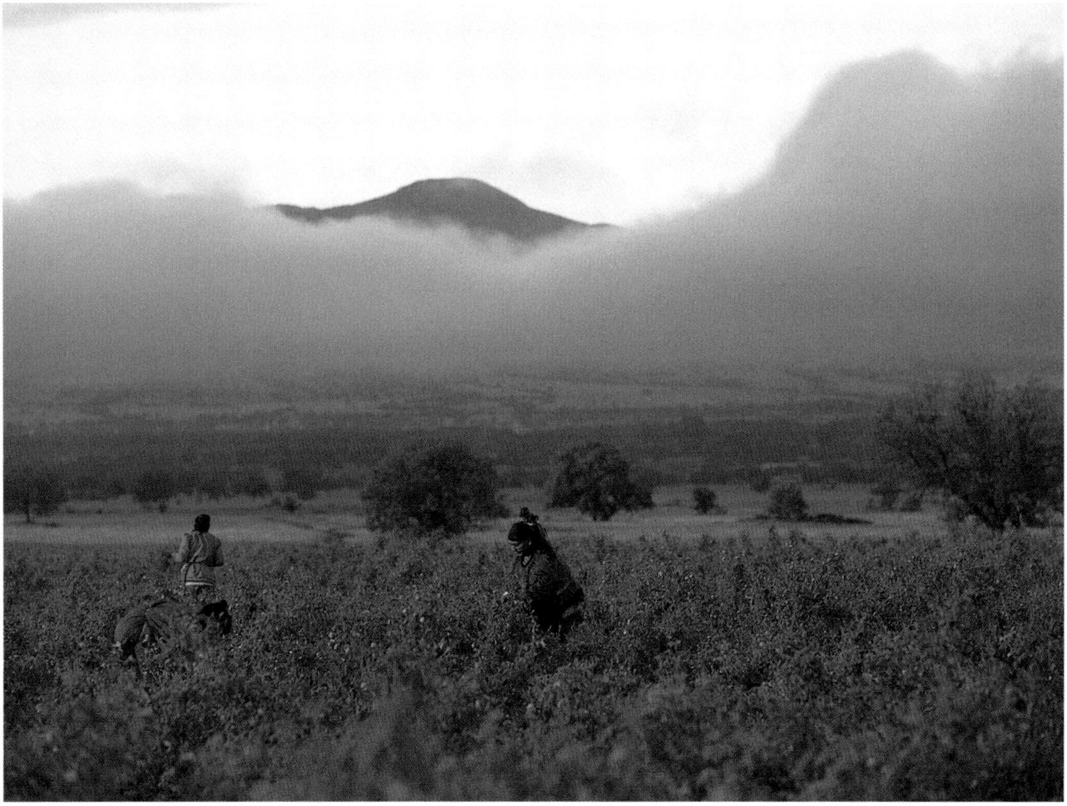

ダマスクローズの収穫は、夜明けとともに始まり、タイムリミットは陽が高くなる前の午前11時。農家の人々は親子、夫婦など一家総出で作業にあたり、熟練者は朝の数時間で20～30kgを摘むそうです。

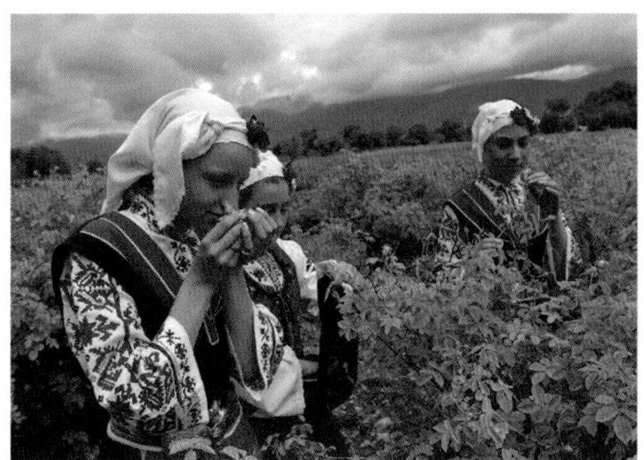

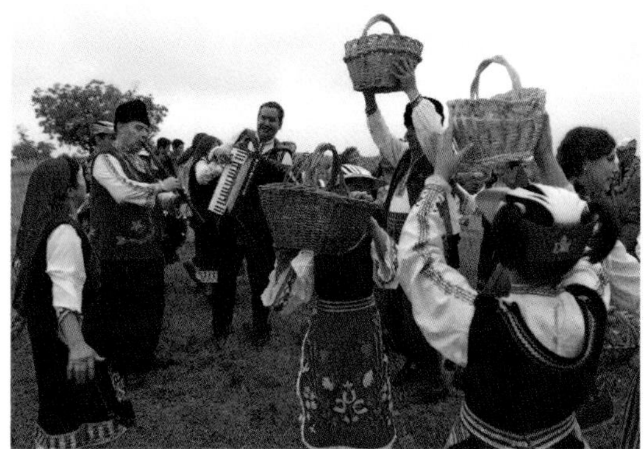

6月初旬に収穫祭であるバラ祭りが開催。世界中から観光客も訪れますが、翌年の豊作を祈る、村人たちの思いも深く込められています。畑だけでなくレストランや市場など、街中がバラの香りにあふれます。

イタリア〜チュニジア
ネロリの旅

ビターオレンジの花の精油、ネロリ。この名は、17世紀イタリアのネロラ領主の妃、アンナ・マリアに由来します。彼女の夫、ドン・フラヴィオ・オルシニ公は城の周囲に自生するビターオレンジから精油を抽出し、その美しく高貴な香りを愛する妻に贈ったと伝わります。ひときわ高い丘に建てられたネロラ城からはネロラ村が一望できます。現在、ビターオレンジ生産の中心は他国に移り、その土地ごとの特徴をもつ、芳醇な香りが誕生しています。

（2005年4月取材）

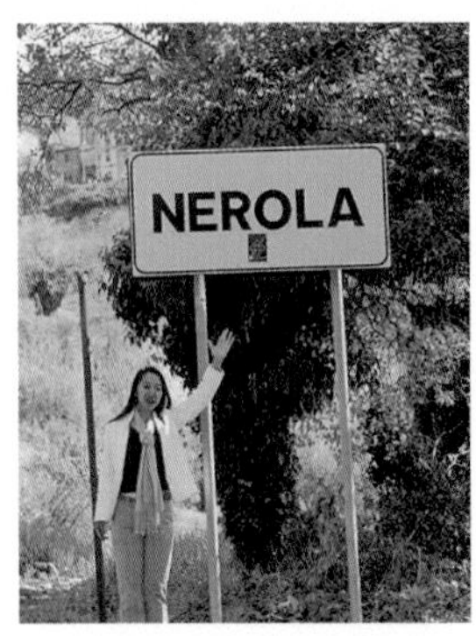

ネロラ村はローマの中心から北へ50km、車で1時間ほどの郊外に位置します。

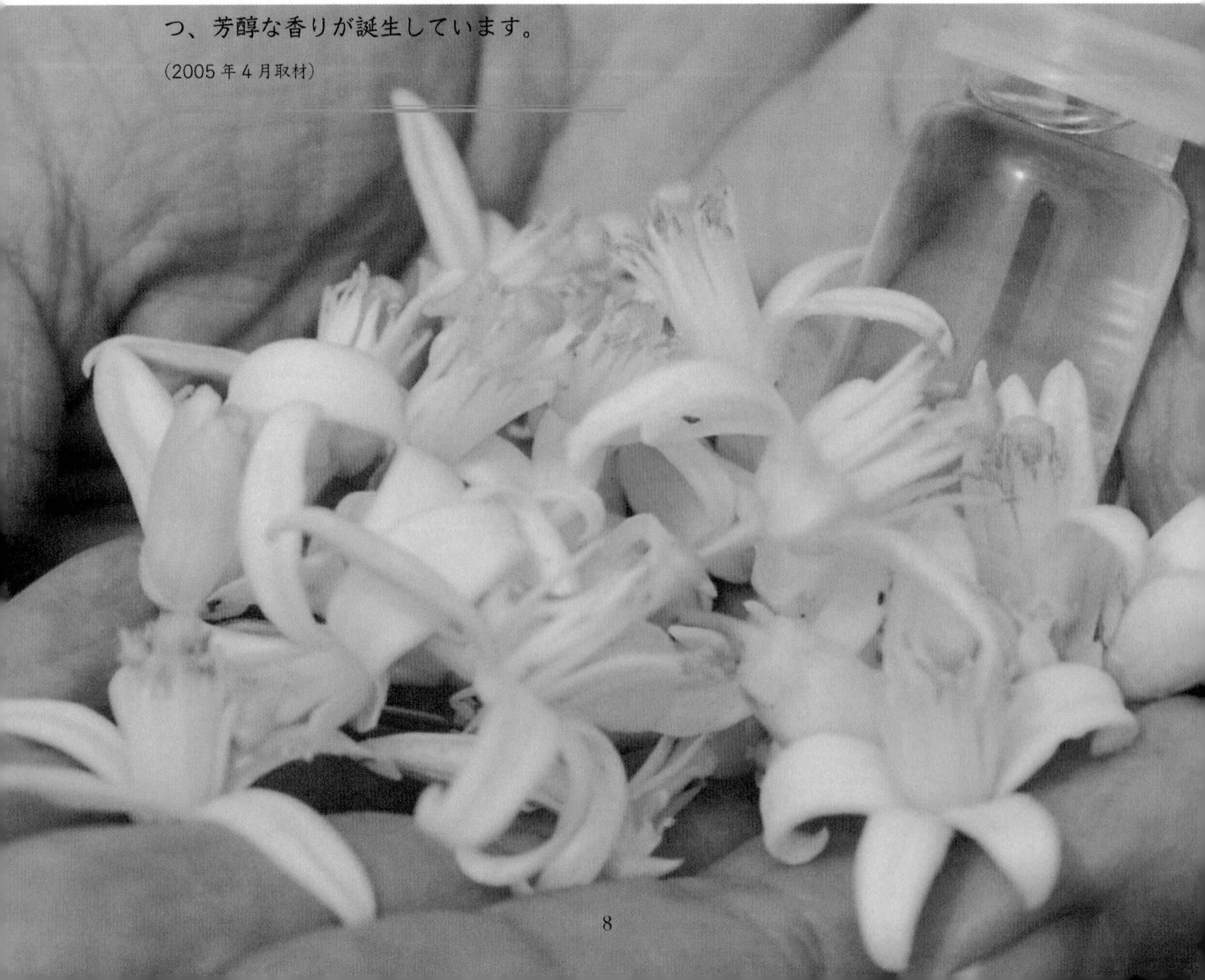

Essential oil Story 03

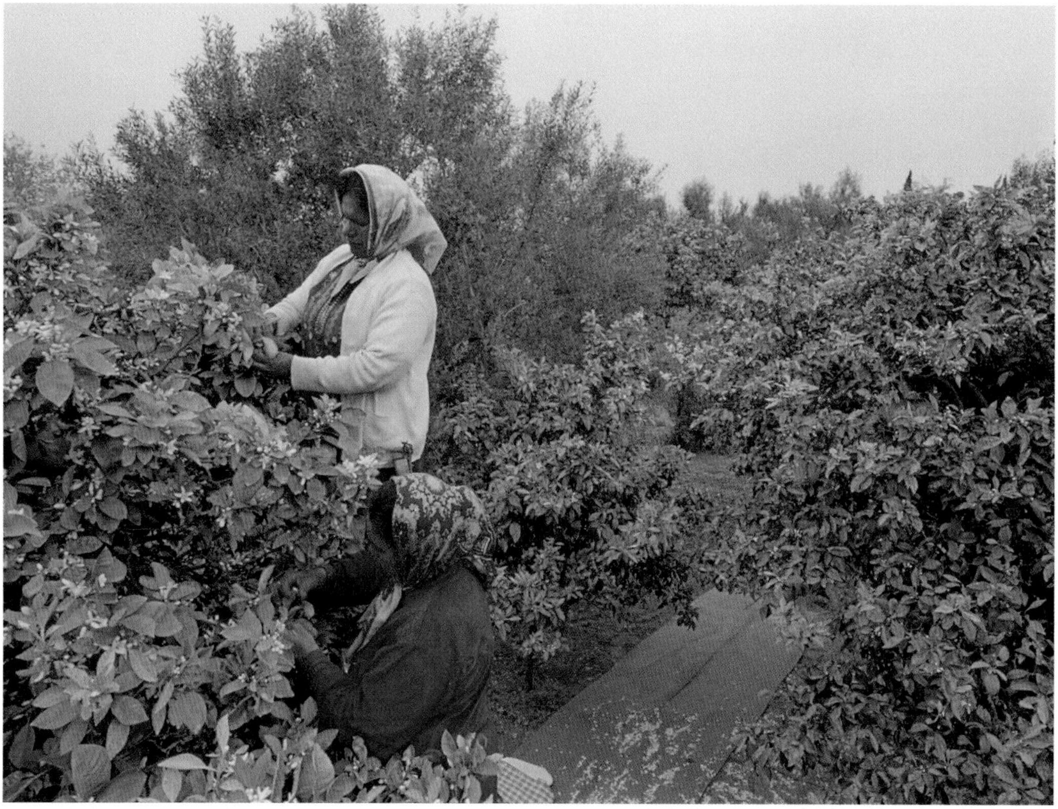

現在の産地のひとつ、チュニジア・ナブールのビターオレンジの開花時期は４月初旬からの約３週間ほど。太陽の熱で精油成分が失われるため午前中に花を収穫。高さ５ｍの木に花がつくので、はしごにのぼって収穫し、下に敷いた麻布に落とします。気候変動は特に花の収穫期に影響。安定して精油を楽しむためにも、環境問題からは目が離せません。

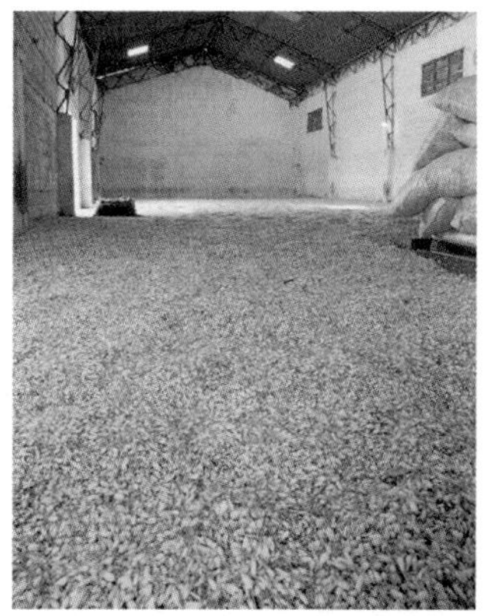

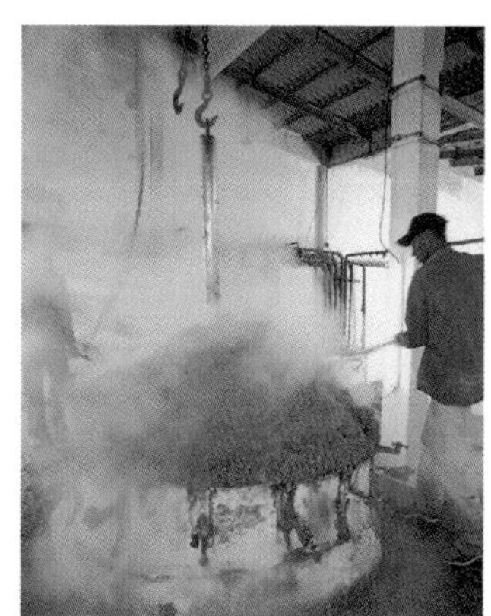

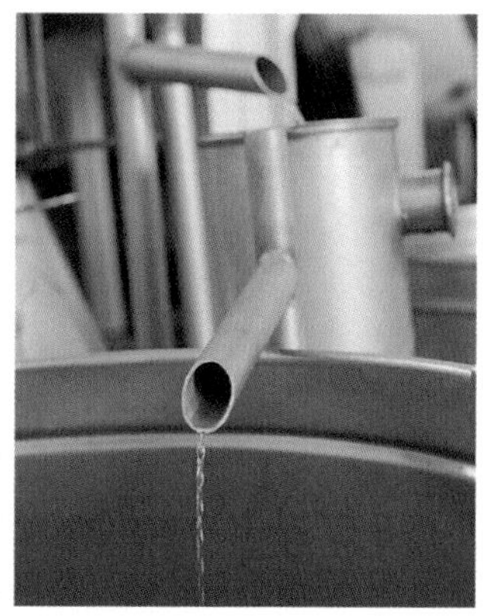

果皮や枝葉からも精油が採れますが、花から抽出したものだけがネロリ精油に。蒸留所に運ばれた花は軽く水分を飛ばすため、ひと晩倉庫で寝かされます。ここでは１日に約３トンの花を蒸留しますが、精油にするとわずか２ℓ。採油中は、現場責任者の厳しいチェックの目が光ります。

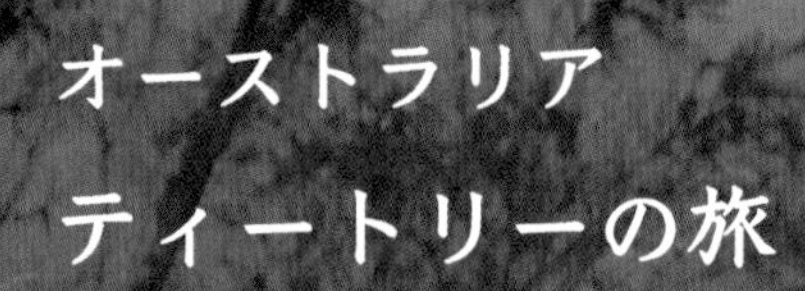

オーストラリア
ティートリーの旅

アロマテラピーに重要な抗菌ハーブ、ティートリーの聖地、オーストラリア。先住民アボリジニたちは、自分たちを取り巻く自然と調和し、病気やケガをしたときは、森や湖、ブッシュの森から薬効のある植物を見つけて薬としていました。そのひとつがティートリーです。オーストラリア東海岸、ゴールドコーストから少し南下した位置にある「バンガワルバン谷」と呼ばれる湿地帯には、ティートリーの原生地があります。アボリジニたちは採集狩猟から戻るとティートリーが自生する湖「マジカルラグーン」で傷つき疲れた体を癒やしたそうです。（2011年5月取材）

Essential oil Story 04

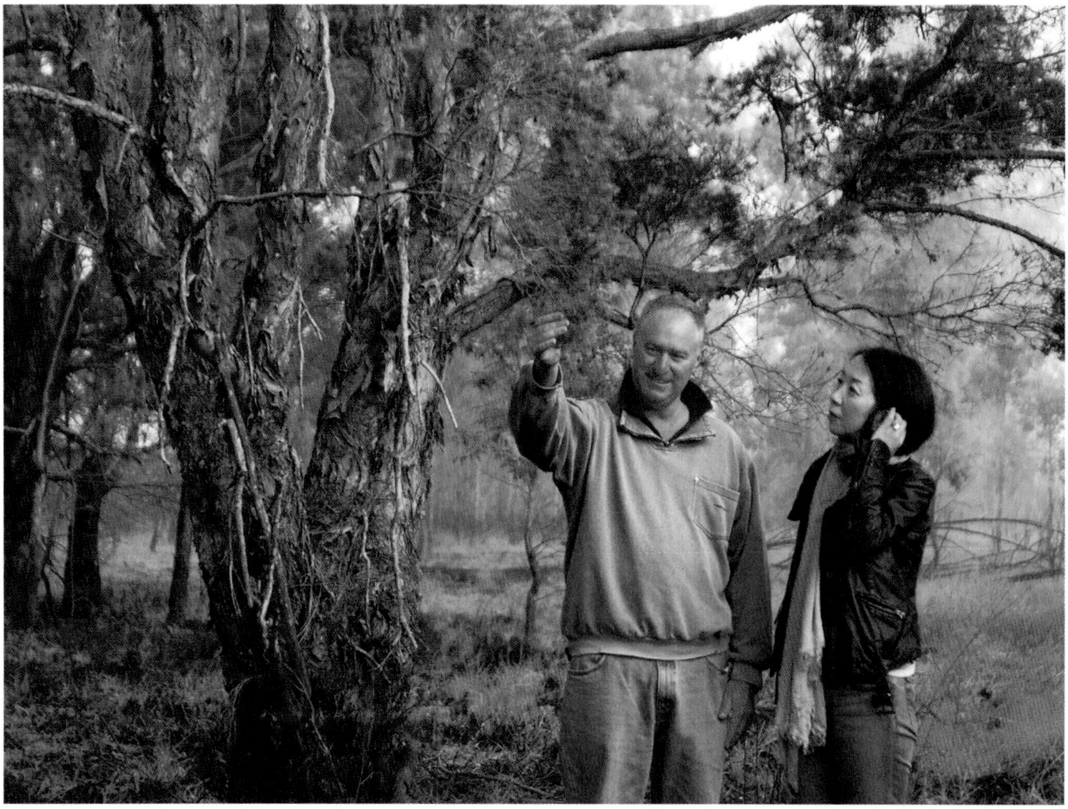

バンガワルバン谷一帯にはティートリーの古木があちこちに生息します。最も上質な精油を生む、「マザーツリー」がこの古木です。もともとティートリーは沼地（ラグーン）を好むそうで、春に雨がたくさん降り、夏は高温になるこの地の気候が成長を促進するといいます。この谷の沼沢地に造られたプランテーションには、自然発生したラグーンが点在し、野生のティートリーが生息しています。

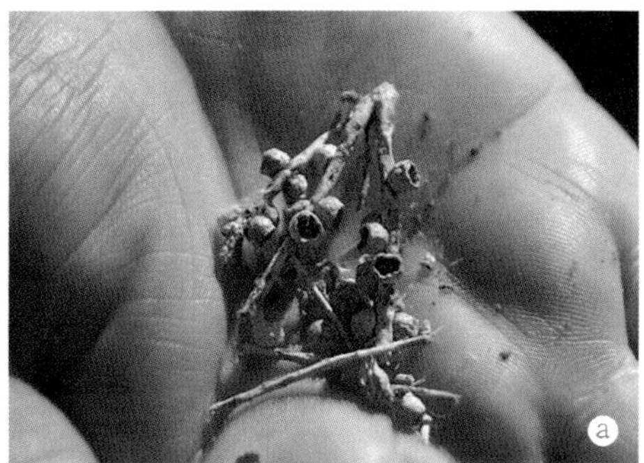

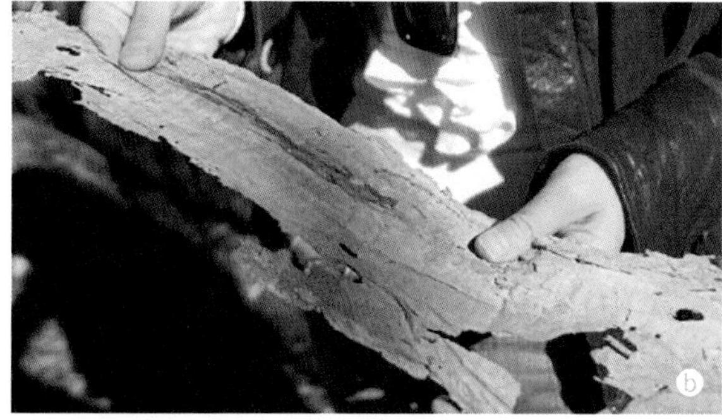

ティートリーの種はさやを割ると中には胡椒のようにこまかい種がびっしり入っています。樹皮は薄いものが何層か重なり、紙のようにぺらぺらとはがれます。別名ペーパーバーク・トゥリー。ⓐは種。ⓑは樹皮。

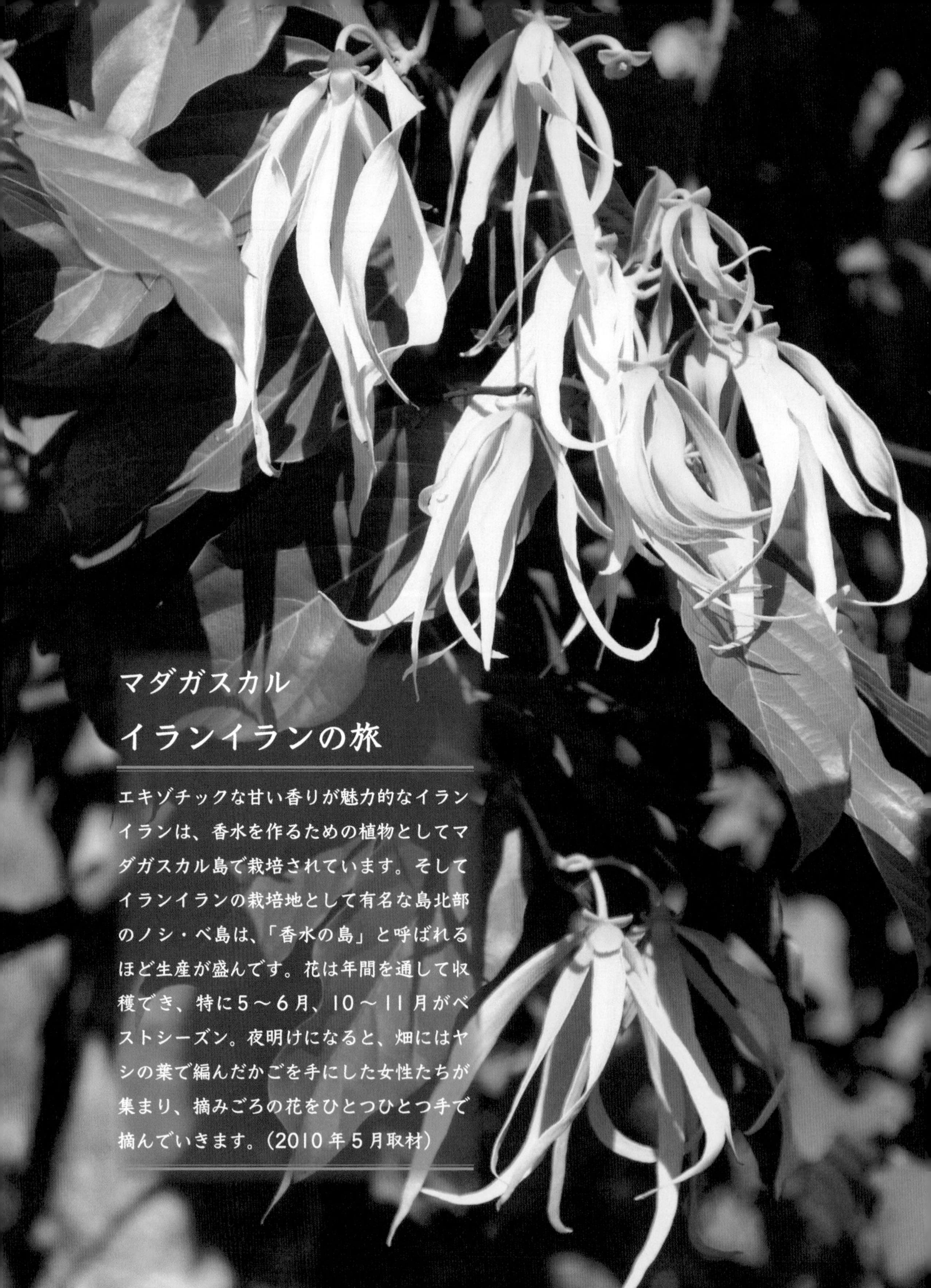

マダガスカル
イランイランの旅

エキゾチックな甘い香りが魅力的なイランイランは、香水を作るための植物としてマダガスカル島で栽培されています。そしてイランイランの栽培地として有名な島北部のノシ・ベ島は、「香水の島」と呼ばれるほど生産が盛んです。花は年間を通して収穫でき、特に5～6月、10～11月がベストシーズン。夜明けになると、畑にはヤシの葉で編んだかごを手にした女性たちが集まり、摘みごろの花をひとつひとつ手で摘んでいきます。（2010年5月取材）

Essential oil Story 05

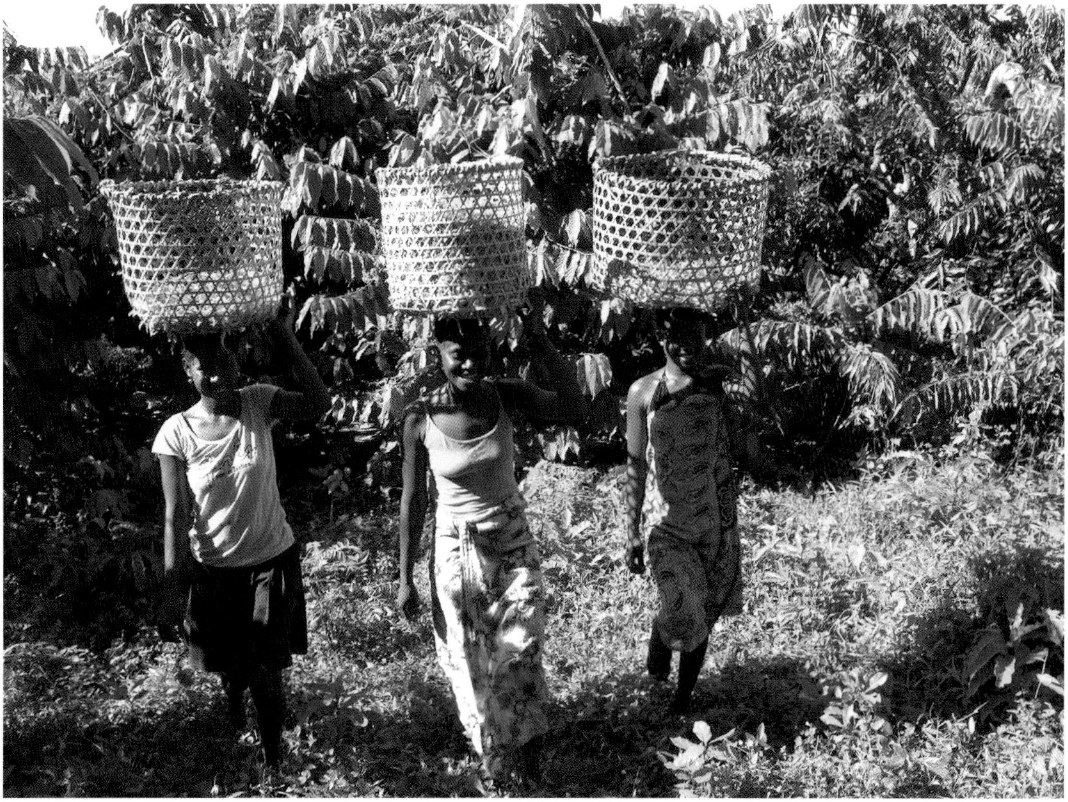

黄色く色づき、花びらのつけ根に褐色のスポットが現れるころの花が、芳香成分の含有量、品質ともに最高級。いかに成熟した花を多く集めるかが上質な精油を採る大事なポイントになります。

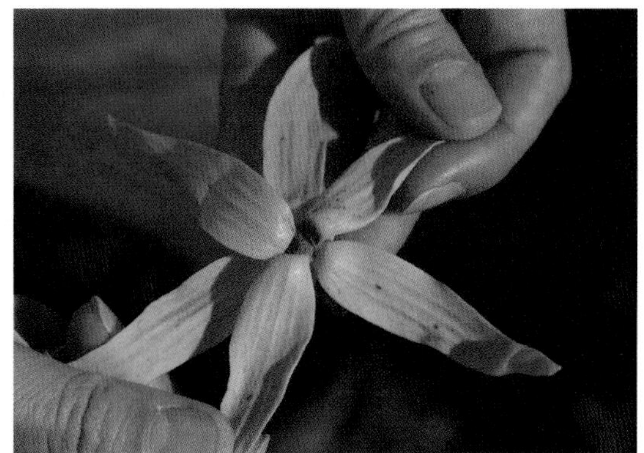

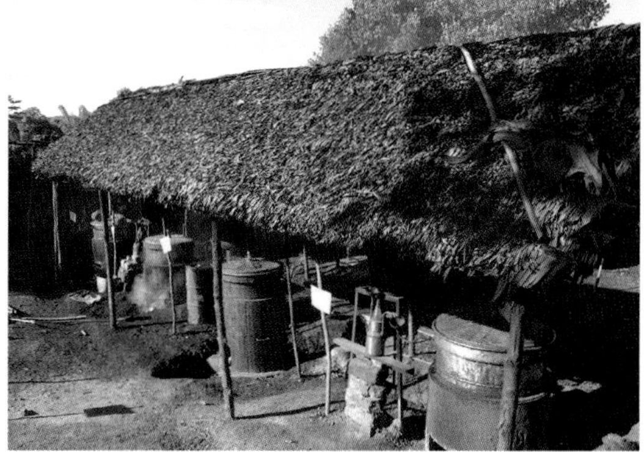

マダガスカルでは森の自然資源とそこに暮らす人々の生活を守るために、自生する植物から精油を採り、経済資源とする活動がNGOの支援のもとに行われ、イランイランもそのひとつになっています。

アロマテラピー大全集

Contents

Part 2 アロマテラピーの楽しみ方

Part 3 精油ブレンドの基本と楽しみ方

Part 4 身近な暮らしに生かすアロマテラピー

Part 5 アロマクラフトの作り方

世界アロマテラピー紀行２

Part 6 精油図鑑

Part 7 植物油と植物バター図鑑

COLUMN

TIPS

付録 アロマテラピーの用語や資格一覧

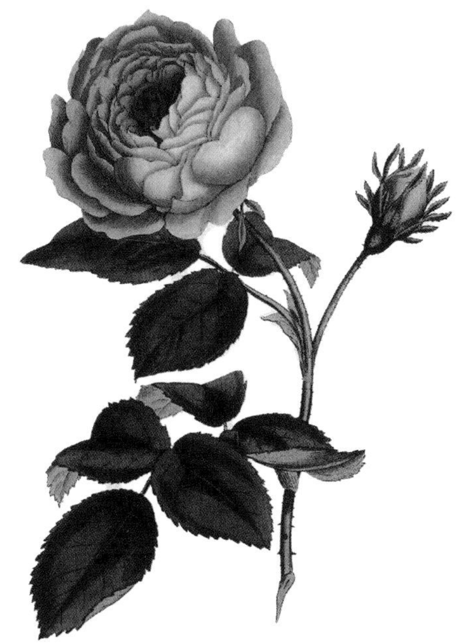

Part 1

アロマテラピーの基礎知識

アロマテラピーと精油の基本と、
芳香成分が脳や体に伝わるしくみ、植物から精油が抽出されるしくみ、
精油の選び方など基礎知識を解説します。

アロマテラピーとは？

「アロマテラピー」ということばは聞いたことがあるけれど、どのようなものなのか、
どういかしたらよいのかわからない。そんな漠然とした疑問をこれから解決していきましょう。
まずはアロマテラピーの基礎知識からスタートです。

アロマテラピーは植物の香りを用いた“芳香療法”

アロマテラピーとは、「芳香療法」と訳される自然療法です。ハーブなどの芳香植物の香りのもとである精油(エッセンシャルオイル)を使って、健康や美容に役立てます。芳香成分を体に取り入れることで、自律神経やホルモンバランスと、心身のバランスをととのえます。 最近では、病院や鍼灸治療院などでもアロマテラピーを取り入れている機関が増え、医学的見地から薬理効果の検証も進んでいます。

「香り」は心と体にさまざまな形で作用します

精油は、たくさんの芳香成分を含んだ揮発性の高い物質で、ひとつの精油には数十から百数十もの芳香成分が含まれています。これが心と体に働きかけ、体調をととのえたり、気分をリラックス、リフレッシュさせたりします。アロマテラピーは、「いい香りだからリラックスできる」というきっかけで始めたとしても、その奥は深く、芳香療法としての作用を色濃くもちます。現在ではその芳香成分の薬理作用もかなりわかってきています。

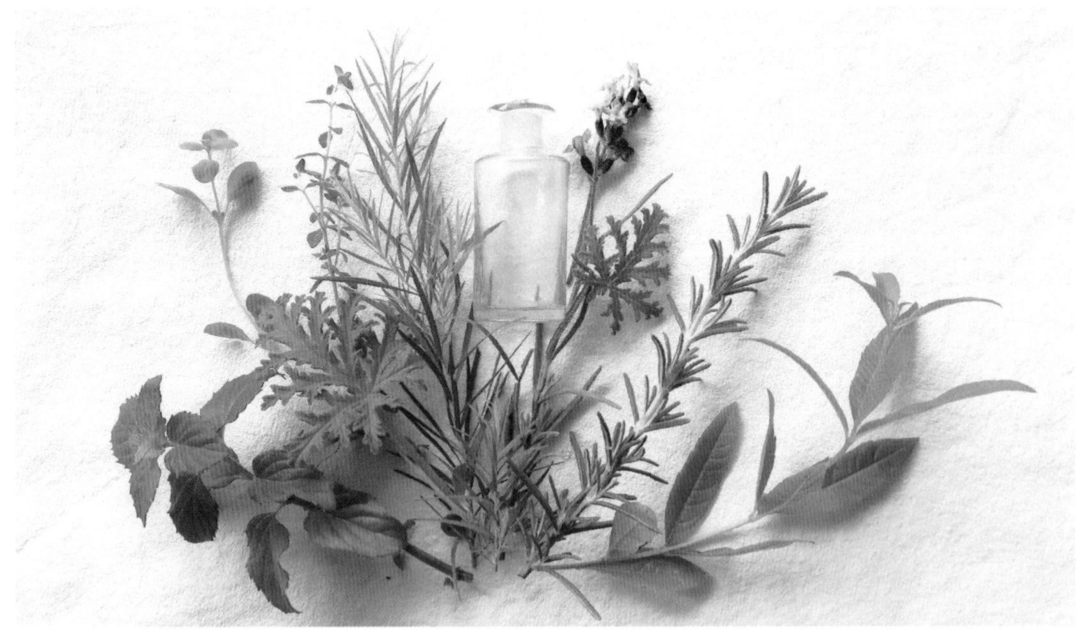

精油には肌表面の抗菌・抗炎症の作用をもつものや、美肌への効果のあるものがあります。精油は親油性で分子も小さく、植物油で希釈したものを肌に塗布すると、浸透しやすいので、肌の手入れに取り入れる方法も知られています。

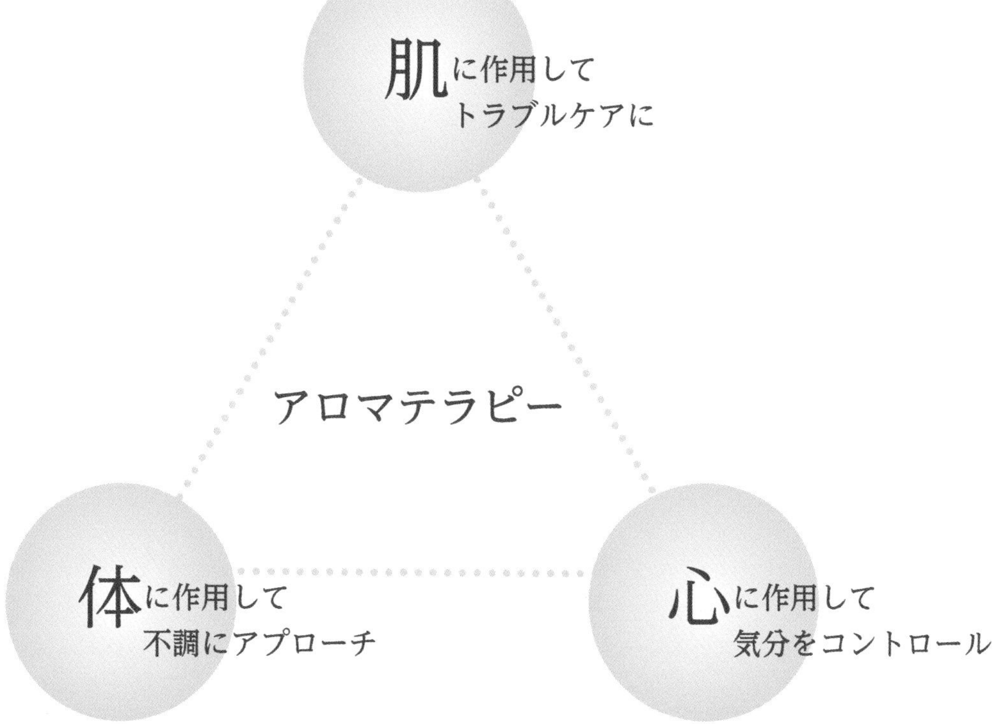

肌に作用して
トラブルケアに

アロマテラピー

体に作用して
不調にアプローチ

心に作用して
気分をコントロール

香りの刺激は脳の視床下部と呼ばれる部位に伝わります。

視床下部は、体が熱をもったとき、汗をかいて体温調節するなど、体内の環境を一定に保とうとする働き「ホメオスタシス（生体恒常性）」の維持をコントロールする器官。さらに、健康を維持するための自律神経系、内分泌系、免疫系のバランスをも調整します。

芳香成分の刺激は健やかな体を保つ手助けになるのです。

香りをかいだときに、「リラックスできる」「元気になる」と感じるのは、その香り成分が脳に働きかけているからです。人がもつ五感の中で、嗅覚の刺激は知性より優先して、感情や記憶に作用します。

ストレスフルな現代社会において、香りの作用に注目し、公共機関やオフィスなどでもアロマの香りを取り入れるところが増えています。

アロマテラピーの誕生と歴史

古代から植物と人間との関わりは深く、
儀式、医療、文化、美容など、幅広く生活に取り入れられていました。
芳香植物と時代の流れをひもときながら、「アロマテラピー」が誕生するまでをたどります。

芳香療法の始まりは紀元前3000年より以前から

古代文明の栄えた地域では、紀元前3000年より以前から、病気や不快な症状の治療に芳香植物が用いられてきました。古代エジプトでは、宗教儀式として植物をたく「薫香」が行われ、香り高い煙とともに魂が天に導かれることを願いました。香水を意味する「perfume（パフューム）」が、ラテン語の「per（通して）」と、「fumum（煙）」を語源とするとされるゆえんです。薫香には、没薬（もつやく）（ミルラ）、乳香（フランキンセンス）などの樹脂が使われました。ファラオ（王）が神に薫香を捧げる様子は遺跡にも描かれて、残されています。

また、古代エジプトでは、魂の再生を信じ、ミイラ作りが行われました。その際、遺体の防腐剤として芳香植物が用いられたといいます。宴会の際に香料を油脂に練り込んだものを頭上に載せたり、スイレンの花の香りをかいだり、香りを楽しんでいた様子も壁画には残されています。

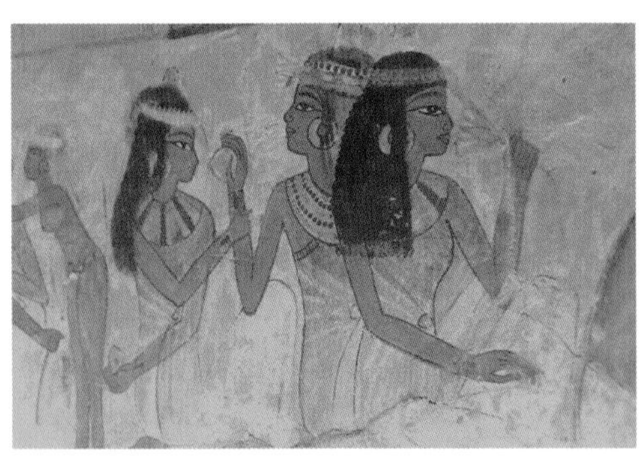

［古代］

世界各地で芳香植物は医療に使われていた

古代ギリシャではヒポクラテスが、それまでの神官などによる呪術的な手法と切り離し、医療を科学的にとらえ、医学の基礎を築いたことで「医学の父」と呼ばれました。その考えを著した学説集『ヒポクラテス全集』には、芳香植物をたいて燻蒸（くんじょう）する芳香療法が記されています。

古代ローマでは、ギリシャ人のローマ皇帝軍医ディオスコリデスが、約600種類の植物の生育地や効能、薬の調合法などについて、『マテリア・メディカ（薬物誌）』にまとめました。彼は「薬草学の父」とも呼ばれ、その知識は後世まで多大な影響を与えています。また、暮らしの中では、テルマエと呼ばれる公衆浴場が建設され、マッサージやあかすりの際に香油が使われるようになりました。

インドでは、芳香植物を用いた伝統療法「アーユルヴェーダ」が、3000年も前に誕生し、現在まで受け継がれています。

中国では、薬草の研究「本草学」が古くから行われていました。5世紀末には学者の陶弘景が730種の薬石を記した『神農本草経集注』を再編さん。本草学は、のちの中医学へと発展します。

［中世］

さまざまな形で植物療法と香りが広まる

西ローマ帝国が崩壊し、ギリシャ、ローマの医学はイスラム帝国に受け継がれます。錬金術が盛んとなり、ガラス製や金属製の蒸留器が登場し、バラなどの蒸留が行われました。アラビアの医師イブン・シーナーは、ローズウォーターなどの芳香蒸留水を治療に用いています。著書『医学典範（カノン）』は、17世紀ごろまでヨーロッパの医科大学の教科書として使われました。

11世紀末から13世紀にかけては十字軍の遠征により、東西の文明が融合し、ヨーロッパはイスラム文化の影響を大きく受けることとなります。香料製造などの技術が発展し、香りつき手袋なども製造されるようになりました。蒸留技術も発展し、アルコールの抽出に成功します。当時はアルコールそのものが薬で、万能薬でした。

当時、医師や薬剤師の役割をしたのは修道院の修道士たちで、修道院ではハーブをアルコールにつけたリキュールが作られ、活用されました。

14世紀のペスト大流行時には、街頭で芳香植物や樹脂を燻蒸したり、疫病よけに香りが利用され、香料を詰めた「ポマンダー」を魔よけとして身につける人も多くいました。柑橘などのフルーツにクローブをさしたポマンダーが用いられたのもこのころです。

日本の香り文化の始まりは飛鳥時代。「香」が仏教とともに中国から伝来したことが始まりです。平安時代には香木を粉末状にして調合した「薫物」が楽しまれるようになります。仏教の儀式にあった香が貴族の生活文化の中でも楽しまれるようになり、香の知識は貴族のたしなみでもありました。

時代が貴族社会から武士の社会に移ると、香の文化は武士にも受け継がれ、武士のたしなみとして親しまれました。茶の湯同様、香りの精神性が重視されるようになります。香木そのものをたく聞香が盛んになり、室町時代中期、「香道」が成立します。

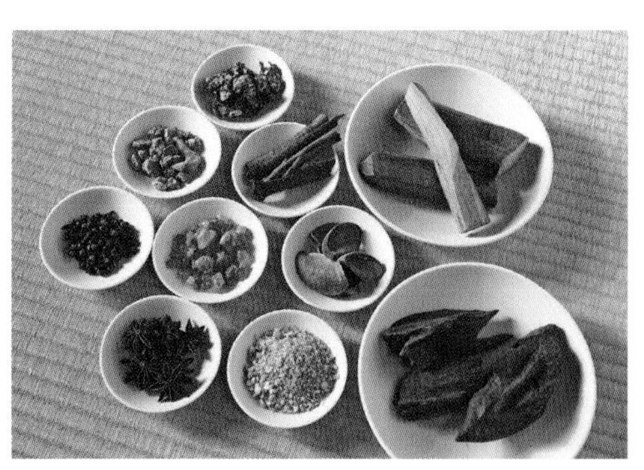

［近世〜近代］

ヨーロッパで香料産業が盛んになる

植物から精油を抽出する技術が確立したのは16世紀ごろです。ルイ14世時代のフランス貴族の間では、好みの香りを調合させる専属調香師を雇ったり、香りに身につける人の名などのニックネームをつけたりなどと香料文化が盛り上がりをみせます。ビターオレンジの花の精油「ネロリ」の名が、イタリアのネロラ公妃が愛用していたことから呼ばれたのも、その一例です。

南仏のグラースは皮革産業で栄え、革をなめす際のにおい消しに香料が使われていました。温暖な気候で周辺には芳香植物があふれ、グラースは香料の生産にも適した土地でした。やがて香料産業はさらに活性化し、グラースは香料産業のみが独立し「香水の都」と呼ばれるようになり、現在に続く世界的な香料産業都市となります。

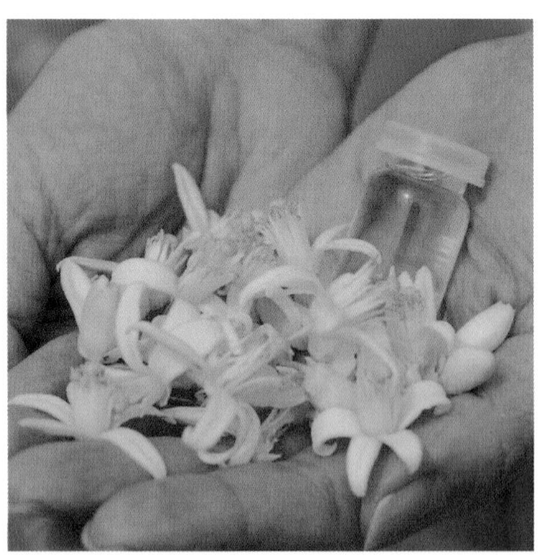

世界最古の香水と呼ばれる「ケルンの水」

「ケルンの水」は、仏語で「オー・デ・コロン（Eau＝水、Cologne＝ケルン）」。18世紀初頭、調香師ヨハン・マリア・ファリーナによってドイツのケルンで誕生した芳香水です。ベルガモット精油を基調としたさわやかな香りで、ナポレオンやゲーテも愛用していました。

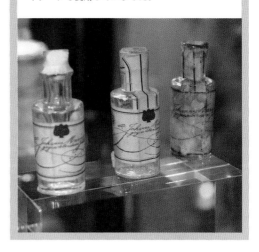

［現代］

1930年代、やけどの治療から「アロマテラピー」が誕生

フランス人化学者、ルネ＝モーリス・ガットフォセ（1881〜1950年）によって「アロマテラピー」は誕生します。彼は自らのやけどの治療にラベンダー精油を用いました。その後、精油の治療効果について研究を進め、1937年、『Aromathérapie』を出版します。「アロマテラピー」ということばは、芳香を意味する「アロマ」と、療法を意味する「テラピー」の造語です。

アロマテラピーは医療の現場でいかされるように

フランス人軍医のジャン・バルネ（1920～1995年）は、第二次世界大戦のドイツ戦に従軍し、その後インドシナ戦争で負傷した者たちに精油から作った薬剤で治療を行いました。自身の病院でも臨床と研究を進め、その成果を1964年発行の著書『AROMATHÉRAPIE（植物＝芳香療法）』にまとめています。彼は、医師や薬剤師へのアロマテラピーの啓発に尽力しました。彼らが着目したのは、精油がもつ抗菌性でした。

精神と体のバランスをととのえるホリスティック・アロマテラピーという考え方も

オーストリア出身で英国で活躍した生化学者マルグリット・モーリー（1895～1968年）は、精油を植物油で希釈したトリートメントオイルによる、美容・健康法を提唱。香りで精神と体のバランスをととのえる「ホリスティック・アロマテラピー」の基礎を築きます。1961年出版の著書『Le capital 'Jeunesse'（最も大切なもの…若さ）』は英訳され、イギリスのアロマテラピー界に大きな影響を与えました。

現代日本ではアロマテラピーの目的を正常な健康を取り戻すものだと定義

日本では1980年代ごろからアロマテラピーが広く一般的に知られるようになります。多くの人が楽しむようになった一方で、その目的や安全性に対して、標準的な統一認識が求められるようになりました。その声を受けて、1996年に、現在の内閣府に公益認定された公益社団法人 日本アロマ環境協会（AEAJ）の前身である「日本アロマテラピー協会」が誕生します。そこではアロマテラピーの目的を下記のように定めています。

アロマテラピーの目的

1. リラクセーションやリフレッシュに役立てる
2. 美と健康を増進する
3. 身体や精神の恒常性の維持と推進を図る
4. 身体や精神の不調を改善し正常な健康を取り戻す

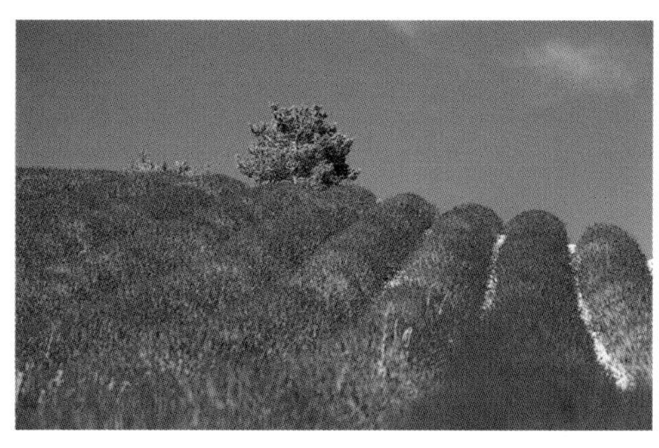

アロマテラピーが心身に伝わるしくみ

香りがどのようにして、体や心に作用しているのか、
そのメカニズムを知っておきましょう。
おもに嗅覚からと皮膚から、２つの経路があります。

香りはごく小さな化学物質が複雑に組み合わさってできたもの

においのもとは、音や光と違い、形をもった非常に小さな化学物質です。それは、水素、炭素、窒素などの元素がつながった低分子化合物で、その種類は数十万あると考えられています。その化合物が十数種類、数十種類も混ざり合ってできているものが「香り」です。

精油の芳香成分も同じです。たとえばラベンダーには、リナロール、酢酸リナリルをはじめとする多くの化学成分が含まれています。これらが複雑に組み合わさって、「この香りはラベンダーだな」と認識できる特有の香りが生まれています。

香りは「脳」で感じている

「スイーツの甘いにおいがする」「これはラベンダーの香りかな」など、私たちは生活の中でさまざまなにおいを感じ、その正体を思い浮かべます。ときには、「このにおいをかぐと実家を思い出す」「生臭いにおいは苦手」といった記憶や好みを認識することもあるでしょう。これはにおいの情報が脳に伝わっているという証しです。

なぜ脳はにおいを認識できるのでしょうか。それは、鼻から吸い込んだにおい（芳香成分）が神経伝達の電気信号となって脳の大脳辺縁系に伝わり、大脳皮質の嗅覚野で「におい」と認識されます。同時に扁桃体や海馬といった領域にも伝わります。まず、情動をつかさどる「扁桃体」では、においに対して、好き、嫌いといった感情が呼び起こされます。また記憶をつかさどる「海馬」ににおいが伝わると、記憶の回路がまわり始めます。そのため、いままでの人生の中で経験した記憶が、かいだにおいがスイッチとなってよみがえるのです。複数の人が同じにおいをかいでも、個々の経験や体調によって感じ方が変わる理由でもあります。

視覚、聴覚、味覚、触覚、嗅覚の五感の中で、嗅覚は脳に伝わる速度が速いので、目で見たり、音を聞いたりするより、においを嗅ぐほうが、より早く感情や記憶に働きます。

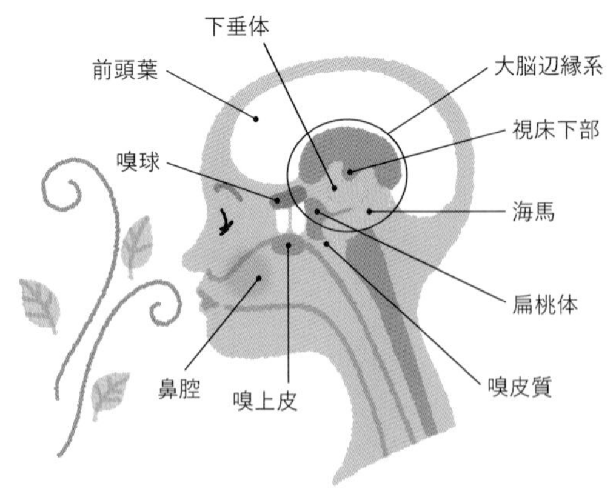

経路1

嗅覚器から脳に伝わるしくみ

鼻から入った芳香成分が電気信号に変わり脳に伝わる

鼻から入ってくるにおい＝芳香成分は、鼻腔の奥にある嗅上皮の嗅毛に取り込まれます。ここが芳香成分を感知すると、情報を電気信号に置き換えて、脳の嗅球に伝わります。情報整理が行われて、嗅皮質へと送られます。

嗅皮質から脳へにおいが伝わるルートは3つあります。1つは、扁桃体〜視床下部に伝わるルート。扁桃体では、好き嫌いなどの感情が呼び起こされ、次の視床下部で自律神経系、内分泌系、免疫系などに作用します。2つめは、前頭葉に伝わるルート。レモン＝さわやかな香りといったイメージがつくられ、味覚や視覚などの情報と統合されます。そして3つめは、海馬に伝わるルートで、記憶の情報が引き出されます。これが結びついて「におい」として認識されます。

［においの伝達ルート］

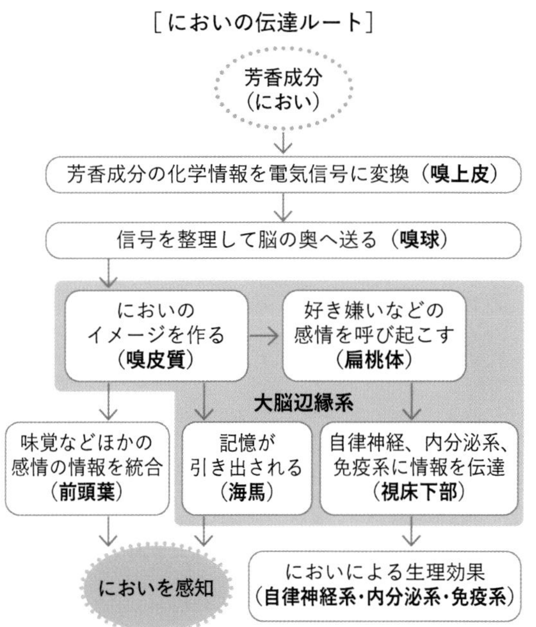

出典：公益社団法人 日本アロマ環境協会発行
『アロマテラピー検定公式テキスト1級・2級』

においは自律神経系などに働き体の環境づくりにも役立つ

においの情報が視床下部に伝わると、「ホメオスタシス」の働きに大きく作用します。ホメオスタシス（生体恒常性）とは、体内の環境を一定に保ち続けようとする働きのこと。たとえば、暑くなると汗をかいて体温を下げたり、食事をして血糖値が上がるとインスリンを膵臓から分泌させて下げたりするのも、ホメオスタシスの働きです。このホメオスタシスの維持に関わる自律神経系や内分泌系、免疫系のバランス調整を行っているのが視床下部です。つまりこの視床下部に作用するにおいの情報は重要になってきます。

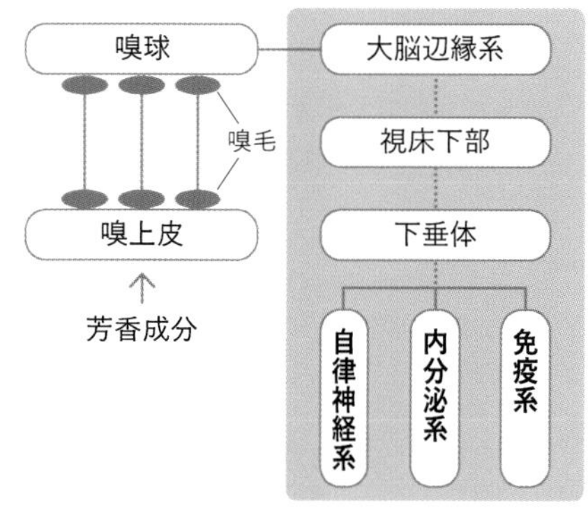

芳香成分が嗅毛に取り込まれ、嗅球から伸びた嗅索が大脳辺縁系の扁桃体に達するとにおいが好きかどうかを感じる。視床下部ではにおいの刺激が、自律神経系、内分泌系、免疫系の調節に影響を及ぼす。

経路2

皮膚から浸透するしくみ

角層に浸透して肌の状態をととのえる

肌表面には表皮をおおう皮脂膜や多重構造の角層があることで、異物の侵入や外からのダメージを防ぐことにも役立っています。通常では簡単に肌内部に物質は浸透しませんが、精油は親油性で小さな分子構造をしているので、植物油で希釈したものを肌に塗布すると浸透しやすいという性質があります。精油には、肌表面の抗菌・抗炎症作用などをもつものもあり、美肌や整肌など肌状態の向上にも期待されています。

皮膚の働きはおもに6つ

1. 保護作用・光線や微生物などの異物からの侵入を防ぐバリアとなる。また圧迫、打撲による障害を防ぐ、免疫をつくり、アレルギー反応を抑える。
2. 感覚作用・温覚、冷覚、触覚、痛覚などの刺激を感知する。
3. 分泌・排せつ作用・汗と皮脂を分泌することで、うるおい、なめらかさを保つ。
4. 体温調整作用・熱いときは汗をかいて熱を放散して体温の上昇を防ぎ、寒いときは体温を外へ逃がしにくくする。
5. 吸収作用・化粧品の成分などある特定の物質を浸透させる。
6. 角化作用・表皮内で作られた上皮細胞が表層で角化。バリア機能として働く。

皮膚の構造って？

[表皮]

肌のいちばん外側にある表皮は外側から、角質層、顆粒層、有棘層、基底層の4層からなっています。(手のひらと足の裏のみ、角質層の次に透明層があり5層構造)。異物の侵入や紫外線、摩擦などの外的ダメージから肌を守ります。角質層細胞内には、天然保湿因子（NMF)、やセラミドなどの細胞間脂質があり、肌内部の水分が蒸発するのを防ぐバリアの役割を担っています。基底層では新しい細胞が作られ、ターンオーバーという肌の生まれ変わりのリズムによって、いちばん外側の角質層があかとなってはがれ落ちます。

[真皮]

表皮の下層にあり、線維芽細胞によってコラーゲンやエラスチン、ヒアルロン酸といった肌に弾力やハリが生み出される部位。

[皮下組織]

真皮の下にある層。脂肪を多く含み、真皮と筋肉や骨を結合し、表皮や真皮を支えるクッション的な役割も。また、真皮と皮下組織の間には、毛細血管が通り、付属器官として汗腺、皮脂腺、毛包などがあります。

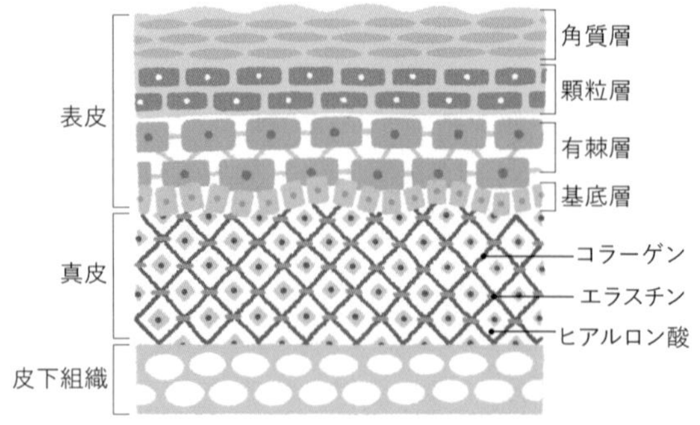

アロマテラピーとホリスティックケア

体、心、ライフスタイル、環境など包括的に働きかけて
健やかな日々を過ごせるように導くことを「ホリスティックケア」といいます。
アロマテラピーはホリスティックケアの助けになります。

アロマテラピーは体、心など すべてにアプローチする

世界中で古くから、植物は病気の治療や不調の手当てに利用されてきました。日本でも、薬用だけではなく､ユズ湯や防虫用の樟脳(クスノキの精油）など生活の中で根づいていました。現代では、草、木、花、果実などの植物がもつ芳香成分を濃縮した精油を使って、心と体を癒やし、健康や美容に役立てる方法が、アロマテラピーとして広まっています。

実は現代のアロマテラピーは、個々の不調や体の部分だけではなく、心、体、ライフスタイル、環境などすべてに働きかける「ホリスティックケア」のひとつなのです。

ホリスティックケアとは、たとえるなら、肩がこったとき、かたくなった筋肉をほぐすことだけを考えるのではなく、なぜ肩がこったのか、その原因（人）にも目を向けるケアです。ストレスだったり、運動不足だったり、睡眠不足だったりさまざまな原因から、その人の体や精神の改善からアプローチします。

精油を選ぶなら血行を促進するローズマリー・シネオールや痛みをやわらげるペパーミントのほか、ストレスをやわらげるラベンダーやリラックスを促すオレンジ・スイートなどもおすすめです。

ホリスティックケアの観点

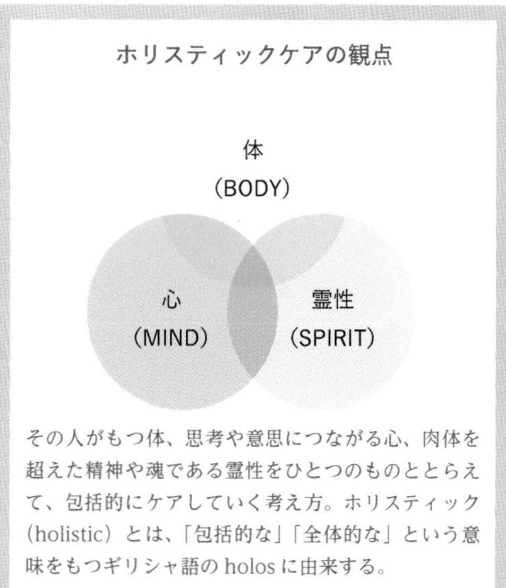

その人がもつ体、思考や意思につながる心、肉体を超えた精神や魂である霊性をひとつのものととらえて、包括的にケアしていく考え方。ホリスティック（holistic）とは、「包括的な」「全体的な」という意味をもつギリシャ語の holos に由来する。

アロマテラピーは 健やかな生活に必要なものに

ホリスティックケアとしてのアロマテラピーの利用方法はさまざまです。個人で楽しむだけではなく、病院や鍼灸院など医療や介護、スポーツの分野にも採用。さらにビジネスシーンにも拡大し、化粧品や雑貨などの製品開発を行う美容分野、ホテル業界、アパレル業界などでは接客やサービスに生かすようにも。アロマテラピーは、各種専門分野において幅広く活用されています。

アロマテラピーと補完代替療法

補完代替療法とは、病院で行なわれる治療、現代医療を補うケアのことです。
一般的にアロマテラピーのような自然療法や伝統的な医療を含めたさまざまな療法をさします。
アロマテラピーはホリスティックな立ち位置から加わります。

アロマでストレスや不定愁訴を取り除く

補完代替療法にはアロマテラピーをはじめ、ホメオパシー、リフレクソロジー、ハーブ療法などがあります。病院などの治療では補えない部分をアロマテラピーで補完。自然治癒力を高める、病気や治療によって生じるストレスなどを癒やして、その人の生活の質を高めることが目的です。アロマテラピーによる補完代替療法は、表面に現れている肉体的な不調だけではなく、精神面にも配慮してホリスティックな観点から行います。

代表的な方法は、公益社団法人（以下公社）日本アロマ環境協会などの資格認定機関から認定を受けたアロマセラピストによるアロマオイルトリートメント。アロマセラピストは、アロマセラピーの専門的知識に加え、解剖学、生理学など医学の基礎知識を学び、不調を訴える人、ひとりひとりに寄り添ったトリートメントケアを施します。「病院に行くほどでもないし、薬を飲むほどでもないけれど、なんだか調子が悪い」と感じているときの身近な支えとなるのもアロマテラピーの役割です。

ただし、アロマテラピーは法的に認められた医療ではありません。法的に認められた病院、医師による治療の機会を失わないよう注意してください。

またアロマテラピーのケアは専門家によるもの以外に、家族のケア、セルフケアができることも大きな魅力です。自分の健康は自分で守る習慣を身につけましょう。

［ たとえばこんなときに使われています ］

・首や肩のこりがひどい

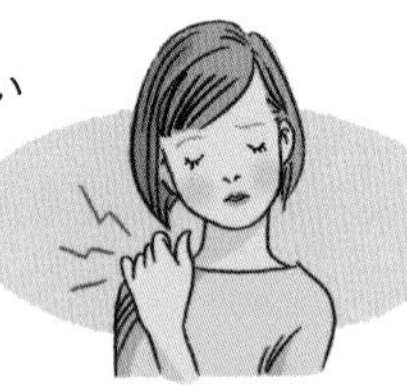

・うまく睡眠がとれない

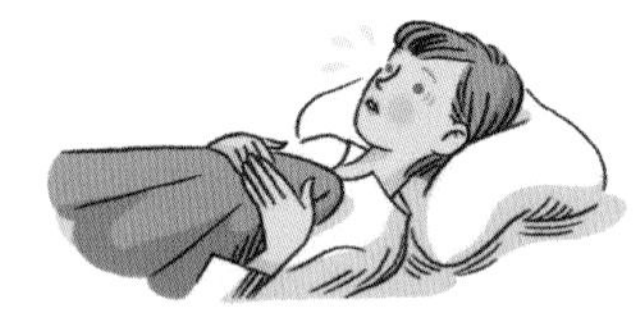

・手足の冷えがある

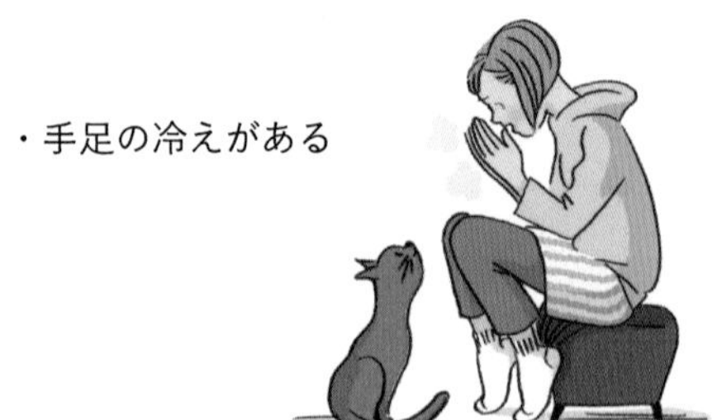

伝統療法アーユルヴェーダに見る「統合医療」

5000年以上の歴史をもち、現在もインドやスリランカの人々の生活に
根づいている植物を用いた伝統療法「アーユルヴェーダ」。
いま、医療の世界では、現代医療、伝統医療、民間療法と分け隔てることなく、
「統合医療」が注目されています。アーユルヴェーダは、そのような統合医療の最古参なのです。

生活に根づく植物とともにある暮らし

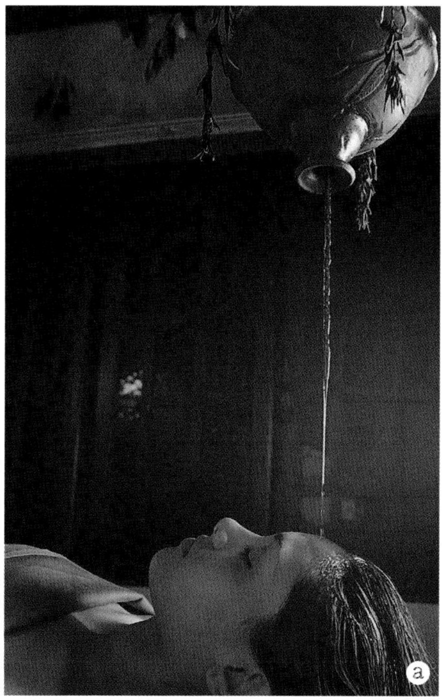

アーユルヴェーダは生命科学という意味をもち、治療だけでなく、健康に生きるためにはどうしたらいいか、生き方の法則も教えてくれます。現在でも、スリランカの人たちは、頭痛、腹痛、発熱などのちょっとした不調には、キングココナッツのジュースを飲んだり、常備しているハーバルオイルを塗って手当てしたりしています。骨折やインフルエンザなど急性の病気は西洋医学の病院に行きますが、それが長引いたり、手に負えないときは、アーユルヴェーダの医師をたずねるのです。

いまの医療の世界では、補完代替療法や現代医学などを組み合わせた統合医療に注目が集まっています。病気を見るのではなく人を診る、対処療法ではなく全体療法です。スリランカでは、ずっと昔からこの方法が人々の生活に根づいているのです。

スリランカのアーユルヴェーダの医師、病院、製薬会社、大学はすべて、スリランカ伝統医療省によって管理されています。これはアーユルヴェーダが現代医療と同等の医療として認められている表われです。

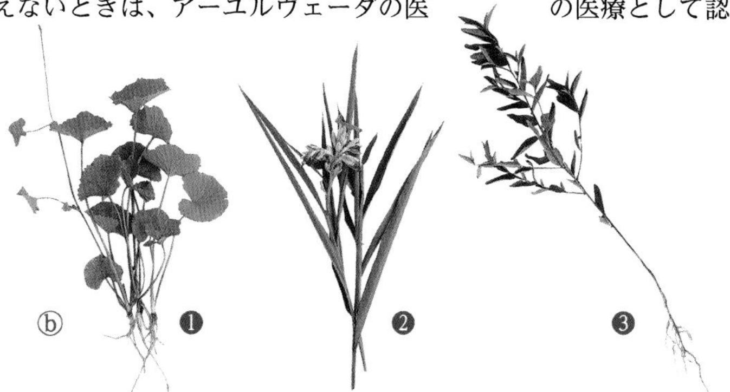

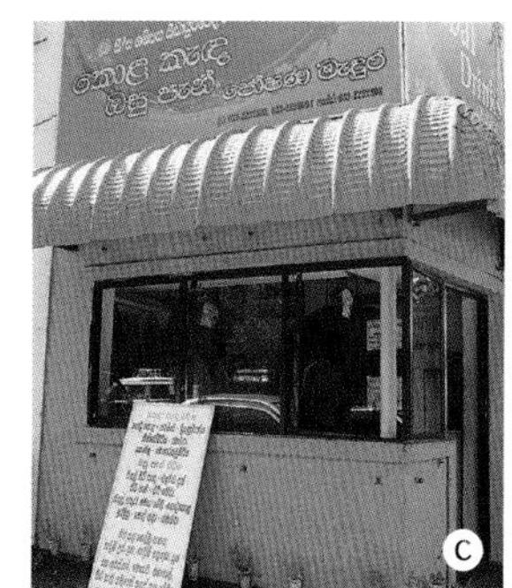

a. アーユルヴェーダの療法のひとつ、シロダーラを受ける女性。b. アーユルヴェーダで用いられる植物たち。①ゴトゥコーラ。世界中で使われるハーブ。スリランカでは生でサラダにも。②アラッタ、③バビラは、肩こりや腰痛に効果あり。c. アーユルヴェーダのハーブティーやハーバルドリンクが飲めるカフェスタンドも街中にある。

精油の基礎知識

アロマテラピーを始めるうえで欠かせないのが「精油」です。
ここでは精油とはどのようなものなのかを知り、
よりよく活用する方法につなげていきます。

精油とは植物の芳香成分をギュッと凝縮したもの

精油は、植物の花、葉、種子、果皮、樹脂などがもつ芳香物質を抽出した100％天然の液体のこと。つまり、植物がもつ香り成分を取り出したものです。原料となる植物は約400種以上あります。原料に対して採れる精油の量はごくわずかで、たとえばバラ1000kgから採れる精油は100g～300gと、とても貴重なものなのです。

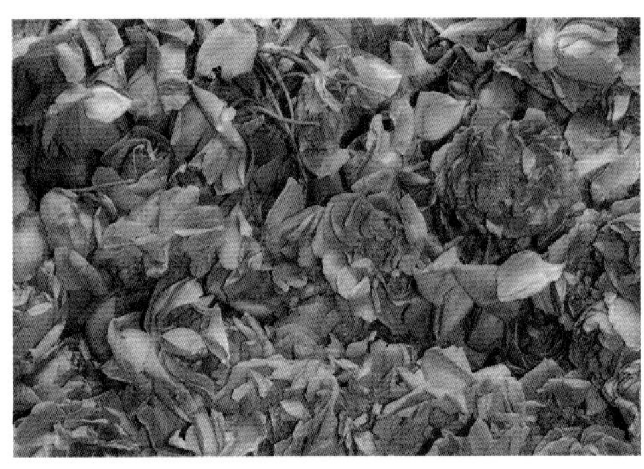

精油は薬ではありません

精油は医薬品でも医薬部外品でも、化粧品でもありません。日本の法律では「雑貨」と分類されています。特定の病気を治療する目的で使用することは避けましょう。

精油にはおもに4つの性質がある

1. 芳香性

香りを放つ性質。
精油は独特の香りをもつ。

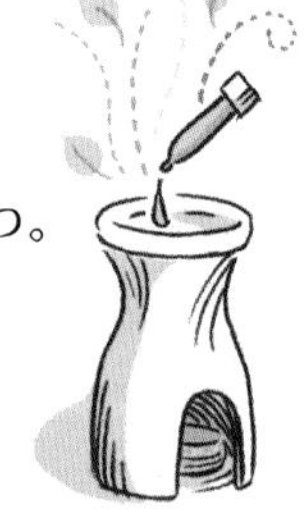

2. 揮発性

常温で液体が蒸発して気体になる性質。
器にたらすと時間とともに揮発する。

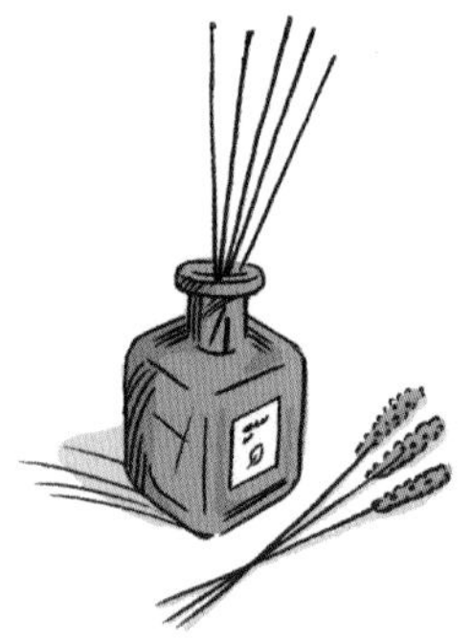

3. 親油性・脂溶性

油には溶けやすいが、水には溶けにくいという性質。

4. 引火性

火が燃え移りやすい性質。

精油は正しいものを選んで

精油は、茶色やブルーなど遮光された専用のびんに入って販売されています。下記の5つは天然の精油が入ったびんに書かれている情報です。選ぶための条件となるので店頭やオンラインストアなどで製品を購入する際の参考にしてください。

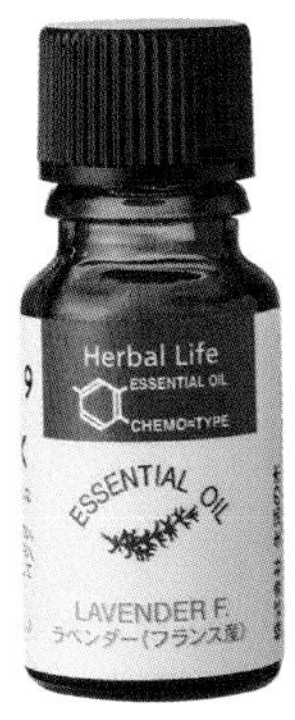

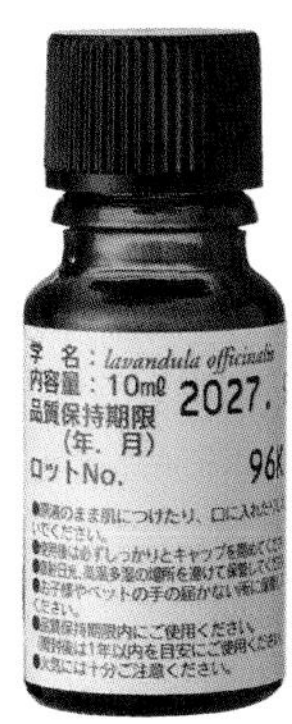

●精油びんのここをチェック！●

☑ 精油またはエッセンシャルオイルと表記されている
☑ 100%天然植物由来である
☑ 精油名、学名、原産地の記載がある。抽出部位、抽出方法もあるとよい
☑ 品質保持期限や、製造年月日の記載がある
☑ 取扱説明書が添付されている

精油びんからのたらし方

精油びんは、多くの場合、ドロッパーがついているのでびんを45度に傾ければ、1滴ずつ自然に落ちる。逆さにして振ると正しく滴数がはかれず、液が肌に付着することもあるので注意。

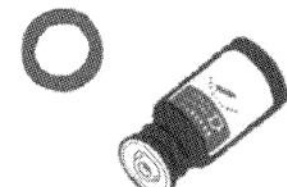

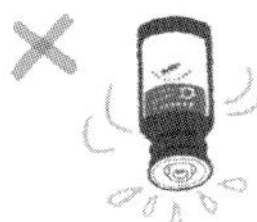

精油の性質を活用してアロマテラピーは成り立っている

精油の芳香性、揮発性の性質を利用したアロマテラピーの代表的な方法に「芳香浴」があります。ディフューザーやアロマストーン、アロマスプレーなどの芳香器を使って、空気中に香りを広げて、その香りを楽しむ方法です（p.54参照）。

また、親油性・脂溶性の性質を生かしたアロマテラピーが「アロマトリートメント」（p.62参照）。植物油に精油をブレンドして作ったトリートメントオイルで、ボディなどのケアを行います。アロマキャンドルなどのアロマクラフトを楽しむ際は、引火性の性質を念頭に、火の元に注意しましょう。

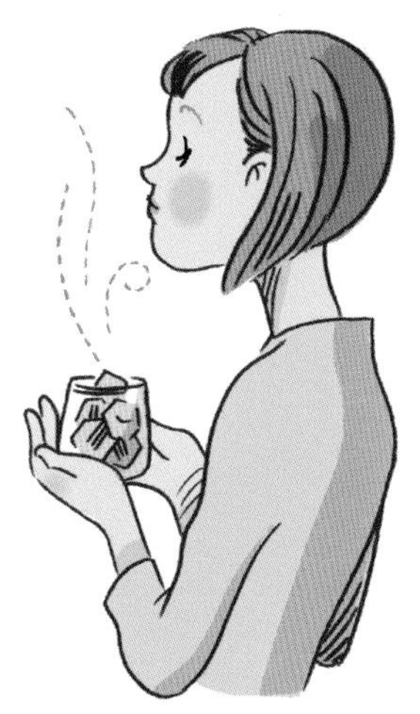

植物が精油を作る理由

植物そのものにも「精油」は存在します。
そして、その精油は植物の花、葉、種子、果皮、樹脂などから抽出されます。
精油は植物にとって大事な役割があり、精油の個性にも関係しています。

精油は植物独自の特別な場所に蓄えられている

精油は植物の光合成によって作られる二次代謝産物。最初に炭水化物が作られ、そこからさらに生み出された二次代謝物のひとつが精油です。

植物それぞれに精油が存在する場所は異なるため、抽出部位もまた、花、葉、果皮、根などさまざまなのです。精油が蓄えられている場所は、シソ科は「腺毛」、ミカン科は「油胞」、セリ科は「油管」といった組織です。植物の「科目」については、p.39で解説していますので参考にしてください。

［たとえば精油はこんなところにあります］

腺毛
ラベンダー、ペパーミント、ローズマリーなどが属するシソ科の精油は腺毛という場所にある。

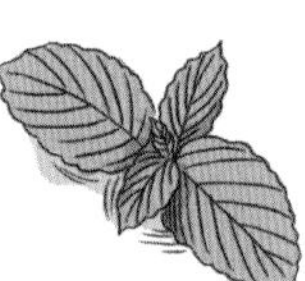

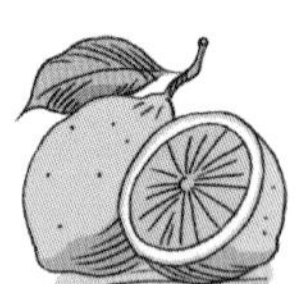

油胞
オレンジ、レモン、グレープフルーツなどミカン科の柑橘にある。果皮のブツブツとした穴が油胞。

油管
油道ともいう。アニスシード、コリアンダーなどが属する植物にある油管は根、茎、葉、果実と全草にわたる。

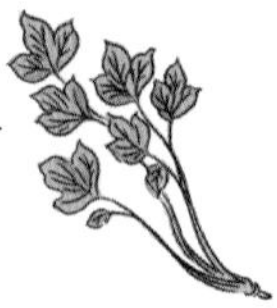

植物は香りを放つことで生き抜いている

自ら移動できない植物はその地で生き残るには自らを守る物質が不可欠で、そのひとつが精油なのです。たとえば花畑や草原などに行くとその植物の香りが周囲に漂っていませんか？　これは、精油が揮発し、空気中に香りを拡散させているからです。これにより、虫などを引き寄せて、受粉を手伝ってもらったり、逆に虫が嫌うにおいを放って、食べられないように身を守ったりしています。

植物にとっての精油の働きは身を守り、子孫を残すための生存戦略です

1. 誘引効果
鳥や昆虫などの生物を引き寄せて、受粉してもらう。
2. 忌避効果
摂食されないよう、昆虫などの生物を遠ざける。
3. 抗真菌効果・抗菌効果
細菌やウイルスなどの発生、繁殖を防ぐ。
4. 抑制効果
ほかの植物の生育を抑制する。
5. 生理活性効果
植物の体内で行われる生理活性に対して作用する。
6. 保水効果
水分の蒸散を抑え、乾燥を防ぐ。
7. 傷癒効果
樹脂などで傷ついた箇所をふさぐ。

原料植物の採油部位の違いでさまざまな香りが生まれます

♥花から採れる精油

美しい姿や香りで、虫やチョウなどを誘って、受粉を促して種子をつくるところ。花から採れる精油は華やかな香りをもつものが多く、気分を明るくして、幸福感を高めたいときなどによく使われる。▶ジャスミン、ネロリ、真正ラベンダー、ローズ・オットーなど

♥果皮・果実から採れる精油

果実は種子を包んで保護するところ。鳥や虫に種子を遠くに運んでもらうため、果実や果皮から強い香りを放つものも。果皮や果実の精油は強く甘酸っぱいのものが多く、消化器系のトラブルやリフレッシュなどに役立てられる。▶オレンジ・スイート、グレープフルーツ、ベルガモット、レモンなど

♥葉から採れる精油

光合成や水分蒸発をつかさどり、樹木の成長を促すところ。また、虫などの外敵から身を守る香りも蓄える。葉から採れる精油は清涼感のあるシャープな香りが特徴。リフレッシュ作用、抗菌作用などがある。▶スペアミント、ゼラニウム、ペパーミント、レモングラス、ローズマリー・シネオールなど

♥樹脂から採れる精油

樹木の幹から出た樹液が固まったもの。幹の傷を癒やし、菌などから守る働きがある。樹脂の精油には、甘くずっしりと奥深い香りのものが多く、肌や心の傷の癒やしによい。▶フランキンセンス、ベンゾイン、ミルラ

♥木の幹から採れる精油

植物の本体にあたる部分。内部や葉に栄養分などを運び生命をつなぐところ。幹(心材)から採れる精油は森林の中にいるようなさわやかな心地よさがあり、心を鎮めてくれる。▶サイプレス、シダーウッド、ニアウリ、ヒノキなど

♥根から採れる精油

土中にあって水分を吸収する根と採れる精油は、土のような深い香りのものが多い。そのため、大地に根を張る樹木のように、地に足をつけてぶれない気持ちをもちたいとき、心を落ち着かせたいときに。▶ジンジャー、ベチバーなど

♥種子から採れる精油

種は植物の命をつなぐ存在。種子から採れる精油は、ほのかな甘みを感じさせるものが多い。消化の促進などに活用される。▶アニスシード、クミン、コリアンダーなど

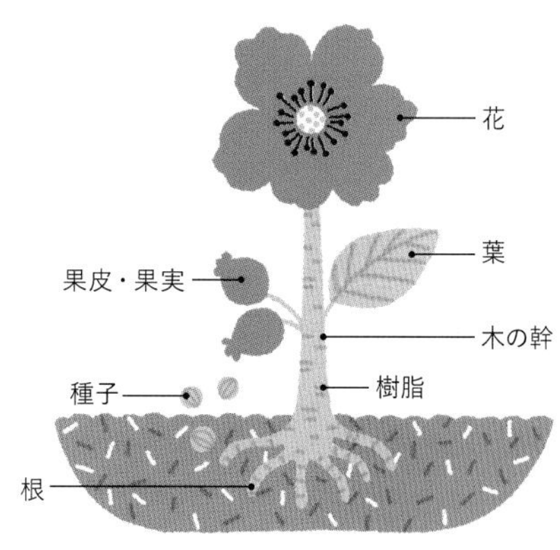

精油の原料植物

精油の原料植物を知ることは、香りの特徴や作用を知る助けになります。
ひとつとして同じ香りの植物は存在しません。
ひとつひとつが貴重な存在なのです。

ラベンダー、ペパーミント、ローズマリーなどシソ科の精油には薬効的な精油が多い

中世ヨーロッパ時代、修道女ヒルデガルト（p.259参照）によって効能が広まった「真正ラベンダー」、鎮痛作用のある「ペパーミント」、若返りのハーブと呼ばれる「ローズマリー」など、薬効をもつ精油は、シソ科の植物に多くみられます。また、シソ科の植物は、順応性と繁殖力の高さをもつのも特徴です。アロマテラピーの初心者にも使いやすい精油がシソ科にはそろっています。

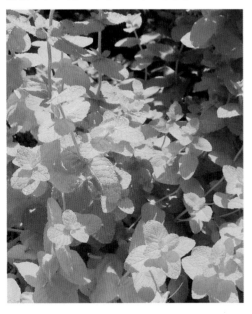

オレンジ、ベルガモットなどフレッシュな香りのミカン科の精油は心の安定に

柑橘系の香りが特徴のミカン科の精油は、古くから薬効が知られており、また、柑橘は豊穣の象徴としてヨーロッパ貴族の憧れでした。果実には酸味やスパイシーさがあり、果皮に芳香成分を多く含みます。気持ちを落ち着かせたり、リフレッシュしたりしたいときの代表的な精油です。初心者から上級者まで使いやすい香りとして、アロマクラフト、ホリスティックケア、香りのお出迎えなど、さまざまなシーンで親しまれています。

同じ品種の植物でも成分構成が異なる「ケモタイプ」

原料となる植物が、植物学的、学術的に同じでも、化学的に分析して、精油の特徴的な成分の構成が著しく異なるものをケモタイプ（化学種）と呼ぶ。成分構成の違いは、原料植物の育った場所、気候条件などが影響する。ケモタイプをもつ原料植物には、ローズマリー、バジル、タイムなどがある。

「ケモタイプ」例

○ローズマリー・カンファー／ローズマリー・シネオール／ローズマリー・ベルベノン
○バジル・リナロール／バジル・チャビコールメチルエーテル
○タイム・リナロール／タイム・ゲラニオール

精油のおもな原料植物の科目

「科目」とは、精油の原料植物の分類区分のひとつです。同じ科目に属する精油は、特徴が似ている傾向があります。

【シソ科】
アロマテラピーでよく使用される原料植物。芳香成分は花や葉に多く、自然治癒力をサポートする。▶クラリセージ、パチュリ、ペパーミント、マージョラム・スイート、ラベンダー、ローズマリーなど

【ミカン科】
ネロリやプチグレンは花や葉に、オレンジ、レモン、ベルガモットなどは果皮に芳香成分が油胞として存在する。果皮のみを圧搾して精油を採る。心の安定や消化器系への働きかけに。▶オレンジ、グレープフルーツ、ネロリ、ベルガモット、プチグレイン、レモンなど

【イネ科】
細長い葉が特徴。精油には抗菌、虫よけの作用があるものが多い。▶シトロネラ、パルマローザ、ベチバー、レモングラスなど

【フトモモ科】
ティートリーやユーカリなどが属するが、葉に薬のような香りの精油が多い傾向。▶クローブ、ティートリー、マートル、ユーカリなど

【セリ科】
精油は油管と呼ばれる植物の「血管」のような部分に存在。根、茎、葉、果実に張り巡らされているため、全草で効果を得られる。▶アニスシード、コリアンダー、フェンネル・スイートなど

【ショウガ科】
地下茎をもち、香辛料や薬用植物として身近な存在。精油は、加温作用、消化促進作用などがある。▶カルダモン、ジンジャーなど

【カンラン科】
精油は樹脂から抽出される甘い香りが特徴。防腐、抗菌作用をもち、肌トラブルに働きかける。▶フランキンセンス、ミルラなど

【マツ科】
多くが常緑樹で、生命力を感じさせる植物。精油は、枝葉または幹から抽出され、香りには森林浴のような効果もあり、呼吸器系の不調にも。▶シダーウッド・アトラス、パイン、モミなど

【ヒノキ科】
ヒノキ科の精油は針葉樹特有のさわやかな香りがする。利尿作用、収れん作用をもつうえ、呼吸器系の不調にも作用。▶サイプレス、ジュニパーベリー、ヒノキ、ヒバなど

【モクセイ科】
華やかで、甘くフルーティな芳香を放つ花が多いのが特徴。繊細な香りの抽出に用いられる方法で得られる「アブソリュート」が採れる。▶キンモクセイ、ジャスミンなど

【ビャクダン科】
ほかの植物に茎や根で絡みつき、栄養を得る半寄生の性質がある。代表的な精油のサンダルウッドは、オリエンタルな香りと、その芳香が長持ちするのが特徴。▶サンダルウッド

【バラ科】
世界の広範囲に生息。精油は催淫、収れん、鎮静、ホルモン様(よう)などさまざまな効能をもつローズが属し、芳香性の高さが魅力。▶ローズ・アブソリュート、ローズ・オットーなど

精油の抽出方法

植物から精油を抽出する方法はさまざまで
芳香成分に合わせて、異なります。
現在主流の抽出方法から昔ながらの抽出方法まで紹介します。

抽出方法は、植物の抽出部位によって異なる

植物の花、葉、果皮、樹皮などからほんのわずかの量抽出された芳香物質が精油です。たとえば真正ラベンダー100kgからは500～1000g、ローズ1000kgからはたった100～300gしか精油が採れません。そのため長い歴史の中で精油の抽出する方法は変化と進化を続けてきました。

それぞれの植物、抽出する部位に適した抽出方法があり、現在おもに行われている抽出方法は、「水蒸気蒸留法」、「圧搾法」、「揮発性有機溶剤抽出法」です。また古（いにしえ）の抽出方法である「油脂吸着法」、近年開発された「超臨界流体抽出法」などもあります。専門分野ではさらに複雑な抽出法が今後も開発されていくことと思います。

抽出方法図は、（公社）日本アロマ環境協会発行の『アロマテラピー検定公式テキスト』を参照して作成しています。

1

フローラルウォーターも得られる 水蒸気蒸留法

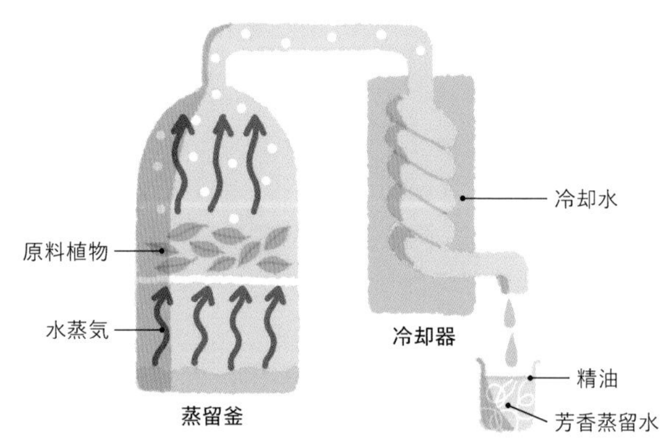

現在、最もよく使われている抽出方法です。蒸留釜に原料となる芳香植物を入れて蒸気を通し、蒸気の熱によって水蒸気といっしょに揮発した芳香成分を冷却器を通して冷やします。こうしてできた液体のうわずみが精油です。分離したわずかに芳香成分を含んだ水を芳香蒸留水＝フローラルウォーターと呼び、化粧水などに利用します。

水蒸気蒸留法は設備も単純でさまざまな植物に利用しやすいというのがメリットですが、熱を用いるため、植物によっては芳香成分に影響が出やすいことがデメリットです。

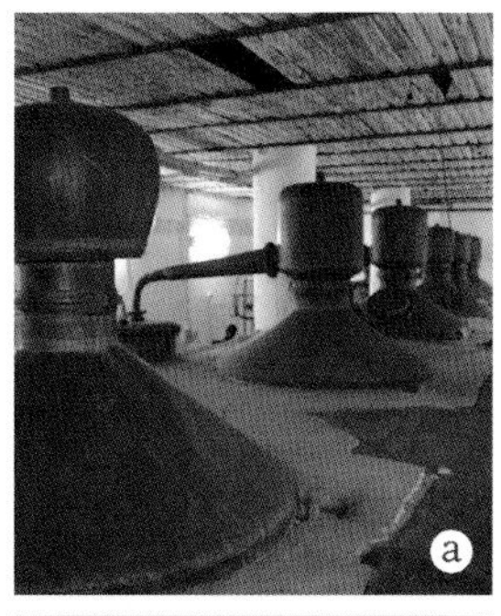

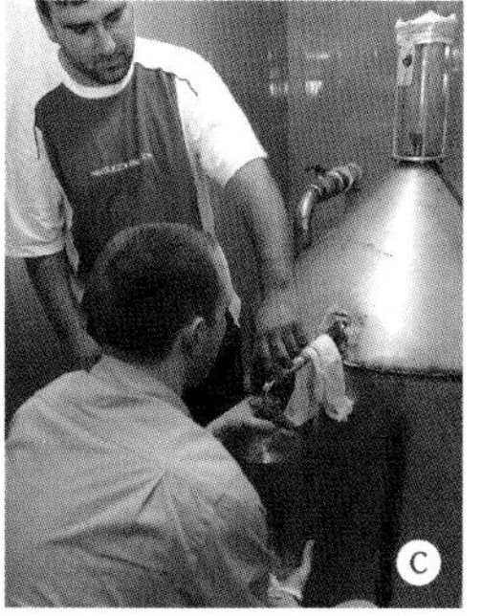

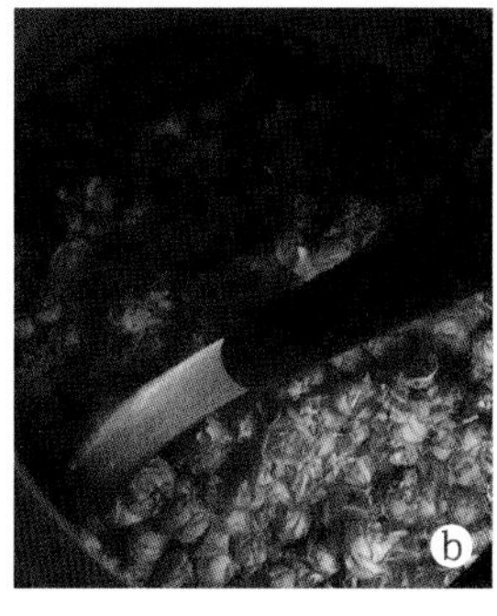

a. ブルガリアにある蒸留所の伝統的な大型蒸留器。ローズを水蒸気蒸留法で抽出し、「ローズ・オットー」を得る。b. ローズの場合は水溶性の芳香成分が多いため、釜にハーブと水を入れ加熱する方法をとる。c. 最終的に得る精油、ローズは大変高価なため緊張感が漂う。

2

柑橘類の果皮を搾(しぼ)り取る

圧搾法

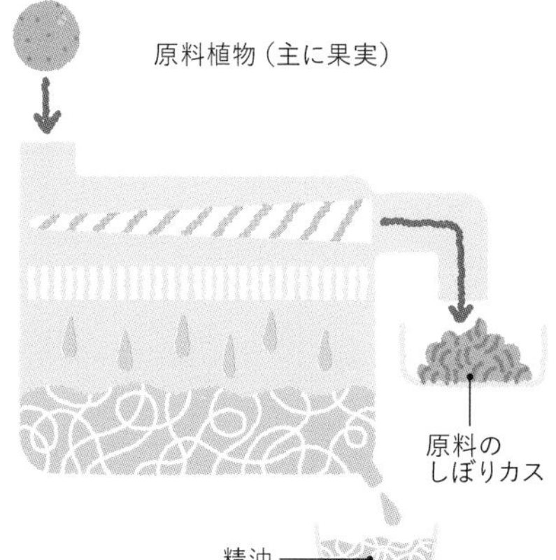

オレンジ、レモン、グレープフルーツなど柑橘類から精油を抽出する方法です。果皮をローラーでけずり、圧搾し、遠心法で分離して精油を得ます。ほとんど加熱されずに処理するので天然の香りが保たれやすいのが特徴です。しかしながら、圧搾の際に不純物が混入しやすく、また変化しやすい成分を多く含むため、比較的劣化が早いのが欠点。

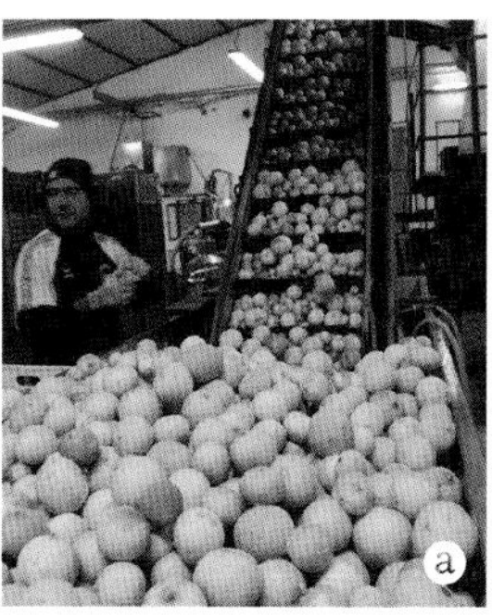

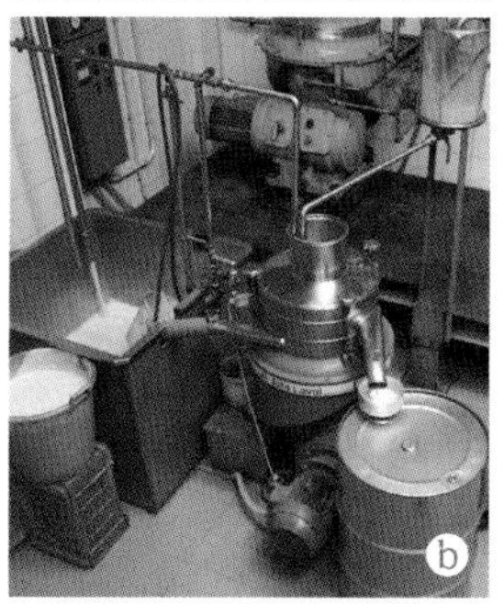

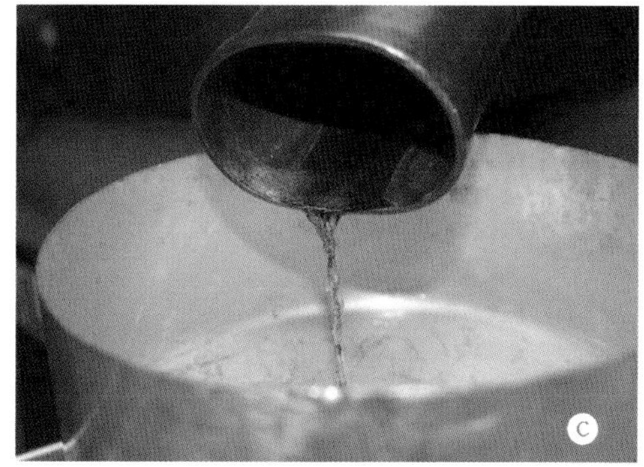

a. ベルガモットの産地、イタリアのレッジョ・カラブリアにある精油工場。水槽で水洗浄されたあと、搾油機へ。b. 抽出された精油と水の混じった液体が遠心分離機にかけられる。c. ピュアなベルガモット精油が採れる。

3

ジャスミンなど繊細な花の香りに
揮発性有機溶剤抽出法

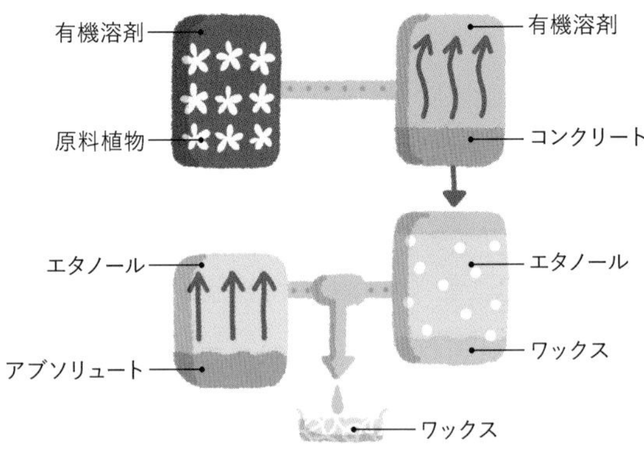

石油エーテル、ヘキサンなど有機溶剤を介在させて抽出する方法。水や熱に弱く、水蒸気蒸留法が不向きな植物、繊細な香りのローズ、キンモクセイ、ジャスミン、バイオレットリーフ、バニラなどに用いられます。

原料となる植物を揮発性有機溶剤に漬け、溶け出した芳香成分や天然ワックス成分を低温で揮発させると、半固形状の「コンクリート」と呼ばれる物質が残ります。これにエタノールを加えて溶かし、ワックス成分を取り除いた精油を「アブソリュート」と呼びます。「ローズ・アブソリュート」「ジャスミン・アブソリュート」はこの方法で抽出された精油です。

また、上記のような方法で樹脂から抽出した精油の場合は「レジノイド」と呼ばれます。

4

花からの抽出に用いる伝統的な手法
油脂吸着法

牛脂や豚脂、オリーブ油などの油脂に植物の芳香成分を吸着させる伝統的な方法。芳香成分が吸着して飽和状態になった油脂（ポマード）に、エタノールを加えて芳香成分を溶かし出したあと、エタノールを取り除いた精油が「アブソリュート」です。

常温で行う冷浸法（アンフルラージュ）と、加温して行う温浸法（マセレーション）の2通りのやり方があります。手間がかかるので、現在はほとんど行われていませんが、歴史的に重要な方法です。

5

二酸化炭素に着目した近年の方法
超臨界流体抽出法

二酸化炭素などの液化ガスの溶剤に熱と圧力を加えて、気体と液体の中間の流体の「超臨界」状態にし、芳香成分を吸着させます。圧力をゆるめて、溶剤を気化させると精油「エキストラクト」だけが残ります。装置が複雑で高額なため、現在はまだあまり浸透していませんが、熱を加えないため生の植物そのものの香りが得られ、普及が期待されています。

精油の選び方

ここでは実際に精油を選ぶときのポイントをアドバイスしていきます。
基本は自分の感覚を大事に、
肌質、体質なども加味するとよりよいでしょう。

香り選びでいちばん大切なのは その香りが好きかどうか

アロマテラピーは体と心に働きかけるものです。香りがもたらしてくれる、その心地よさがリラックスやリフレッシュにつながります。自分が心地いいと感じる香りでなければ使用する意味がありません。作用だけに注目して香りは好みでないのに使っていると、心身に作用しないことが。また、人それぞれ香りの感じ方は違うので、一般的には「リフレッシュできて頭がさえる」とされる香りでも、人によっては、「リラックスしてぐっすり眠れる」こともあります。自分がその香りをかいでどう感じるかを大事に。また、精油の種類は実に豊富です。いろいろな香りを試して、香りの好き、嫌いを知ることから始めるのもよいでしょう。

天然精油か、遮光性はどうか 精油の品質を確認する

アロマテラピーでは、精油による体と心への作用に重きを置いているので、純粋な天然精油を使う必要があります。まずは天然精油かどうかの確認をしましょう。通常、びんや外箱に、精油名、学名、原産地、抽出部位、抽出方法などが記載されています。また、輸入元、製造元、取扱説明書、製造年月日、品質保持期限もあれば確認します（必ずしもすべての項目が記載されているわけではありません）。ポプリオイル、アロマオイルなどの名称で販売されているものは、ほかの物質で薄められていたり、合成物質を含む場合もあります。類似品に薬理効果はありません。

また精油は光に弱いので遮光性のあるガラスびんに入っていることも大事。茶色、青色、緑色の遮光性の高いガラスの容器に充てんされています。精油が1滴ずつ出てくるドロッパー（中栓）つきで、開封しているか、未開封かわかる「バージンキャップ」タイプがよいでしょう。

アロマテラピーショップで 購入する

日本国内では、精油は雑貨に分類されるため、雑貨店やオンラインストアでも気軽に購入できますが、初めてなら、アロマテラピーの専門店にぜひ足を運んでみましょう。店内で実際に香りをかげることが最大のメリット。スタッフの知識が豊富でアドバイスも受けられます。慣れた人も初めての香りを選ぶ際はショップで試してみるとよいでしょう。

精油の香りを試すときは空気中に拡散させてかぐ

精油のびんに鼻を近づけて香りをかぐのはNGです。濃厚すぎて本来の精油の香りがわからなくなってしまいます。正しいかぎ方を覚えましょう。

やり方1

びんからかぐときは適度に距離をとって手であおぐ

精油のびんを顔から15㎝ほど離し、手であおぐようにして、空気中に香りを拡散させるか、びんを左右に振って香りを広げます。ティッシュペーパーやムエット（試香紙）など精油を落とすものがないときに有効。

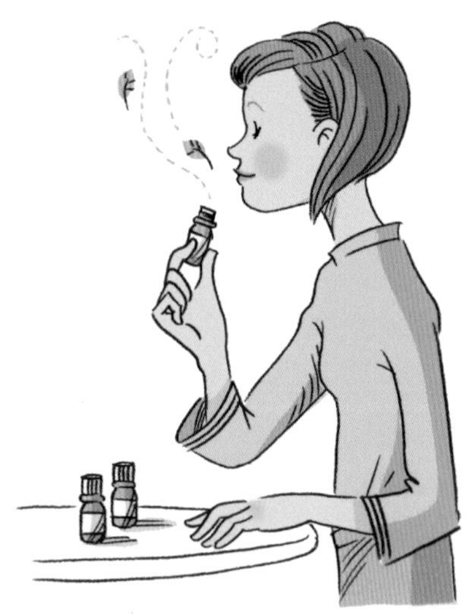

やり方2

精油をティッシュペーパーやムエットに落とす

精油のびんを45度に傾けて、ティッシュペーパーやムエットに1滴落とします。精油ごとに粘度が異なりますが、びんは振らず、自然に落ちてくるのを待ちます。びんを振ると必要以上の量が出てしまうので注意。

ティッシュペーパーやムエットを鼻の前で軽く振り、ゆっくりと香りを吸い込みます。その際に、精油が鼻などの皮膚につかないように注意を。香りを試す際は一度につき3～5種類としぼって。いろいろかぎすぎると香りの感じ方が鈍感になります。

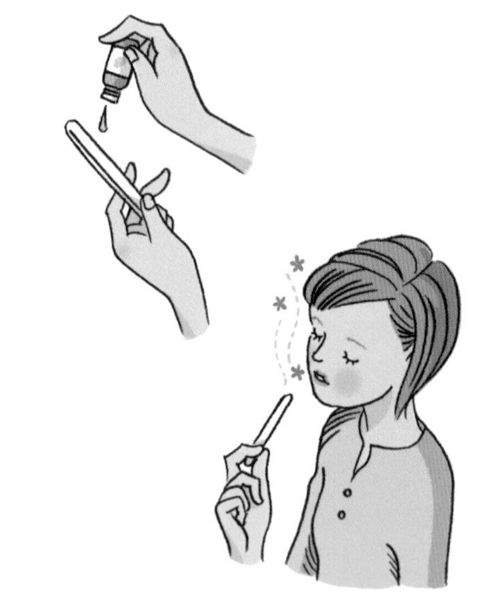

トリートメントに使用するなら肌質、体質、目的に合うものを

精油の薬理的な効果を得やすいアロマトリートメント。精油は植物油で希釈して使用しますが、特定の植物にアレルギーがある、刺激性が強い、妊娠中や授乳中は避けたほうがいいなど、使用にあたり注意が必要な精油もあります。使う人の肌質や体質、その日の体調などを考慮して使うのが精油の正しい使い方です。また、肩がこるなど具体的な不調がある場合は、その不調にひもづく作用の精油を取り入れてみるとよいかもしれません。

作用を知っていると精油選びの助けに

「Part6 精油図鑑」(p.137 ~)に記載されている精油の作用の意味と働きについて、おもだったものを解説します(詳しくはp.278を参照)。あわせて作用に働く精油の例もあげています。

●うっ滞除去
水分がたまっているのを改善
おすすめ精油　サイプレス、ジュニパーベリー、ティートリー、パチュリなど

●血行促進
血流の流れをよくする
おすすめ精油　ゲットウ、ジンジャー、レモングラス、ローズマリー・シネオールなど

●抗炎症
炎症を鎮める
おすすめ精油　イモーテル、カモミール・ジャーマン、カモミール・ローマン、真正ラベンダーなど

●抗菌
細菌の繁殖を抑える
おすすめ精油　オークモス、クローブ、クロモジ、シトロネラ、スギ、タイム・リナロール、ハッカなど

●鎮痛
痛みをやわらげる
おすすめ精油　クロモジ、ジンジャー、ジャスミン、ハッカなど

●ホルモン様(よう)
ホルモンに似た作用
おすすめ精油　ゼラニウム、シダーウッド・アトラス、ネロリ、ローズ・アブソリュート、パチュリなど

●鎮静
興奮を鎮める
おすすめ精油　イモーテル、イランイラン、オレンジ・スイート、キンモクセイ、グレープフルーツ、真正ラベンダーなど

精油を安全に使用するために

精油は、医薬品や化粧品ではありません。
アロマテラピーを快適に楽しむためには誤った使い方をしないことが大切です。
ここでは（公社）日本アロマ環境協会の安全ガイドラインに基づいて解説します。

attention 1

原液を直接肌につけない

精油は植物の芳香成分が高濃度に凝縮しているので、原液を直接肌につけると刺激が強すぎます。精油は必ず希釈して使いましょう。もし、精油の原液が肌についた場合は、速やかに大量の水で洗い流してください。また、誤って目に入ったり、精油がついた手で目をこすってしまったりした場合も、同様に大量の水で洗い流し、異常があれば医療機関を受診しましょう。

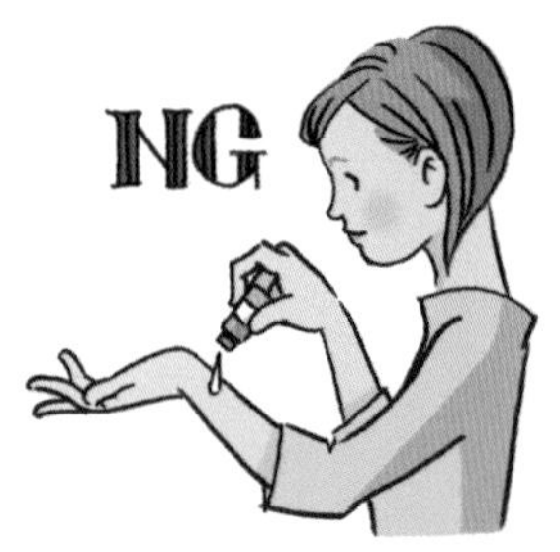

attention 2

清潔な手で扱う

芳香成分の効果を十分に発揮させるために、精油を扱うときは手を洗って清潔に。特に精油をブレンドし、植物油で希釈してアロマトリートメントを行う際は必ず、清潔な手で行います。容器のドロッパーにも直接触れないように気をつけましょう。

attention 3

精油を飲用してはいけない

日本では精油は雑貨に該当し、医薬品でも食品でもありません。海外では専門家の指導のもと、内服療法を行う場合もありますが例外的な方法です。精油を誤って飲んだり、口に入ったりした場合は、大量の水ですすいでください。

うがいでの使用もおすすめしません。

attention 4

濃度を守って正しく使う

精油はどのような使い方をするかによって適切な濃度があります。くわしい濃度や具体的な使用例は「Part2 アロマテラピーの楽しみ方」（p.51 ～）や「Part3 精油ブレンドの楽しみ方」（p.69 ～）、「Part5 アロマクラフトの作り方」（p.99 ～）などで紹介しています。ガイドラインに沿って楽しみましょう。異常を感じたらすぐに使用をやめ、肌についたら洗い流す、換気をするといった方法で対処を。

attention 5

精油は容器、保管場所、保存期間にも気をつける

容器：精油は日光、温度、湿度、酸素などの影響を受けやすい繊細な物質です。香りの変質など品質が落ちないように、遮光性のあるガラスの容器がベスト。茶色、青色、緑色があります。

保管場所：精油の保管場所は直射日光を避けて、風通しのいい冷暗所に。特に湿気や火気は避けましょう。また、精油は空気にふれると劣化が進むので、フタはしっかりと閉め、びんを立てて保管を。子どもやペットの手の届かない場所に置くことも大切です。

保存期間：精油の品質保持期限は、未開封の場合は製造後５年、開封後は約１年が目安です。ただし、レモン、グレープフルーツなどの柑橘系の精油は半年以内と短め。品質が保たれているかわからないときは、ティッシュペーパーなどに精油を１滴落とし、色や香りを確かめて。おかしいなと思ったら使用は避けましょう。使用する前には、必ず香りをチェックしてから使う習慣をつけることが大切です。

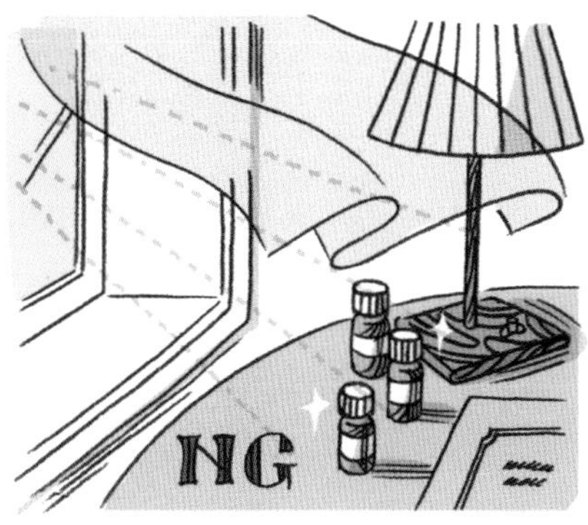

attention 6

紫外線や肌の刺激反応に注意が必要な精油もある

●紫外線に注意！

いくつかの精油には、肌につくと紫外線と反応して炎症や色素沈着を起こす「光毒性」という反応を起こす可能性のあるものがあります。レモン、グレープフルーツ、ベルガモットなど柑橘系の精油に多く、光毒性の代表的な成分はベルガプテン。個別の精油の例は、「Part6 精油図鑑」（p.137 ～）の使用上の注意で確認を。トリートメントオイル、化粧品、入浴剤などを作るとき、使用するときは希釈していても、肌につけた直後は紫外線にさらさないように注意しましょう。

●肌への刺激に注意！

肌から浸透した精油が、肌組織や末梢血管を刺激して、炎症や紅斑（こうはん）反応、かゆみなどの「皮膚刺激」を起こすものがあります。肌への刺激が強い精油は希釈濃度を低くして使う工夫を。レモン、グレープフルーツなどの柑橘系、ブラックペッパー、クローブなどのスパイス系、ティートリー、ペパーミント、ユーカリ・グロブルスなどが該当します。

attention 7

持病がある人、妊婦、乳幼児は注意して

現在通院している人は使用する前に、かかりつけ医に相談を。高血圧、てんかんなどの持病がある人が精油を使用する場合は、特に注意が必要です。また、妊婦や乳幼児は使用する精油や使用法に注意が必要です（p.48参照）。

妊婦さん、授乳期のママ、乳幼児に安全な精油と使い方

アロマテラピーは、妊娠中や授乳中、赤ちゃんにも活用できますが、
精油には強い作用を伴うものがあるので、注意が必要です。
下記を読んで用法を守り、正しく安全に使いましょう。

使用できる13種類の精油

以下は、妊娠中、乳幼児にも使用可能とされる精油です。ただし、使用方法には制限がありますので、必ず右記の表にある使用制限を守って使いましょう。

オレンジ・スイート
グレープフルーツ
ティートリー
ネロリ
パルマローザ
ブラッドオレンジ
フランキンセンス
ベルガモット
マンダリン
ユズ
ライム
真正ラベンダー
レモン

ベビーマッサージにはキャリアオイルのみを使用

ベビーマッサージは赤ちゃんとママの肌がふれ合う大事なコミュニケーション。精油は使わず、手のひらで温めた植物油のみを使い、軽くおなかなどをさすることから始めましょう。詳しい方法はp.67をご覧ください。

安全な楽しみ方

左記に紹介した精油に限り、下記のガイドラインに沿って楽しむことができます。ただ異常を感じたら、すぐに使用を中止してください。妊婦は月齢によっても適する使い方が違うので注意が必要です。

妊婦の場合

	妊娠1~6カ月 および 分娩前後	妊娠6~10カ月 および 産後授乳期間中
芳香浴	○	○
トリートメント	×	△ 希釈率 0.5%以下で使用
沐浴	×	△ 全身浴3滴以下、 部分浴1滴以下 で使用

乳幼児・子どもの場合

	0~3歳未満	3~18歳未満
芳香浴	△ 成人の 半分以下の量	△ 成人の 半分以下の量
トリートメント	×	△ 希釈率 0.3%以下で使用
沐浴	×	△ 全身浴1滴以下、 部分浴1滴以下 で使用

※2023年時の(株)生活の木の指針によるもので変更される場合もあります。

アロマテラピー関連の法律

アロマテラピーに関わる法律についてもふれておきましょう。
精油は医薬品でも化粧品でもないという点を踏まえて、楽しむことが大切です。
代表的な法律を、うっかりしがちな事例からみていきましょう。

医薬品医療機器等法

ハンドメイドのアロマクラフトを販売するのはNG

精油を使って自作した石けんやアロマスプレー、化粧水などの化粧品に該当するアロマクラフトは、自身や家族で楽しむ分には自由ですが、販売はできません。インターネット販売やバザーであっても、不可。これは「医薬品医療機器等法第13条（製造業の許可）」に抵触します。親しい人にプレゼントする場合でも、使用材料や使用法を説明しましょう。

あはき法

アロママッサージサロンで指圧メニューを提供するのはNG

「あはき法」とは、「あん摩マツサージ指圧師、はり師、きゆう師等に関する法律」の略称です。あん摩マッサージ指圧、はり、きゅうは医療行為で、国家資格を有する者しかできません。民間のアロマセラピストの資格で、医業類似行為をすることは禁止されています。治療効果をうたう広告も法律違反です。

医師法

「スペアミントの精油で頭痛が治る」と第三者に伝えるのはNG

医師法では、医師以外による診断診療行為は禁止されています。アロマテラピーでは、不調をかかえる人の症状から病名を診断したり、治療行為を行ったりしてはいけません。雑貨である精油を薬のように処方することもできません。

また、病気のペットに対して、獣医師以外が「○○の精油を使うと治りますよ」と診療を行うことはできず、こちらの場合は「獣医師法」に抵触します。

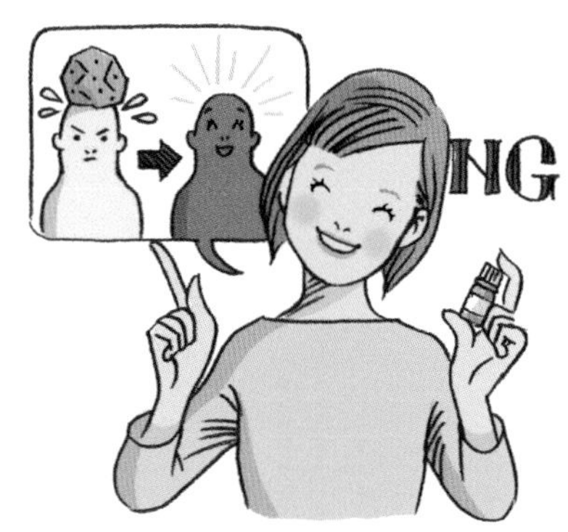

精油の繊細な香りを引き出すアブソリュート

精油の抽出方法の中で、花の繊細な香りを抽出する方法として編み出されたのが、p.42で説明した「揮発性有機溶剤抽出法」です。水蒸気蒸留法では、蒸留の過程で芳香成分以外の微量の異物が精油に混入する場合があります。一方、揮発性有機溶剤抽出法は、水蒸気蒸留法の水分や加熱が精油の質に影響する植物に用いられます。

たとえばジャスミンやチュベローズなどです。花に微量しか含まれない芳香成分を抽出するには最も効率的。過去に行われていた冷浸法（アンフルラージュ）は、油脂に花を並べ、芳香成分が溶け込んだら花を取り替えるという作業を繰り返します。蒸留した精油より香りが濃厚で、色素のような不揮発成分も取り出せます。最終的にとり出されたものがアブソリュートです。

同じ植物でも、水蒸気蒸留法と揮発性有機溶剤抽出法では、抽出される成分構成が異なります。ダマスクローズ精油は、ブルガリアやトルコ、イランでは水蒸気蒸留法によるローズ･オットー生産が中心ですが、モロッコではケンティフォリア種のローズ・アブソリュート生産が盛んです。

以前、ブルガリアの国立ブルガリアンローズ研究所を訪ねたとき、当時の所長ネノフ氏が「オットーとアブソリュートをブレンドしたものが、互いに成分を補うため最も香り高く、僕はいちばん好き」とおっしゃったのが印象的でした。彼は「ブルガリアのNe（鼻）」と呼ばれた調香師でもありました。

ローズ･オットーとローズ･アブソリュートの主要芳香成分構成比率を比較したものが下記の表です。

	ローズ・オットー	ローズ・アブソリュート
シトロネロール	38	10.32
ステアロプテン（花ロウ）	16	—
ゲラニオール	14	7.09
ネロール	7	3.93
フェニルエチルアルコール	2.8	56.55
メチルオイゲノール	2.4	0.64
オイゲノール	1.2	2.17
ファネソール	1.2	0.87

単位は%

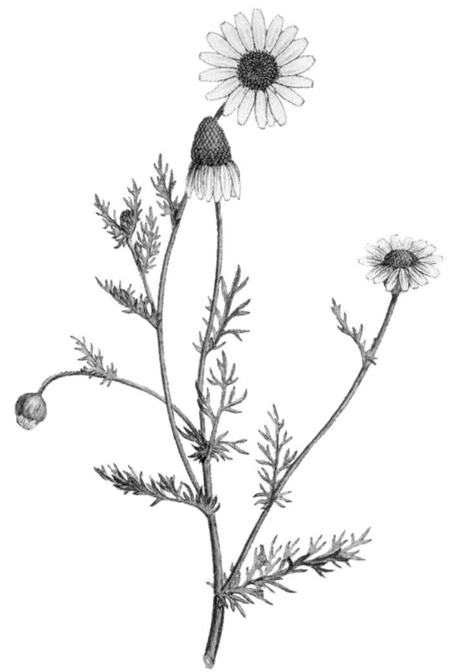

Part 2

アロマテラピーの楽しみ方

アロマテラピーの基本の使い方を紹介します。
「芳香浴法」「沐浴法」「吸入法」「湿布法」「トリートメント法」の５つの方法です。
すべてのアロマテラピーに共通なので覚えておきましょう。

アロマテラピー 基本の５つの楽しみ方

空間に広がる香りを感じる「芳香浴」、お風呂で楽しむ「沐浴」、植物油で希釈し、
全身で香りを感じる「トリートメント」などがあります。
どれも特別難しい方法ではないので、日々の生活に取り入れてみませんか。

ライフスタイルや目的に合わせ、取り入れやすいものから始める

「アロマテラピーをする」となると身構えてしまいがちですが、「好きな香りを好きなように楽しむ」と置き換えれば、ハードルは下がりませんか。ティッシュペーパーやハンカチに好きな香りの精油をたらして、広がる香りを感じるカジュアルな楽しみ方も、希釈した精油を浴槽にたらす沐浴法も、植物オイルで肌への浸透を高めたアロマトリートメントも、どれもアロマテラピーです。

ここでは、代表的なアロマテラピーの方法を紹介します。ライフスタイルにフィットする、「これならすぐにできそう」「楽しそう」と思えるものをきっかけに、自分だけのアロマテラピーのスタイルを見つけてください。

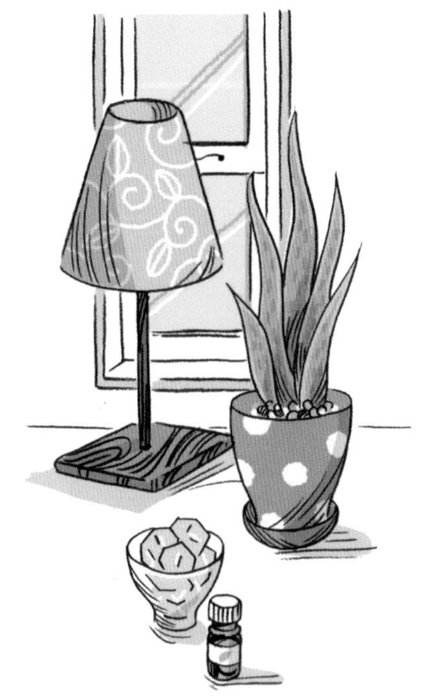

楽しみ方 1 芳香浴法

空気中に広がる香りを嗅覚で取り込んで楽しむ

芳香浴とは、空気中に精油を拡散させて、鼻から芳香成分を取り入れる方法。嗅覚の経絡を通って脳に伝わることで（p.28 参照）心身のバランスをととのえる、アロマテラピーの基本的な楽しみ方です。特別な器具を使わなくてもできるやり方もあり、初心者から気軽に楽しめます。

●詳しくは、p.54 から説明しています。

楽しみ方 2 沐浴法

精油の働きを高めて効率よく芳香成分を取り込む

入浴による血行促進や疲労回復、リラクセーション効果などと、精油がもつ作用の相乗効果で効率よく心身に働きかける方法です。おもに、肩までつかる全身浴法、みぞおちまでつかる半身浴法、手足などだけ温める部分浴法があります。

●詳しくは、p.57 から説明しています。

楽しみ方 3 吸入法

水蒸気とともに鼻や口から芳香成分を吸入

水蒸気とともに芳香成分を鼻や口から吸い込み、呼吸器系の不調を緩和する方法です。鼻づまりや鼻水、のどの痛みなどがあるときに行うとスッキリするのでおすすめ。芳香浴や沐浴の魅力をあわせもつ、手軽な方法のひとつです。

●詳しくは、p.60 から説明しています。

楽しみ方 4 湿布法

温熱作用と冷却作用を利用して香りを楽しむ

湿布法には､温かいタオルで行う温湿布と、冷たいタオルで行う冷湿布の 2 つの方法があります。不調を感じる部位に温湿布または冷湿布を当てて癒やすと効果的。肩こり、腰痛、熱をもっているなどの部分的なケアをしたいときにおすすめの方法です。

●詳しくは、p.61 から説明しています。

楽しみ方 5 トリートメント法

肌を手でさすることで心地よくなる

精油が皮膚から浸透するしくみ（p.30 を参照）を生かして、植物油に精油をブレンドしたトリートメントオイルを使って、全身のトリートメントを行います。トリートメントの動作による血行促進や老廃物の排出、リラクセーション効果に加え、精油のもつ作用でその効果を高めます。

●詳しくは、p.62 から説明しています。

楽しみ方１　**芳香浴法**

芳香成分を空気中に拡散させ、その香りを日光を浴びるように楽しむ芳香浴。
自宅の中だけではなく、外出先や仕事場などでもできます。

in the room

室内芳香器を使って

ディフューザー

ディフューザーはその名のとおり、英語の「diffuser（拡散器）」をさし、おもに電動式で精油の芳香成分を空気中に拡散させる芳香器です。指定の位置に精油を１～５滴たらしてセットして使います。拡散力が強いので短時間で香りが広がり、長時間香りが持続します。また、精油に熱が加わらないため、芳香成分をそこなわないのも魅力です。精油の微粒子を超音波でミストとともに拡散させるタイプもあります。器具を使う際は必ず取扱説明書を確認してください。

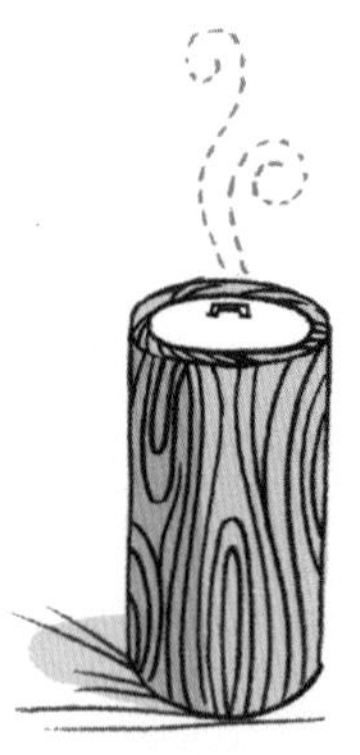

アロマライト

電球の熱で精油を温める芳香専用の器具。精油を空気中に放置すると揮発する性質を利用しており、温めることでさらに揮発する力を加速させます。専用の受け皿に精油を１～５滴たらし、スイッチを入れると明かりとともに芳香成分がやわらかに漂います。湯や水を入れて使うタイプもあります。器具を使う際は必ず取扱説明書を確認しましょう。

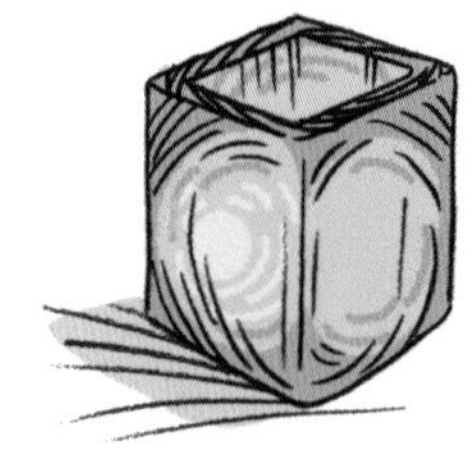

アロマストーン

精油が浸透しやすい素焼きの陶器や石などにしみ込ませて使います。さまざまな形状があり､精油を1～10滴たらすと香りがふわっと空気中に広がります。精油の常温で揮発する性質を利用し、火や熱を使わない方法なので、ベッドサイドや玄関などに置きやすいです。ただし、子どもやペットがふれない場所に置きましょう。ストーンは専用のものが商品化されています。

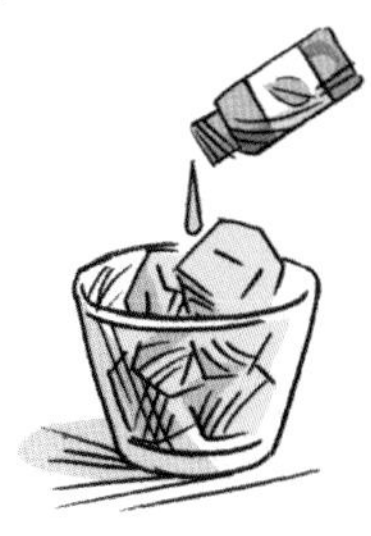

アロマスプレー

好みの精油に無水エタノールを加え、精製水で希釈したものがアロマスプレーです。アルコールを入れても大丈夫な市販のスプレー容器に入れて使用します。精油がもつ芳香性の性質をシンプルに楽しむ使い方で、寝室、リビング、玄関、トイレなど場所の用途に合わせて作るのもおすすめ。精油は水に溶けない性質なので、必ず無水エタノールで溶解しましょう。詳しい作り方は、p.106を参照。

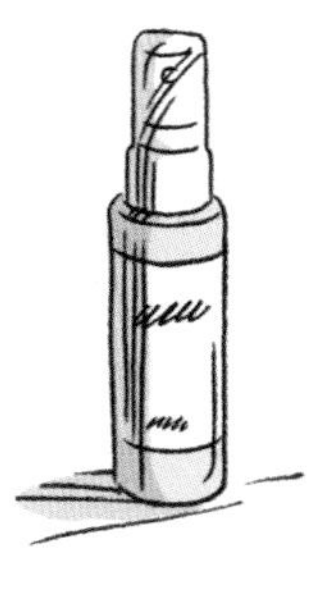

more easily

身近なアイテムを使って

マグカップ

陶製やガラス製のマグカップやカフェ・オ・レボウルなど少し深めの器に、湯気が出る程度の温度の湯を8分目まで入れ、精油を1、2滴たらします。テーブルなどに置いたり、みぞおちあたりで手に持ったりして、湯気とともに立ち上がる香りをかぎましょう。吸入法（p.60）の簡易的な方法としてもおすすめです。目を閉じて深呼吸すると、リラックスモードを担う副交感神経が優位になり、より効果的です。

使用した器は洗っても精油の香りが残る場合があるので、芳香用専用として食器用の器とは別に用意するのがよいでしょう。

こんな使い方も

・朝のオンモードへの切り替えに。さわやかな柑橘系やペパーミントの精油で、仕事や学校へ行く前のやる気スイッチに。

・シャワー時のアロマミストバスに。浴室に入る前に洗面器に湯を張り、精油を数滴たらして、浴室の端に置き、香りを充満させます。

ハンカチ

木綿など精油の浸透がよく、シミになってもいいハンカチに精油を1、2滴たらして、テーブルや枕元に置いて香りを楽しみます。持ち歩いて、ときどき香りをかぐのもいいでしょう。ただし、ハンカチにつけた精油で服などを汚さないように注意を。ハンカチのほかにも、ティッシュペーパー、化粧用コットン、キッチンペーパーなど使い捨てできるものでも同じように香りを楽しめます。

こんな使い方も

・仕事の合間のリフレッシュに。ハンカチやティッシュペーパーに精油をしみ込ませれば、外出先での気分転換に。意識をクリアにするローズマリーなどがおすすめ。

・生理中の気分の落ち込み対策に。生理用ナプキンをストックしているボックスなどに、精油つきのハンカチやティッシュペーパーなどを入れて保管を。ボックスからポーチに移すときに香りがし、ナプキンにも残り香があります。

天然塩・重曹

天然塩や重曹に精油を混ぜたものを置いて、香りを楽しむ方法もあります。ドライハーブを加えると香りが長持ちし、見た目にも華やかになります。小皿やお気に入りの器に盛ってインテリアのように飾っても素敵です。ただし、子どもやペットの手が届かないところに置きましょう。

こんな使い方も

車内の消臭に。化学合成の芳香剤は苦手だけど、車特有のにおいは消したいときにおすすめです。ボウルに天然塩40g、精油を1～5滴加えて竹串などでよく混ぜる。コルク栓の広口びんに移して栓をして車内の床などに置きます。または、不織布の袋に入れるのも手軽な方法。必ず子どもの手がふれない場所に置きましょう。

芳香浴の注意点

・同じ香りの中に長時間いると香りを感じにくくなります。感じなくなったからと精油の量を追加しても効果がない場合もあります。

・精油の量は、部屋の広さ、精油の種類による香りの強さなどを目安に調整を。

・香りの感じ方には個人差があります。人が集まる場所で行う際は、置き場所や香りの強さ、精油の種類などに配慮しましょう。

・ときどき部屋の換気をしながら行いましょう。

ペパーミントの消臭剤

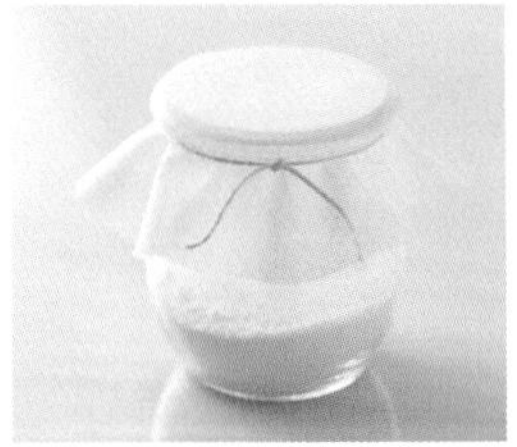

玄関に置いたり、シューボックスやクローゼットに入れたりして使う、ペパーミントとレモンの香りの重曹ベースの消臭剤。

材料（約100g分）

ペパーミント精油　3滴
レモン精油　3滴
真正ラベンダー精油　5滴
重曹　100g

道具

・ガラス容器（ブレンドするときに）
・竹串やガラス棒
・デジタルスケール（計量できるもの）
・保存用のガラス容器
・薄めの布（ガーゼ、オーガンジーなど）
・輪ゴムまたはひも

HOW-TO

1. 清潔なガラス容器に重曹をはかって入れる。
2. ①に各精油を加える。
3. 竹串などで混ぜる。保存用のガラス容器に移し、薄めの布でフタをして完成。香りが薄くなったら重曹を混ぜたり、精油を数滴足したりして使用を。

楽しみ方2　沐浴法

入浴時間を利用して行うアロマテラピーが沐浴です。
手足の冷えがひどいときなどは、足浴や手浴を試すのもおすすめです。

in the bath

お風呂に入りながら

全身浴法

精油は水に溶けないので、必ず無水エタノールや植物油などに混ぜた入浴剤（p.58参照）を作ってから湯に入れます。よくかき混ぜてから、肩まで湯につかりましょう。リラックスしたいときは38℃のぬるめの湯で30分程度、リフレッシュしたいときは40～42℃のやや熱めの湯で15分程度つかります。植物油を使用した場合、浴槽や浴室ですべらないように注意。全身浴での精油の使用量の目安は1～5滴。肌の状態をみながら徐々に量を調整しましょう。

半身浴法

浴槽にみぞおちまでつかる入浴法が半身浴です。全身浴と同じようにして作った入浴剤を湯船に入れます。湯温は38℃くらいとぬるめにして、20～30分程度つかって。肩まで湯につかる全身浴と比べて、心臓にかかる負担が少ないのでのぼせにくく、ゆっくりと長時間つかることができます。血行がよくなり、冷え性改善に効果的です。冬場の半身浴は特に肩が冷えやすいのでタオルをかけるなどの工夫を。半身浴での精油の使用量は1～3滴までを目安に。

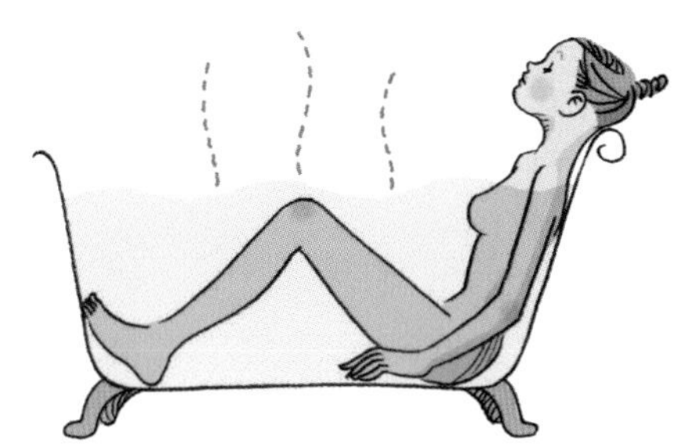

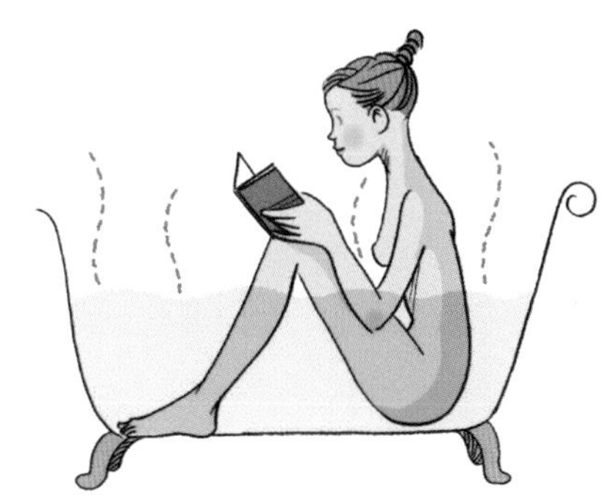

simply

好きな場所で手軽に

手浴法

洗面器に38℃くらいの少しぬるめの湯を両手の手首がつかる程度入れ、無水エタノールと精油を混ぜた入浴剤を湯に加えてよく混ぜます。洗面器に手を入れて、5～10分間手浴をしましょう。指先や腕の冷え改善だけでなく、腕から肩にかけての上半身が温まるので肩こりや頭痛の緩和にも役立ちます。また、両ひじを湯につける、ひじ浴も首や肩のこりの緩和におすすめ。手浴の精油の量は1～3滴を目安に。

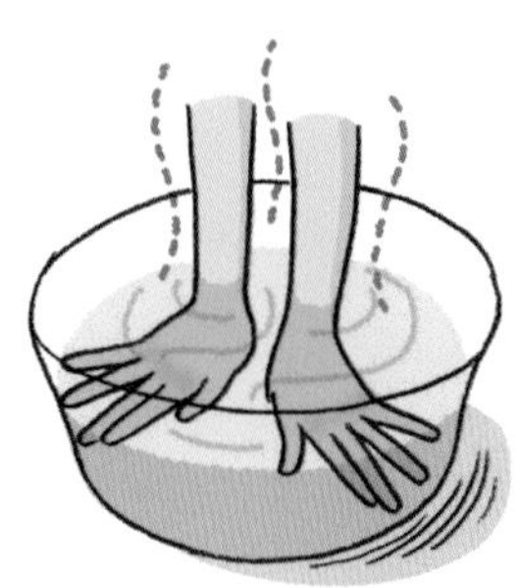

◎沐浴の注意点

・浴槽に入浴剤を入れたら、全体をよくかき混ぜてから入浴しましょう。肌に異常を感じたらすぐに洗い流します。

・浴槽のタイプによっては使用できない場合があります。初めに確認してください。また、追いだきは控えましょう。

・入浴剤は入浴のつど、ブレンドしましょう。

・光毒性のある精油（ベルガモット、グレープフルーツなど）は、外出前の入浴には避けましょう。

足浴法

大きめの洗面器やバケツなどに42～43℃のやや熱めの湯を両足のくるぶしがつかる程度にはり、無水エタノールと混ぜた精油を湯に加えてよく混ぜます。準備ができたら、足をつけて5～20分間足浴を。末端の血行がよくなることで全身の血行促進に。冷え性や脚がむくみやすい人におすすめです。足浴の精油の量は1～3滴を目安に使用しましょう。ぬるいと感じたら湯を足してください。

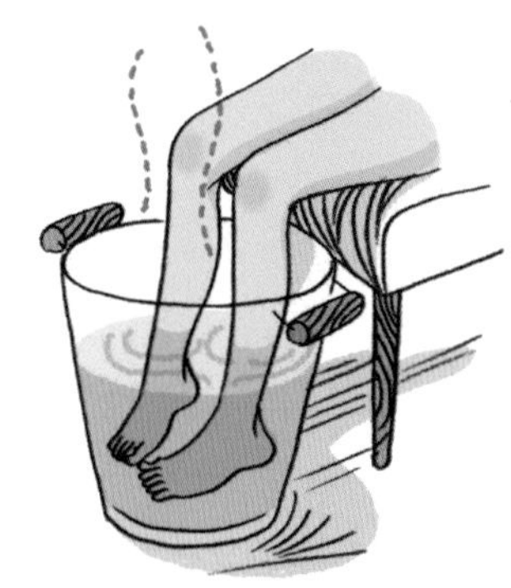

［入浴剤の基本の作り方］

無水エタノール5mℓに、精油1～5滴を加え、ガラス棒でよく混ぜる。浴槽の湯に入れたら、よくかき混ぜてから入浴する。

ラベンダーのバスソルト

精油は、まず無水エタノールと混ぜるのがポイントです。ミネラルを豊富に含んだ天然塩がベースの入浴剤。発汗作用を高めて、血行促進や新陳代謝のアップに。ラベンダーが眠りをサポートします。

材料（1回分）
真正ラベンダー精油　2滴
ヒノキ精油　1滴
オレンジ・スイート精油　2滴
シーソルト（または天然塩）40g
無水エタノール　5㎖

道具
ビーカー（計量、ブレンドできる容器）
竹串など混ぜる棒
デジタルスケール

HOW-TO
1. ビーカーに無水エタノールを入れ、各精油を加えて竹串でよく混ぜる。
2. シーソルトを計量し、①に加える。
3. 竹串でしっかりと混ぜ合わせて、すぐに浴槽の湯に入れてよく混ぜる。

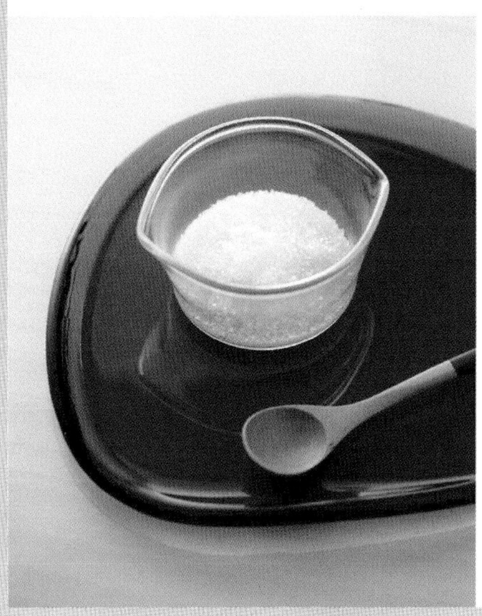

ジュニパーベリーのバスオイル

体内の老廃物を排出する、デトックス作用が期待できるジュニパーベリー。むくみが気になる日の入浴にぜひ。植物油をベースにすることで湯上がりの肌はしっとり。また植物油なら数回分作りおきできます。ただし浴槽がすべりやすくなるので注意。

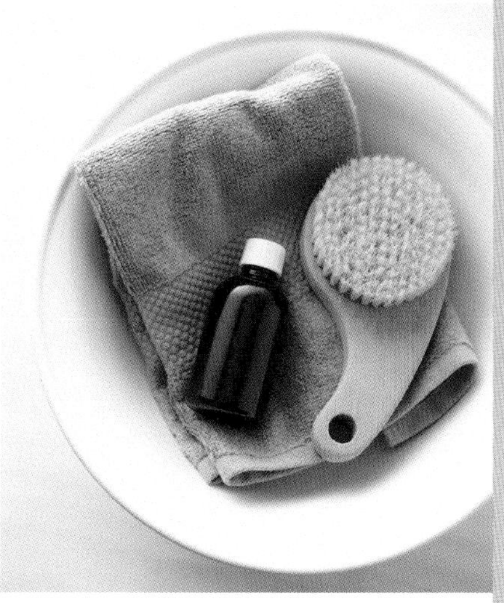

材料（約6回分／1回分約5㎖使用）
ジュニパーベリー精油　4滴
ローズマリー・シネオール精油　4滴
グレープフルーツ精油　12滴
ホホバオイル　30㎖

道具
ビーカー（計量、ブレンドできる容器）
竹串など混ぜる棒
遮光びん

HOW-TO
1. ビーカーにホホバオイルを入れて、各精油を加えて、竹串でよく混ぜる。
2. 遮光びんに移して保管する。作製日を記入したラベルを貼り、2週間以内に使い切る。入浴時は湯船に1回量5㎖（小さじ1）程度を加えてよく混ぜる。

楽しみ方3　**吸入法**

芳香成分を含んだ水蒸気を鼻や口から吸い込む吸入法。
乾燥しやすい鼻やのどの粘膜を水分で湿らせつつ、精油の作用を体感できます。

蒸気を漏らさないように
タオルで頭をおおって吸入

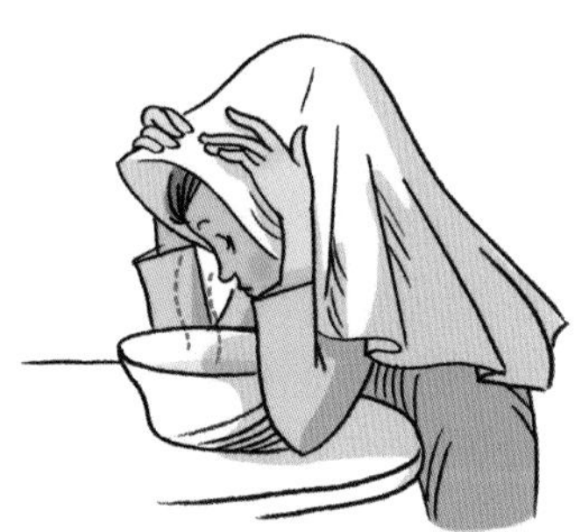

吸入法は、頭からタオルをかぶり、蒸気を顔全体に当てるので、のどの痛み、鼻水、鼻づまりをやわらげるだけでなく、肌の老廃物を取り除くスチーマー的な効果も得られます。洗顔の前ならクレンジング力を高め、洗顔のあとなら、次に使う化粧品の浸透を促してくれます。また、爽快な心地を求めるならユーカリ、おだやかな使い心地ならラベンダーがおすすめです。熱めの湯を使用するので、やけどには注意しましょう。

［やり方］

洗面器に熱めの湯を入れ、精油を1～3滴入れる。乾いたバスタオルを頭からかぶり、目を閉じて洗面器から20～30㎝離れたところから深呼吸して蒸気を吸い込む。3～5分続ける。不快感があればすぐに中止を。

吸入法の注意点

・精油の種類によっては粘膜を刺激するものがあります。目を閉じて刺激が強すぎないよう注意して行いましょう。
・ぜんそくの方、せきがひどく出ているときは蒸気が刺激となるので控えましょう。
・やけどに注意をして行いましょう。
・精油の種類によっては刺激が強いものがあります。無理をせず、むせたらやめましょう。
・精油の香りや強さで使用する敵数の調整を。

マスクで簡単！ 吸入

コットンにペパーミント精油を1～2滴たらし、マスクといっしょに密閉できる袋に入れてひと晩おく。精油はユーカリ、ハッカもおすすめ。マスクのリフレッシュに効果的です。

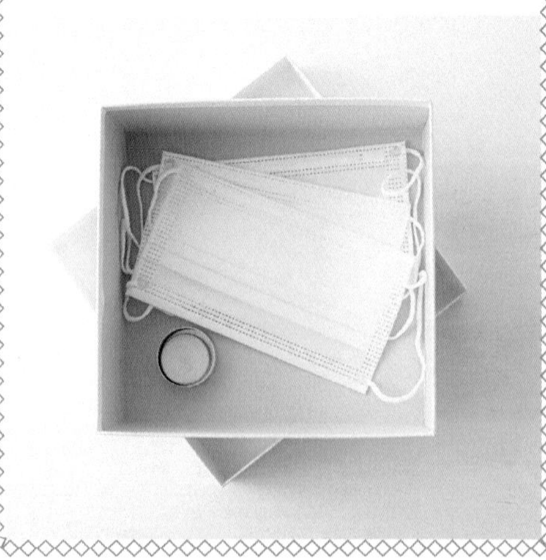

楽しみ方４

湿布法

その名のとおり、湿布のように不調のある部位を「手当て」したいときに行います。
やり方は温める方法と冷やす方法の２通りあります。

温・冷湿布で スピーディな集中ケア

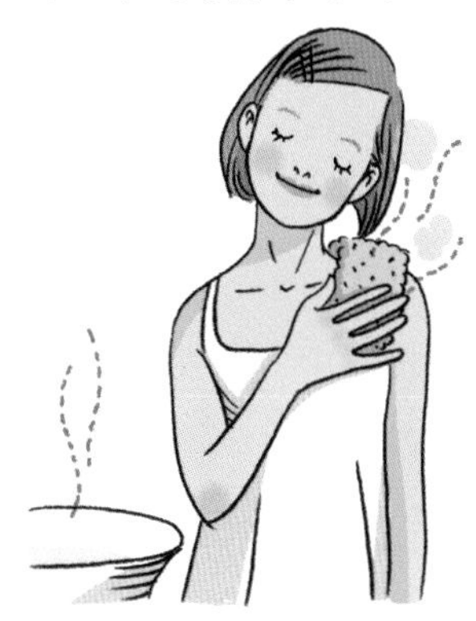

「首や肩が重い」、「目が疲れた」、「日焼けして肌がほてる」、「スポーツ時に足を痛めた」など、慢性的というよりは、いますぐ不調を緩和したいというときのレスキューに役立ちます。自分に起こりやすい不調に合った作用の精油を常備していると、いざというときも頼りになります。精油の作用は、「Part6 精油図鑑」（p.137 ～）を参考にしてください。

●温湿布

洗面器に熱湯を入れて、精油を１～２滴たらし、短冊状にたたんだタオルを湯にひたします。水面に浮かぶ精油をすくうようにしてしみ込ませ、やけどに気をつけてタオルを取り出し、しぼります。精油が直接肌にふれないように注意して、温めたい部位に当てます。目が疲れたときは首の後ろに、首や肩のこり、生理痛などはその該当部位に。タオルが冷めるまで当てておきます。温度が下がらないように上から蒸しタオルを当てても。

ジンジャー、ブラックペッパーなどの精油には血行促進作用、ゼラニウム、カモミール・ローマンなどの精油には生理中の不快をやわらげる作用があります。

●冷湿布

10 ～ 15℃の冷たい水に精油を１～２滴たらし、短冊状にたたんだタオルを水にひたして。温湿布と同じように、水面に浮かんだ精油をすくうようにしみ込ませて、タオルを取り出してしぼります。精油が直接肌にふれないように注意して、熱をもっている部分に当てて、冷やします。日焼け後のほてり、スポーツ後などの関節などの痛み、発熱時なら、わきの下や首すじなどリンパが集まる部分を冷やすといいでしょう。

ペパーミント、ハッカの精油などには冷却作用、ラベンダー、カモミール・ジャーマンなどの精油には抗炎症作用があります。

温・冷湿布の注意点

- 精油の種類によっては肌に刺激を与えるものがあります。
- 長時間あてすぎないように。
- 肌に湿布を当てるときは、熱すぎ、冷たすぎに気をつけて、当てる箇所や時間を調整しましょう。
- 精油の色がタオルに付着する場合があるので注意しましょう。

楽しみ方5 **トリートメント法**

精油の香りとマッサージの相乗効果で、
ホリスティックなケアを行うことができるアロマのトリートメント。
精油に慣れてきたら、心身のメンテナンスに取り入れてみたい方法です。

トリートメントの前に

まずは、トリートメントで使用するオイルの準備をしましょう。肌質や目的に合った植物油をベースにし、目的に対応した精油を数滴加えます。トリートメントに使いやすい代表的な植物油には、比較的サラリとしていてのびのいいホホバオイルやスイートアーモンドオイルなどがあります。

体を温めてほぐしておく

肌が冷えていると植物油の浸透、ひいては精油の浸透力が低下するため、肌を温めてほぐしておきます。入浴後にトリートメントを行うのが最適なタイミング。難しい場合は、トリートメントをする部分をもんだり、軽くさすったりして温めておきます。手浴や足浴、温湿布で温めておくのも効果的。トリートメントは手が冷たいとケアする部分を冷やしてしまい、リラックス効果も軽減するので、必ず温かい手で行うように。

[精油の濃度と滴数早見表] 精油1滴は0.05㎖

植物油の量＼濃度	0.5%	1%
10㎖	1滴	2滴
20㎖	2滴	4滴
30㎖	3滴	6滴
50㎖	5滴	10滴

トリートメントオイル

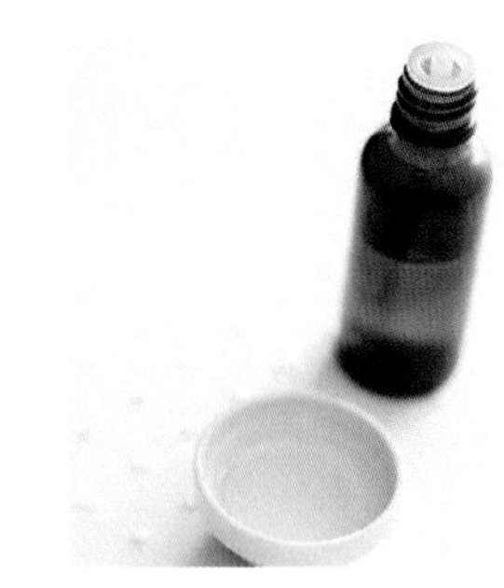

HOW-TO

1．ビーカーに植物油を30㎖入れ、好みの精油を加える。ボディ用なら精油は1～6滴以下。フェイス用なら1～3滴以下が適量。

2．竹串などでしっかりと混ぜ合わせて、容器に移す。作製日を記入したラベルをつけておくと使い切りの目安になる。

使い方・保管方法

ケアしたい部分に合わせて適量を手にとり、手のひら全体によくなじませてから、ケアしたい部分を、やさしくなでるようにマッサージする。冷暗所で保存し、1カ月以内を目安に使い切ること。

トリートメントオイルの注意点
希釈濃度を守って作りましょう

ボディに使用する場合は、植物油の量に対して、精油は1%以下、顔の場合は、0.5%以下が、(公社)日本アロマ環境協会の定めるガイドラインです。ただし、デリケートな肌に使用する場合は、これらよりも低い濃度から始めて様子を見ましょう。植物油は化粧品として販売されている無香料のものを使用すること。

ボディトリートメントの基本手技

アロマのトリートメントは、ストレスによる緊張をやわらげ、自律神経のバランスをととのえます。また、肌をやさしくさすることで血液やリンパの流れを促し、余分な水分や老廃物の排出にもつながります。基本は、力を入れすぎず、自分が「気持ちいい」と思える強さ、リズムで行いましょう。

押す

ピンポイントで刺激を与えるときに用いる手技。親指、または中指を皮膚に当て、垂直方向にゆっくりと押す。また、人さし指、中指、薬指の３本の指を押し当て、親指のつけ根を使って、広い範囲で圧をかける方法も。

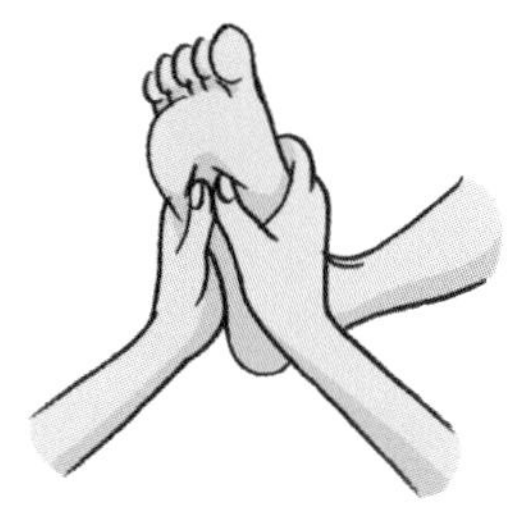

もむ

筋肉や皮下組織をほぐすときに用いる手技。親指か中指を肌に軽く押し当てて、小さな円を描くように動かす。自分が気持ちいいと感じるくらいの強さでもんで。ゆっくり、一定のリズムで行うことでリラクセーション効果が得られやすい。顔や体の皮膚の薄い部分やデリケートな部分は親指ではなく、中指を使うのがよい。

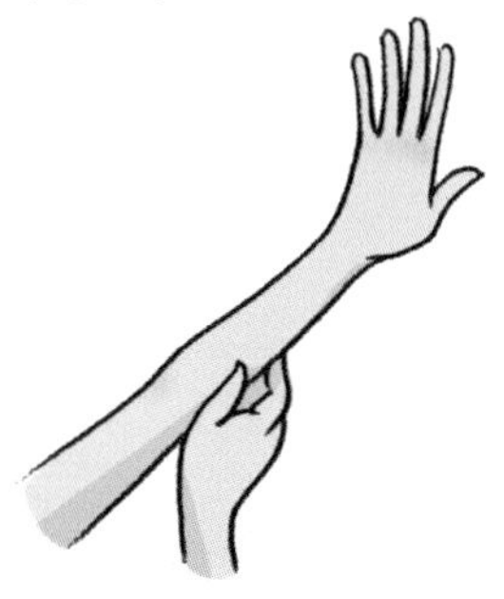

さする

血液やリンパを流すときに行う手技。手のひらや親指のつけ根、人さし指から小指の４本の指を使い、リンパの流れに沿って、流すようにやさしくさする。深呼吸しながら、一定のリズムでゆっくりと行って。繰り返しさすることで、摩擦により肌が温まる効果も。力を入れる必要はなく、肌表面をなでるように軽くさするだけでもOK。

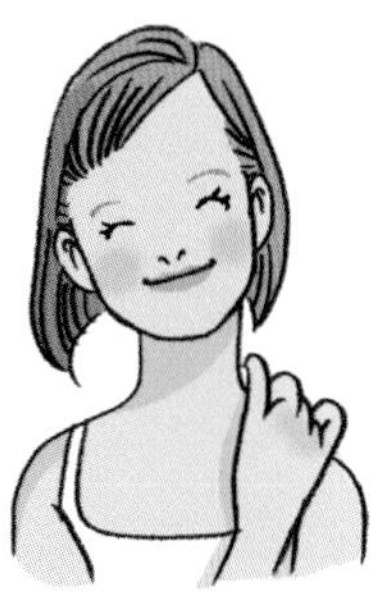

[ネックライントリートメント]

肩こりや首の疲れを取り除くのにおすすめのトリートメント。

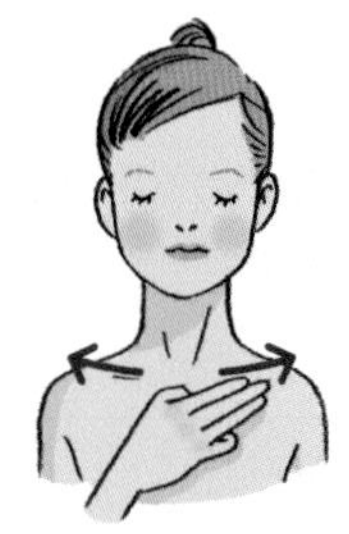

1.鎖骨

オイルを手になじませてからスタート。鎖骨の下を人さし指、中指、薬指の３本で、中心から肩先へ軽く押し流す。５回繰り返す。

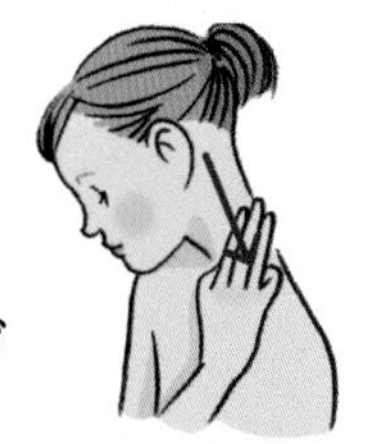

2.首のサイド

人さし指、中指、薬指の３本を使って、耳の下から肩の先に向かってなでるようにゆっくりとさする。反対側も同様に。各５回行う。

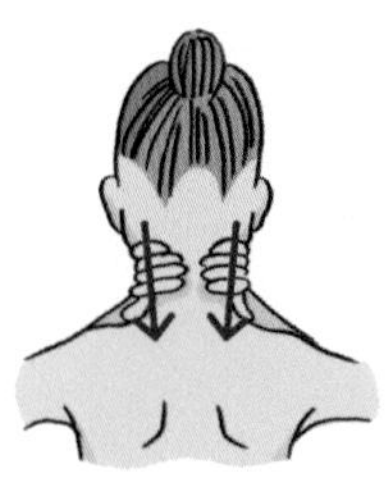

3.首全体

えり足付近に人さし指から小指の４本の指を当て、首のつけ根に向かってなでおろす。やさしく５回繰り返して。

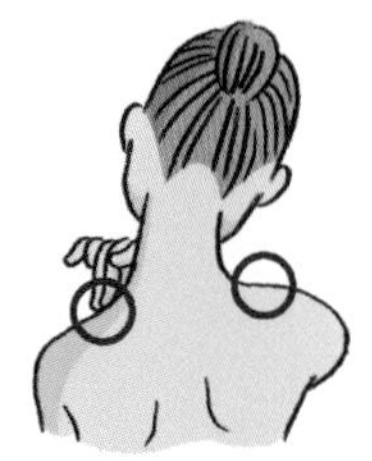

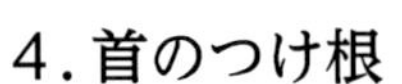

4.首のつけ根

首のつけ根から肩先をつなぐラインの中間を人さし指と中指の腹で押す。強めに３秒押したら３秒休む。これを片側ずつ各５回行う。

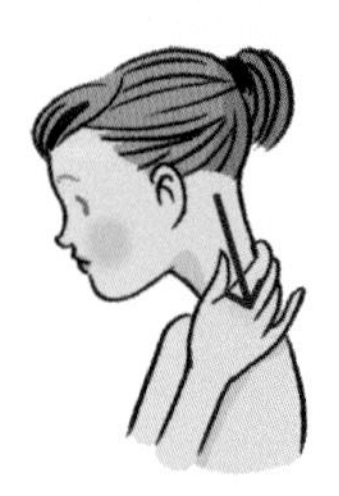

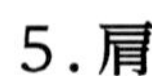

5.肩

首から肩先に向かって、手のひら全体でさする。片側ずつ各５回行って。深呼吸しながら一定のリズムで行うのを忘れずに。

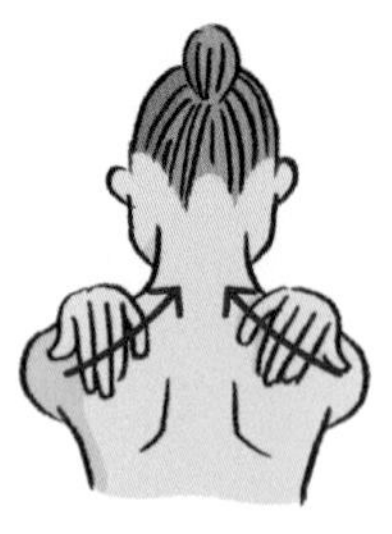

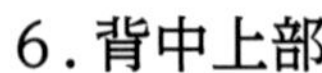

6.背中上部

届く範囲で、背中に手をおき、首のつけ根に向かって、引き上げるようにさする。片側ずつ各５回繰り返す。

［ハンドトリートメント］

末端の血流を促して、血行を促進。冷えや肩や首のこりの緩和に。

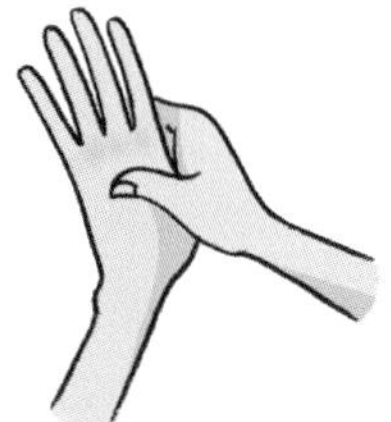

1．手の甲と手のひら

トリートメントオイルを手になじませる。初めに、手の甲全体をゆっくりと親指を使って押す。次に手のひら全体をまんべんなく、痛くないくらいの強さでゆっくりと押して。1点2～3秒押してから、同じ時間をかけて離す。最後に手の指を1本ずつもみほぐす。反対の手も同様に行う。

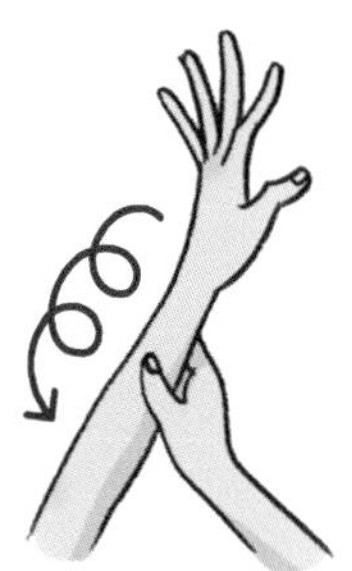

2．手首～ひじ

手首からひじまで手で包み込むように少し強めにさすり上げる。このとき、腕の内側と外側をらせんを描きながらさすって。5回繰り返したら、反対の腕も同様に行って。

［フットトリートメント］

足のむくみや疲労感を取り除くのにおすすめのトリートメント。

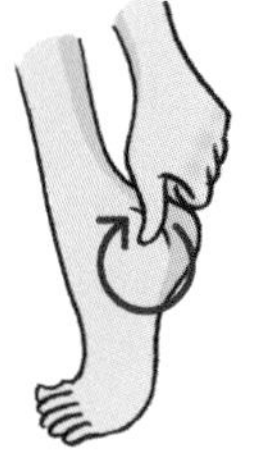

1．外くるぶし

トリートメントオイルを両手になじませてから始める。外くるぶしのまわりを親指でていねいに2～3回さする。足首まわりも軽く親指を押し当てながら、円を描くようにもみほぐす。
反対の足も同じように行う。

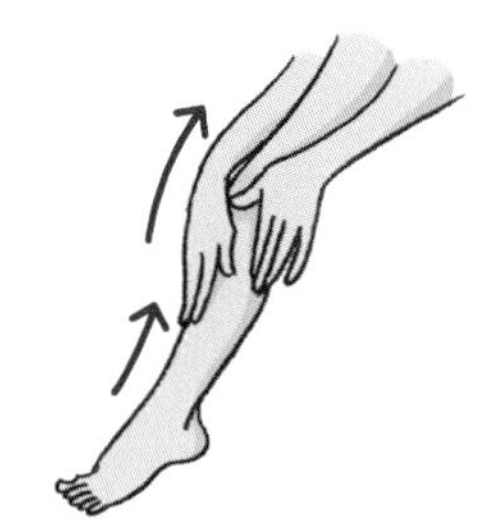

2．足首～ひざ～太もも

足首からすねまで、足首からふくらはぎまで、足首からひざまでと順に2～3回さする。次にひざから内もものつけ根まで両手のひらを交互に使って、さすり上げる。10回行ったら、反対の足も同様に行う。仕上げに、両手のひらで足を包みながらもみほぐす。

お悩み別トリートメントレシピ

●首や肩のこりに

血行促進作用のあるローズマリーや鎮痙、鎮静作用のあるマージョラム・スイートなどを、肩こりの緩和にすぐれたアルニカオイルにブレンド。のびをよくするためスイートアーモンドオイルのほうを多めに加えましょう。

材料（約25mℓ分）
ローズマリー・シネオール精油　2滴
マージョラム・スイート精油　2滴
ベルガモット精油　1滴
スイートアーモンドオイル　20mℓ
アルニカオイル　5mℓ

●ホルモンバランスの乱れに

女性特有の不調には、クラリセージがおすすめです。憂うつな気持ちや痛みをやわらげるベルガモットや真正ラベンダーも加えると効果的。おなかや腰をなでるようにマッサージしましょう。

材料（約30mℓ分）
クラリセージ精油　2滴
ベルガモット精油　2滴
真正ラベンダー精油　2滴
スイートアーモンドオイル　30mℓ

●足のむくみ、重だるさに

むくみの改善に効果を発揮する代表的な精油サイプレスとジュニパーベリーを使って。鎮痙、鎮静作用に加え、さまざまなスキンケア効果をもつゼラニウムの働きも取り入れて、足を軽やかに。

材料（約25mℓ分）
サイプレス精油　2滴
ジュニパーベリー精油　2滴
ゼラニウム精油　1滴
スイートアーモンドオイル　25mℓ

HOW-TO
1. ビーカーに各植物油を計量して、各精油を加えて、竹串などでしっかりと混ぜる。
2. 遮光びんに移して保管する。1カ月をめどに使い切る。作製日のラベルを貼っておけば便利。

アロマトリートメントのおすすめ植物油

ホホバオイル

あらゆる肌質に使いやすい
粘度が低く、サラリとしたテクスチャーでボディケア、スキンケアに使いやすいオイル。独特の香りもなく、精油の邪魔にならない。

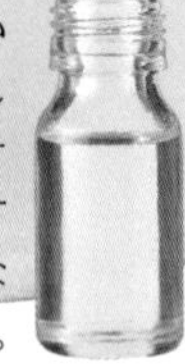

スイートアーモンドオイル

のびがよく、乾燥肌に◎
のびがよく、軽くサラリとした使用感のオイル。精油をブレンドするとナッツ特有の香りは感じられなくなる。

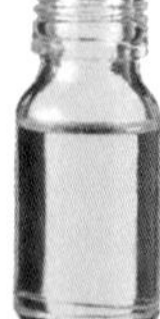

アルニカオイル

肩こり、腰痛のケアに
打ち身やねんざの応急処置の薬草としてヨーロッパでは知られているアルニカ。肩こり、腰痛、運動後のケアに適する。

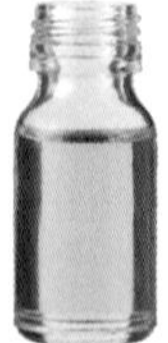

［ベビーマッサージ］

まだおしゃべりできない赤ちゃんとのスキンシップは、マッサージを通して行ってみましょう。
赤ちゃんは人の手でふれられることが大好きです。マッサージをしてあげると、
安心してリラックスし、マッサージをするママやパパも幸せな気持ちになることでしょう。
赤ちゃんのマッサージは植物油のみ、精油は使いません。

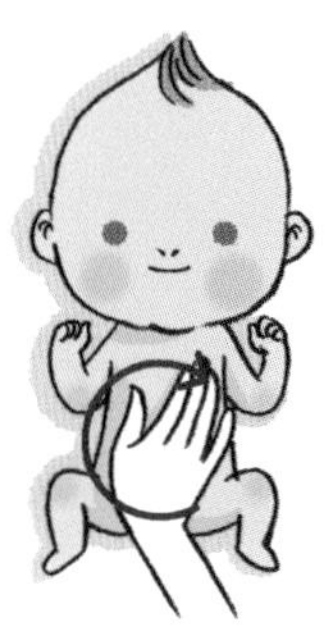

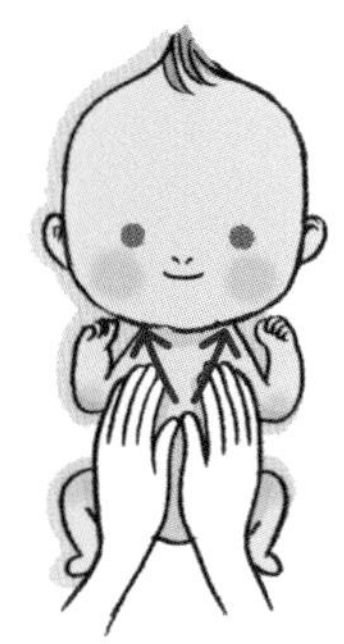

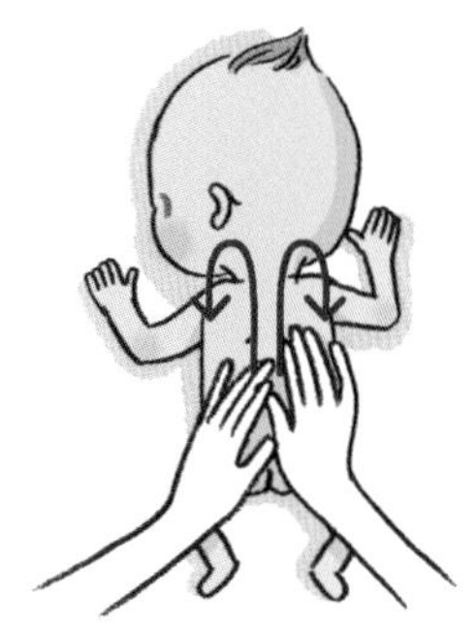

おなかのマッサージ

マッサージを行う側の手のひらに植物オイルをなじませて。ベビーマッサージは軽くさするだけで十分。おなかを時計回りになでたり、両手でおなかから肩にかけてなでたりして。わきもさすってあげると◎。順番などルールはないので、赤ちゃんが嫌がらない部分、気持ちよさそうにする部分を話しかけながらさすって。

背中のマッサージ

マッサージを行う側の手のひらに植物オイルをなじませて。赤ちゃんをうつぶせに、手のひらを使って、赤ちゃんの背中から肩をなでる。また、わきからおしり、背中全体を両手で包み込むようにさすってあげる。

ベビーマッサージの注意点

・精油は一切使わないこと。使用できるのは植物油のみ。

・赤ちゃんの体を冷やさないように、部屋は暖かくして、植物油は手のひらで十分に温めてから使いましょう。

・マッサージ中に芳香浴をすると、よりリラックスできますが、赤ちゃんや授乳中のママが使用できる精油には制限があります（p.48 参照）。

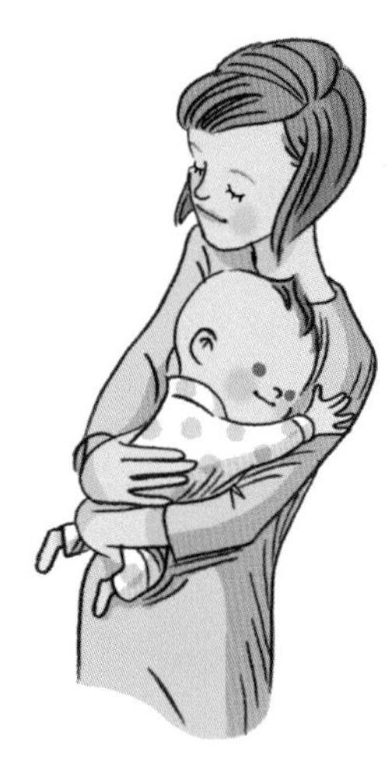

心と体にアプローチするアロマハンドトリートメント

アロマトリートメントの中でも、ハンドトリートメントは、
施す側にとっては手軽で、受ける側にとっては負担がなく、
しかも深いリラックスを得られるもの。
介護の現場や親子のふれ合いに役立つと注目されています。

指先から全身の血行が促進され脳にもよい

アロマハンドトリートメントは、手の指先を刺激することで、全身の血行を促進する効果があります。昔から日常の生活や仕事などで指先を動かしていると脳の活性化につながるといわれていますが、他者によるトリートメントでも同様の効果が期待できます。

そのため、認知症予防としてもアロマハンドトリートメントは注目。高齢者を対象としたケアとして、医療現場、介護施設、ボランティアなどで幅広く取り入れられています。高齢者の肌はデリケートで、骨ももろくなっているので、やさしく、ゆっくり、なでるようにトリートメントを行います。そのことでリラクセーション効果も高まります。

手のぬくもりの心地よさが閉じた心を開きます

ハンドトリートメントの効果のひとつに、手のぬくもりを通して、相手と心を通わせることができる点があります。トリートメント時には、顔と顔が近い位置で向き合うので、会話もスムーズ。

家庭で家族に行うと、良好な親子関係の形成にも役立ちます。実際に、ふだんできない話ができた、あまり口をきかない息子とコミュニケーションがとれた、という話も耳にしています。いきなりトリートメントしたいと言っても難しいかもしれませんが、「セラピストになりたいから練習台になってほしい」などと理由をつけて、ふれ合うきっかけをもつのも手です。

心を開くハンドトリートメントレシピ

材料（1回分）
精油　2滴
（ラベンダー、フランキンセンスがおすすめ）
ホホバオイル　10mℓ

ホホバオイルを容器に入れ、精油を加えて混ぜ合わせる。使うときは手のひらで温めながら手のひら全体に広げたのち、相手の肌になじませる。

HOW-TO
①片手で相手の手首を支えて、もう一方の手の親指と人さし指で相手の指をはさみ、らせんを描くようにつけ根から指先へすり上げる。すべての指で行う。

②相手の手の甲側へゆっくりとすべての指を押してストレッチする。痛くないように行う。

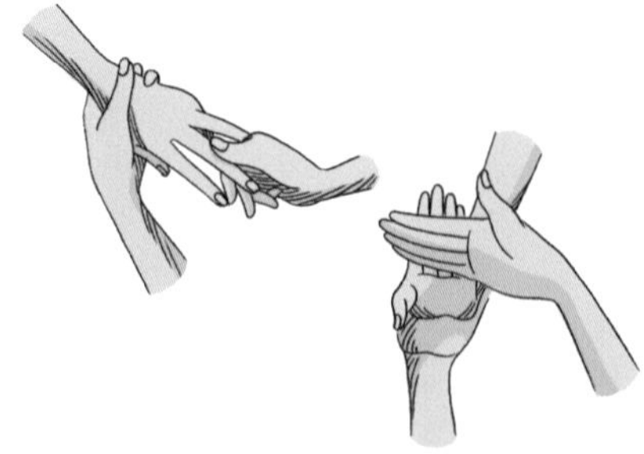

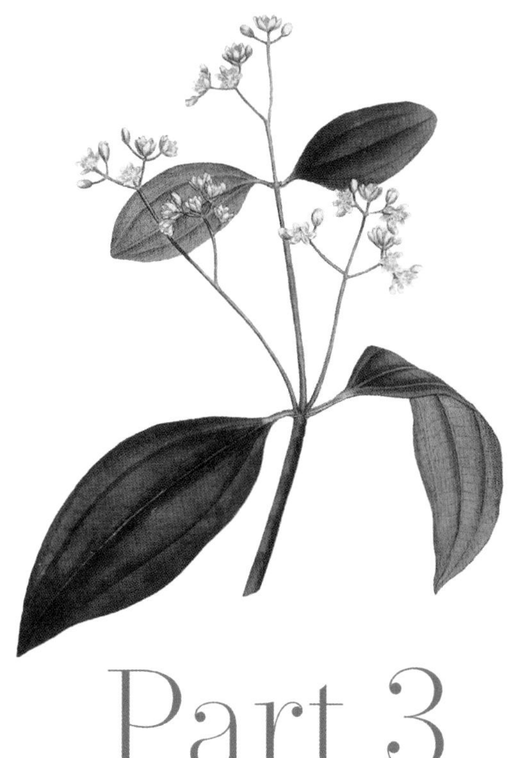

Part 3

精油ブレンドの基本と楽しみ方

精油のブレンド術を覚えるとアロマテラピーの楽しみ方は無限大に広がる
といっても過言ではありません。正しい知識や効果的なブレンド術を覚えましょう。
オリジナルブレンドにトライ可能です。

ブレンドの基本と楽しみ方

精油は１種類だけで楽しむ方法もありますが、
数種類の香りを組み合わせて「ブレンド」することで楽しみが広がります。
さまざまな香りを組み合わせることで、自分にぴったりな香りと出会えることでしょう。

ブレンドの魅力は新たな香りとの出会いとシナジー効果

料理を作るとき、さまざまな調味料を組み合わせて自分や家族が好む味つけにしていませんか。体のことを考えて、使用する調味料や量を工夫している人もいるでしょう。精油の「ブレンド」は、料理と似ているところがあります。調味料のように、数種類の精油を組み合わせて、自分の好きな香りに仕上げることができます。また、精油には数種類を組み合わせることで、精油がもつ作用をさらに高める「シナジー効果（相乗効果）」があります。

ブレンドを始める前に、まずは自分の好きな香りをひとつ見つけましょう。シングル(1種類）で使ってみて、慣れてきたら、ほかの香りも試してみましょう。そして、気に入った精油がいくつか見つかったら、あるいは、自分の気分や体調、目的などに合わせて使い分けできるようになったら、ブレンドに進むタイミングです。

香りには７つのタイプがある

精油の香りには系統があり、おもに７つのタイプに分類できます。花、ハーブ、樹木、果物など原料になる植物の種類や、花、葉、果皮、樹脂、根など抽出する部位によって分かれます。自分の好きな香りの系統を見つけておくと、ブレンドの助けになります。

香りの系統から見る揮発速度の傾向

「柑橘系」「ハーブ系」「フローラル系」のように香り立ちのいいものは、トップやトップ～ミドルノートに、「スパイス系」のようなシャープな香りはミドル～ベースノート、「オリエンタル系」「樹木系」「樹脂系」のどっしりとした香りはミドル～ベースノートになるものが多い傾向があります。

トップノート
- 柑橘系
- ハーブ系

ミドルノート
- フローラル系
- スパイス系

ベースノート
- オリエンタル系
- 樹木系
- 樹脂系

７つの香りタイプの相関図

基本的には隣り合う香りのグループをブレンドするのが好相性。

ハーブ系
草原を想起させる
さわやかな印象が残る香り
▶クラリセージ、フェンネル・スイート、
ペパーミント、マージョラム・スイート、
ローズマリー・シネオールなど

柑橘系
さっぱりとした酸味を含む
フルーティーな香り
▶オレンジ・スイート、グレープフルーツ、
ベルガモット、マンダリン、
レモンなど

フローラル系
甘くやさしげで、華やかな
気分が高揚する香り
▶カモミール・ローマン、ジャスミン、
ゼラニウム、ラベンダー、
ローズ・オットーなど

オリエンタル系
甘さと静けさが同居する
エキゾチックな印象が残る香り
▶サンダルウッド、パチュリ、
ベチバーなど

樹脂系
甘くずっしりとした
奥深い印象が残る香り
▶フランキンセンス、
ベンゾイン、ミルラなど

スパイス系
スッキリとした
シャープな印象が残る香り
▶コリアンダー、シナモンリーフ、
ジンジャー、
ブラックペッパーなど

樹木系
森林の中にいるような
緑と木々の印象が残る香り
▶サイプレス、クロモジ、
ジュニパーベリー、
ユーカリ・グロブルスなど

香りには３つの揮発速度がある

揮発速度とは、その香りが持続する時間のことです。精油はそれぞれ揮発する速度が違い、揮発速度の速いものから、「トップノート」「ミドルノート」「ベースノート」の３つに分けられます。揮発速度の異なる香りをブレンドすることで、時間経過による香りの変化を楽しむことができ、また香りのバランスもよくなります。

香りの揮発速度

最初に揮発するのは「トップノート」、次は「ミドルノート」、最後に揮発するのが「ベースノート」です。トップ～ミドルノート、ミドル～ベースノートと香りがまたがるものもあります。

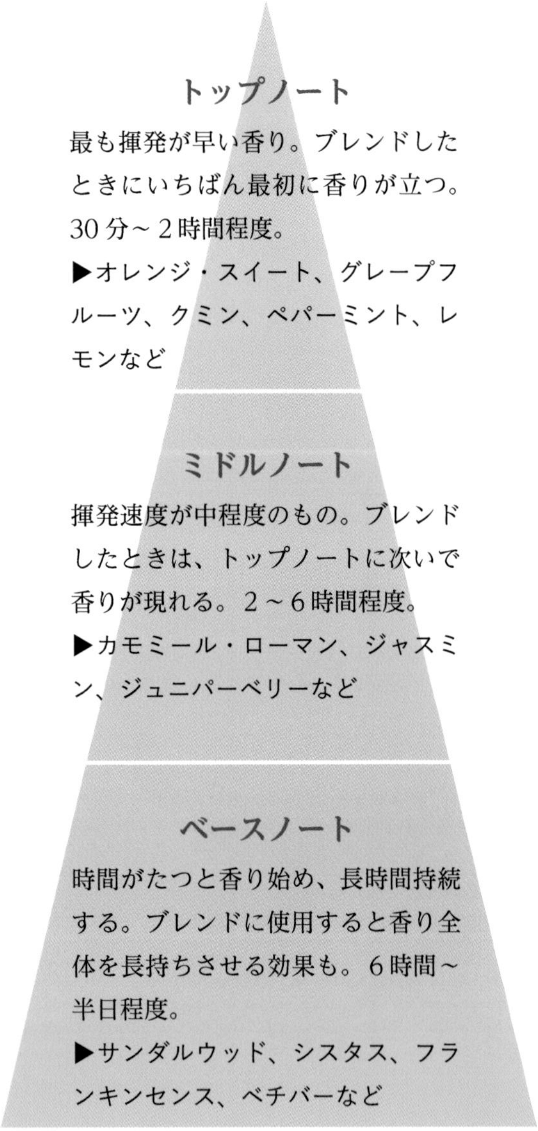

トップノート

最も揮発が早い香り。ブレンドしたときにいちばん最初に香りが立つ。30分～２時間程度。

▶オレンジ・スイート、グレープフルーツ、クミン、ペパーミント、レモンなど

ミドルノート

揮発速度が中程度のもの。ブレンドしたときは、トップノートに次いで香りが現れる。２～６時間程度。

▶カモミール・ローマン、ジャスミン、ジュニパーベリーなど

ベースノート

時間がたつと香り始め、長時間持続する。ブレンドに使用すると香り全体を長持ちさせる効果も。６時間～半日程度。

▶サンダルウッド、シスタス、フランキンセンス、ベチバーなど

ブレンドのヒント

いきなり、さまざまな香りをブレンドするのは難しいと思います。
段階的に「ブレンド」をしてみることで、自分好みの香りが見つかりやすくなります。

Step 1

同じ香りのタイプから選ぶ

「柑橘系」「フローラル系」「ハーブ系」など、「７つの香りタイプの相関図」(p.71 参照)にある香りのタイプが同じグループ同士の精油を組み合わせれば、失敗がありません。たとえば柑橘系なら、グレープフルーツとレモンなど、まずは同じグループから２種類を選んでブレンドしてみましょう。

Step 2

香りの隣り合うタイプから選ぶ

「７つの香りタイプの相関図」(p.71) を参考に、隣り合う香り同士をブレンドする方法もおすすめです。たとえばフローラル系とオリエンタル系の組み合わせなら華やかさと重厚さが共存する上品な香りに、フローラル系と柑橘系の組み合わせなら明るくフレッシュで快活な印象の香りになります。どちらも違和感がなく、なじみやすいブレンド。思いがけない香りとの出会いもあるので、いろいろ試してみましょう。

Step 3

香りの揮発速度で組み合わせを考える

ブレンドの楽しみのひとつが香りの変化と持続性です。精油には、トップノート、ミドルノート、ベースノートの３つの揮発速度があります。これらを上手に組み合わせて、好きな香りをより長く楽しむことができます。それぞれのノートからひとつずつ選んで、香りをブレンドしてみましょう。揮発速度については、「Part6 精油図鑑」(p.137 ～) の「揮発度」を参考にしてください。

Step 4

一日の中で、季節に合わせてなどシーンで香りをアレンジしてみる

ブレンドの基本的なノウハウを覚えたら、使用シーンに合わせたブレンドを試してみましょう。朝、昼、夜など一日の中で気持ちや体をととのえる香りや、春夏秋冬の気分や体調の変化に伴って寄り添う香りなどを意識して作ってみると、ブレンドがグッと楽しくなります。p.74 からブレンドレシピを紹介しています。

おすすめブレンドレシピ13

一日や季節を香りで演出することもできます。
ブレンドレシピ例と簡単な楽しみ方を香りの系統と
ノート（揮発速度）の種類と合わせて紹介します。

滴数は目安です。使用方法や目的に応じて変えてください。
その際、各精油の比率は変えないようにします。

theme 1

朝昼夜のブレンドレシピ

毎日が同じことの繰り返しのように思うこともありますが、朝、昼、夜に異なる香りを楽しむことで、一日にメリハリがつき、前向きになれたりリトリートできたりします。特別でない毎日こそが平和でありがたく、感謝の気持ちが生まれ、おだやかに過ごせます。

Note data

トップノート
- グレープフルーツ
- レモン
- ペパーミント

ミドルノート
- ローズマリー

ベースノート

朝、目覚めのブレンド

一日を快適に過ごすための大切な朝。
さわやかな柑橘系にローズマリーとミントを
加えて頭をシャキッとさせましょう。

ブレンド例
グレープフルーツ精油（柑橘系・トップノート）3滴
レモン精油（柑橘系・トップノート）3滴
ペパーミント精油（ハーブ系・トップノート）2滴
ローズマリー精油（ハーブ系・ミドルノート）2滴

使用例
アロマスプレーでカーテンなどにまいてみましょう。
分量はスプレー50mℓ分（無水エタノール5mℓ＋精製水45mℓ）の目安です

＊アロマスプレーの作り方は、p.105～

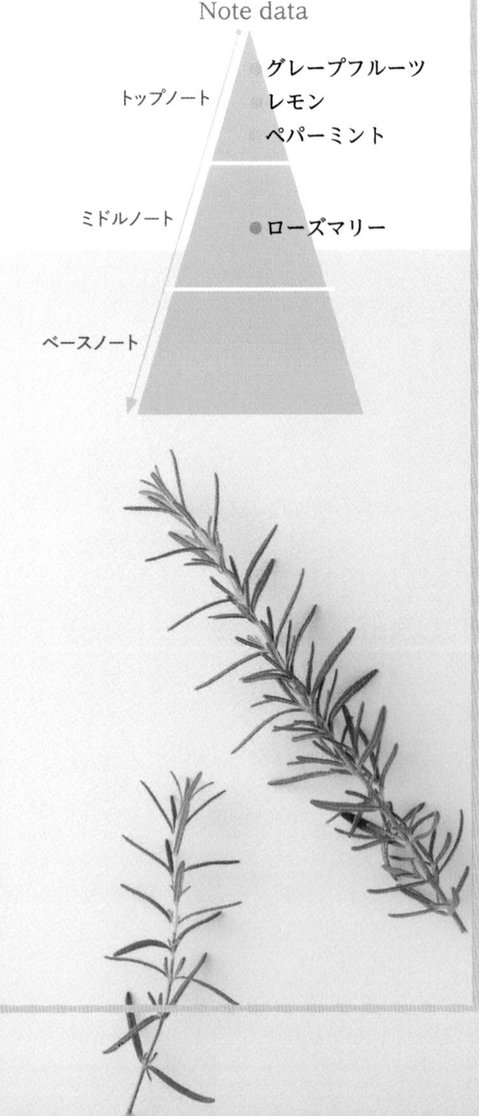

昼、集中力を高めるブレンド

日中は、キリッとしたレモンに、バジルとマートルでスパイシーさを加えた香りを、手首に塗ってかいでみましょう。仕事も家事もてきぱきとはかどります。

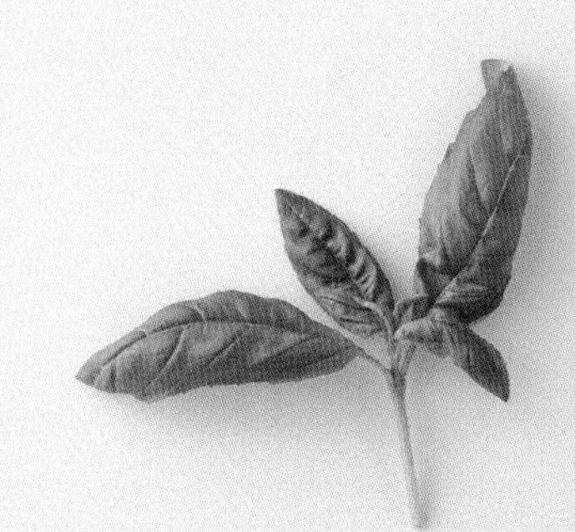

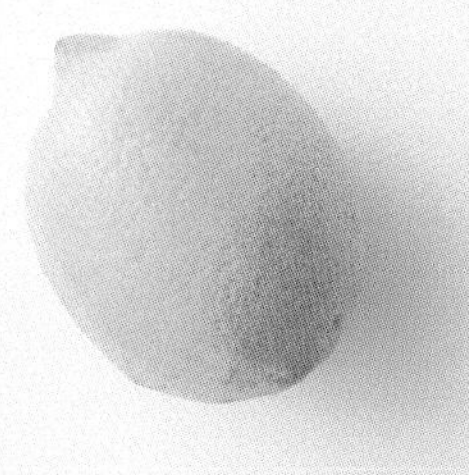

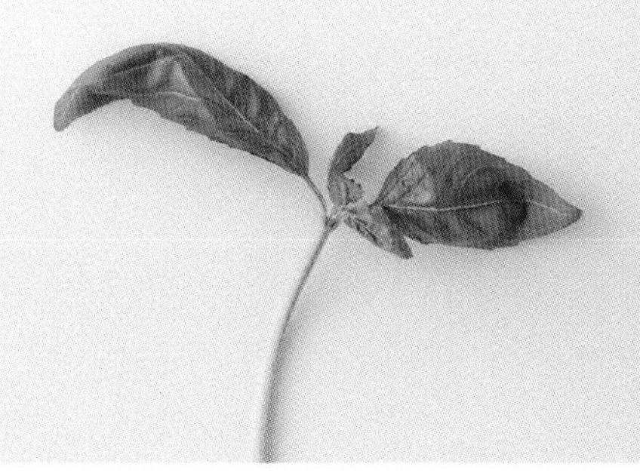

ブレンド例

レモン精油（柑橘系・トップノート）5滴
バジル・リナロール精油（ハーブ系・トップノート）2滴
マートル精油（樹木系・ミドルノート）3滴

使用例

ロールオンアロマで手首に香りを塗布。
分量はロールオンアロマ約50mℓ分（植物油50mℓ）の目安です

＊ロールオンアロマの作り方は、p.108

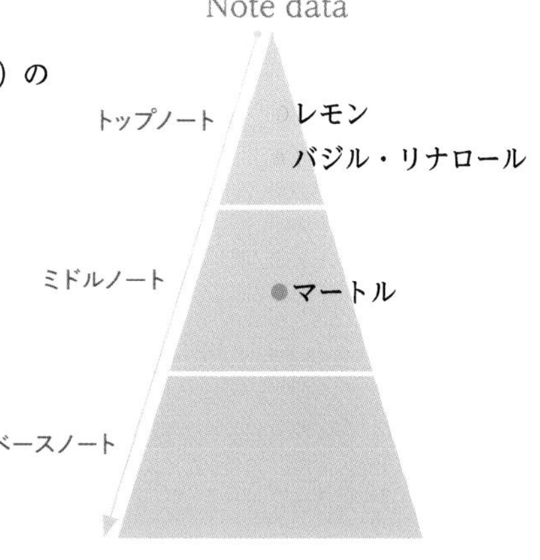

滴数は比率の最小の数値です。目的や使用法によって滴数を変えましょう。その際は、この比率を守るよう注意します

夜、質のよい眠りにいざなうブレンド

　いろいろあって疲れた一日。ベッドサイドを、甘く懐かしいオレンジと安眠の真正ラベンダー、深い鎮静力をもつサンダルウッドで満たしましょう。ゆったり深呼吸して心おだやかにおやすみなさい。

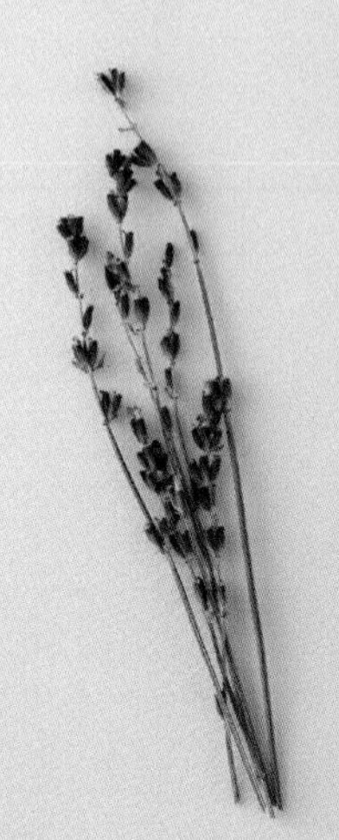

ブレンド例

オレンジ・スイート精油（柑橘系・トップノート）４滴
真正ラベンダー精油（フローラル系・トップ〜ミドルノート）４滴
サンダルウッド精油（オリエンタル系・ベースノート）２滴

使用例

アロマディフューザーにたらして芳香浴を。
分量は好みや部屋の広さに応じて調整しましょう

＊芳香浴とディフューザーについては、p.54 ~

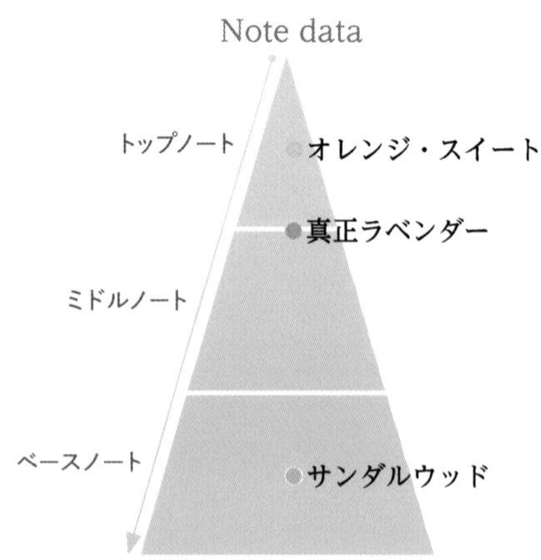

theme 2

春夏秋冬のブレンドレシピ

四季がある日本では、木々や草花などが生み出す四季折々の風情を楽しめます。一方、気温、湿度の変化は心身へ影響を与えることが。そこに香りを取り入れることで「邪」を「楽」に変えることができるでしょう。東洋にはそんな香りの知恵が伝わっています。

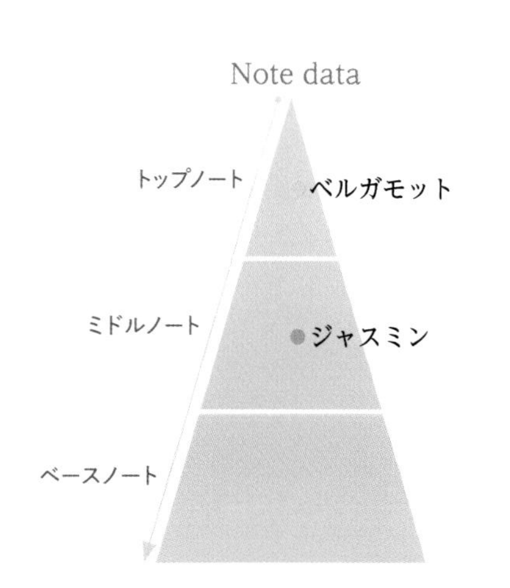

早春のブレンド

春の息吹を感じたときの高揚感は一年で最も強いもの。でも、冬から春へ、陰から陽へ向かう時期は、副交感神経が働くように、夜たっぷりと休むための香りを。

ブレンド例
ベルガモット精油（柑橘系・トップノート）3滴
ジャスミン精油（フローラル系・ミドルノート）1滴
使用例
アロマディフューザーにたらして芳香浴を。
分量は好みや部屋の広さに応じて調整しましょう

*芳香浴の方法は、p.54 ~

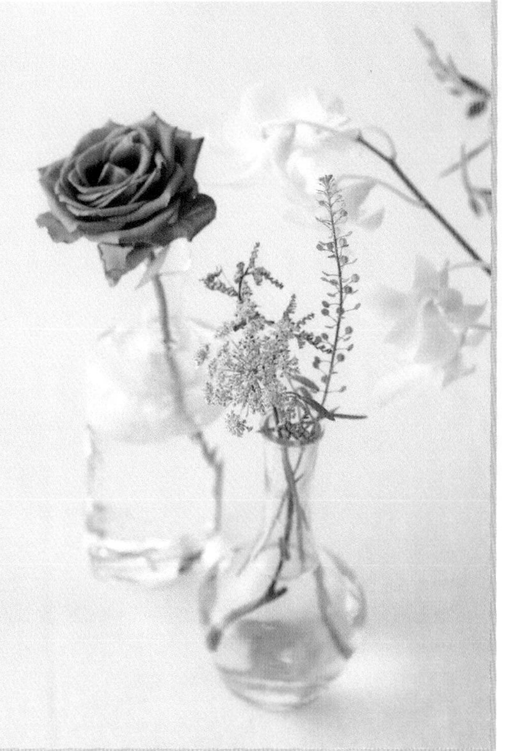

春のブレンド

何かとせわしく、新しい出会いにメンタルが乱れがちな春。三寒四温の温度変化もノルアドレナリンを分泌させて自律神経に影響します。緊張をほどき癒やされる香りを楽しみましょう。

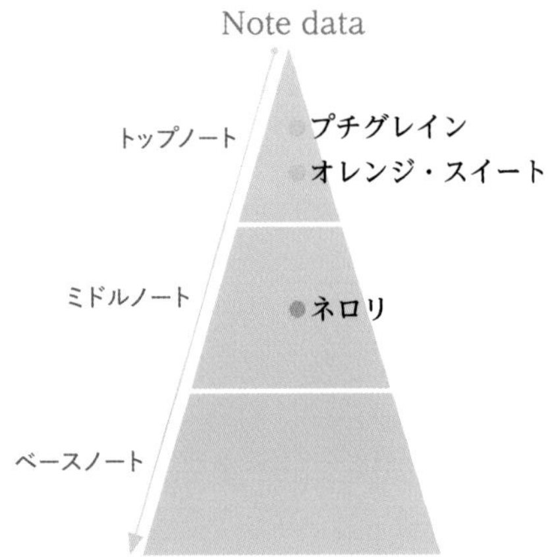

ブレンド例

プチグレイン精油（柑橘系・トップノート）6 滴
オレンジ・スイート精油（柑橘系・トップノート）6 滴
ネロリ精油（フローラル系・ミドルノート）3 滴

使用例

植物油など 15mℓに混ぜて 5mℓ分とりバスタブに入れ、全身浴を。分量は約 3 回分です

＊全身浴の方法は、p.57 ~

梅雨のブレンド

高い湿度はうっとうしいだけでなく、胃腸の働きに影響し体内に水分がたまりがちに。大地を感じる香りで呼吸をととのえ、静かな場所で過ごしましょう。雨音に耳を傾けるのも心休まります。

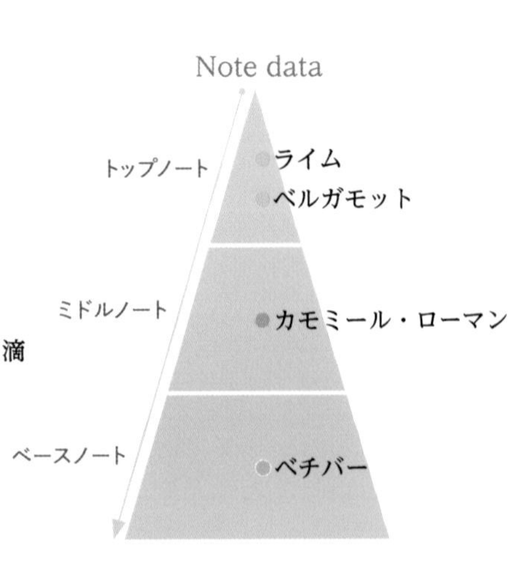

ブレンド例

ライム精油（柑橘系・トップノート）4 滴
ベルガモット精油（柑橘系・トップノート）5 滴
カモミール・ローマン精油（フローラル系・ミドルノート）3 滴
ベチバー精油（オリエンタル系・ベースノート）3 滴

使用例

無水エタノールなど 15mℓに混ぜて 5mℓ分とりバスタブに入れ、全身浴を。分量は約 3 回分です

＊全身浴の方法は、p.57

初夏のブレンド

　草や葉の青さが増す新緑の季節は、ストレスを前向きなエネルギーに変えましょう。甘酸っぱい香りでリフレッシュすれば、もやもやも追い払えるはず。

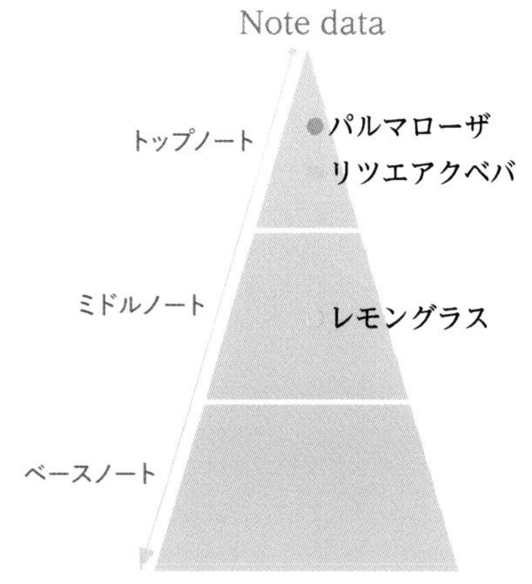

ブレンド例
パルマローザ精油（フローラル系・トップノート）2滴
リツエアクベバ精油（ハーブ系・トップノート）2滴
レモングラス精油（柑橘系・ミドルノート）1滴
使用例
植物油など5mℓに混ぜてバスタブに入れ、
全身浴を。分量は約1回分です

＊全身浴の方法は、p.57

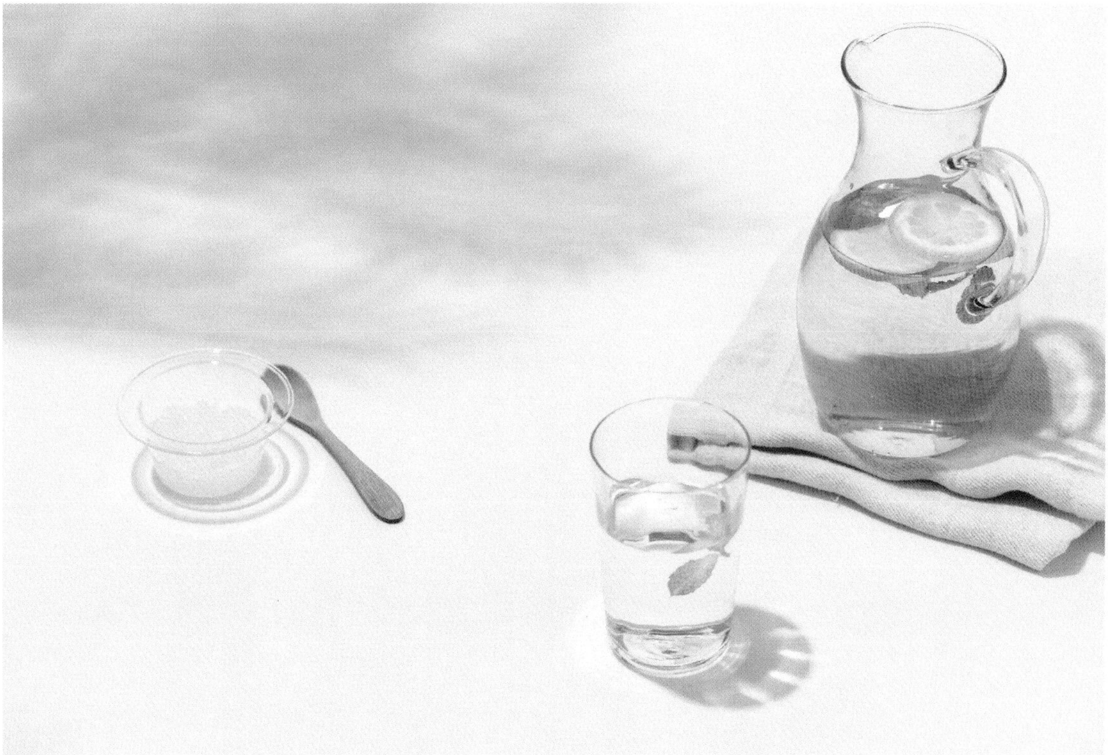

夏のブレンド

明るく心浮き立つバカンスの季節。でも高温多湿な日本の夏は、暑さで気力が減退しがち。免疫力が低下しないよう、柑橘中心の香りで心をととのえましょう。

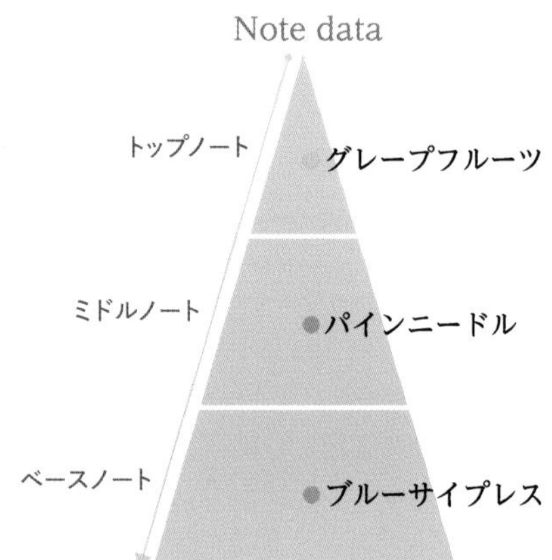

ブレンド例
グレープフルーツ精油（柑橘系・トップノート）**3滴**
パインニードル精油（樹木系・ミドルノート）**1滴**
ブルーサイプレス精油（樹木系・ベースノート）**1滴**
使用例
アロマディフューザーにたらして芳香浴を。
分量は好みや部屋の広さに応じて調整しましょう

＊芳香浴とディフューザーについては、p.54 ～

初秋のブレンド

目には見えずとも風の音で訪れを感じる初秋は、気温が急に下がることがあり、乾燥も始まります。落ち着いた木の香りに甘さを足したオイルで手指をいたわりましょう。

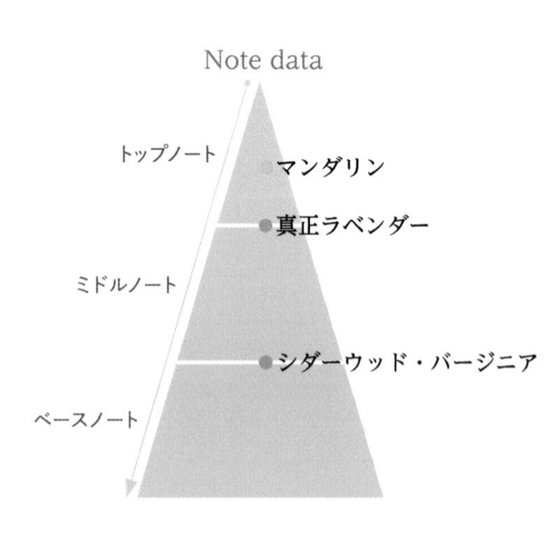

ブレンド例
マンダリン精油（柑橘系・トップノート）**4滴**
真正ラベンダー精油（フローラル系・トップ～ミドルノート）**3滴**
シダーウッド・バージニア精油（樹木系・ミドル～ベースノート）**3滴**
使用例
ハンドトリートメントに。
分量は植物油約50mℓ分に加える目安です。
適量とってトリートメントしましょう

＊ハンドトリートメントの方法は、p.62 ～

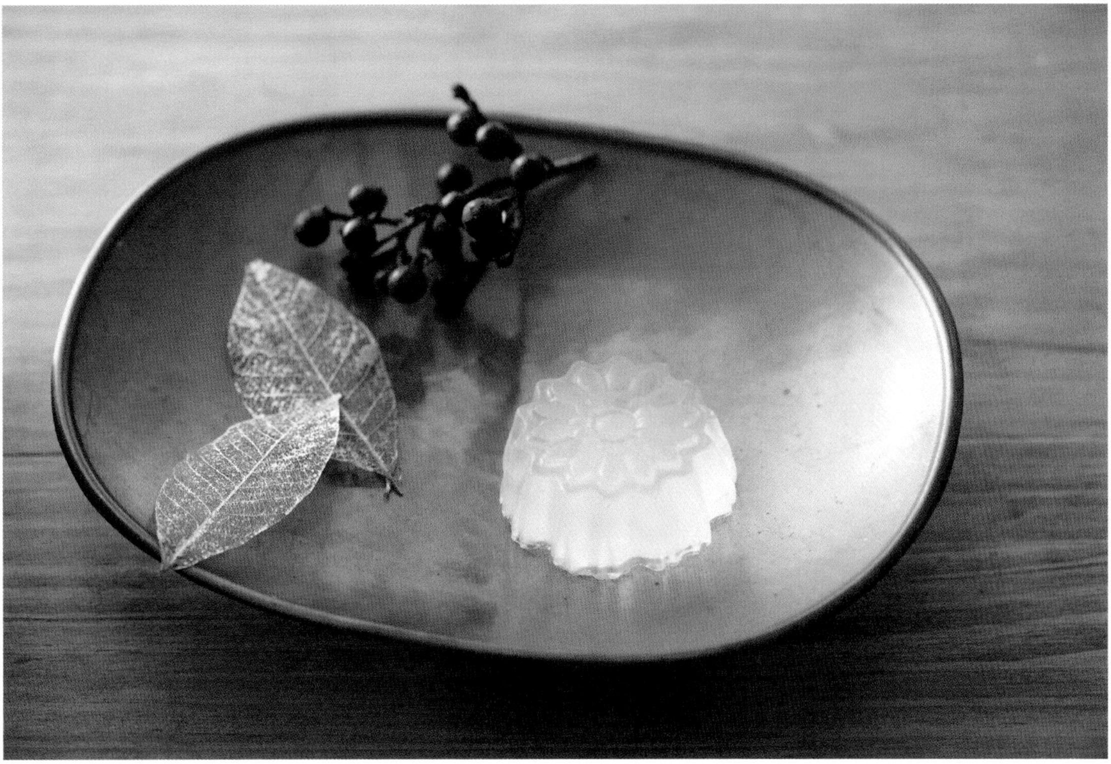

秋のブレンド

夏に体にたまったエネルギーをクールダウンする季節。心身の疲れやこりを取り去る、ほんのり甘いホーリーフに、ゼラニウムで甘さを足し、冬に向かって体のメンテナンスを始めましょう。

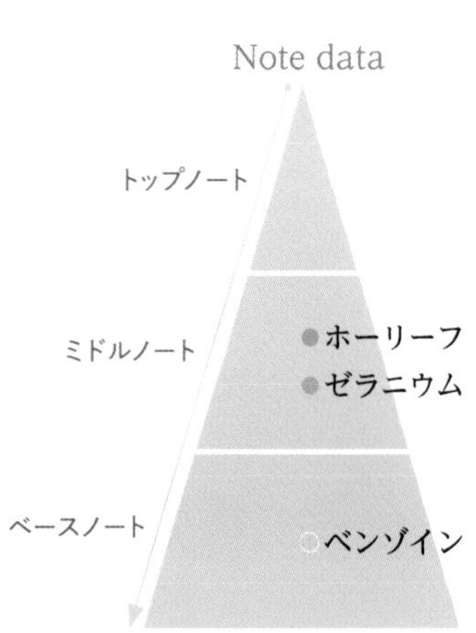

ブレンド例
ホーリーフ精油（樹木系・ミドルノート）3滴
ゼラニウム精油（フローラル系・ミドルノート）2滴
ベンゾイン精油（樹脂系・ベースノート）1滴
使用例
アロマディフューザーにたらして芳香浴を。
分量は好みや部屋の広さに応じて調整しましょう

＊芳香浴の方法は、p.54 ~

晩秋のブレンド

　夜が長くなりセンチメンタルな気分になる季節。空気が乾燥して肺を傷めたり、気虚を起こしやすくなります。足りないエネルギーは、ヨガや瞑想、坐禅などで心を鎮めると補えます。

ブレンド例

レモン精油（柑橘系・トップノート）４滴
サイプレス精油（樹木系・ミドルノート）３滴
フランキンセンス精油（樹脂系・ベースノート）３滴

使用例

アロマスプレーでヨガマットなどに撒いてみましょう。分量はスプレー約 50mℓ分の目安（無水エタノール 5mℓ＋精製水 45mℓ）です

＊アロマスプレーの作り方は、p.105 ~

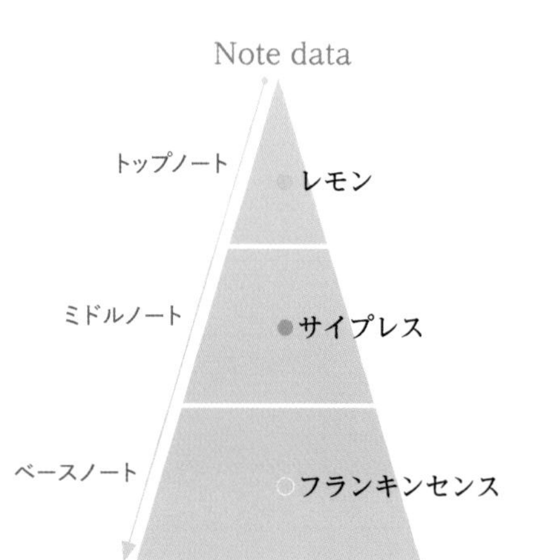

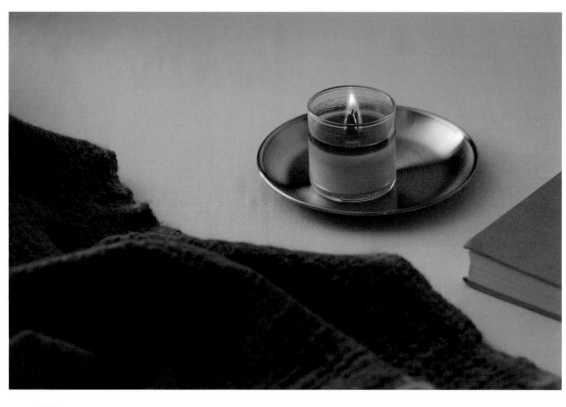

真冬のブレンド

粉雪の舞う深い森をイメージしました。凛とした寒さに身が引き締まる日に、シベリアモミやジュニパーの樹木系の香りですがすがしい気分になります。

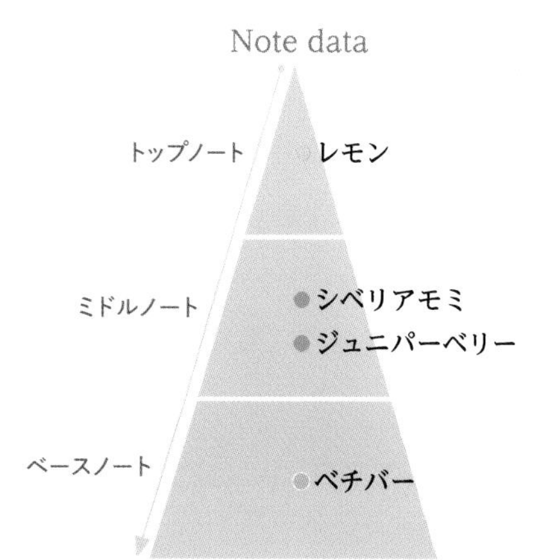

ブレンド例

レモン精油（柑橘系・トップノート）３滴
シベリアモミ精油（樹木系・ミドルノート）３滴
ジュニパーベリー精油（樹木系・ミドルノート）２滴
ベチバー精油（オリエンタル系・ベースノート）２滴

使用例

暖かい部屋でアロマディフューザーで芳香浴に。
またはバスソルトにしてフットバス。
フットバスの場合は、まずブレンド精油を作り、
無水エタノール小さじ１で希釈。
天然塩小さじ１に希釈した精油を３滴たらす

＊芳香浴の方法は、p.54 ~。フットバスの方法は、p.57

春隣のブレンド

こよみのうえで大寒を過ぎるといよいよ春が訪れる予感。節分を過ぎたら立春を迎え、陰の気から陽の気に変わります。暖かく心に刺激を与えるスパイス系の香りでチャンスをつかみましょう。

Note data
トップノート
ミドルノート
ベースノート
オレンジ・スイート
コリアンダー
カルダモン
イランイラン

ブレンド例

オレンジ・スイート精油（柑橘系・トップノート）３滴
コリアンダー精油（スパイス系・トップノート）３滴
カルダモン精油（スパイス系・トップ〜ミドルノート）２滴
イランイラン精油（オリエンタル系・ミドル〜ベースノート）２滴

使用例

アロマディフューザーにたらして芳香浴を。
分量は好みや部屋の広さに応じて調整しましょう

＊芳香浴の方法は、p.54 ~

嗅覚トレーニングでQOLを向上させましょう

ふだん私たちは、嗅覚のことをあまり意識していないかもしれません。しかし外界の情報を受信するための重要な感覚器のひとつです。同じにおいをずっとかいでいると、そのにおいを感じなくなる特徴が。常に新鮮な香りにふれることは、五感全体を刺激することにもつながるのです。

五感の中で視覚や聴覚は知性が優先されるのに対し、嗅覚は自分の好悪、心地よさといった本能が優先されます。

また、鼻から入った香りの信号は、脳の奥深くに送られ、生命維持に関わる大事な機能をつかさどる分野に届きます。

それが好きな香りでリラックスすると、自律神経系、内分泌系、免疫系に働き、全身のバランスをととのえるとされるゆえんです。嗅覚は生命維持、ライフスタイルの質（QOL）をもととのえるのに重要といえるでしょう。

嗅覚をととのえるセルフケアを日常の中で無理なく習慣づけるとよいと思います。嗅覚障害に対して耳鼻咽喉科で採用されている嗅覚トレーニングがあります。それは花、スパイスなど4種の香りを朝晩10秒程度集中してかぎ、12週間続けるというもの。2020年からの「コロナ禍」では嗅覚障害が話題となりました。WHO（世界保健機関）が提唱する「COVID-19疾患後のリハビリテーション支援と自己管理のアドバイス」*のガイドラインにも、嗅覚トレーニングや、ハーブやスパイスの活用があげられています。

大事なことはクンクンと意識してかぐこと。これはコーヒー、これはラベンダーと、脳に記憶させるよう集中してかぎます。香りの種類は好みでもOKのようです。使い慣れた精油でも、意識してかいでみると、新たな気づきや発見があるかもしれません。日ごろからアロマを取り入れた生活は、思いがけない贈り物（セレンディップ）を届けてくれそうです。

*WHO「Support for rehabilitation: Self-management after COVID-19-related Illness, second edition」（2021）より抜粋

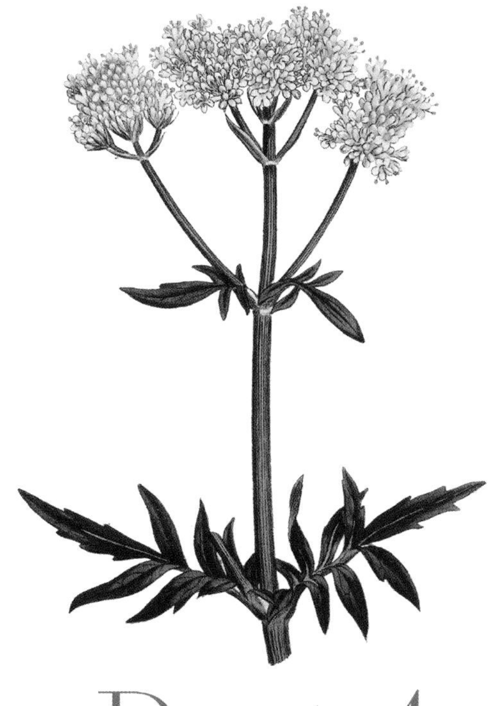

Part 4

身近な暮らしに生かすアロマテラピー

アロマテラピーってどう使うの？　と思っている人に
身近な生活のシーンごとに楽しめるアロマの実践方法を紹介します。
精油１本から簡単に行えますので、まずは試してみましょう。

毎日の暮らしに生かせるアロマテラピー

家の中はもちろん、オフィス、スポーツジム、アウトドアなど、
アロマは多様な場面、多彩な方法でライフスタイルに生かせます。
アロマな生活例をあげてみました。暮らしのヒントにしてみてください。

アロマは日々の ちょっとしたことを もっと快適にしてくれる

Part1で、香りが脳へ働くメカニズムを説明しました。また各精油の芳香成分による作用も解説で理解いただけたと思います。とはいえ単純に、「好きな香りをかぐとなんだか気分がよくなる」のが香りの最も重要な作用です。あまり頭でばかり考えず、楽しんでみてください。

まずはアロマショップに出かけてみましょう。いまいいなと思う香りが、いまのあなたをサポートします。

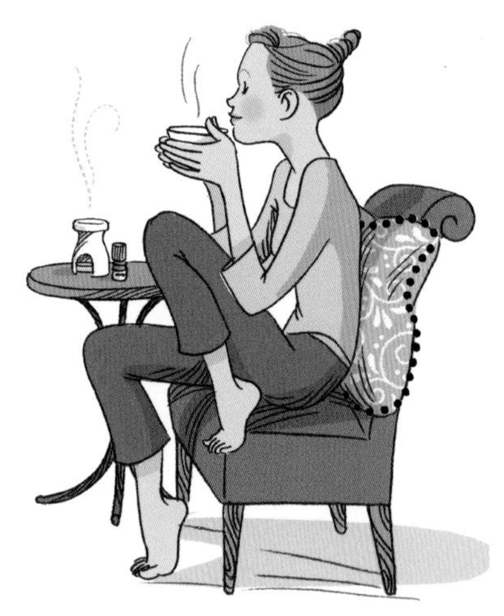

アロマを楽しむ 暮らしの中のヒント

アロマを暮らしの中で楽しむ方法はいろいろあります。ここで簡単な使用法を紹介します。ディフューザーなどの器具がなくても、クラフトを作らなくてもよい方法もあります。まずは好みの精油を1本買って試してみませんか？

次のページから楽しみ方のレシピを紹介していますが、レシピがなくてもできる方法をいくつかここで紹介します。

●掃除機の排気をきれいに

ティッシュペーパーに精油を数滴たらして、掃除機で吸い込む。排気がアロマの香りに。ペパーミントやティートリー精油がおすすめ。

※掃除機の機種によっては対応しないものがあります。

●ゴミ箱内の消臭に

ティッシュペーパーやキッチンペーパー、コットンに、ペパーミント、ティートリー、レモンなどの精油を数滴たらしてゴミ箱に入れておく。

●浴室で

小さいボウルに水を張り、精油を数滴たらして浴室の隅に置きます。シャワーの蒸気・熱気とともに香りが広がります。朝ならキリリと気分が引き締まる柑橘系がおすすめ。

私の「香る」1週間

忙しい平日を過ごすとき、休日に羽を伸ばすとき、
アロマがあったらいつもの景色が違って見えてくるかもしれません。

Weekday

毎日働きながら、ときどき仕事帰りにジムに行き、リラックスやリフレッシュを上手に行ってガス抜きをする。そんな人の“平日アロマ”術です。

Scene01 通勤

精油をたらしたハンカチを鼻の前にもってきて深呼吸。一日の始まりは、集中力を高めてくれるユーカリで、“ハンカチ芳香浴”を。ミント系のシャープな香りが、気分をリフレッシュして、仕事に向かう気力を高めてくれるはず。通勤電車やバスが混み合って、気がめいってしまったときの気分転換にもハンカチ芳香浴は役立ちます。

爽快な香りでリフレッシュ
ハンカチ芳香浴

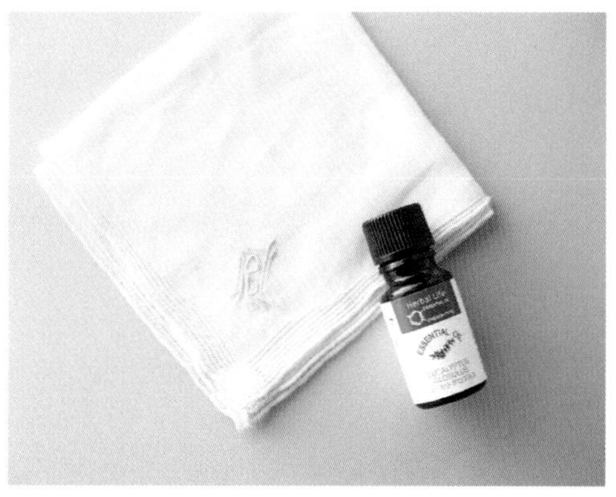

USE IT（1回分）
ユーカリ・グロブルス精油　2滴
ハンカチ

HOW-TO
シミになってもいいハンカチに精油をたらす。
ハンカチを鼻にあてて深呼吸する。

※手や顔に精油がつかないように注意する。

Scene02 オフィス

仕事が一段落した昼下がり。デスクわきに置いたアロマストーンに、ホーリーフを数滴たらして、自分だけのリフレッシュ空間を演出。さわやかな花のような香りの中に、シャープでクリアな香りがかすかに感じられるホーリーフが、気分をリセットしてくれます。終業までの時間、まだまだ頑張れそうです。

仕事の合間のリセットに！
アロマストーン

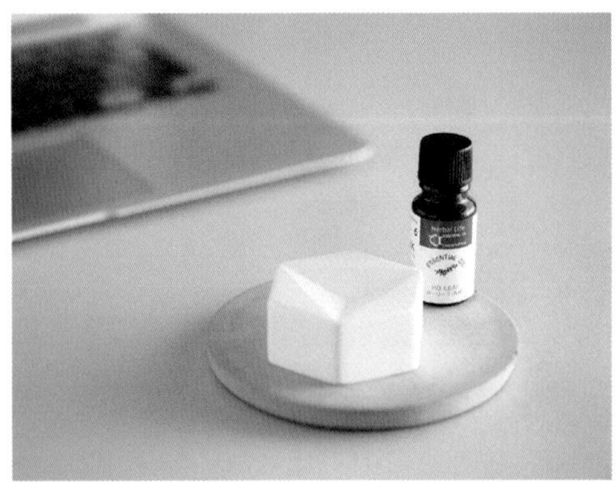

USE IT
ホーリーフ精油　数滴
アロマストーン
HOW-TO
アロマストーンにホーリーフを数滴たらす。
アロマストーンはp.55参照

Scene03 帰宅後のリフレッシュ

一日頑張った私へのごほうびは、フットバス。専用の容器を使わなくても、足の入る洗面器さえあれば十分です。レモン、ハッカ、パインニードルの“すっきり三重奏”を、湯を張った洗面器に加えて足をつければ、体や心の疲労感が湯に溶け出して、浄化されるような心地よさ。入浴できないときのリフレッシュにもおすすめです。

疲れがスーッと抜けていく
フットバス

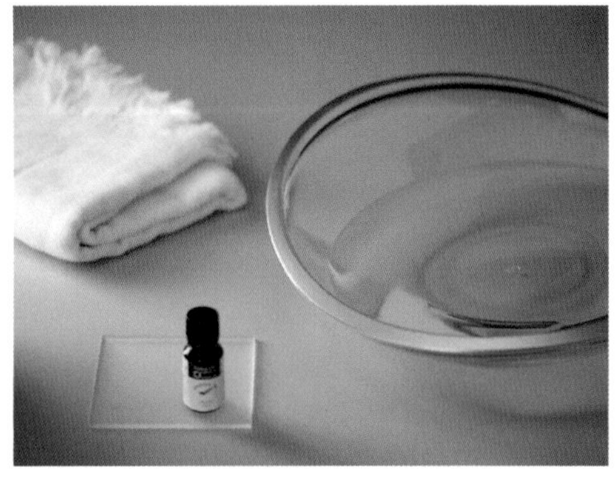

USE IT
レモン精油　2滴
ハッカ精油　1滴
パインニードル精油　1滴
無水エタノール　5㎖
洗面器
湯　足首までつかる量
HOW-TO
1.ビーカーなどの容器に無水エタノールを入れ、各精油を加えて混ぜる。
2.洗面器に40℃程度の湯を張り、①を加えてよく混ぜる。
3.10分間程度、足浴をする。

＊足浴の方法はp.58

Scene04 ジム

ジムに通ったり、ウォーキングをしたり適度な運動を心がけたい今日このごろ。ベチバー、ラベンダーが筋肉の疲労感をやわらげながら、オレンジ・スイートのフレッシュな香りで体と気持ちをクールダウンさせるデオドラントオイルでトリートメント。ゼラニウムを加えると、柑橘系とフローラル系の香りのバランスを上手にとってくれます。

筋肉の疲労感も緩和
デオドラントオイル

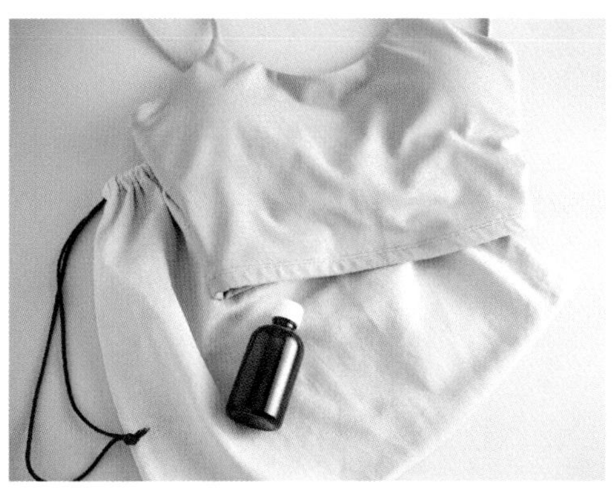

USE IT（1回分 5mℓ）
ベチバー精油　1滴
オレンジ・スイート精油　2滴
ラベンダー精油　2滴
ゼラニウム精油　1滴
ホホバオイル　30mℓ

HOW-TO
1. ビーカーなどの容器にホホバオイルを入れ、各精油を加えて混ぜる。
2. 小さじ1程度を手のひらにとり、清潔な肌にマッサージするようにトリートメントしてなじませる。
※残りは保存容器に入れ、2週間以内に使い切る。

＊トリートメントの方法は p.62 ~

Scene05 ヨガ

体のメンテナンスと同じくらい、心のメンテナンスも日常的に行って、よけいなものをため込まないように。フランキンセンス、ジャスミン、パチュリ、カルダモン、ベルガモットの心の鎮静を導くアロマブレンドの香りに包まれた空間で、呼吸を意識したヨガや瞑想を。いまこの瞬間の自分と深く向き合い、パフォーマンスアップにつなげます。

心の鎮静ブレンド
アロマスプレー

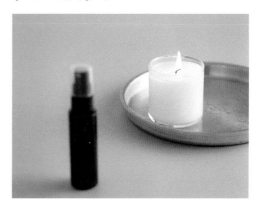

USE IT（1回分）
フランキンセンス精油　2滴
ジャスミン精油　1滴
パチュリ精油　2滴
カルダモン精油　2滴
ベルガモット精油　3滴
無水エタノール　5mℓ
精製水　45mℓ
スプレー容器

HOW-TO
1. ビーカーなどの容器に無水エタノール入れ、各精油を加えて混ぜる。さらに精製水を加えて混ぜたらスプレー容器に移す。
2. ヨガや瞑想を行う空間に適量スプレーする。
※使う前横方向によく振る。2週間以内に使い切る。

＊アロマスプレーの作り方は p.105 ~

Scene06 眠り

健康にも美容にも欠かせない、質のいい睡眠をとるための秘訣は、自律神経のバランスをととのえることにあり。朝は交感神経を、夜は副交感神経を優位にするスイッチングにアロマが大活躍です。朝用と夜用のアロマペンダントを身につければ切り替えはスムーズ。就寝前は安眠に誘う香りのピローミストやディフューザーでサポート。

朝用・夜用の香りでスイッチング
アロマペンダント

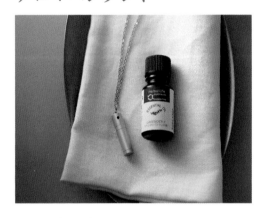

USE IT（1回分）
〈朝用〉
ローズマリー精油　1滴
レモン精油　2滴
〈夜用〉
真正ラベンダー精油　1滴
オレンジ・スイート精油　1滴
HOW-TO
市販のアロマペンダントに各精油を入れる。芳香浴、沐浴、手浴を行ってもOK。
ひとつのペンダントで香りをかえる際は無水エタノールで洗浄する。

柑橘系の香りでリラックス
ディフューザー芳香浴

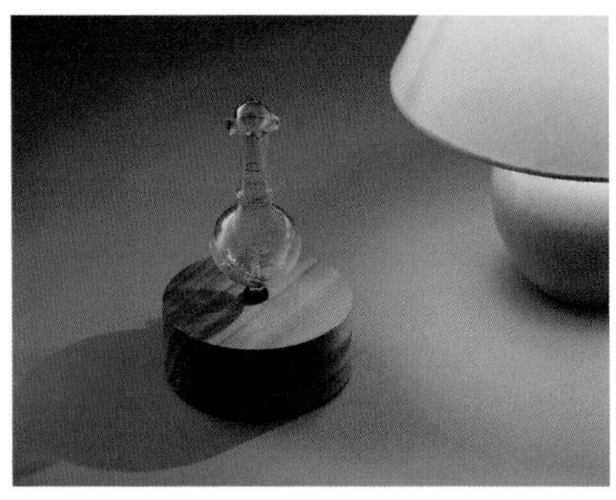

USE IT（1回分）
プチグレイン精油　2滴
ネロリ精油　1滴
マージョラムスイート精油　1滴
ディフューザー
HOW-TO
ディフューザーに各精油を加えてセットする。就寝前に部屋を香らせておく。

ラベンダーで眠りを誘う
ピロースプレー

USE IT（1回分）
真正ラベンダー精油　6滴
無水エタノール　5mℓ
精製水　25mℓ
スプレー容器
HOW-TO
1．ビーカーなどの容器に無水エタノールを入れ、精油を加えて混ぜる。さらに精製水を加えて混ぜたら、スプレー容器に移す。
2．枕に数プッシュ吹きつける。
※使う前横方向によく振る。2週間以内に使い切る。

＊アロマスプレーの作り方は p.105 ～

Scene07 エントランス

玄関は、客人にも家族にも好まれる、気分を明るくする香りで迎えられるようにしたいもの。真正ラベンダーやオレンジ・スイートなどをディフューザーで香らせましょう。シューボックスのにおいは、アロマストーンやシューキーパーで解決。消臭や抗菌力のある精油の香りを取り入れます。

for 玄関

ローズを思わせる落ち着いた香りのローズウッド、軽やかな花の香りでウッディーさも備えた真正ラベンダー、フレッシュなオレンジのブレンドに。甘さを控えたさわやかな香りで、清潔感を出したい玄関にぴったりです。

清潔感のある空間づくりに ディフューザー芳香浴

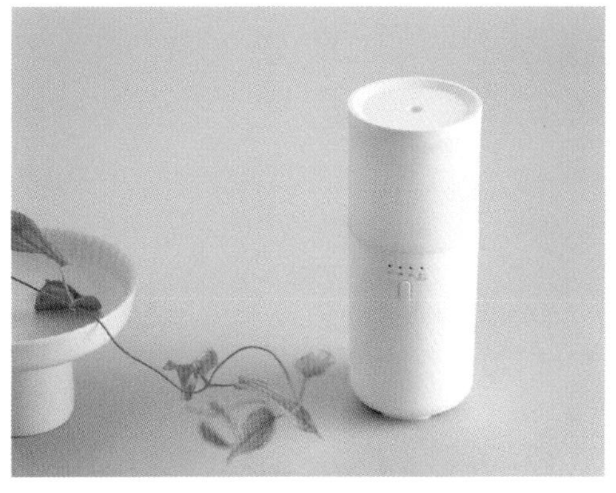

USE IT（1回分）
ローズウッド精油　1滴
真正ラベンダー精油　2滴
オレンジ・スイート精油　2滴
HOW-TO
ディフューザーに各精油をセットして使用する。

for シューボックス

においや雑菌が気になるシューボックスには、ヒノキ、ユーカリ、ティートリー、レモンなど消臭効果や殺菌力に定評のある香りをセレクト。シューボックス全体に香らせるならアロマストーンを、靴自体に香りをつけたいならシューキーパーがおすすめ。

すがすがしい森林浴のような香り アロマストーン

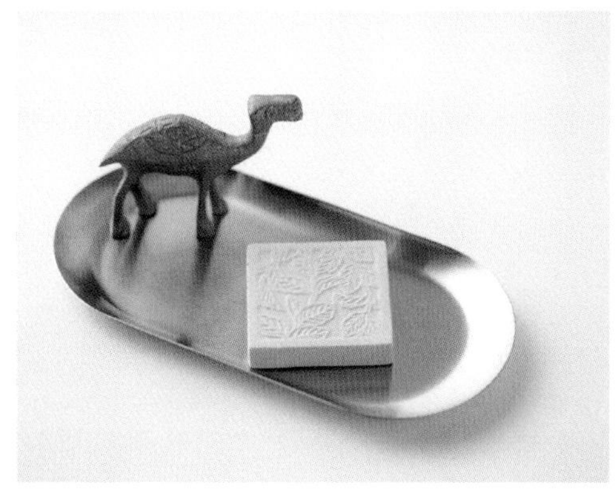

USE IT（1回分）
ヒノキ精油　5滴
レモン精油　5滴
HOW-TO
アロマストーンに各精油をたらして、シューボックスのすみに置く。

清涼感のある香りで消臭
シューキーパー

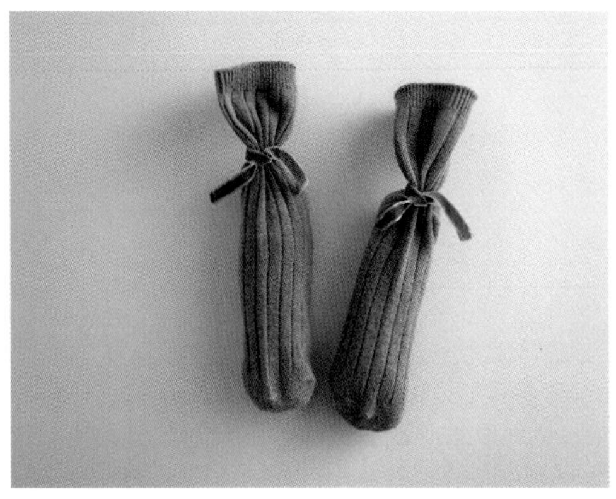

USE IT（1足分）
ユーカリ精油　10滴
ペパーミント精油　4滴
ティートリー精油　6滴
重曹　50 g
ソックス（キッズ用）1足
お茶パック　4枚
手芸用綿
リボン

HOW-TO
1．ビーカーなどの容器に重曹を入れ、各精油を加えて混ぜる。
2．お茶パックを2枚重ねて①を半量入れフタを閉じる。手芸用綿で包み、ソックスの中に入れ、履き口をリボンで結ぶ。
3．②と同じものをもうひとつ作る。
4．靴のつま先まで押し込んで使用。

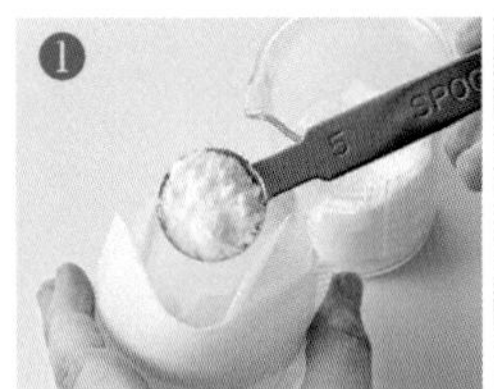

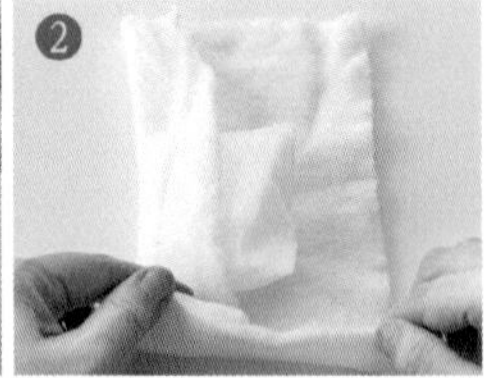

Scene08 サニタリールーム

洗面所や脱衣所をさすサニタリールーム。湿気がこもりやすい場所でもあるので、精油の消臭&フレグランスで常にほどよく香らせます。森林浴を思わせるモミの香りがきいたリードディフューザーをインテリアも兼ねて置くのも素敵です。グレープフルーツ×ローズマリーのソープなら置いておくだけでさわやかに香ります。

フルーティーでさわやかな香りに
リードディフューザー芳香浴

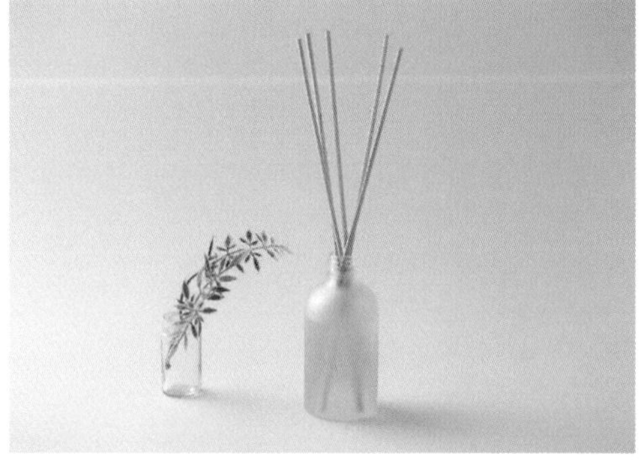

USE IT
モミ精油　20滴
真正ラベンダー精油　20滴
ベルガモット精油　10滴
オレンジ・スイート精油　10滴
無水エタノール　60mℓ
グリセリン　6mℓ
ディフューザー容器&リード

HOW-TO
1．ビーカーなどの容器に無水エタノール半量を入れ、各精油を加えてよく混ぜ、残りの半量を加えて混ぜる。さらにグリセリンを加えて混ぜる。
2．リードディフューザーの容器に①を移し、リード（スティック）をさす。サニタリールームに置く。

＊リードディフューザーの作り方はp.122～

グレープフルーツがおだやかに香る
アロマソープ

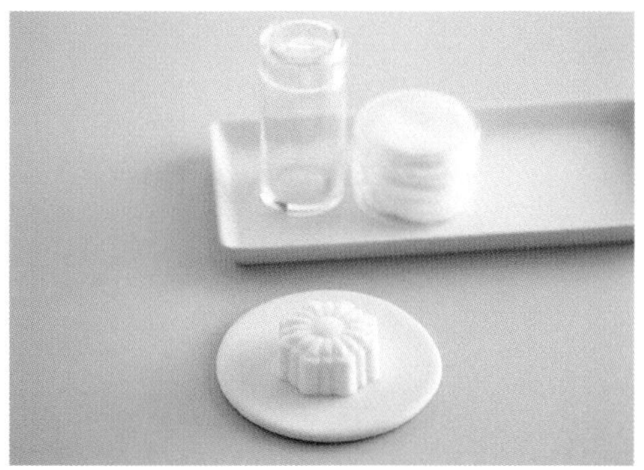

USE IT
グレープフルーツ精油　７滴
ジュニパーベリー精油　３滴
ローズマリー・シネオール精油　５滴
マリーゴールド（ハーブ）　適量
MP ソープ素地　５0g
HOW-TO
アロマソープをサニタリールームに置く。

＊石けんの作り方は p.116

敏感肌によい精油はありますか？

　ここで紹介したレシピは基本的には好みの精油に変更可能ですが、合計の滴数を超えないようにしましょう。肌につけるレシピの場合、特に敏感肌の人は、まずは半量以下の濃度で試してみましょう。レモンやベルガモットなど光毒性がある精油が気になる人はFCF（フロクマリンフリー）というタイプがおすすめ。光毒性についてはp.282で説明しています。

香りからも感じる抗菌力
抗菌ハンドジェル

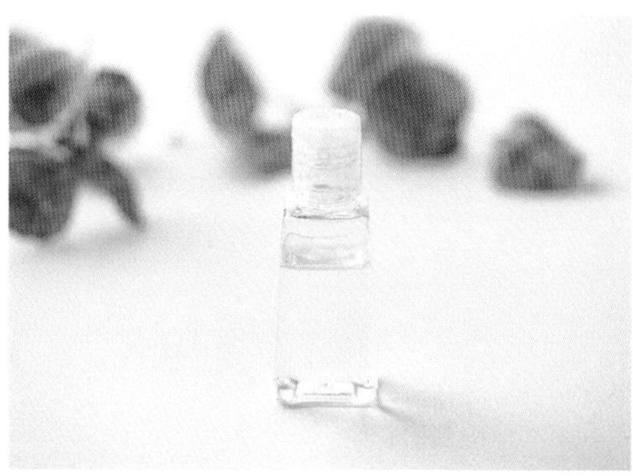

USE IT
ユーカリ精油　２滴
カモミール・ローマン精油　１滴
真正ラベンダー精油　２滴
無水エタノール　20mℓ
精製水　20mℓ
グリセリン　２g
キサンタンガム　ミクロスパーテル（p.101 参照）10 杯
ボトル容器
HOW-TO
１.ビーカーなどの容器にグリセリンを入れ、キサンタンガムを加えてよく混ぜる。さらに精製水を加えて混ぜる。
２.別のビーカーなどの容器に無水エタノールを入れ、各精油を加えて混ぜる。
３.①に②を加えて混ぜる。
４.③をボトル容器に移して使う。
※２週間以内に使い切る。

＊ハンドジェルの作り方は p.109

Scene09 キッチン

キッチンは、さわやかでシャキッとした香りと、殺菌と抗菌力を兼ね備えたレモンやティートリー、クローブ精油の出番です。除菌スプレーはシンク、カウンター、ゴミ入れなどにスプレーして。重曹のクレンザーはシンクはもちろん、油汚れの強い食器や焦げついたお鍋を洗うのにも重宝します。

爽やかな香りで抗菌効果をねらえる
キッチン用除菌スプレー

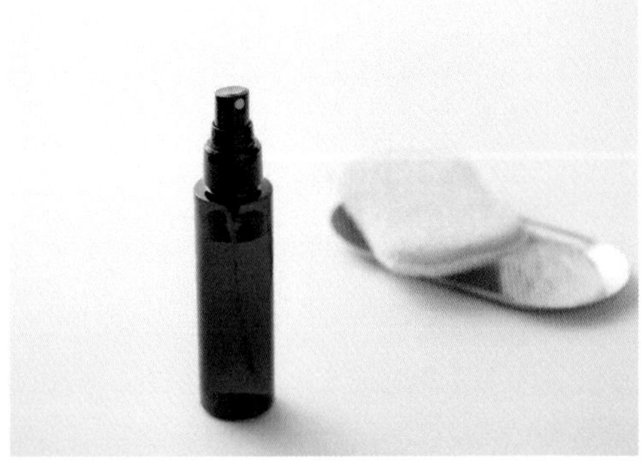

USE IT
ペパーミント精油　4滴
レモン精油　5滴
クローブ精油　1滴
無水エタノール　10mℓ
精製水　40mℓ
スプレー容器
HOW-TO
1. ビーカーなどの容器に無水エタノールを入れ、各精油を加えて混ぜる。さらに精製水を足して混ぜる。
2. スプレー容器に移して使用する。
※使う前横方向によく振る。2週間以内に使い切る。

＊アロマスプレーの作り方はp.105

ティートリーが抗菌力を発揮
キッチン用クレンザー

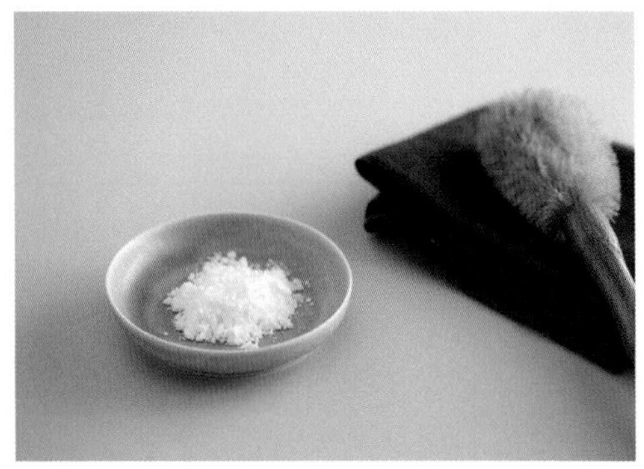

USE IT
オレンジ・スイート精油　5滴
ティートリー精油　5滴
重曹　100 g
フタつき容器
HOW-TO
1. ビーカーなどの容器に重曹を入れ、各精油を加えて混ぜる。
2. 保存できる容器に移して、適宜使用する。
※2週間以内に使い切る。

Scene10 ランドリー

衣類やシーツ、タオルなどのリネンに芳香をつけるだけで、ていねいな暮らしの一助になります。肌にふれるものだから、自分がホッとできる香りがいちばん。重くなく、それでいてしっかりと存在感のある香りのラベンダーが気分です。精油を使わず、フローラルウォーターで香らせる方法は本当にお手軽です。

フローラルウォーターをスプレーに
リネンスプレー

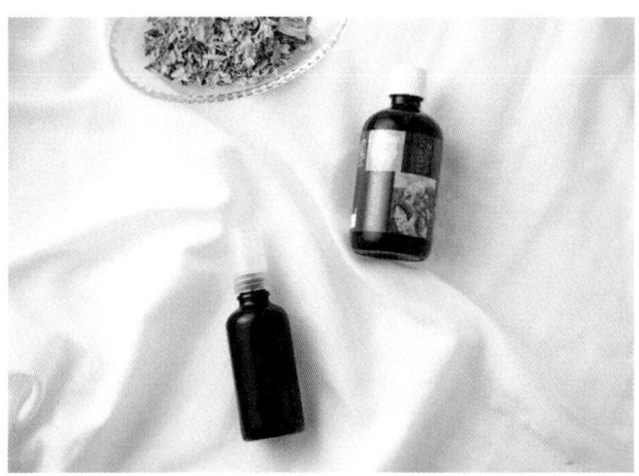

USE IT
ローズやラベンダーのフローラルウォーター　50mℓ
スプレー容器
HOW-TO
フローラルウォーターをスプレー容器に移して使用する。

サシェのように使って
衣類の香りづけ

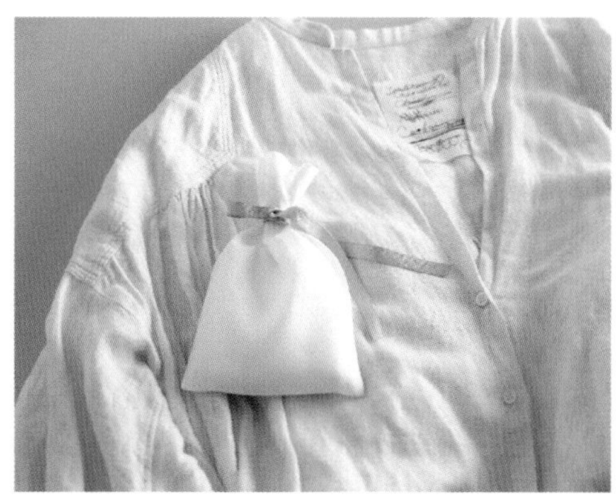

USE IT
真正ラベンダー精油　5滴
パチュリ　3滴
ハンカチ、コットン、ストーンなど
不織布袋または布袋
※香りが足りないときや薄れたときはブレンドの比率を変えずに滴数を増やす。
HOW-TO
各精油の香りをつけたハンカチ、コットンまたはストーンを布袋などに入れて。サシェのようにして、引き出しの中に入れる。

Weekend

気分転換はアウトドアや旅行で。週末をアクティブに過ごす、“休日アロマ”術。

Scene11 アウトドア

アウトドアシーンで最もやっかいなのが肌に近寄る虫たち。精油には植物に備わっている“虫の忌避効果”を利用したスプレーで身を守ります。ユーカリ・シトリオドラのほかシトロネラや、レモンユーカリなども蚊の忌避効果の最たる精油なのでアウトドアの強い味方。独特な香りがあるけれど、ゼラニウムが香りをおだやかにまとめてくれます。

清潔アロマ活用術

アロマグッズを持ち歩くとさまざまなシーンで使えます。特に必需品となった清潔グッズにもアロマはぴったり。抗菌に役立つアルコール濃度は、60～80%といわれています。

●除菌スプレー

トイレの便座やテーブルを拭くためにアルコールを多めに入れたスプレーを。アウトドアスプレーのレシピの無水エタノールを20mℓ、精製水を10mℓに。精油はミント系もおすすめ。

●マスクスプレー

マスクの圧迫感は心地よい香りがあれば薄まります。同じくアウトドアスプレーのレシピを好みの精油で作りますが、精油は合わせて5滴以内に。マスクの外側に1、2回スプレーしたら、つける前に20秒程度よく振るのがポイントです。

蚊の出そうな場所に行くなら
アウトドアスプレー

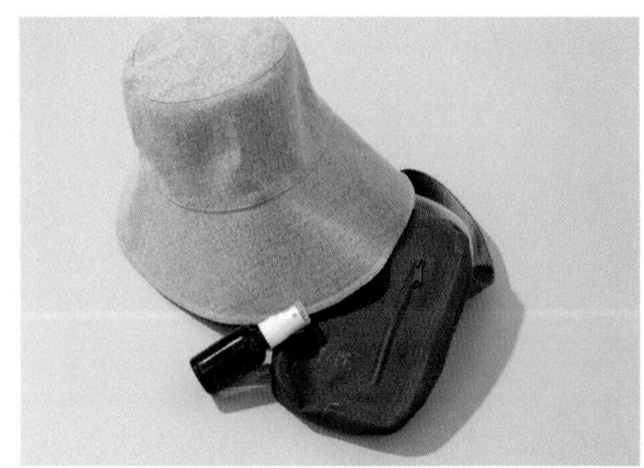

USE IT

ユーカリ・シトリオドラ精油　2滴
レモングラス精油　2滴
ゼラニウム精油　2滴
無水エタノール　5mℓ
精製水　25mℓ
スプレー容器

HOW-TO

1. ビーカーなどの容器に無水エタノールを入れ、各精油を加えて混ぜる。さらに精製水を足して混ぜる。
2. スプレー容器に移して使用する。

※使う前横方向によく振る。2週間以内に使い切る。

＊アロマスプレーの作り方はp.105

Scene12 旅行

快適な旅のパートナーのひとつが香り。飛行機や電車などで長時間の移動のときはこまめに香りが楽しめるロールオンが便利です。ラベンダーよりも香りがシャープなラバンディンと気分をほぐすクラリセージのブレンドに。車での旅は、車内の空気をさわやかにしながら、安全運転に配慮した集中力を高める香りを選びます。

飛行機、電車など移動中にリフレッシュ
ロールオンアロマ

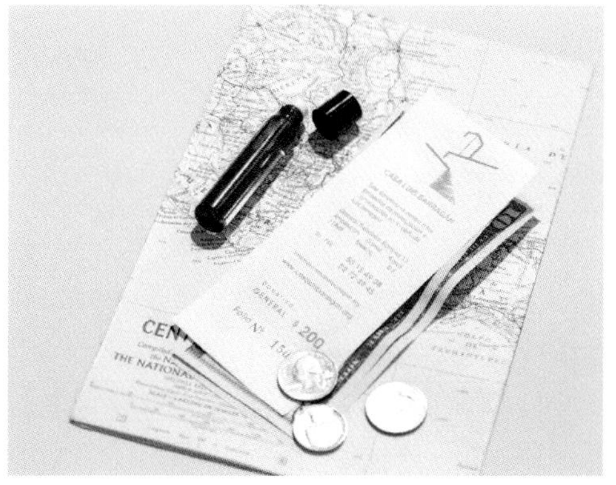

USE IT
ラバンディン精油　1滴
クラリセージ精油　1滴
ホホバオイル　5㎖

HOW-TO
1.ビーカーなどの容器にホホバオイルを入れ、各精油を加えて混ぜる。
2.①をロールオンの容器に移して使用する。
※2週間以内に使い切る。

＊ロールオンアロマの作り方は p.108

リツエアクベバで精神を研ぎ澄ます
ドライブアロマ

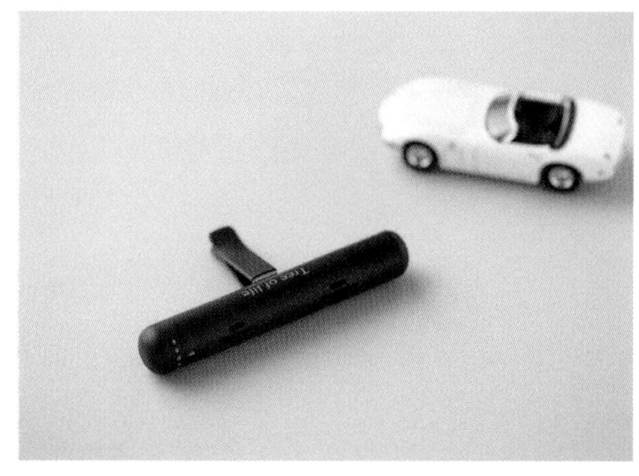

USE IT
バジル精油　1滴
リツエアクベバ精油　3滴
レモングラス精油　1滴

HOW-TO
車用のディフューザーに各精油をセットして使う。写真は通気口にクリップではさむタイプ。

感染症の歴史に関わったアロマテラピー

17世紀、フランスでペスト（黒死病）が大流行しました。その際、混乱に乗じて盗みを繰り返す4人の盗賊団がいたそうです。彼らはなぜ感染しなかったのでしょう？　その理由は、感染予防のための秘薬を身につけていたためとされます。

秘薬は「4人の盗賊のビネガー（Vinaigre des quatre voleurs）」という名で呼ばれます。材料は、セージ、ローズマリー、ミント、ルー、シナモン、クローブ、ニンニク、樟脳（しょうのう）など。これを酢に漬けたものでした。当時、酢は食用のみならず、薬として、また薬草の有効成分を浸出する基材としても使用。酢自体にも殺菌効果があります。この処方は有名となり、消毒薬として市販されることに。19世紀末までフランスの薬局方（CODEX）にも掲載されて、効果が認められていました。このことは、アロマテラピーと感染症にまつわる逸話として、現在まで伝わっています。

ペストは6世紀から18世紀にかけ、ヨーロッパ中の都市で、繰り返し流行しました。17世紀には治療にあたる医師「ペストドクター」の装束に、感染をガードするための独特なスタイルが考案されることになります。それは、帽子、マスク、マント、杖などを身につけたもの。

マスクは長いくちばしのような形をし、その先端にローズマリーやラベンダーなどを詰めたとされます。当時ウイルスの存在は知られておらず、疫病は災いを起こす空気である「瘴気（しょうき）」が原因とされました。ペストはこの毒された空気を介して感染すると信じられていたのです。そこで「よい香り」の力で空気を浄化すれば、疫病を予防できると考えられました。よい香りとは、竜涎香（りゅうぜんこう）、クローブ、樟脳、没薬（もつやく）、バラの花びらなどです。

瘴気の浄化のために、街角では燻蒸（くんじょう）も行われました。英国でペストが流行したときには、毎日決まった時間に火をたく条例が出され、松のたき火がいちばん効果的とされたそう。
ハーブやアロマの抗菌作用が実生活の中で活用された実例です。これは、いま私たちが楽しむアロマテラピーの実践を示す原点ともいえるでしょう。

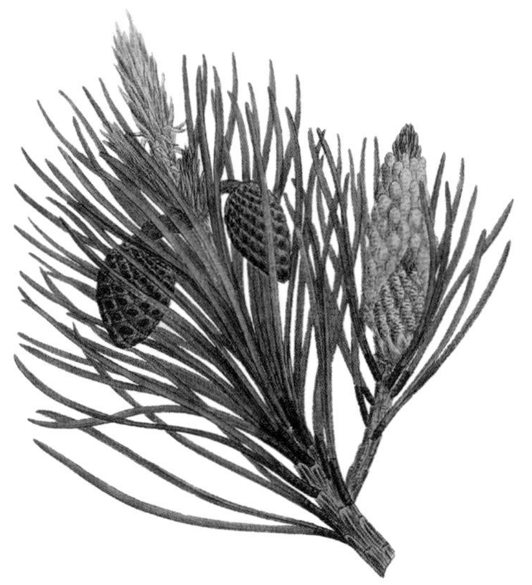

Part 5

アロマクラフトの作り方

石けんやスプレー、ジェル、化粧水など、
精油やフローラルウォーターを使って作るアイテムをアロマクラフトと呼びます。
ここで基本的なレシピをプロセス写真で解説します。

手作りアロマクラフトの楽しみ方

アロマクラフトとは、アロマテラピーを生活の中に取り入れて、暮らしをデザインするために
ハンドメイドする香りのアイテムです。アロマスプレー、ハンドジェルなど
手軽に作れるものも多く、p.105からレシピとともに紹介します。

クラフト作りを始める前に

その1

衛生管理をきちんとする

アロマクラフトを作る前に留意しておきたいことを説明します。まずは衛生的に作ること。使用する道具、作業する場所は清潔に保ち、手指を洗浄してから開始します。またボウルなど調理道具を使用する際は、必ず「アロマクラフト専用」にして、調理用と兼用しないこと。使用後の道具は、食器用洗浄剤でよく洗い、しっかり乾かし、清潔に管理しましょう。

その2

精油の希釈度を守る

肌に使う場合は、精油を必ず「基材」で希釈して使用します。基材となるのは、植物油、無水エタノールなど。その量に対して、精油を加える割合を％で示すのが「希釈濃度」です。目安として「ボディに使用する場合は1％以下」「顔に使用する場合は0.5％以下」とされています。ただし、これはあくまでもガイドライン。肌のタイプや、精油や植物油と肌の相性には個人差があり、その日の体調でも異なりますので、希釈濃度には十分気をつけましょう。特に顔などのデリケートな部位に使用する際は、ガイドラインよりもさらに低い濃度から使い始めることをすすめます。

万が一、肌に異常を感じた場合はすぐに使用を中止し、洗い流し、異常がおさまらない場合は医療機関を受診してください。

精油の滴数の計算方法

たとえば、希釈濃度を0.1％にした100mℓのローションを作る場合、精油が何滴必要でしょうか。平均して精油1滴は0.05mℓとして計算します。

精油の濃度と滴数早見表は、p.62参照。

100mℓ× 0.001 ÷ 0.05 ＝ 2滴
（素材の量）×（濃度0.1％）÷（精油1滴0.05mℓ）
＝（必要な精油の滴数）

その3

クラフトの保存期間に注意する

手作りのクラフトは長期間保管しないようにしましょう。精製水などの水分が含まれるものは、およそ1～2週間、植物油などが中心のクリームやオイルなどは1カ月程度を目安に使い切るようにしましょう。1回で使い切れないものは高温多湿を避けて、キャップをしっかり閉め、冷暗所に保管し、早めに使い切るのが基本です。

アロマクラフト作りに使うアイテムいろいろ

本書で紹介しているアロマクラフト作りに必要な道具を紹介します。
専門店やネットショップで購入できる道具ばかりですが、
精油に使用するものは記載された材質を守りましょう。

［道具］

ビーカーとガラス棒

ビーカーは、植物油などの計量やブレンドに使用。香りが移らず、きれいに洗える耐熱ガラス製で、５㎖単位で目盛りがあり、注ぎ口のついたものがおすすめ。ガラス棒は、ビーカーに注いだ液体などを混ぜるために使います。

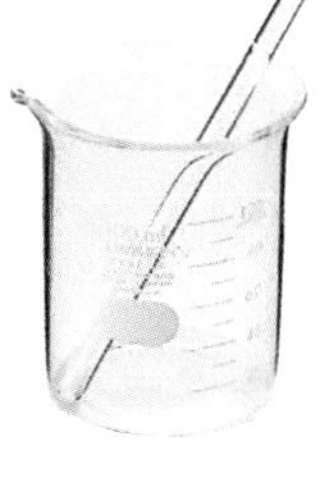

石けんの型

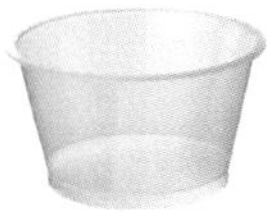

溶かした石けん素材を流し込んで固める型。さまざまなモチーフが市販されていますが、押し出しやすく、ある程度の耐熱性があるシリコン製が使いやすいでしょう。牛乳パックやプリンの空きカップなどでも代用できます。

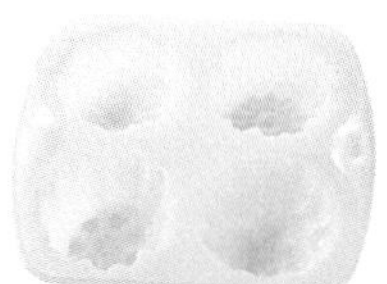

デジタルスケール

さまざまな材料の分量をはかるために使います。0.1 ～ 0.01g 単位ではかれるものをおすすめします。

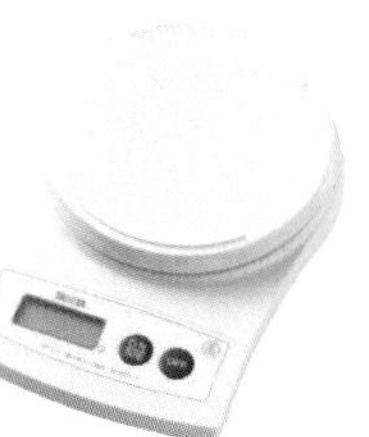

耐熱容器

石けん素材などを電子レンジにかけて溶かすときに使います。

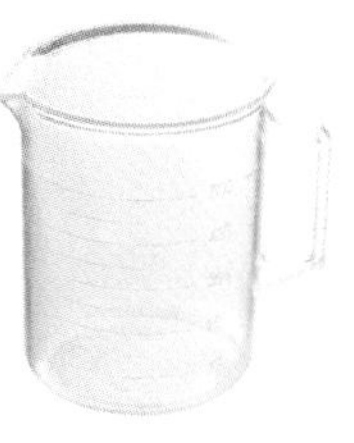

ミクロスパーテル

耳かき型さじとも呼ばれる、色素やキサンタンガムなどごく少量の粉をはかるときに使用。１杯は 0.1g 弱が目安でスプーンつきマドラーでも代用可能。

計量スプーン、竹串など

天然塩や植物油など数回分の分量をはかるときには計量スプーンが便利。小型泡立て器は粉ものなど材料を混ぜ合わせるときに。竹串も液体を混ぜる際に重宝します。料理用のものでも使えますが、アロマテラピー専用と決めておきましょう。また、湯せんをする場合は、IH ヒーターやバットが必要です。

［容器］

遮光びん、保存容器

精油は紫外線や酸化によって変質しやすいので液体のアロマクラフトは、茶、緑、青などの遮光びんで保存します。形や大きさ、素材の異なるさまざまなタイプがあります。使用する前には煮沸や、消毒用エタノールを使うなどして殺菌消毒を。ポリエチレンやPET容器は煮沸やアルコールNGのものがあります。アルコールや精油に耐性のある遮光ガラス製の容器がおすすめです。

［材料（基材）］

精油は芳香成分が高濃度で含まれるため、原液のままでは刺激が強く、肌に直接つけるのは危険です。肌につける際は「基材」で薄めて使用を。基材には、植物油、常温で固形の植物油脂、植物バター、無水エタノール、精製水などがあり、基材によって、精油の楽しみ方は広がります。詳しくは、「Part 7 植物油と植物バター図鑑」（p.261 ～）で紹介しています。

無水エタノール

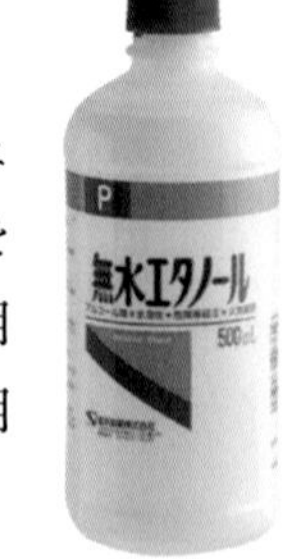

純度の高いアルコール。水や精油と混ざりやすいため、アロマスプレーやハンドジェル作りなどに。容器や道具を洗浄、殺菌するときにも使用可能。次亜塩素酸水での代用はできません。

手作り化粧品に使用する場合IPが配合されたタイプは避けて下さい。

精製水

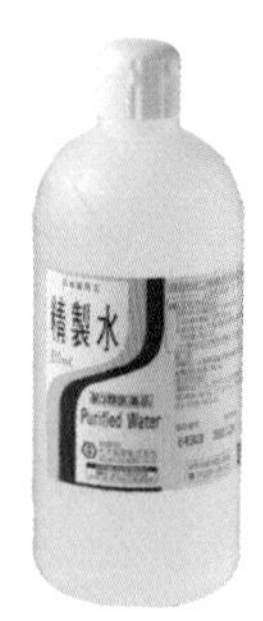

ミネラルや塩素などを取り除いた純度の高い水。アロマクラフトは水道水ではなく、精製水を使うことが望ましいでしょう。特にローションなど顔につけるアイテムには必須です。

植物油

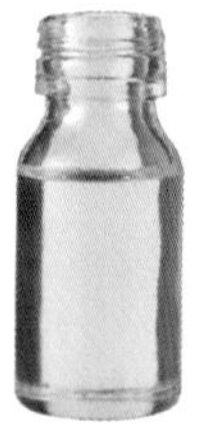

ホホバオイル、スイートアーモンドオイルなど、含まれる有効成分やテクスチャーの異なる、さまざまな植物油があります。詳しくは、「Part7 植物油と植物バター図鑑」（p.261 ～）を参照。

フローラルウォーター

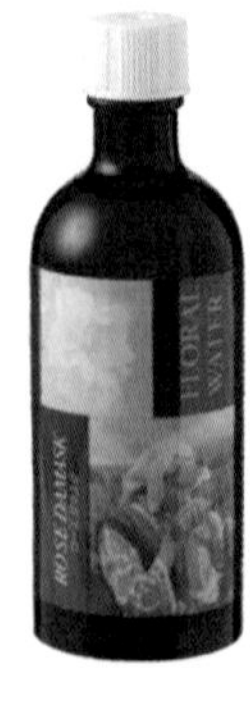

水蒸気蒸留法で精油を蒸留する際にとれる芳香蒸留水。微量の精油成分が含まれているのでそのまま化粧水として用いたり、ルームスプレーとして使用したりすることもできます。

天然塩

海水のミネラルを多く含み、粒子の粗い天然の塩。発汗作用があり、皮膚を清潔に保つのにも役立ちます。バスソルトやボディスクラブの基材として使用します。

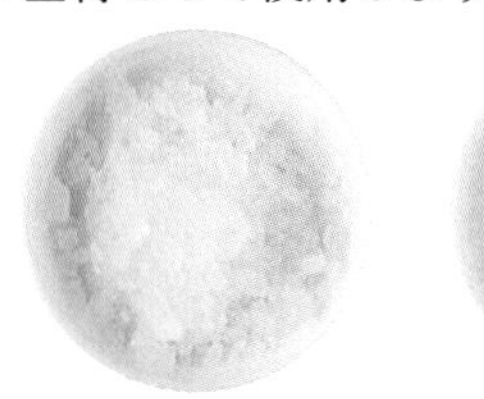
粗塩

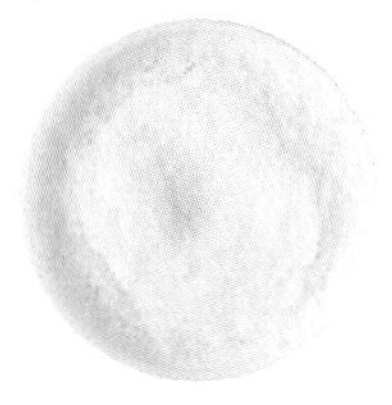
微粒子

ミツロウ

みつばちが巣を作るときに分泌するワックスを精製、加工したもの。色と香りを取り除いた精製タイプと花粉やプロポリスなどを含む未精製タイプがあります。ハンドクリームなどに使用。

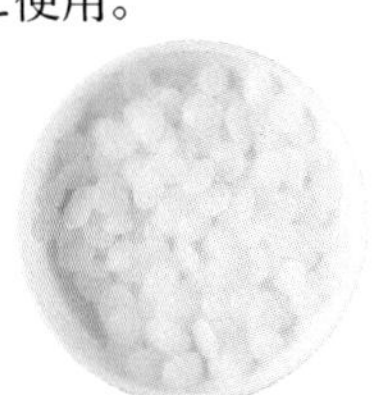
精製タイプ

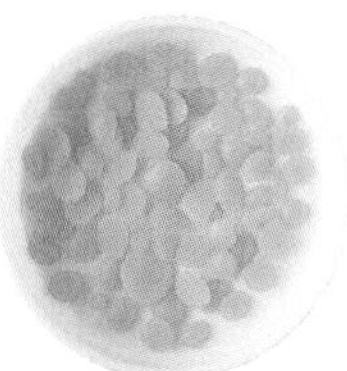
未精製タイプ

クレイ（モンモリオナイトなど）

フェイスパックの材料として、肌の不要となった角質を取り除くクレイ（粘土）。汚れの吸着力が高く、敏感肌や乾燥肌にも使いやすい。殺菌力もあり、ニキビ肌にも。

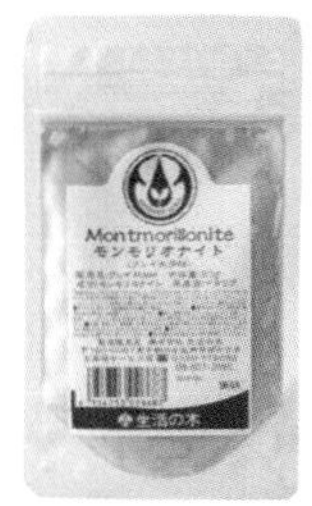

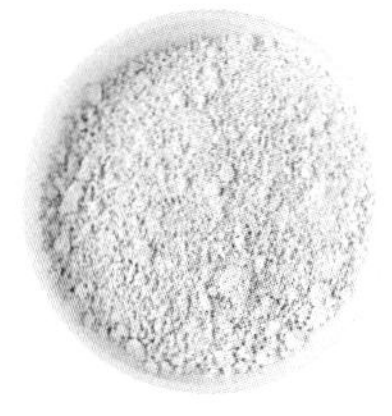

重曹

炭酸水素ナトリウム。アルカリ性の性質をもつので、酸性のものを中和する働きがあります。アロマクラフトではキッチンまわりの掃除や消臭剤などとして使われます。

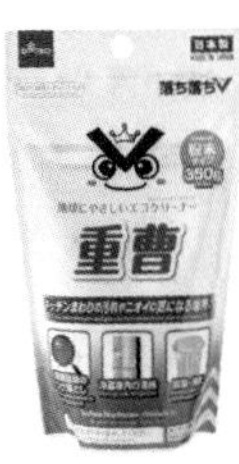

シアバター

シアという木の実から採れる植物性油脂。保湿効果が高く、傷の治りを助ける作用もある。ハンドクリームなどに使用。詳しくはp.269を参照。

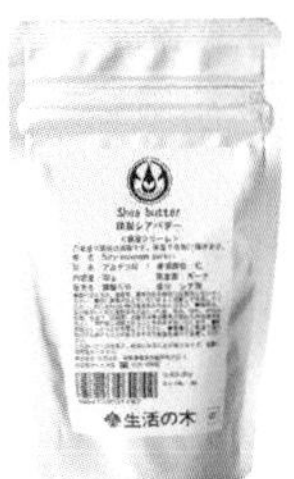

グリセリン

無色透明の粘度のある液体で、医薬品や食品にも使用されています。吸湿性が高く、化粧品や軟膏などの保湿成分としてもよく用いられます。アロマクラフトではハンドジェルなどに重宝。

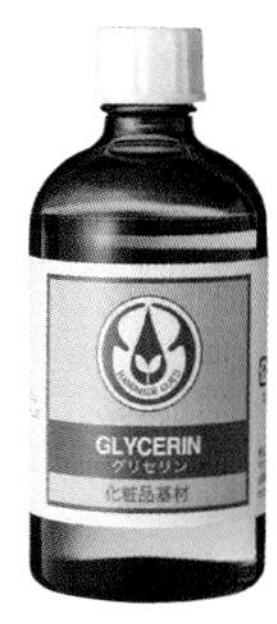

MPソープ素地

無香料無着色で、グリセリン成分を含む石けん。電子レンジや湯せんで加熱して溶かし、精油を加えて型などで固め、石けんを作ります。

［材料（プラスアイテム）］

アイテムによってテクスチャーを変えるための素材を使用します。色素やハーブのように加えることで見た目に変化がつく素材も紹介します。

石膏パウダー

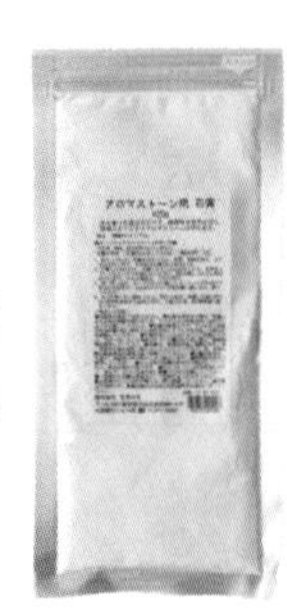

アロマストーンを作製するための粉状の石膏。水を加えることで粘度が出て自在に成形することができます。乾燥させて水分が抜けるとカチカチに固まります。

キサンタンガム

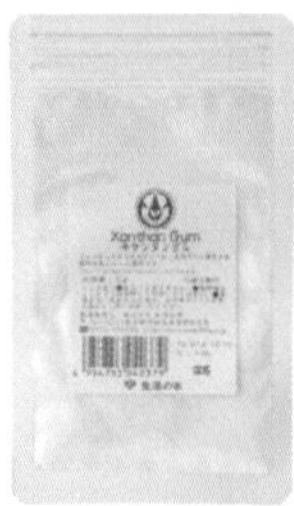

食品などにも使われる増粘剤。こちらに水を加えることで粘度が出ます。ハンドジェルやとろみのある化粧水を作るときに用います。

ドライハーブ

マリーゴールド、ローズ、カモミールなど、花や葉の色や香り、形を生かし、石けんやアロマストーンなどの飾りに。そのまま使ったり、カットして使ったりします。

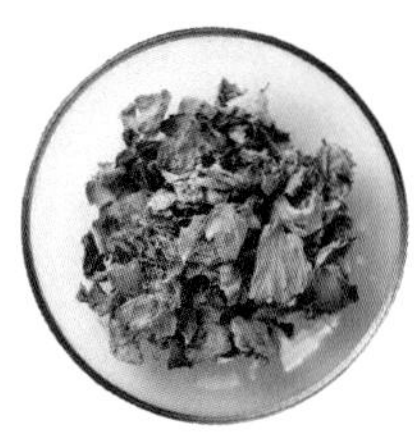

ローズ

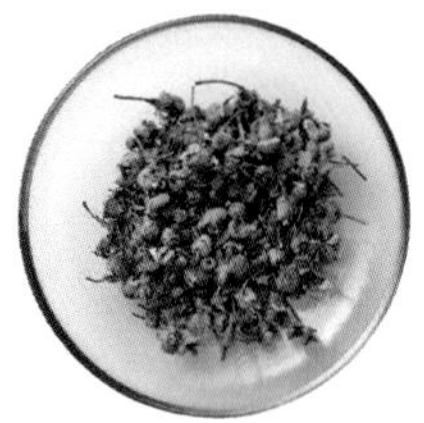

カモミール

クチナシ色素

クチナシの果実を基原原料とする天然色素。安全性が高く、食品などにも使用されます。赤、青、黄色のクチナシ色素があり、単色で使っても、色素同士を混ぜて色を作っても楽しいです。

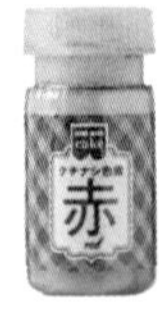

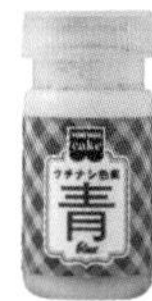

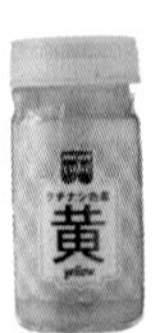

使用期限、作製日を記せるラベルシールがあると便利！

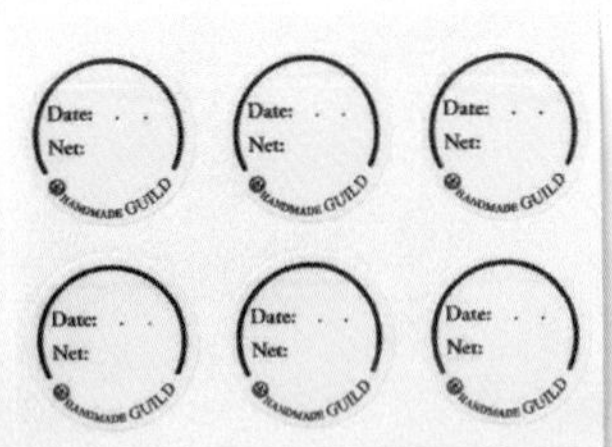

アロマスプレーなど水分を含むものは１～２週間、ハンドクリームなど油分を含むものは１カ月程度が使い切りの目安になるので、作製日や使用期限を記入し、貼っておけると便利です。

暮らしに役立つアロマクラフトレシピ

アロマスプレー、ハンドジェル、バスソルト、石けん、練香、リードディフューザーなど、生活のさまざまなシーンで、好きな香りを堪能できるアロマクラフトの作り方を紹介します。好みで精油やブレンドを変えて楽しみましょう。

アロマスプレー３種

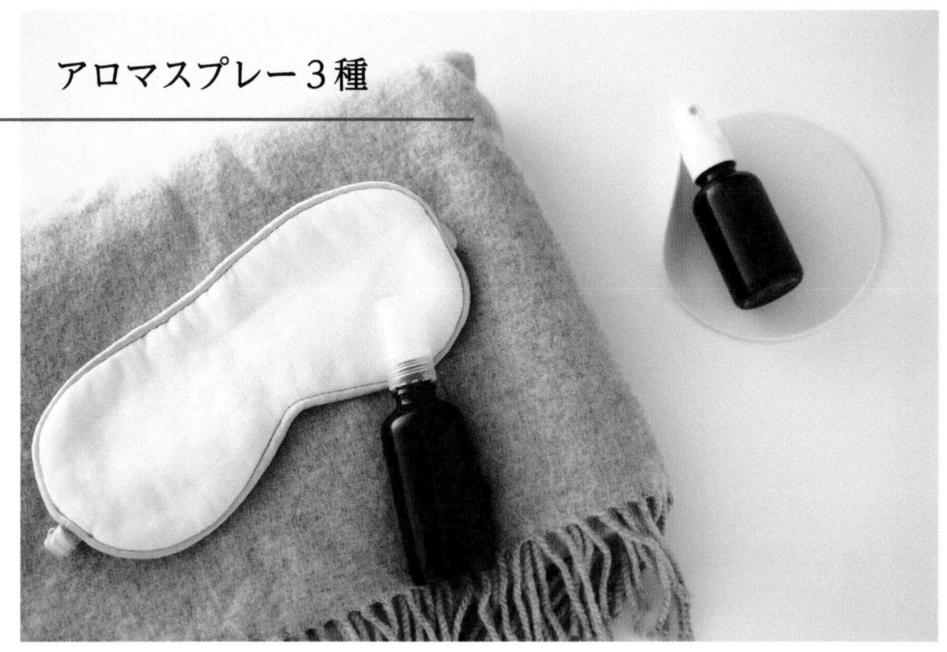

01. リラックススプレー（写真左）

緊張をやわらげて、気持ちを落ち着かせてくれるタイプの精油、ネロリ、真正ラベンダー、サンダルウッドをブレンドします。

材料
ネロリ精油　1滴
真正ラベンダー精油　3滴
サンダルウッド精油　2滴
無水エタノール　5㎖
精製水　25㎖

02. リトリートスプレー（写真右）

やすらぎを感じさせるクロモジは、心を落ち着かせるリナロールを多く含み、心の奥底にひそんだストレスから解放してくれます。

材料
パチュリ精油　2滴
クロモジ精油　2滴
オレンジ・スイート精油　2滴
無水エタノール　5㎖
精製水　25㎖

作り方はp.107参照

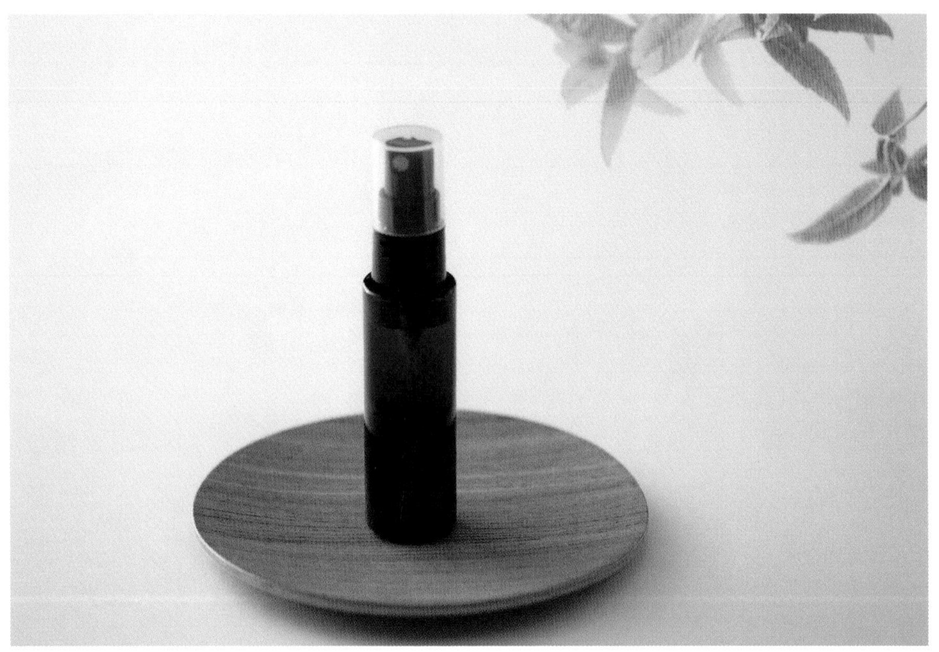

03. エアリフレッシュスプレー

室内の空気をクリーンにするアロマスプレー。抗菌、消臭にすぐれたヒノキと気分をリフレッシュしてくれるユーカリが織りなす香りがすがすがしいです。

材料
ヒノキ精油　2滴
ユーカリ・グロブルス精油　2滴
ライム精油　2滴
無水エタノール　10mℓ
精製水　20mℓ

道具
・ガラスビーカー100mℓ
・ガラスビーカー50mℓ
・竹串やガラス棒
・スプレーボトル

PROCESS　すべてのアロマスプレーに共通の作り方です。※使用目安は１～２週間

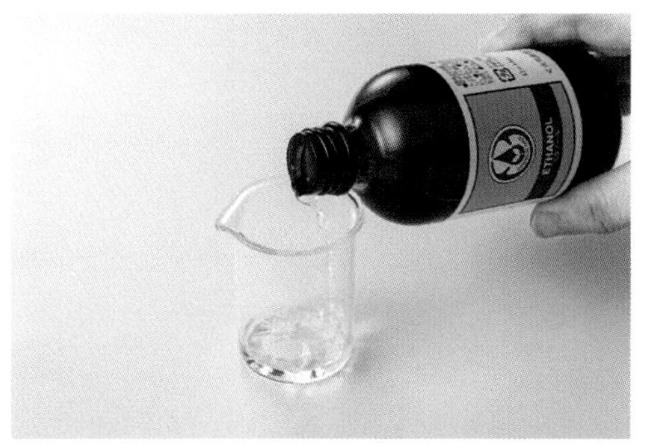

❶　無水エタノールをビーカー50mlではかる。小さじではかってもよい。

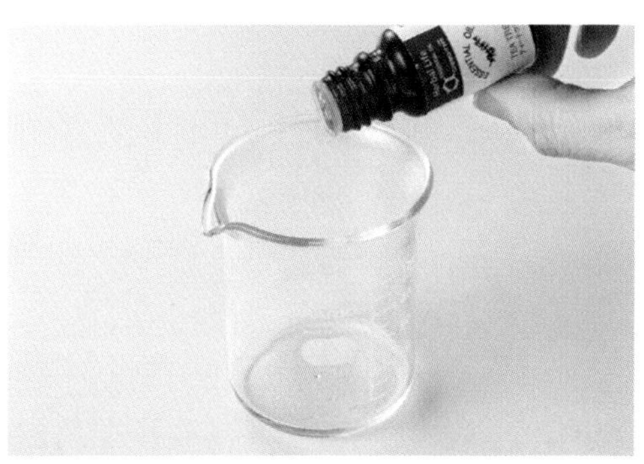

❷　ビーカー100mlに①と各精油を入れる。

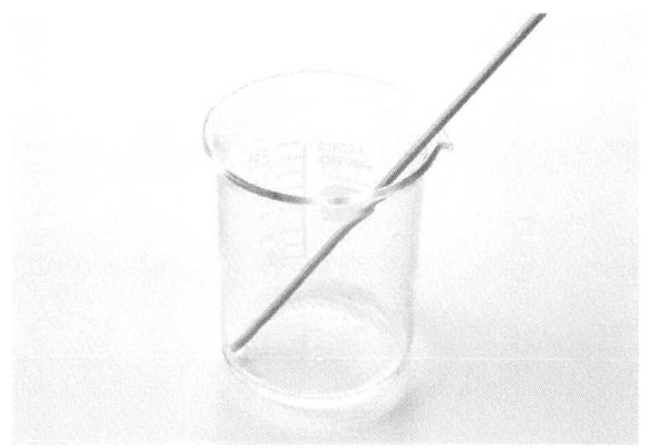

❸　竹串で混ぜ合わせる。

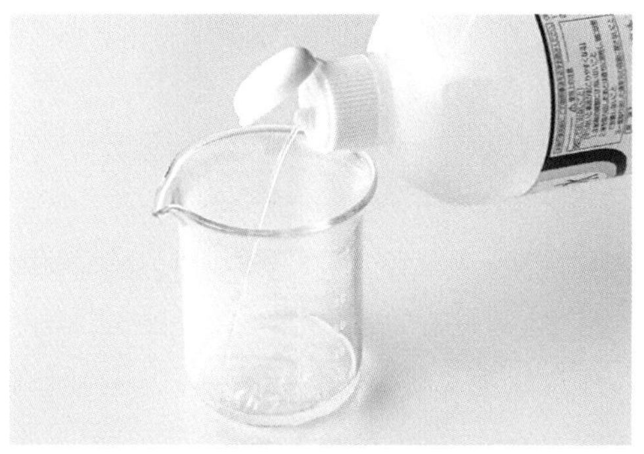

❹　精製水をビーカー50mlではかる。

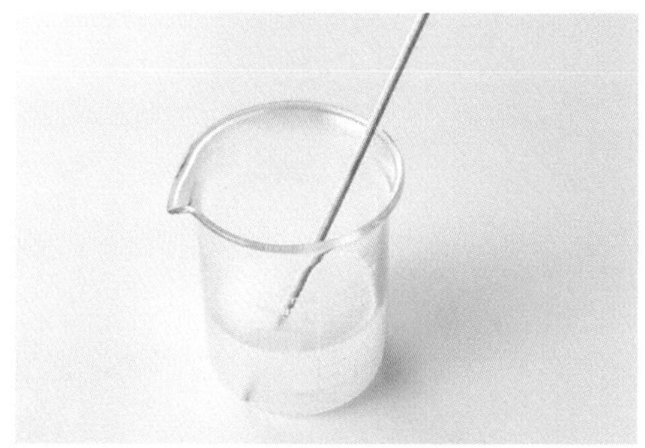

❺　③に④を加えて、竹串でよく混ぜる。

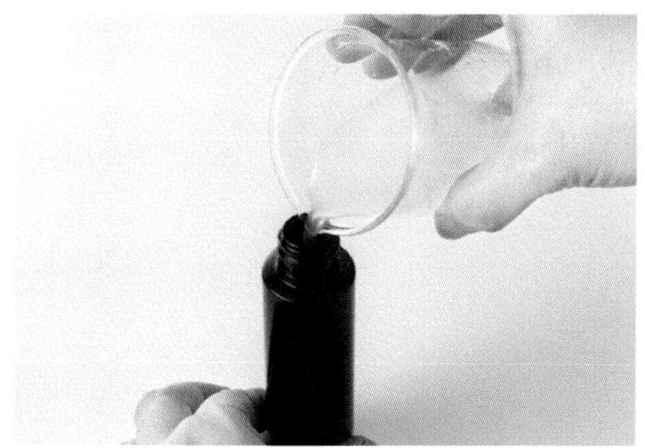

❻　スプレーボトルに入れて、フタをし、ボトルを縦にして横方向に振る。縦方向に振ると、液がスプレー口について詰まりやすくなる。

04. ロールオンアロマ～集中力を高める香り

気持ちをスッキリとさせ、研ぎ澄ませてくれるジュニパーベリーやグレープフルーツをロールオンアロマに。耳の後ろなど香りを感じやすい部分につけて。

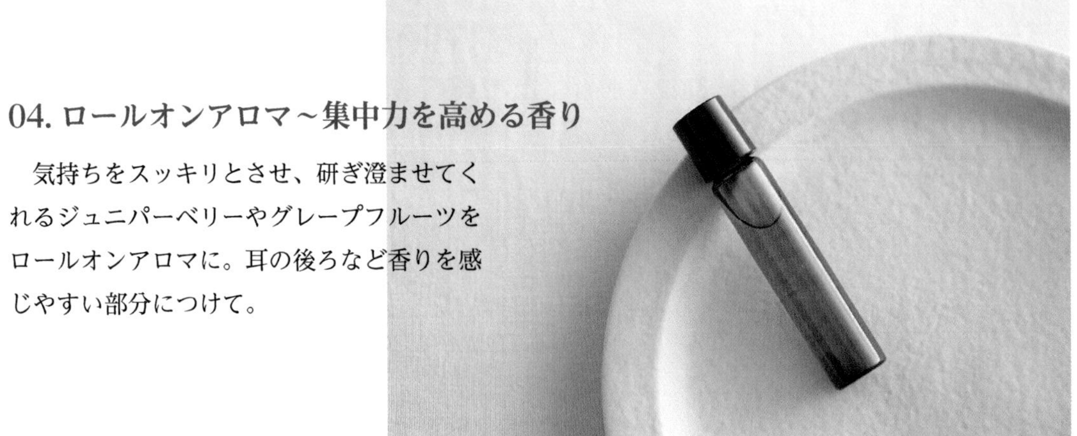

材料（作りやすい分量）
グレープフルーツ精油　2滴
ジュニパーベリー精油　2滴
ローズマリー・シネオール精油　2滴
ホホバオイル　30mℓ

道具
・ガラスビーカー 50mℓ
・竹串やガラス棒
・ロールオン用のボトル
・保存用遮光びん

PROCESS　※使用目安は約2カ月

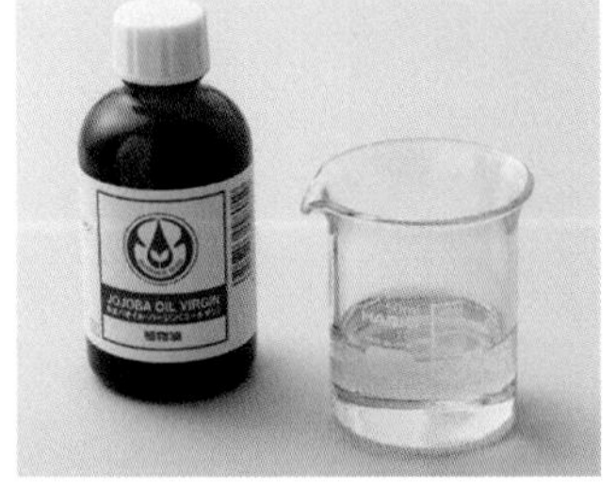

❶　ガラスビーカーでホホバオイルをはかる。

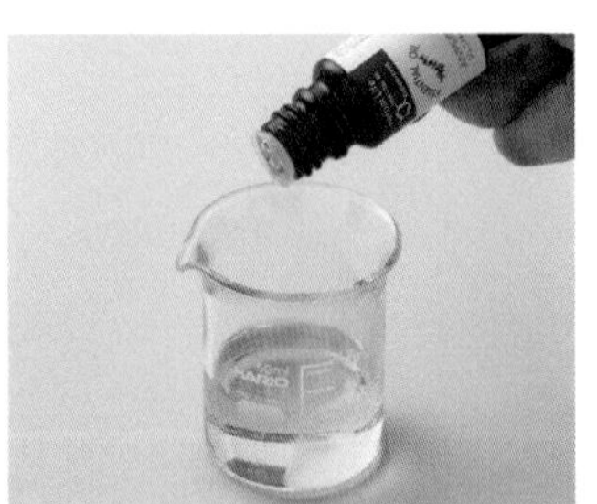

❷　各精油を加える。

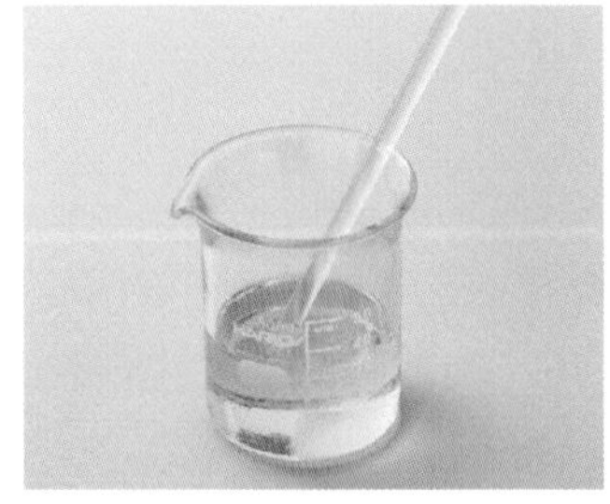

❸　ガラス棒で混ぜる。

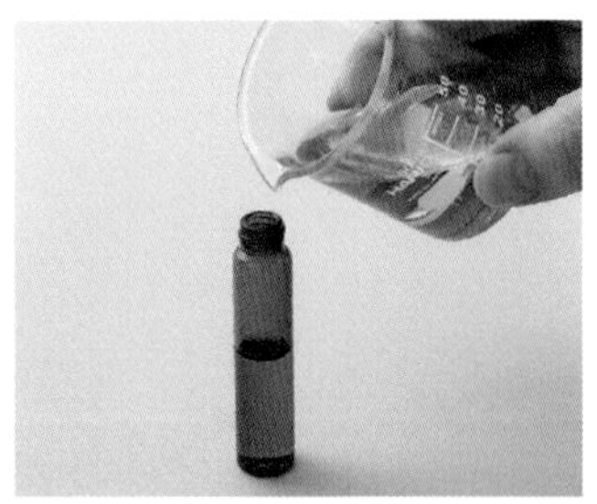

❹　ロールオン用のボトルに移す。残ったオイルは遮光びんで保存。

05. アロマハンドジェル～抗菌タイプ

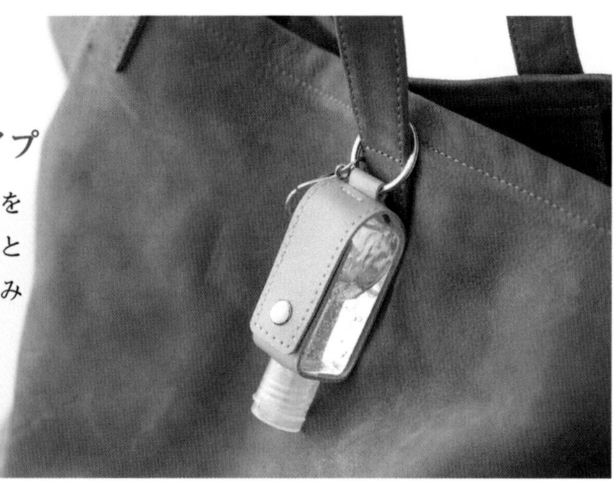

抗菌作用のあるユーカリとティートリーをブレンドします。ミントのようなシャキッとした香りを真正ラベンダーがおだやかに包み込みます。

材料

ユーカリ・グロブルス精油　4滴
ティートリー精油　2滴
真正ラベンダー精油　4滴
無水エタノール　20mℓ
精製水　20mℓ
グリセリン　2g
キサンタンガム　ミクロスパーテル10杯

道具

・ガラスビーカー100mℓ×2個
・竹串やガラス棒
・デジタルスケール
・ミクロスパーテル
・ボトル容器

PROCESS　※使用目安は1~2週間

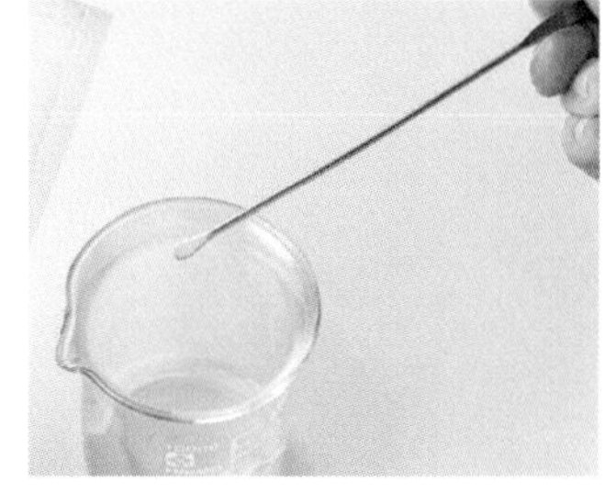

❶　ガラスビーカーにグリセリンをはかり、キサンタンガムを加えてしっかり混ぜる。

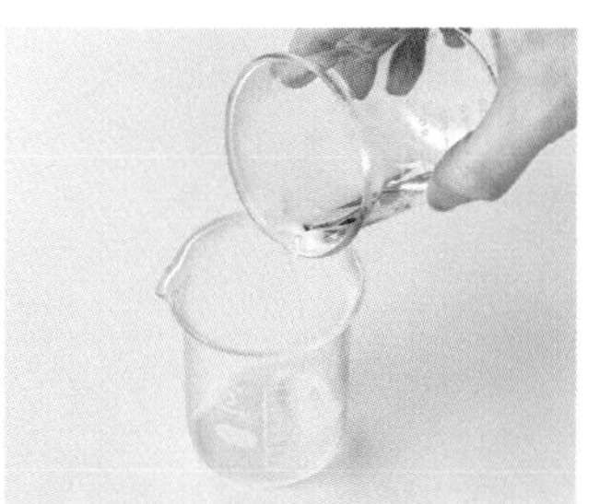

❷　別のガラスビーカーで精製水をはかり、①に少しずつ加え、竹串でよく混ぜる。

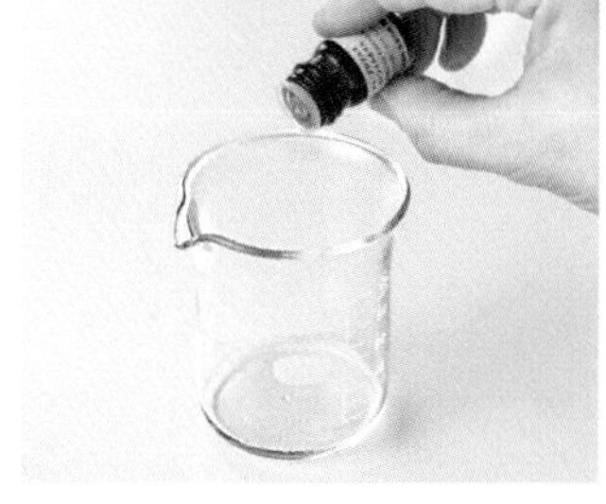

❸　ガラスビーカーで無水エタノールをはかり、各精油を入れてよく混ぜ、②に加える。竹串でさらによく混ぜて。

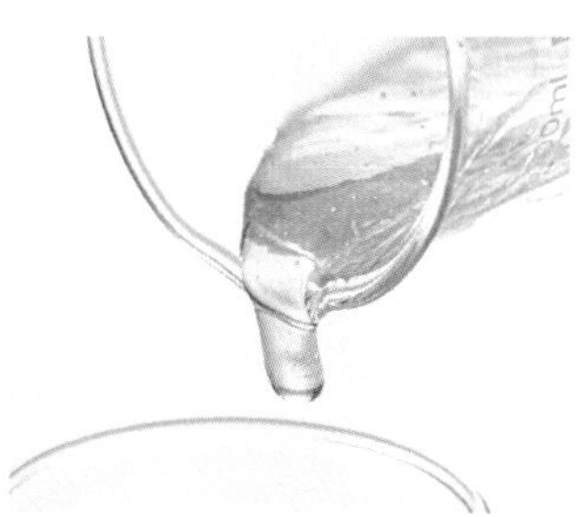

❹　このくらいのとろりとしたジェル状になればOK。かたくなりすぎたら分量外の精製水を少量加えて調整する。ボトル容器に移す。

06. ボディスクラブ～さわやかな香り

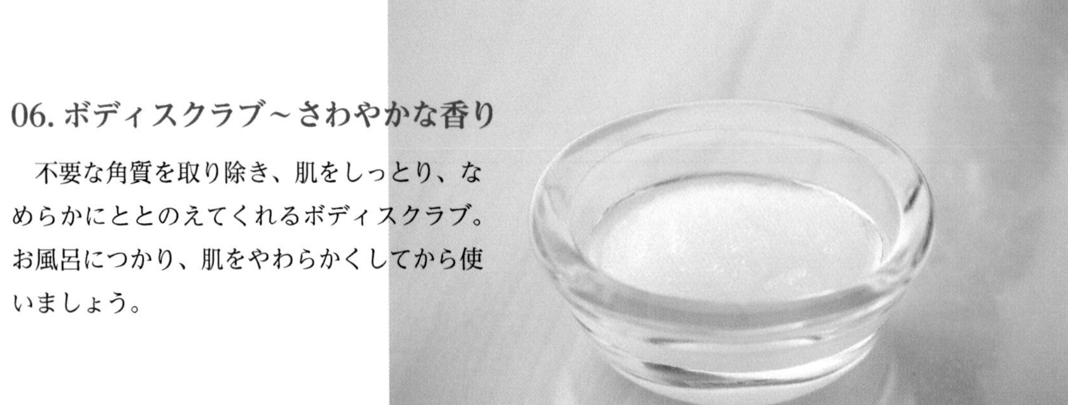

不要な角質を取り除き、肌をしっとり、なめらかにととのえてくれるボディスクラブ。お風呂につかり、肌をやわらかくしてから使いましょう。

材料（1回分）
グレープフルーツ精油　2滴
ローズマリー・シネオール精油　1滴
天然塩　大さじ1
スイートアーモンドオイル　大さじ1

道具
・ガラスビーカー 50mℓ
・計量スプーン
・竹串やガラス棒

PROCESS　※使用するときに作り、1回で使い切る

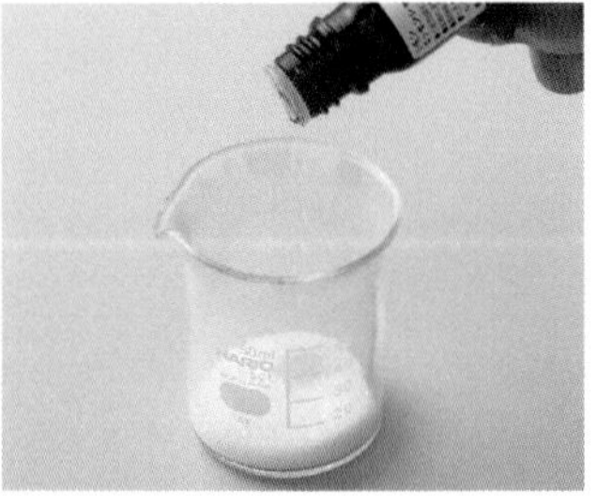

❶　ガラスビーカーに天然塩をはかって入れ、各精油を加え、ガラス棒で混ぜ合わせる。

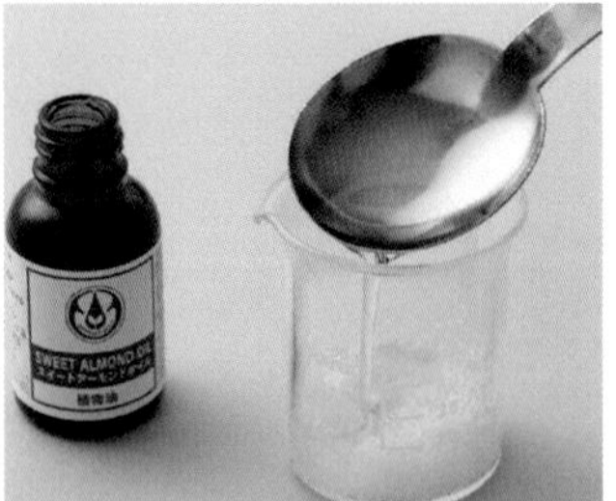

❷　スイートアーモンドオイルをはかって加える。

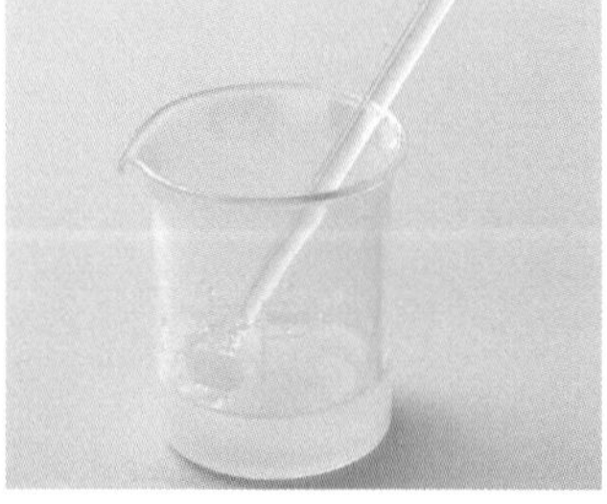

❸　ガラス棒でしっかり混ぜる。

07. クレイパック~アンチエイジングタイプ

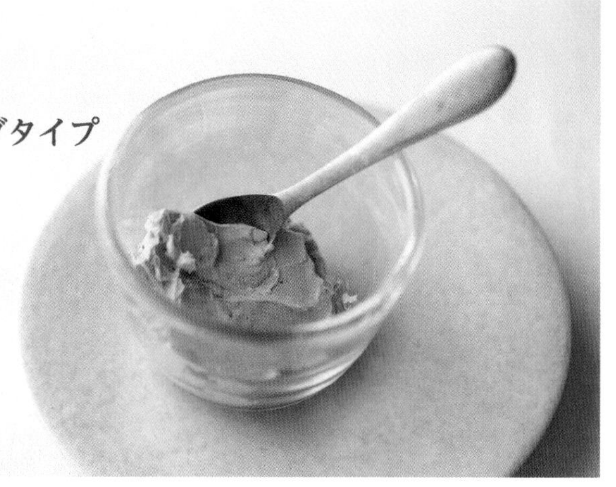

老化した肌の活性に化粧品などでよく用いられるフランキンセンスを加えて。クレイの吸着力を利用して、不要な角質や汚れをおだやかに取り除きます。

材料（1回分）
フランキンセンス精油　1滴
モンモリオナイト　大さじ1
オレンジフラワーウォーター　大さじ1
マカデミアナッツオイル　5mℓ

道具
・ガラスビーカー50mℓ
・ガラス容器
・計量スプーン
・ミニゴムべら（混ぜられるもの）

PROCESS　※使用するときに作り、1回で使い切る

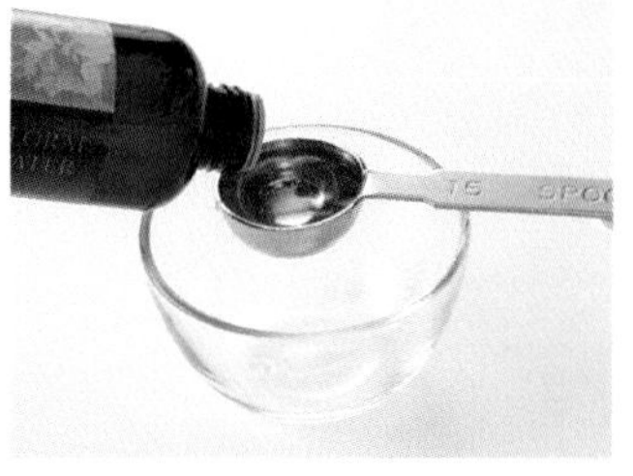

❶　ガラス容器にオレンジフラワーウォーターをはかって入れる。

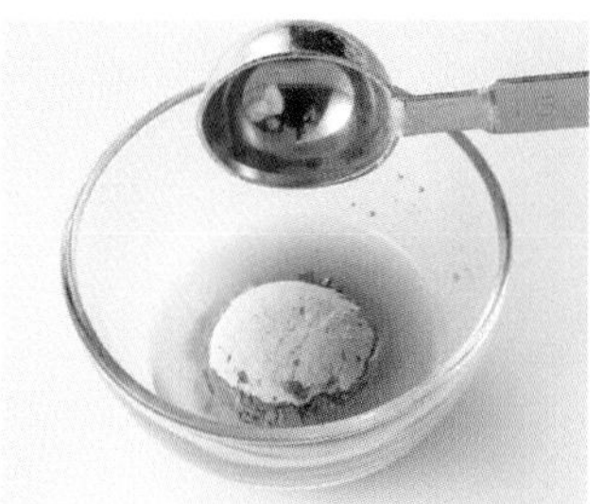

❷　モンモリオナイトをはかって加え、さわらず約10分おいて水分を浸透させる。

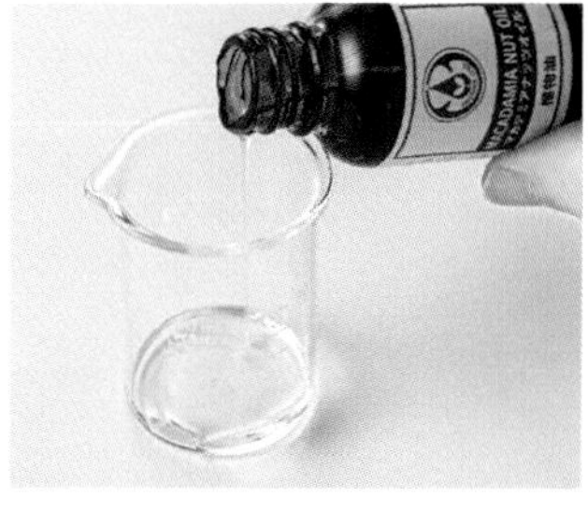

❸　ガラスビーカーにオイルと精油を入れてよく混ぜる。

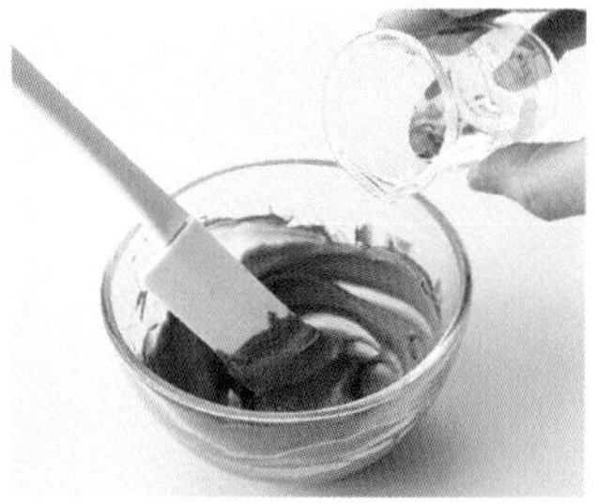

❹　時間をおいた②に③を少しずつ加えて、ペースト状になるようミニゴムベラでよく混ぜる。

バスソルト2種

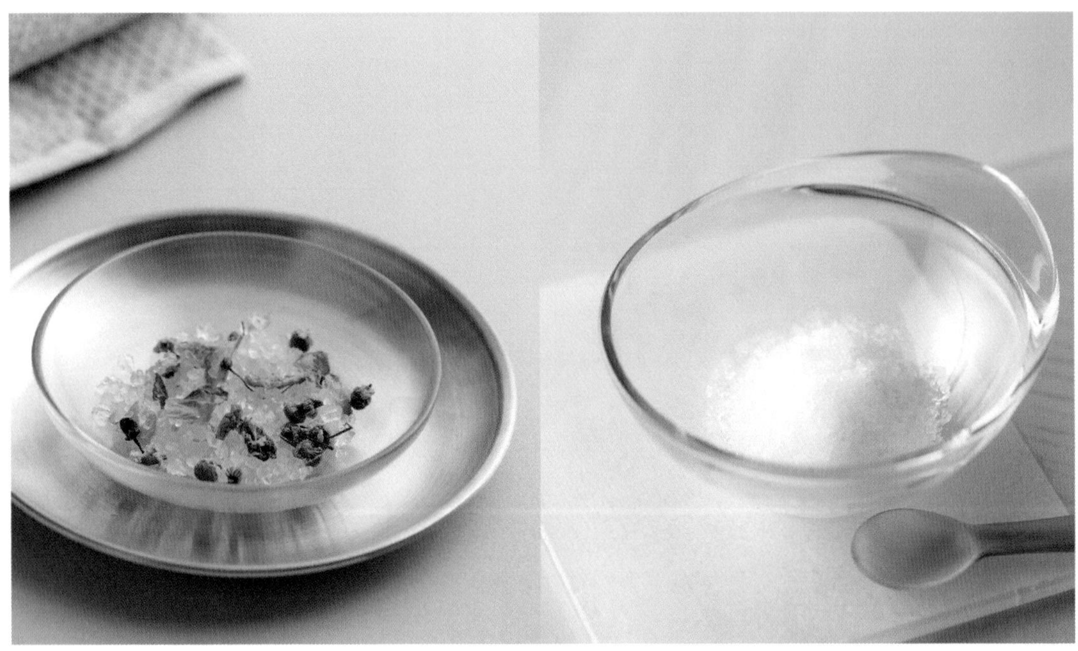

08. ぐっすりバスソルト

疲労した神経を解きほぐすクラリセージやリラックス作用の高い真正ラベンダーで、質の高い眠りに誘うバスソルト。花びらやドライハーブが湯船に浮いて、見た目も美しいバスに。

材料（作りやすい分量／約5回分）
クラリセージ精油　2滴
マンダリン精油　2滴
真正ラベンダー精油　1滴
無水エタノール　5mℓ
天然塩　大さじ5
ローズピンク（花びら）　適量
ジャーマンカモマイル（ドライハーブ）　適量
※湯にハーブが散るのが気になる場合は、不織布のお茶パックなどの袋に入れて使用しましょう。

09. ぽかぽかバスソルト

天然塩の発汗作用に加えて、もやっとした気持ちをパルマローザやオレンジ・スイートが晴れやかに、パチュリが筋肉疲労をほぐして、心と体をぽかぽかにしてくれます。p.113の①＋④の工程で作ったものを混ぜるだけ。

材料（1回分）
オレンジ・スイート精油　2滴
パチュリ精油　1滴
パルマローザ精油　2滴
無水エタノール　5mℓ
天然塩　大さじ1

道具

・ガラスビーカー 100mℓ
・計量スプーン
・竹串やガラス棒
・ビーカー（小）

PROCESS　※使用目安は約２カ月

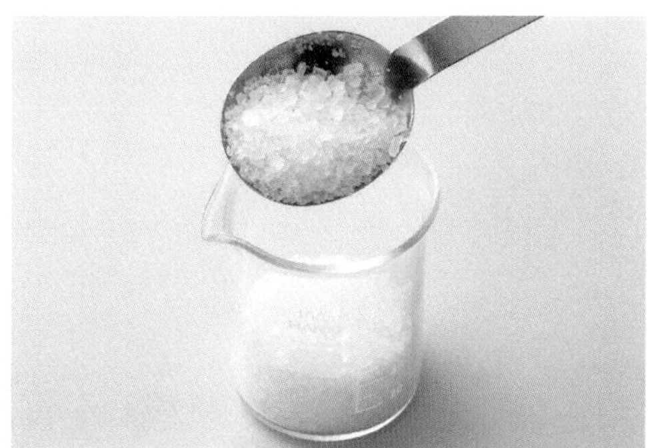

❶　ガラスビーカーに天然塩をはかって入れる。

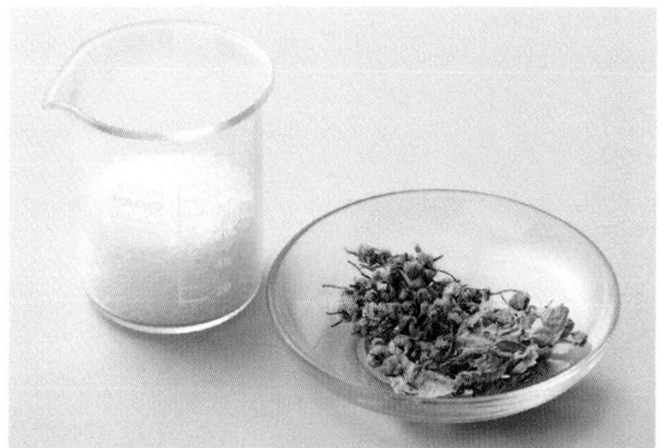

❷　天然塩に加えるハーブを用意する。

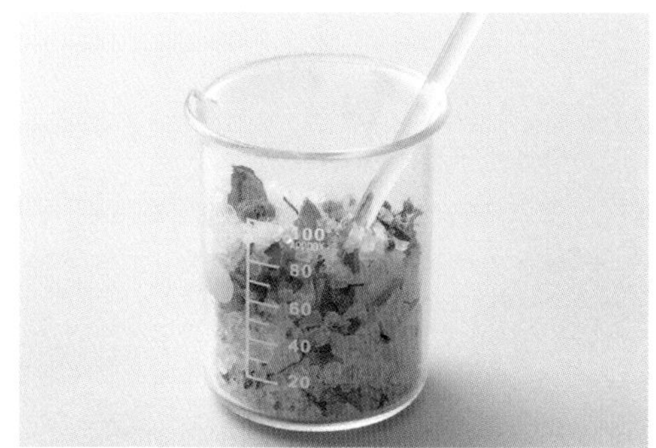

❸　①に②を加えてガラス棒で混ぜる。数回分をまとめて作れば、密閉容器に入れて約２カ月は保存できる。

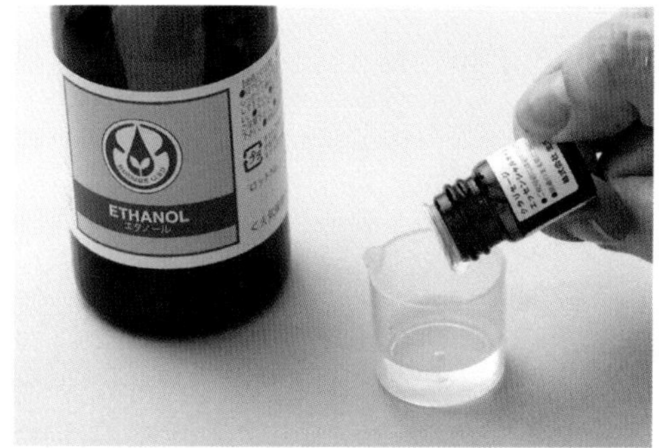

❹　ビーカー（小）で無水エタノールをはかり、各精油を加える。

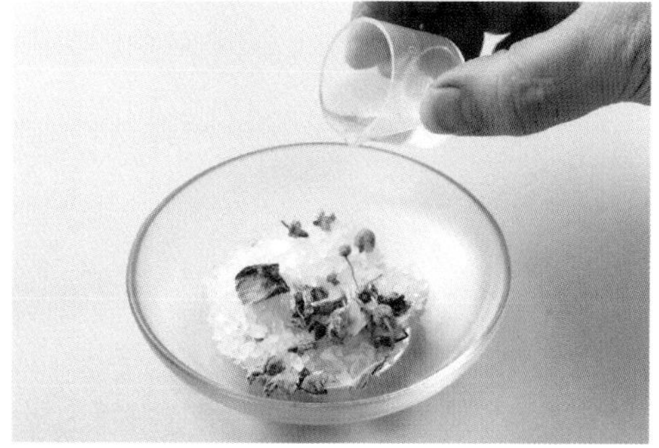

❺　使用する直前に③を大さじ１とり、④を加えてよく混ぜ、浴槽の湯に入れ、よく混ぜて入浴する。

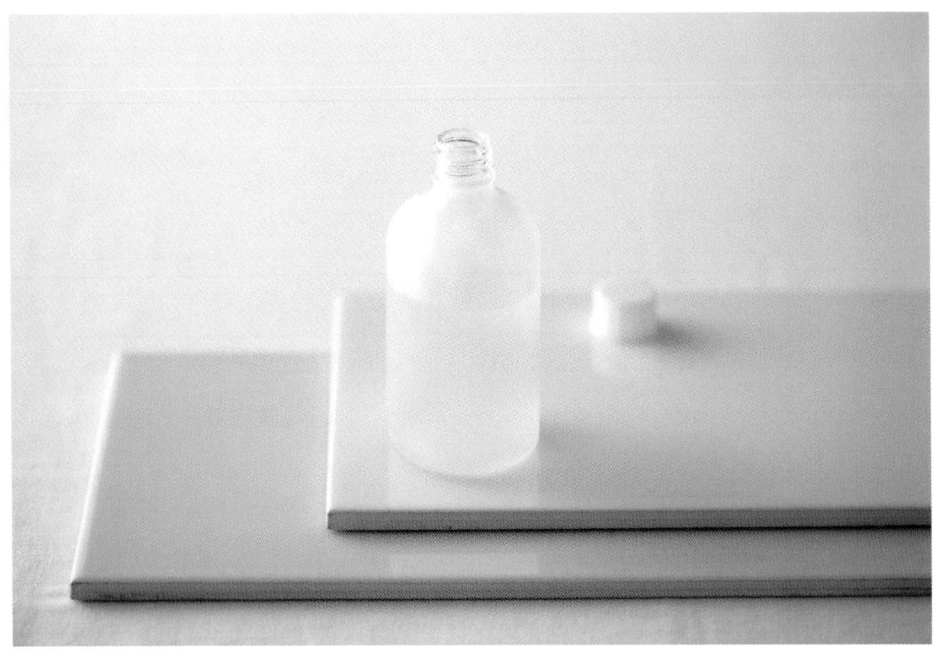

10. スキンローション～しっとりタイプ

カモミール・ローマンには、肌あれ、乾燥、ニキビなど肌の気になるトラブルをいたわる作用があります。

精油は水から分離するため、使用前にびんをよく振ってから使いましょう。

材料

カモミール・ローマン精油　3滴
無水エタノール　5mℓ
グリセリン　5mℓ
ローズウォーター　45mℓ
精製水　45mℓ

道具

- ガラスビーカー 100mℓ
- ガラスビーカー 50mℓ
- 計量スプーン
- 竹串やガラス棒
- 保存容器

PROCESS　※使用目安は1~2週間

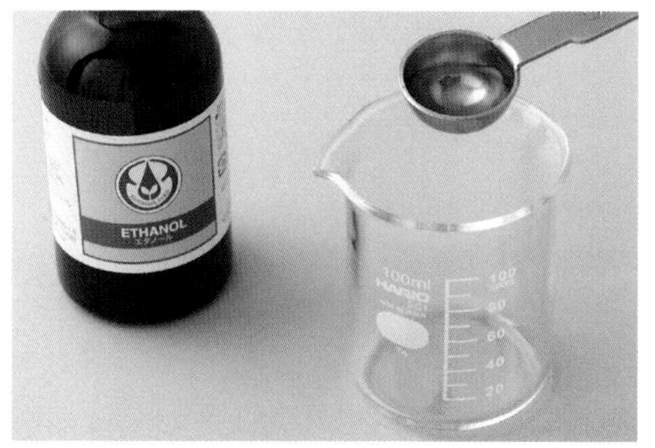

❶　ガラスビーカー100㎖に無水エタノールをはかって入れる。

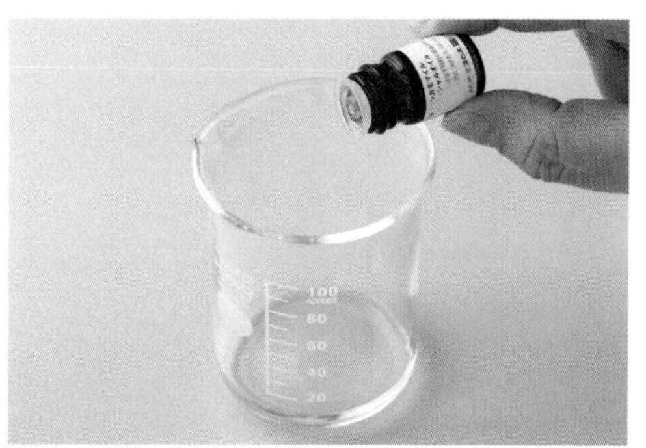

❷　①に精油を加え、ガラス棒で混ぜる。

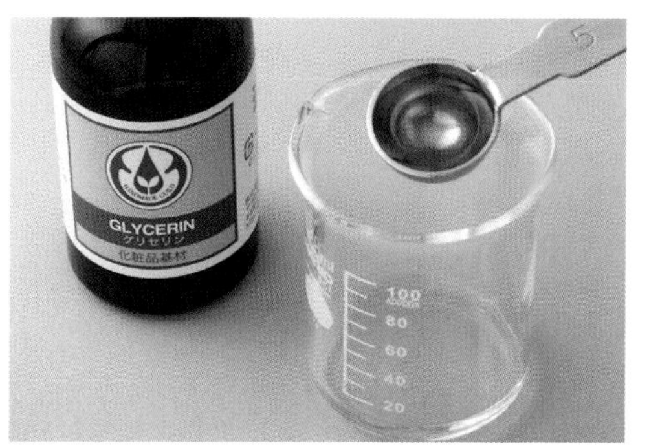

❸　②にグリセリンを加え、よく混ぜる。

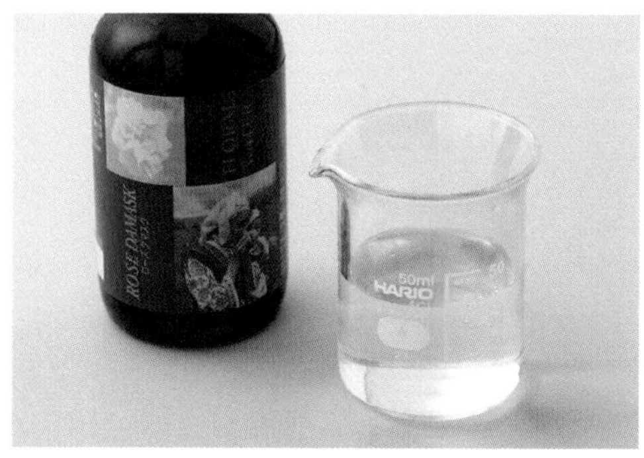

❹　ガラスビーカー50㎖でローズウォーターをはかり、③に加え、よく混ぜる。

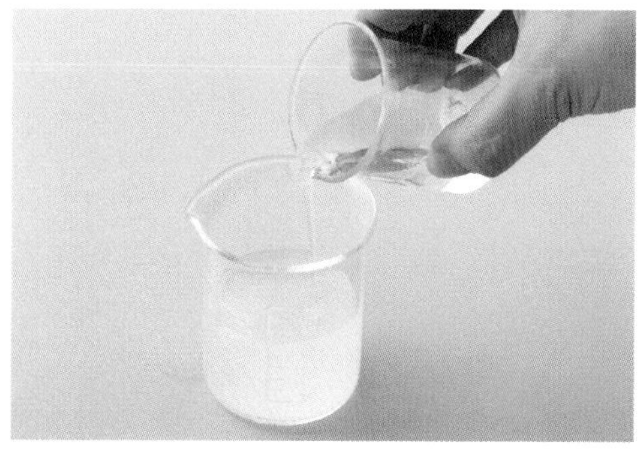

❺　ガラスビーカー50㎖で精製水をはかり、④に加え、よく混ぜる。

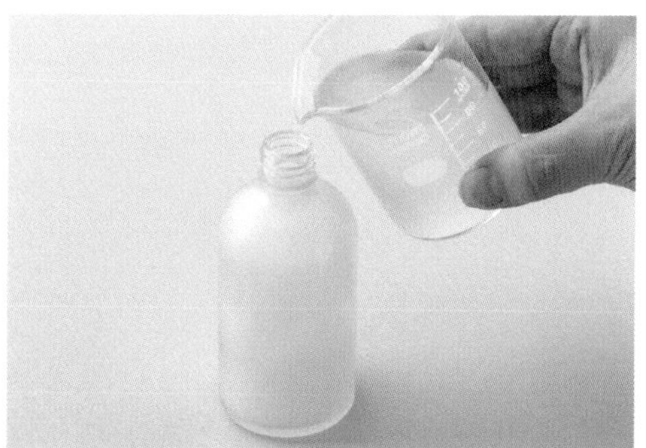

❻　保存容器に移す。

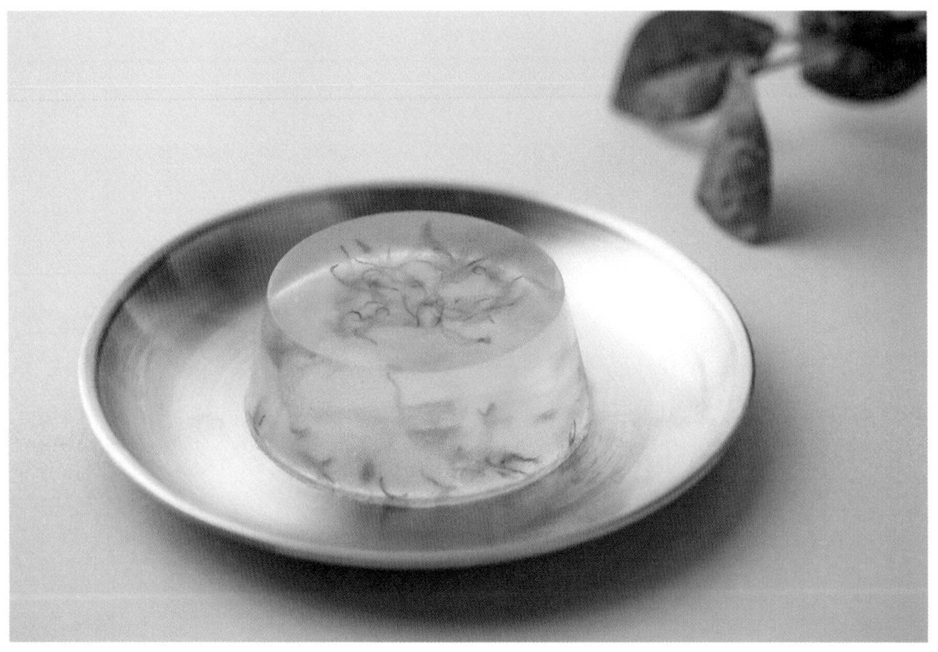

11. 石けん～マリーゴールドのハーブ入り

手やボディを洗うのにおすすめの手作り石けんです。洗面化粧台などに置いておくだけで柑橘がほんのり香り、マリーゴールドのハーブを入れると見た目も素敵に。

型は石けん用のものでなくてもよく、材質はシリコン製などでもよいですが、石けん専用として使いましょう。

材料（1 個分）
グレープフルーツ精油　14 滴
ジュニパーベリー精油　6 滴
ローズマリー・シネオール精油　10 滴
マリーゴールド（ハーブ）　適量
MP ソープ素地　100g

道具
・ナイフ、カッティングボード
・デジタルスケール
・耐熱容器
・プラスチックの型（130mℓ入るもの）
・竹串やガラス棒

PROCESS ※使用目安は約２カ月

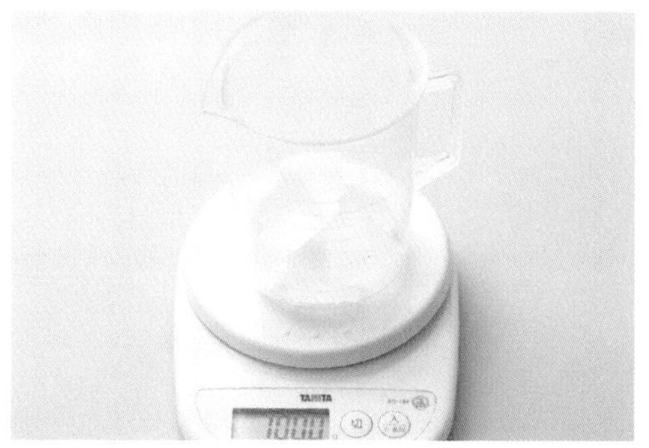

❶ MPソープ素地をはかり、溶けやすいようにナイフで小さくカットする。耐熱容器に入れる。

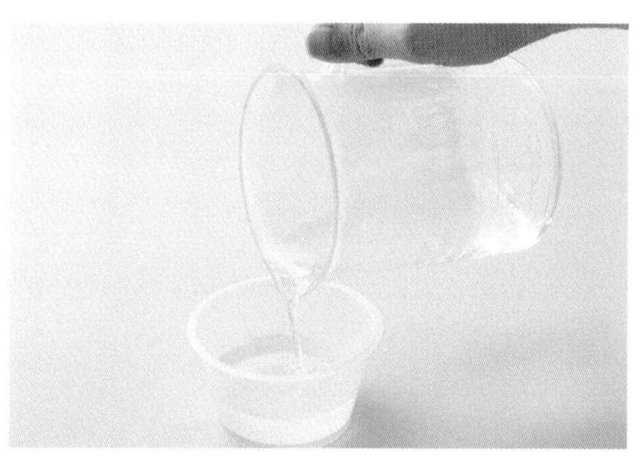

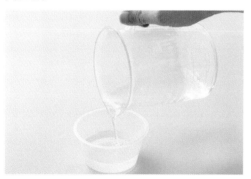

❷ 電子レンジ500Wで約20秒加熱（溶け残っているようなら10秒ずつ加熱する）。完全に溶けたらすぐに取り出し、型に流し込む。※溶解中は電子レンジから目を離さない。

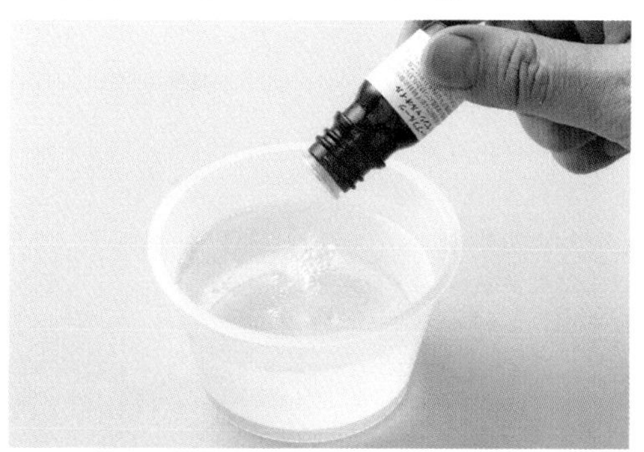

❸ あら熱がとれたら各精油を加える。

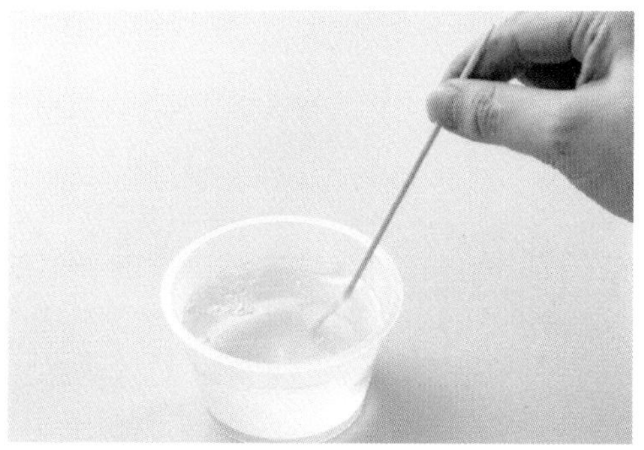

❹ 手早く竹串で混ぜる。

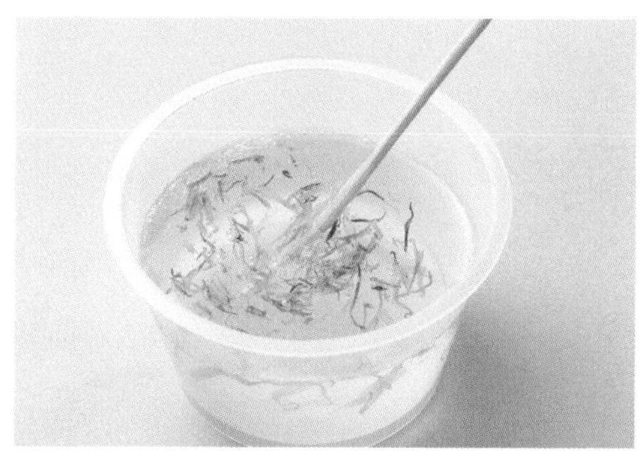

❺ ハーブを加えて、竹串で中に押し込む。

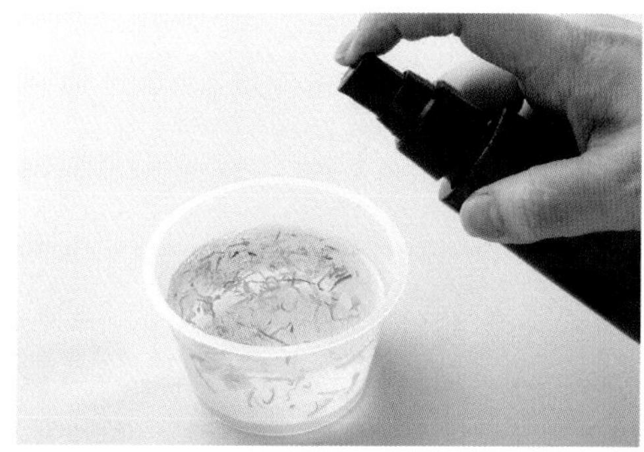

❻ 気泡が気になる場合はエタノール（分量外）を吹きかけて消す。１～２時間放置して完全に固め、型から取り出す。風通しのよいところで３～４日間程度乾燥させる。

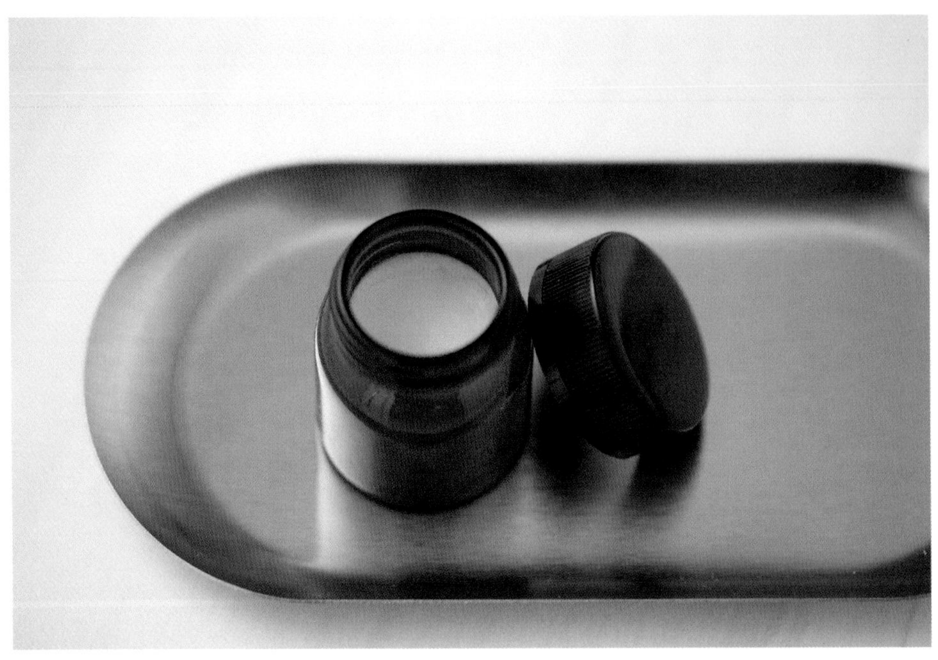

12. ハンドクリーム～しっとりタイプ

　皮膚の修復効果が高いイモーテルや、抗炎症、抗菌作用がある真正ラベンダーをブレンドして。シアバターを加えることで保湿性の高いハンドクリームに仕上がります。

材料
イモーテル精油　2滴
真正ラベンダー精油　4滴
ミツロウ　3 g
シアバター　2 g
ホホバオイル　25 g

道具
・ガラスビーカー 50㎖× 2個
・竹串やガラス棒
・デジタルスケール
・クリーム容器
・ＩＨヒーター
・耐熱バット

PROCESS　※使用目安は約２カ月

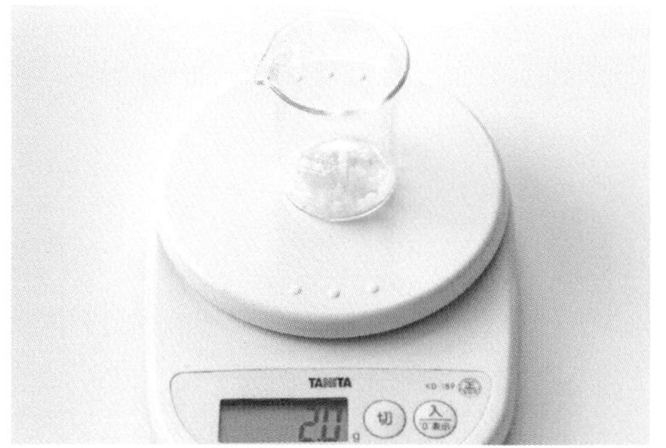

❶　シアバター、ミツロウをそれぞれガラスビーカーではかる。

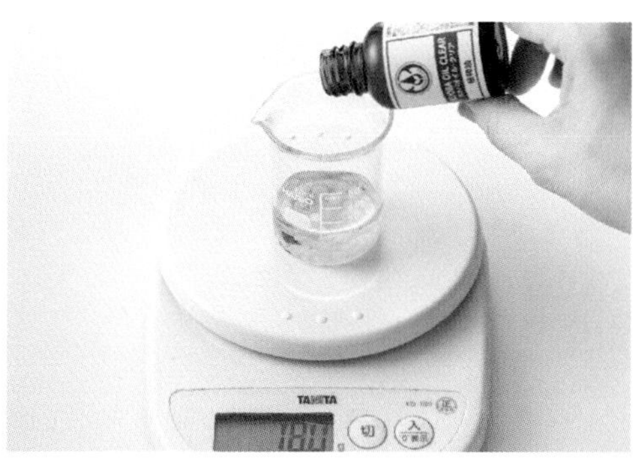

❷　ホホバオイルを別のガラスビーカーではかる。

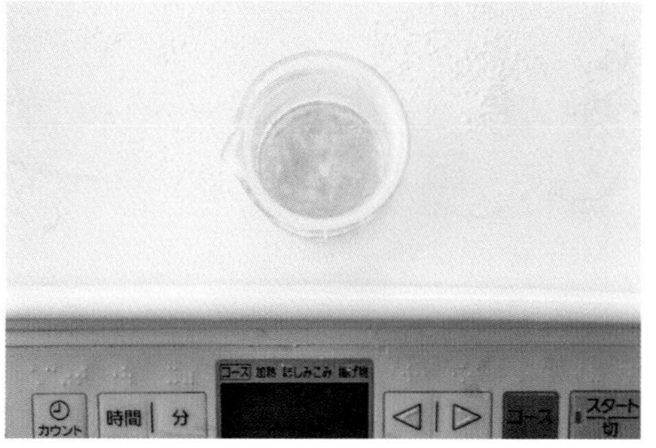

❸　②に①をそれぞれ加える。耐熱バットに湯を張り、IHヒーターで溶かす。シアバター、ミツロウが溶けてきたら竹串で混ぜ、完全に溶かす。

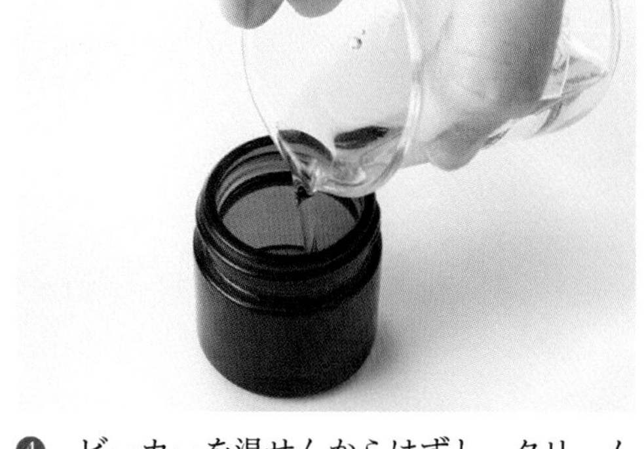

❹　ビーカーを湯せんからはずし、クリーム容器に入れる。

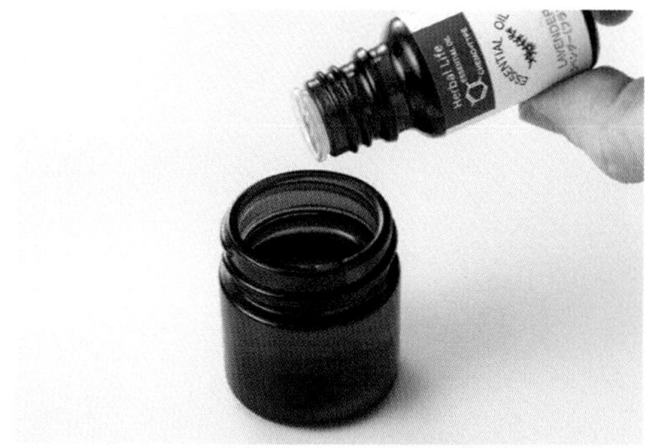

❺　竹串でかき混ぜながら冷まし、あら熱がとれたら各精油を加える。

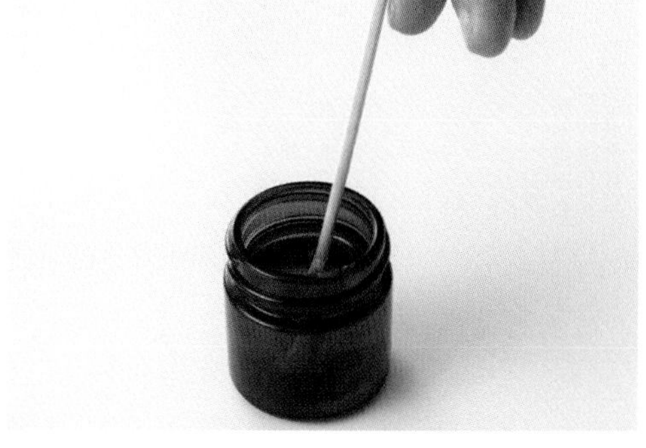

❻　竹串でよく混ぜ、固まるまで１時間程度置いておく。

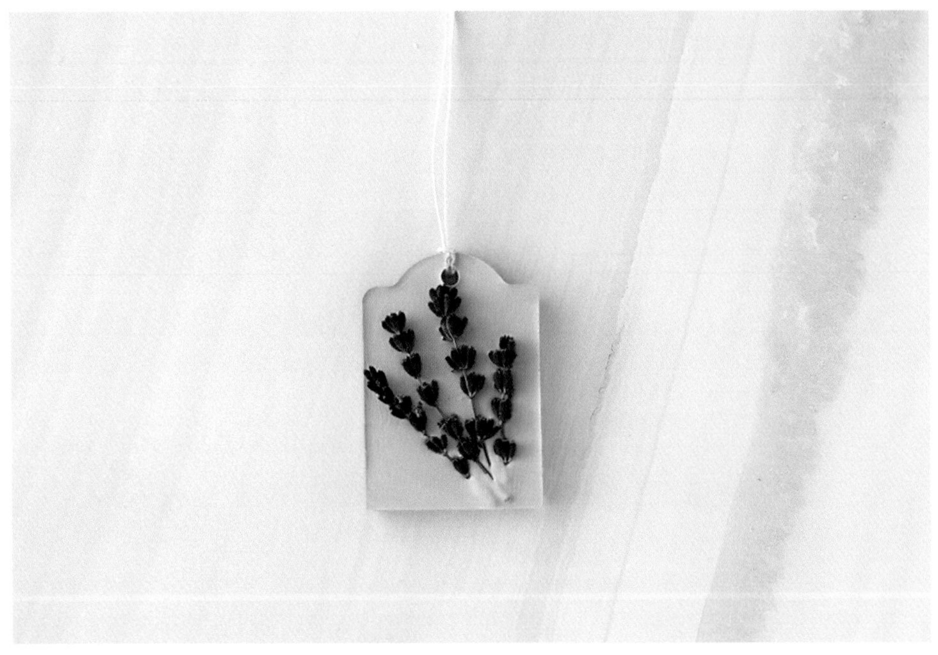

13. アロマストーン〜心鎮める真正ラベンダーの香り

石膏パウダー、水、精油を混ぜて固めるだけ。加熱いらずなのでとても簡単に作れます。香りが減ってきたら精油をたらして使い続けることができるのも魅力です。

材料
真正ラベンダー精油　10 滴
石膏パウダー　55g
クチナシ色素（青）　ミクロスパーテル約 5 杯
ラベンダードライハーブ　適量
水　20mℓ

道具
・アロマストーン用シリコン型
・プラスチックカップ
・ミクロスパーテル
・スプーン（使い捨てのもの）
・デジタルスケール
・ガラスビーカー 50mℓ

PROCESS　※使用目安は約２カ月

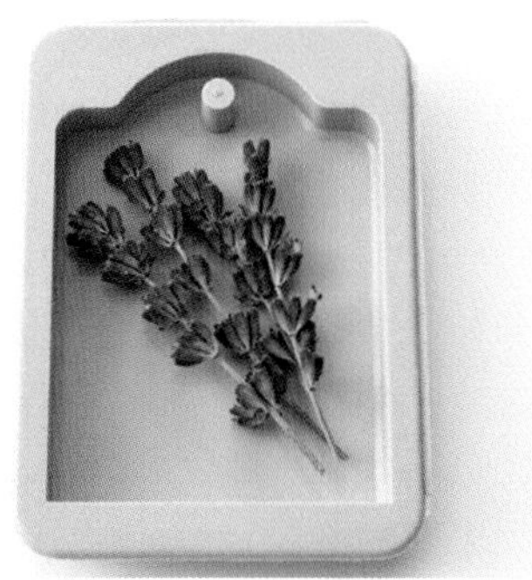

❶　あらかじめドライハーブの配置を考えておく。

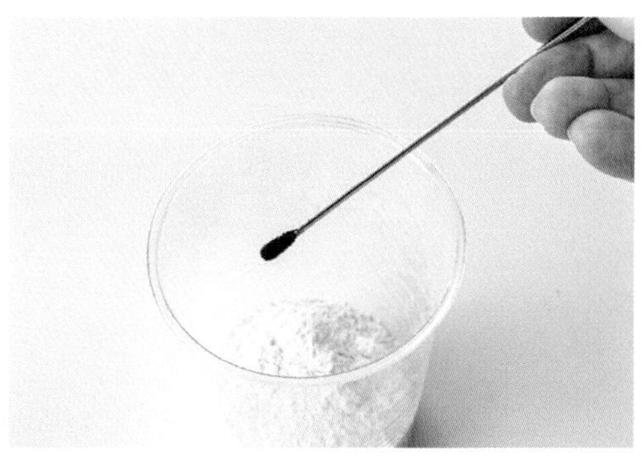

❷　プラスチックカップに、石膏パウダーをはかって入れ、クチナシ色素を加えて、スプーンでしっかり混ぜる。

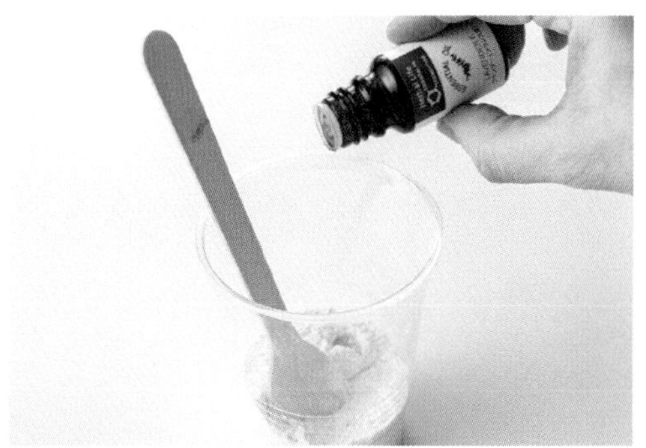

❸　精油を加えてさらに混ぜる。

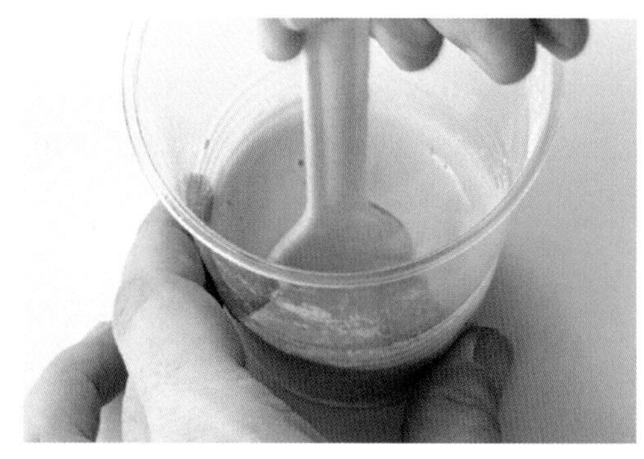

❹　水を加えて、30 秒静かに置いておく。その後、３分程度、一定の方向に混ぜ続ける。混ぜすぎるとかたくなりすぎるので注意。

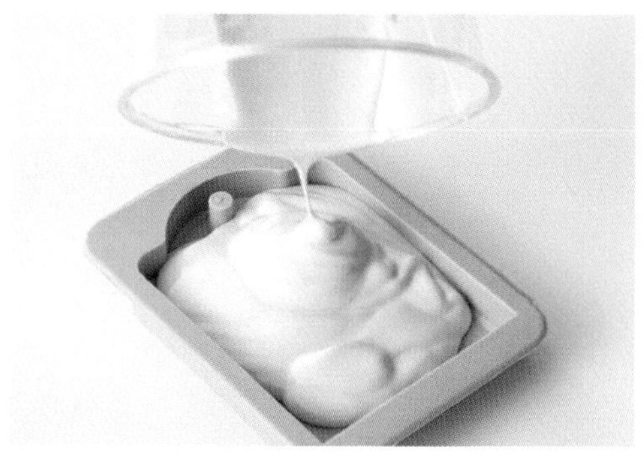

❺　溶けきったアイスクリームくらいのかたさになったら型へ流し込む。気泡ができたら型を軽く持ち、テーブルにトントンと落とす。

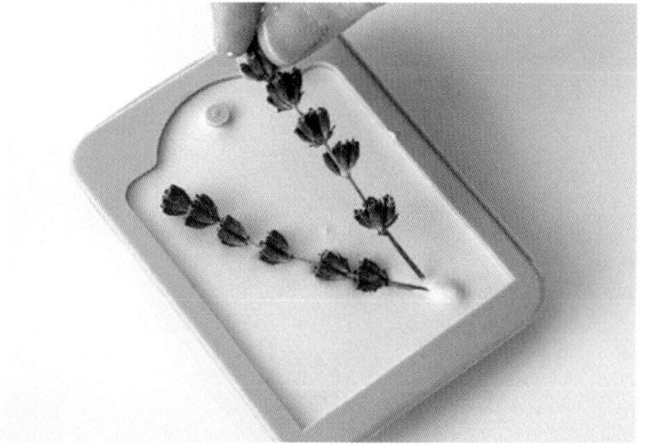

❻　ラベンダーのハーブを全体的に石膏にふれさせて飾りつける。固まったら取り出す。

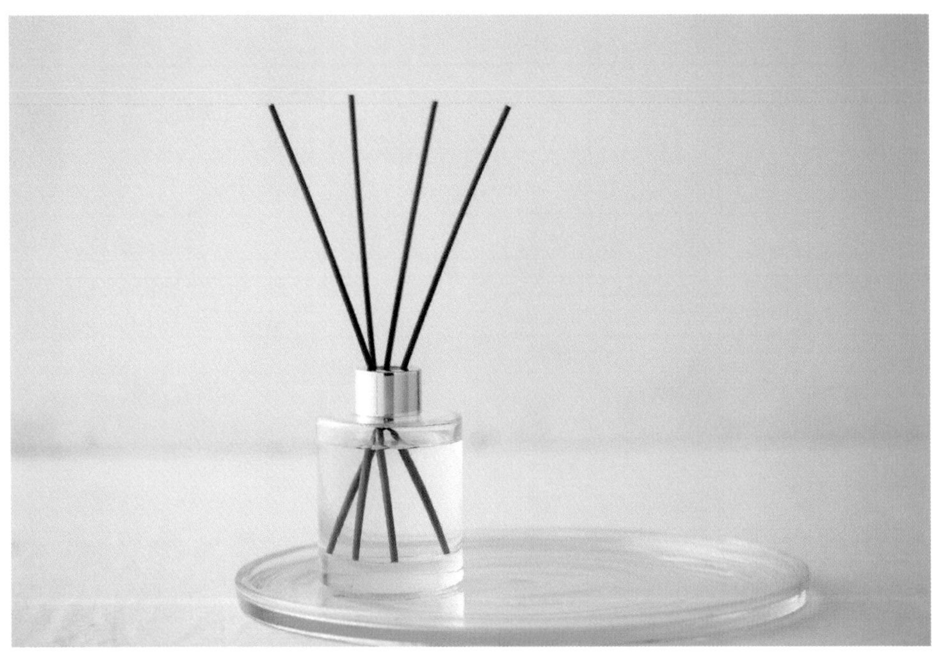

14. リードディフューザー～森林浴の香り

リードディフューザーを用いた芳香浴を。森林浴を思わせるモミに、心を鎮める真正ラベンダーや柑橘精油のブレンドが、ほのかな甘さ。グリセリンは香りを保留するために加えます。

※火気厳禁なので火気の付近は避けて使用、保管してください。高温多湿、直射日光も避け、必ず立てた状態で保管を。小さな子どもやペットの手の届くところでは使用、保管をしないでください。ペットのいる部屋、特にケージやカゴ内で飼育している小動物のいる近くには設置しないこと。香料が手についた場合はよく洗い流し、目に入った場合は、流水でよく洗い流してください。症状のある場合は医師の判断を仰いでください。使用目安期間は約２カ月ですが、設置環境（温度、湿度、季節など）により揮発速度が異なります。

材料

モミ精油　20 滴
ラベンダー精油　20 滴
ベルガモット精油　10 滴
オレンジ・スイート精油　10 滴
無水エタノール　60mℓ（半分ずつ2回に分けて加える）
グリセリン　6mℓ

道具

・ガラスビーカー 100mℓ
・ガラスビーカー 50mℓ
・ガラス棒
・プラスチックビーカー 20mℓ
・ディフューザー容器とリード

PROCESS　※使用目安は約2カ月

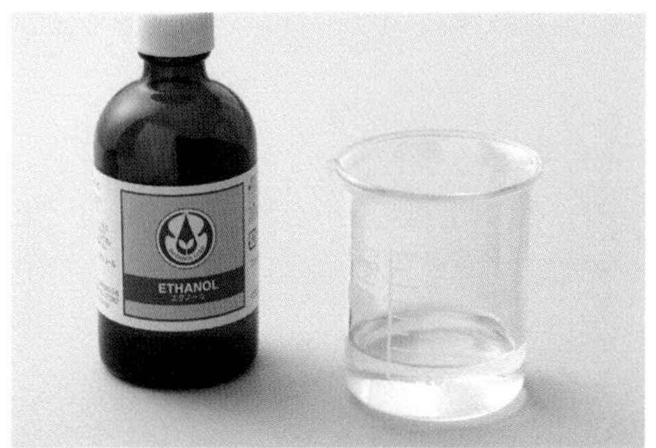

❶　ガラスビーカー100mℓに無水エタノール30mℓをはかる。

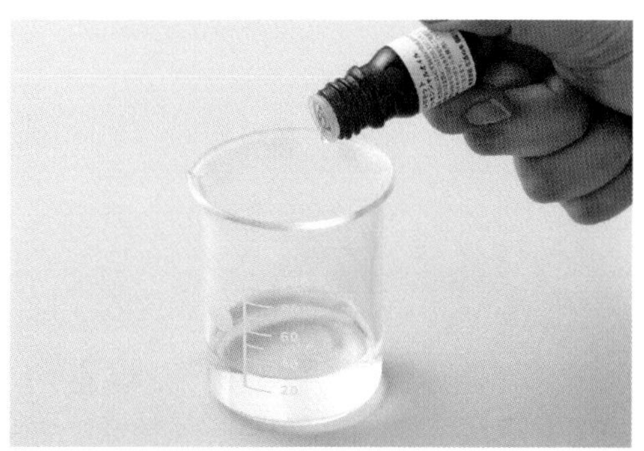

❷　①に各精油を加えて、ガラス棒で混ぜる。

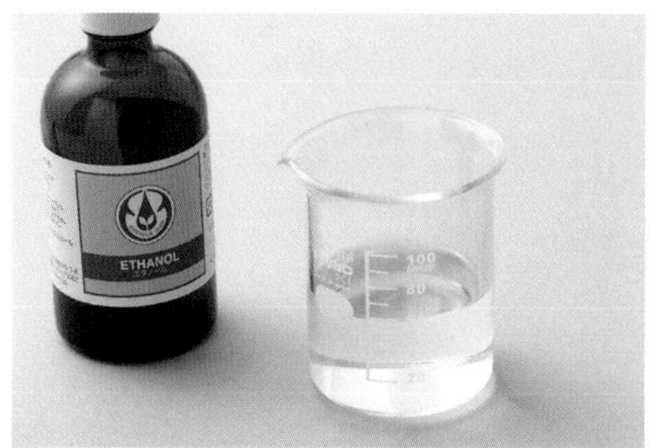

❸　ガラスビーカー50mℓでエタノール30mℓをはかり、②に加えて、ガラス棒で混ぜる。

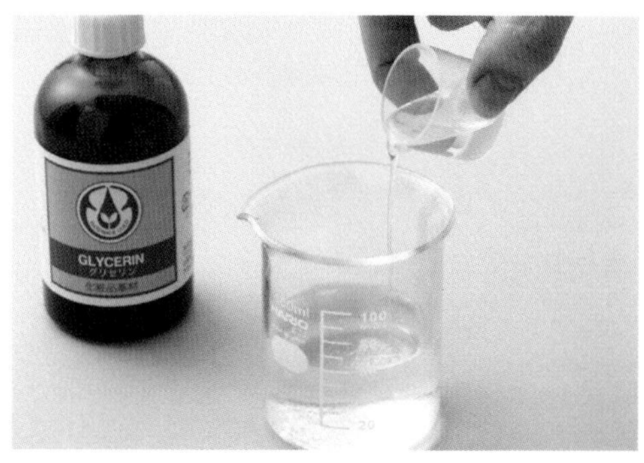

❹　グリセリンをプラスチックビーカーではかり、③に加える。

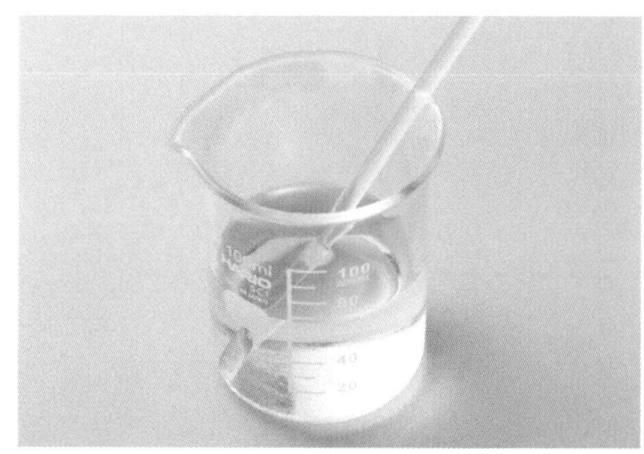

❺　ガラス棒で混ぜる。

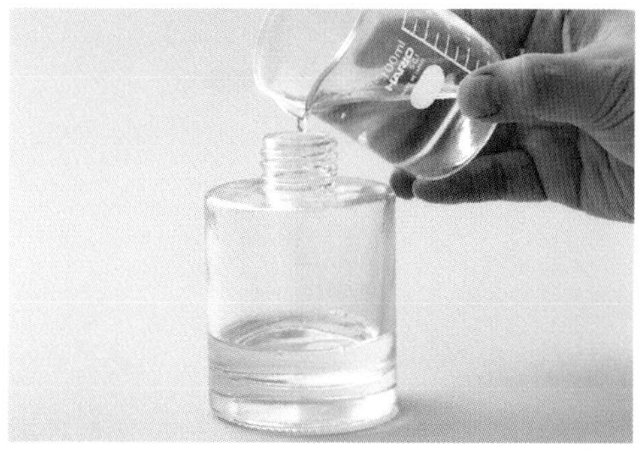

❻　容器に移して、リードをさす。

15. 練香～気分を高める香り

グレープフルーツやゼラニウムで、気分の落ち込みをクリアに導く固形の香料です。耳の後ろや手首などに軽くなじませて香りを楽しみます。

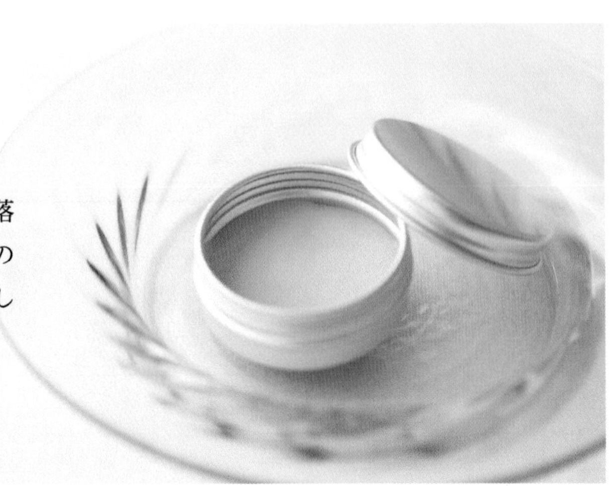

材料

グレープフルーツ精油　1滴
ゼラニウム精油　1滴
ミツロウ　1g
ホホバオイル　7g

道具

・ガラスビーカー 50mℓ
・ＩＨヒーターなど湯せん器具
・保存容器
・竹串やガラス棒
・デジタルスケール

PROCESS　※使用目安は約２カ月

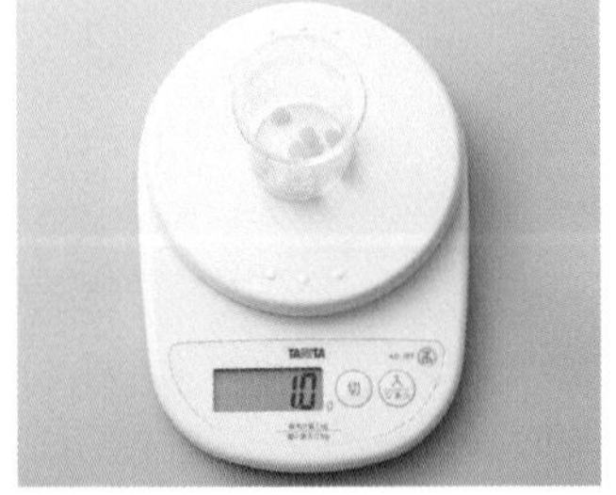

❶　ミツロウをガラスビーカーに入れ、デジタルスケールではかる。

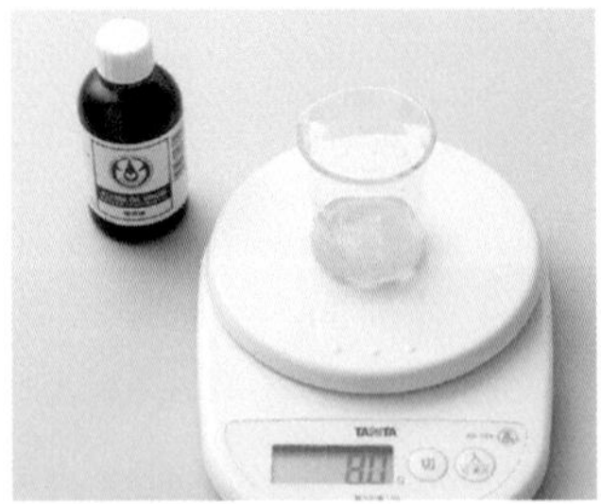

❷　①にホホバオイルを加えて計量する。

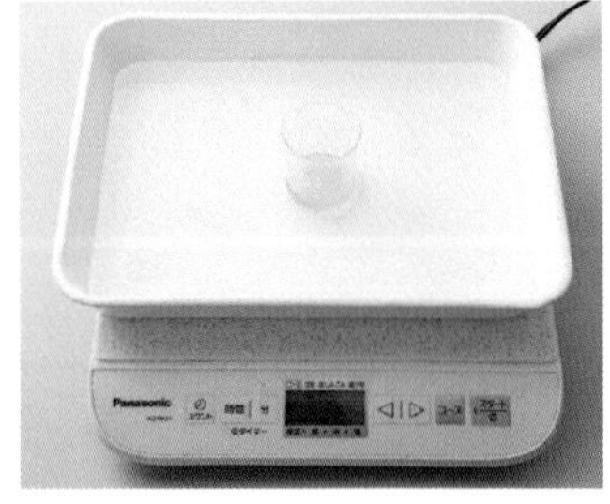

❸　ガラスビーカーごと湯せんして溶かす。ミツロウが溶けてきたら、竹串で混ぜ、完全に溶かす。

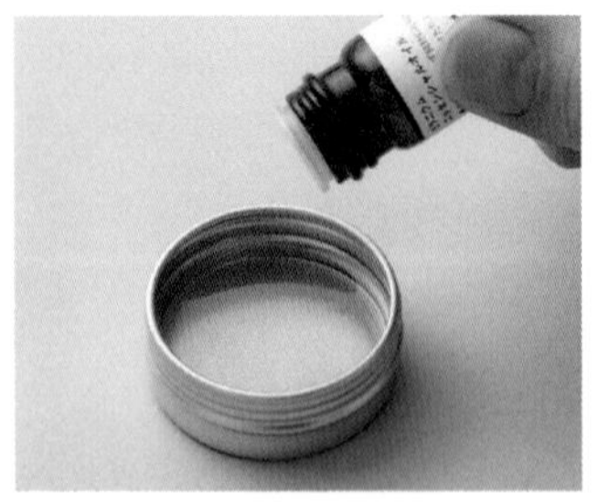

❹　容器に③を入れ、あら熱がとれたら各精油を加えて、竹串でよく混ぜる。1時間程度おいて、冷めて固まれば完成。

アロマクラフトと「化粧品」のルール

アロマクラフトの中には「化粧品」の分類となるものがあります。
取り扱いに注意が必要なのでQ&Aで確認しておきましょう。

Q: 作ったハンドクリームを友だちにプレゼントしてもいいですか？

A: ハンドクリームは「化粧品」。ごく親しい相手に説明つきで渡して

ハンドクリームやローションなどは、法律（「医薬品医療機器等法」）によって「化粧品」に分類されています。手作りのハンドクリームは自分で使用するためのもので、販売や授与はできないことが法律で定められています。家族やごく親しい人であればプレゼントしてもかまいませんが、その場合、手作りであること、使用した材料などを十分に説明し、理解・納得してもらい、自己責任で使ってもらってください。

Q: 手作り石けんを結婚式で配ってもよいですか？

A: 石けんは「化粧品」。NGです

石けんも化粧品の分類です。「無許可で製造して授与することは禁止」、すなわち、許可を得ずに個人で作ったものはプレゼントしてはいけない、ということになっています。多数の人に配るのは控えましょう。

Q: 手作り化粧品を販売してもよいですか？

A: ネットでも実店舗でも許可なき販売はNGです

個人でさまざまなものを販売できる時代ですが、手作り化粧品の販売には許可が必要。バザーやフリーマーケット、インターネット上での売買も含まれます。無償でも同様です。

Q: 販売許可はどうやってとればよいですか？

A: 都道府県の薬務課に製造販売業の許可を得ることが必要

製造販売の許可を申請するには、責任技術者、設備、申請書などをそろえて提出し、訪問審査などを受けて許可を取得します。詳細は都道府県ごとに多少異なるのと、基準は改訂されることもあるため、自分で作った石けんや化粧品の販売をしたい場合は、製造を行う場所の自治体の薬務課に相談を。

Q: 抗菌作用がある精油を「風邪が治る」として販売してもよいですか？

A: 治療効果をうたって販売することはNGです

治療効果をうたえるのは医薬品として許可を得たもののみです。また肌に対してのスキンケア効果をうたえるのは化粧品として許可を受けたもののみです。医薬品でも化粧品でもない精油の効果効能を提示して販売することは法律に違反します。店頭で口頭で説明することも厳密には違反です。

世界アロマテラピー紀行 2

私のアロマテラピーの源を訪ねる旅は世界 30 カ国以上にわたります。
いまでは訪れることが難しい土地や、風景が変わってしまった土地も。
貴重な記録となりました。タイムトラベルを楽しんでください。

History 01

ドイツ／ベルガモットが紡ぐオー・デ・コロンの起源
ケルンの水

イタリアで生まれたベルガモット精油は、ドイツでオー・デ・コロン「ケルンの水」の原料として脚光を浴びることになります。18 世紀初頭、ドイツの商業都市ケルンに、イタリアから移住してきた調香師のヨハン・マリア・ファリーナは、イタリアで流行していたさわやかな香り「アクア・ミラビリス（驚異の水）」の再現に着手。彼が調香した香りは社交界の人気を博し、大成功を収めます。やがて「ケルニッシュ・ヴァッサー（ドイツ語でケルンの水）」、さらには「オー・デ・コロン（水＝ Eau、ケルン＝ Cologne）」として世界中に広まることに。まずは、イタリアのベルガモット栽培農家に足を運びました。（2010 年 1 月取材）

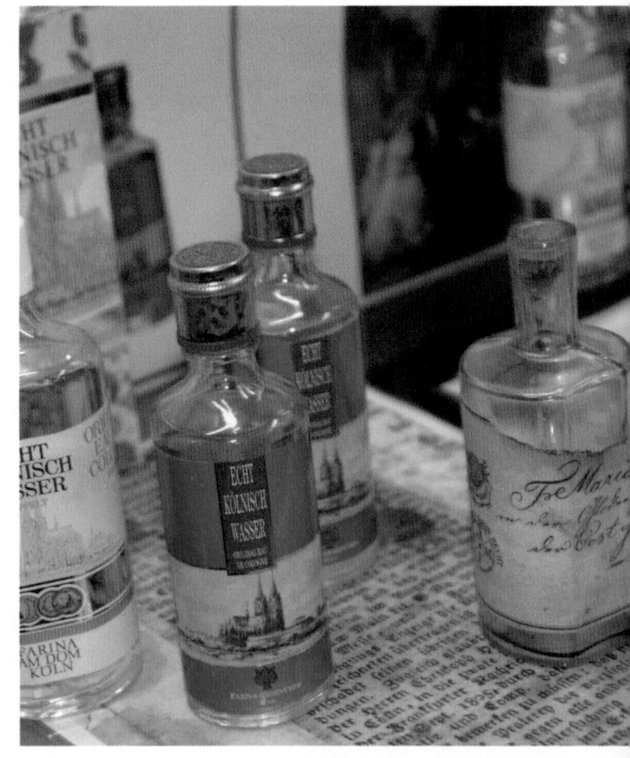

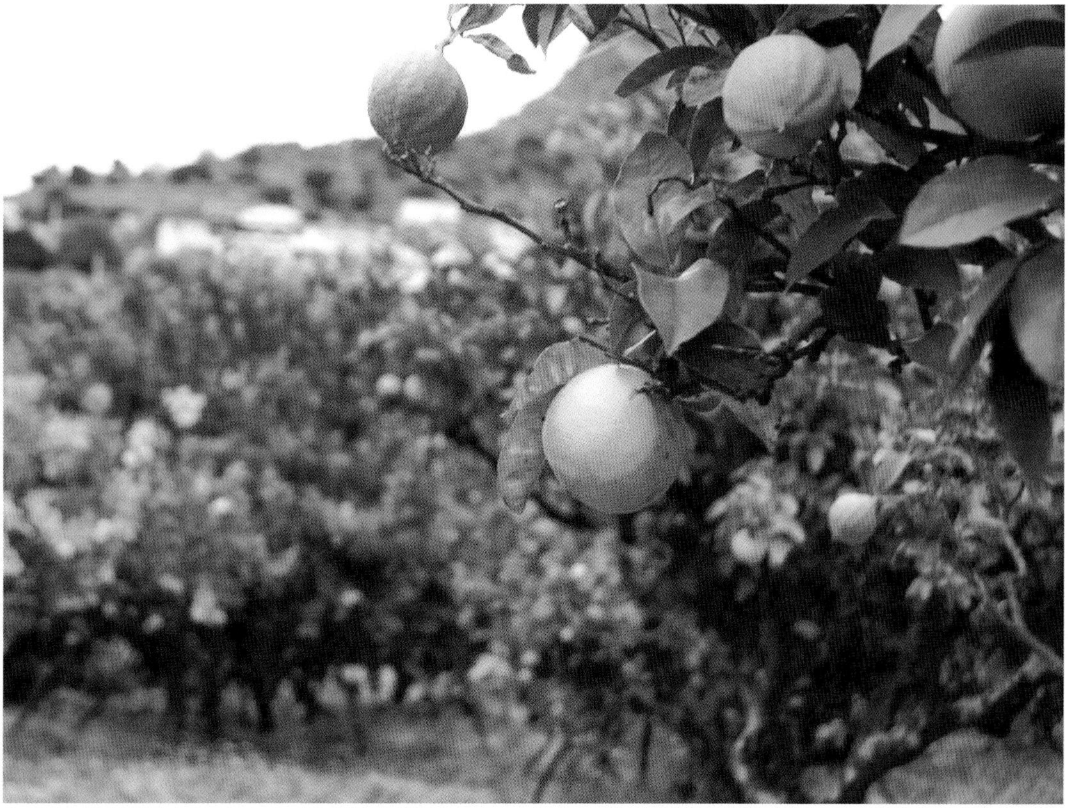

ベルガモットの果実が色づき始めるのは11月。収穫は例年11月下旬から2月上旬まで。

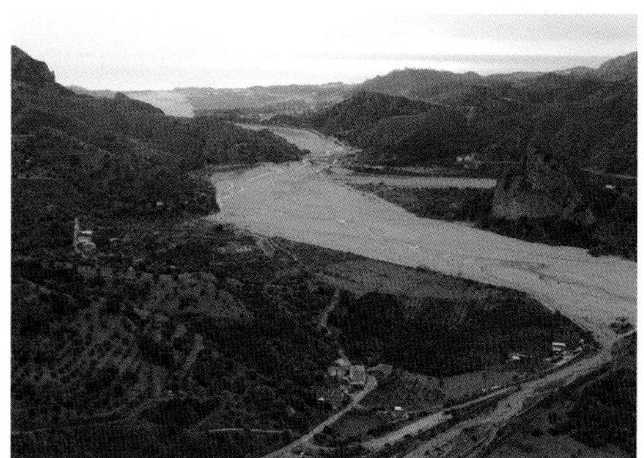

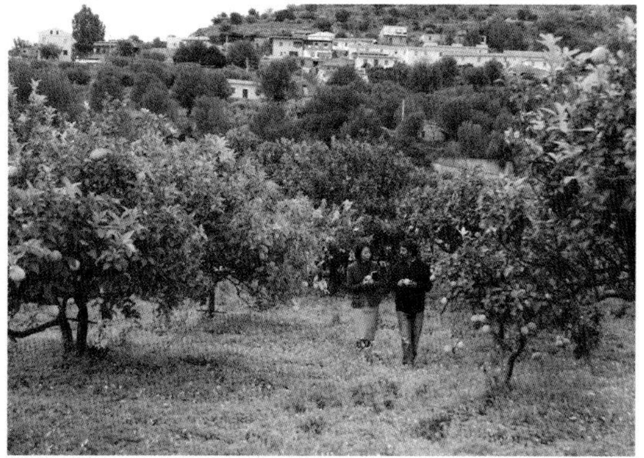

イタリア半島先端の町、カラブリア州レッジョ・デ・カラブリアでは、世界のベルガモット精油の90%を生産。対岸にシチリア島を望み、ベルガモットの産地として選ばれし土地です。昼夜の温度差は少なく、真冬でも平均10～15℃、真夏でも32℃前後という気候は、寒さ、暑さに弱いベルガモットにとって適した生育環境のようです。

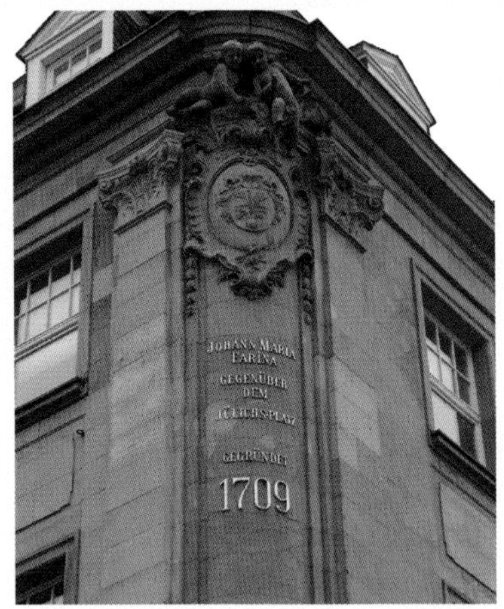

ファリーナの工房、「ファリーナ・ハウス」は第２次世界大戦後に再建され、現在も同じ場所に残ります。ナポレオンやゲーテも「ケルンの水」の香りを求め、ここを訪れたそうです。

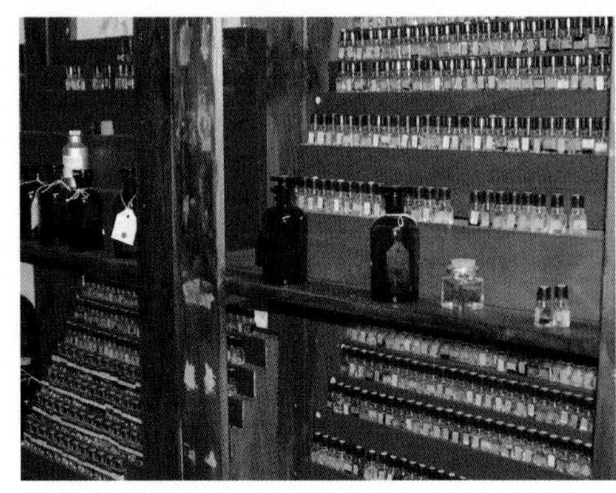

エッセンスルーム。ここには世界中から集めた原料をストック。

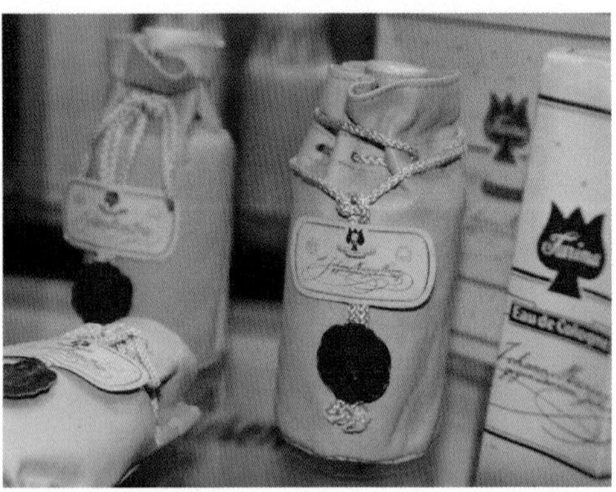

いまもなお、伝統の香りを受け継ぎ、作り続けているファリーナ家。当時のオー・デ・コロンのレプリカを商品化。チューリップがトレードマーク。

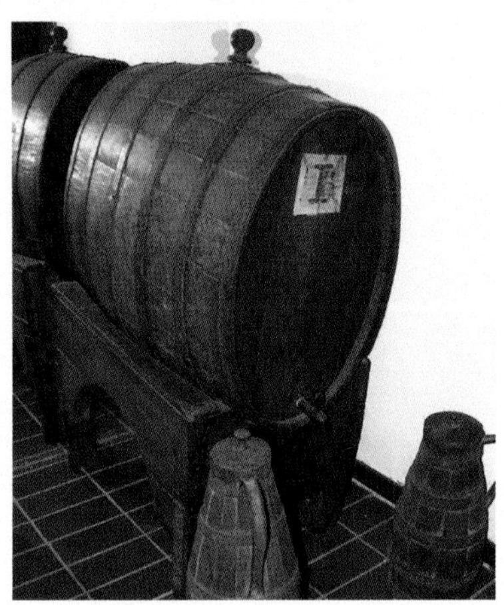

「オー・デ・コロン（ケルンの水）」をストックしていた、レバノン杉製の樽。調香したコロンはこの樽の中で２年間寝かせたのち完成となります。

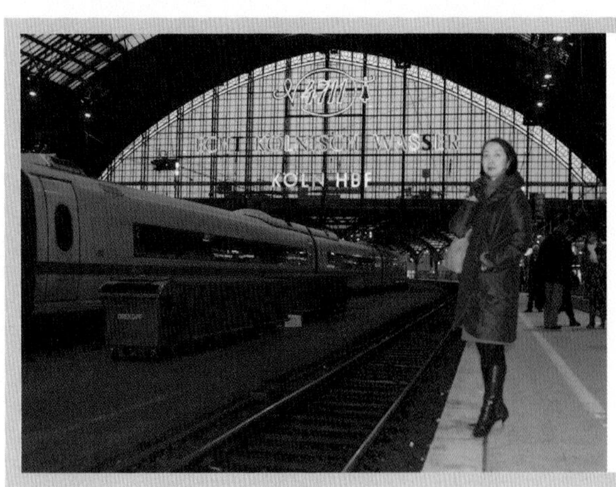

もうひとつの老舗
「4711 オー・デ・コロン」

ドイツ・ケルン中央駅に降り立つと「4711」という電飾広告が目に入ってきます（2010年1月取材時）。これは､ファリーナ家と並ぶ老舗｢4711オー・デ・コロン」のもの。創業者が1792年、修道士からアクア・ミラビリスの処方を教わり、それをもとにオリジナルのコロンを製造。すでにオー・デ・コロンが一般名化されたのちのことです。当時、ドイツ・ケルン市グロッケン通り4711番に建物があったことが名前の由来です。

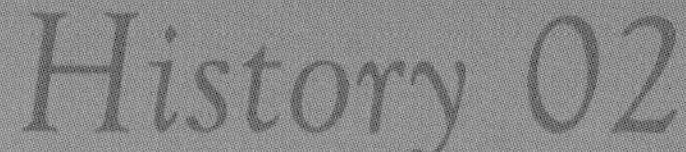

エジプト・オマーン／古(いにしえ)から人々を魅了する神聖な香り、乳香

アロマテラピーのルーツは、エジプト、メソポタミアの古代文明にさかのぼります。神殿では香がたかれ、儀式に欠かせないものだったといわれています。その薫香のひとつが乳香です。一方、乳香にまつわる伝説をもち、現在も乳香の産地として名高いのが中東の国オマーン。旧約聖書には、シバの女王がソロモン王に謁見し、彼女が投げかける難問すべてに答えた王に乳香を大量に贈ったという記述があります。シバの女王が実在したかどうかは定かではありませんが、現在のオマーン南部のドファール地方がシバ王国の支配下で、乳香が高貴な香りとして珍重されていたことを物語る遺跡はあちらこちらにあります。

(2007年11月取材)

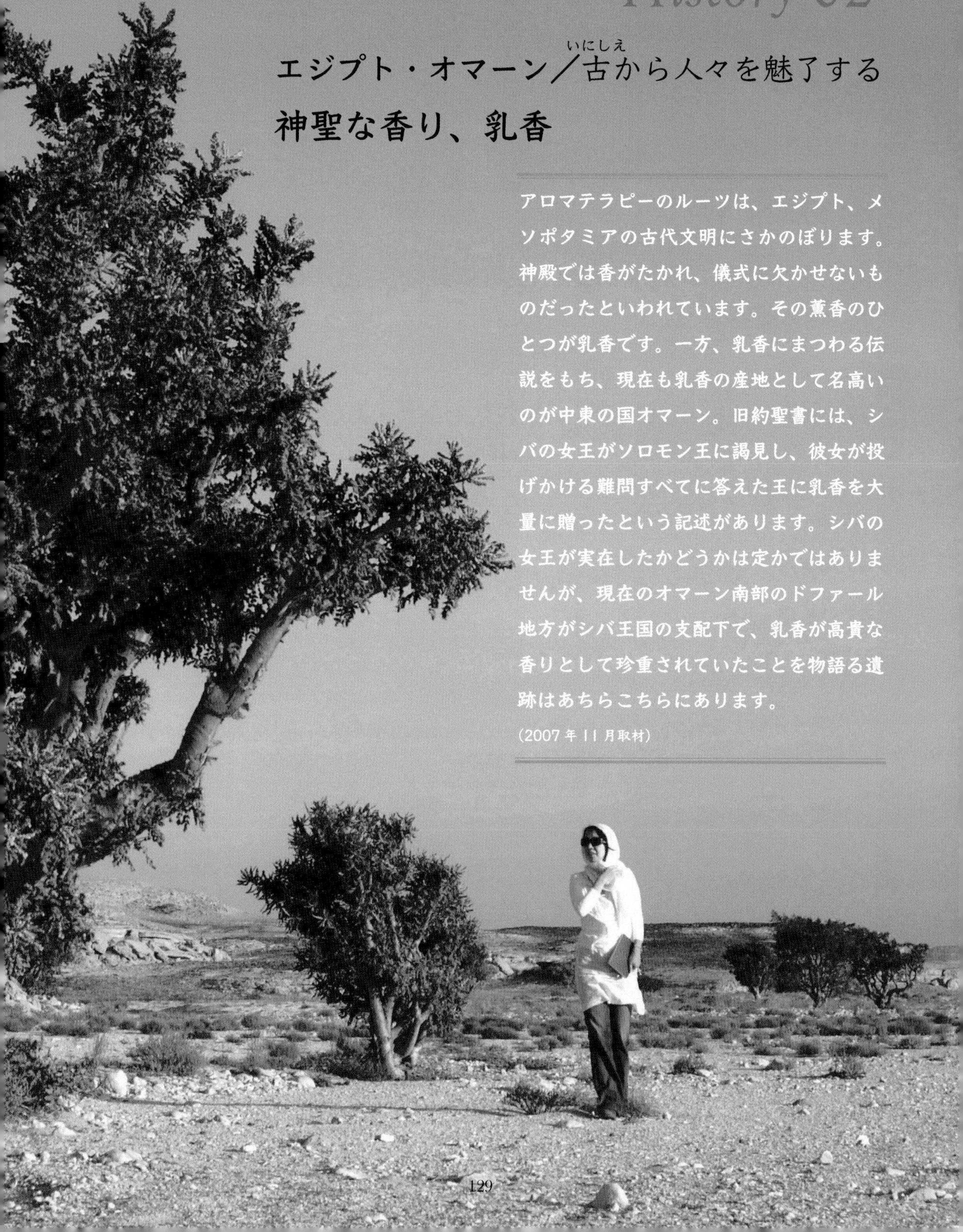

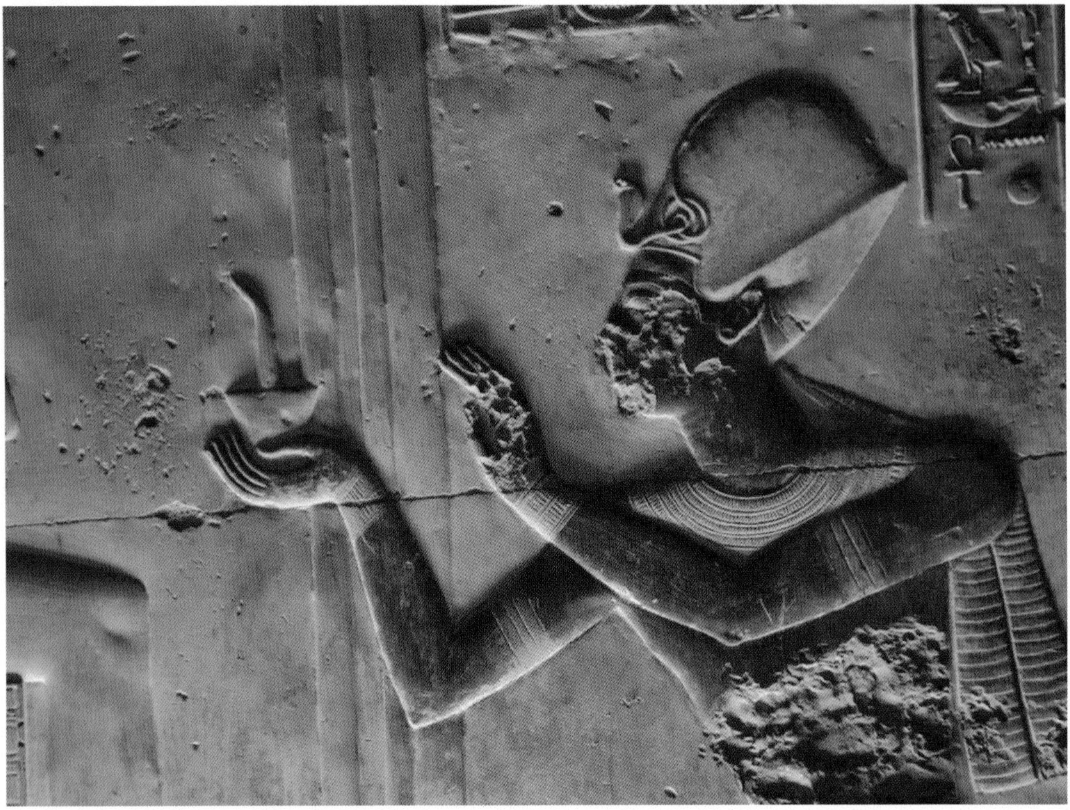

古代エジプトの遺跡に残るさまざまなレリーフや壁画には、焚香を捧げる姿が。体を起こしたヘビのように見えるのが香煙。香りは神と交信するための手段であり、たく人の身を清めて神格化するものだったといわれます。

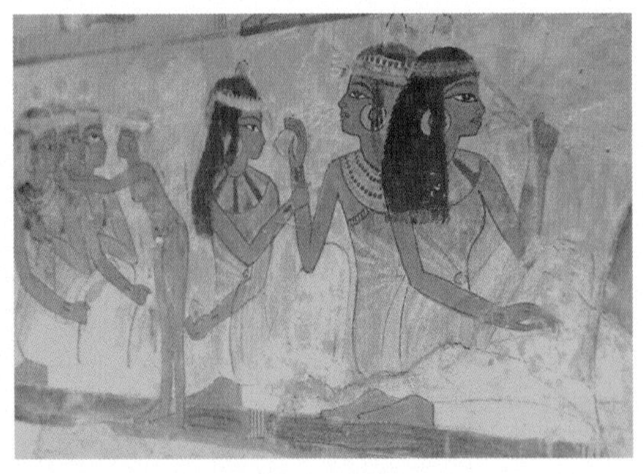

古代エジプトの宴の様子。ロータスの香りをかいだり、頭上に香りの油脂をのせたりと、香りは宴会に欠かせないものだったそう。また、エジプト人にとって香りは神と同等の存在であると同時に華やかで魅惑的なもの。芳香剤「キフィ」や「ティリアック」と呼ばれる軟膏は、ワイン、ハチミツ、樹脂などを主成分とし、薫香のように香ったり、解毒剤として使われたりもしました。

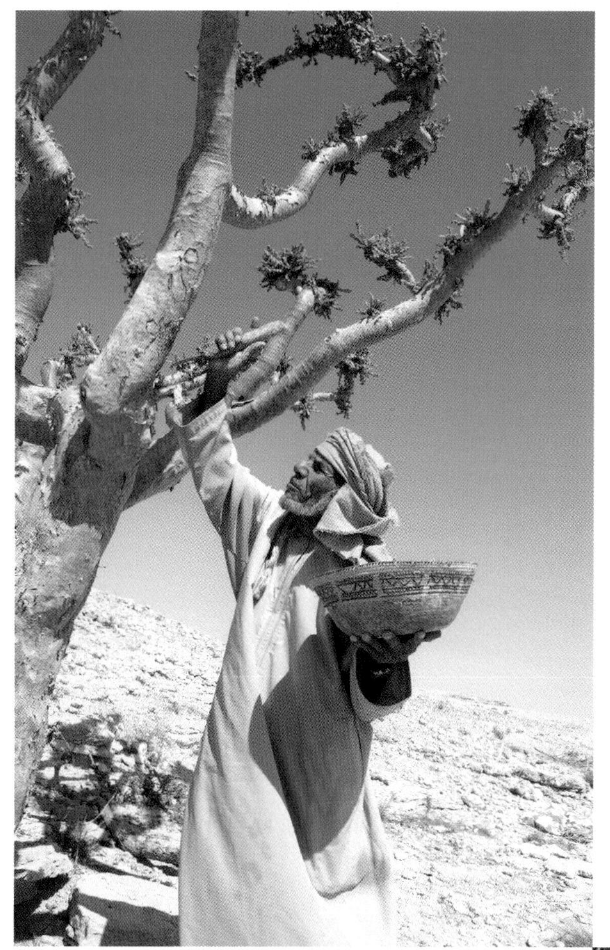

中東オマーン南部、サラーラの町の北に広がる「乳香の谷」。ここに生育する乳香の木々は国の所有物。管理はこの土地を代々守ってきた「ベドウィン」と呼ばれる砂漠の民に任されています。乳香の木々が生育する区域は、許可を受けた限られた人しか入れません。

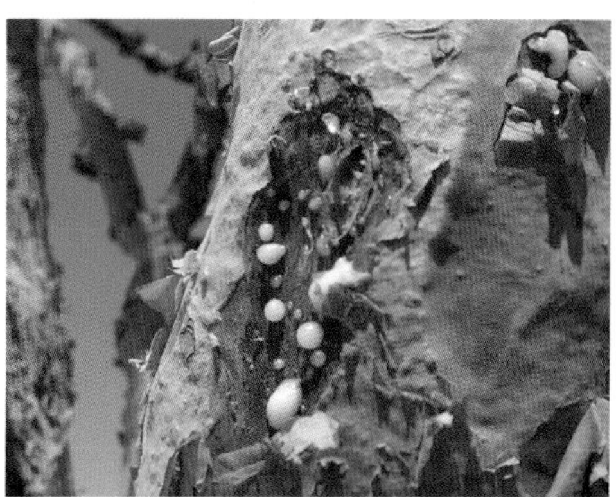

木肌を削ったところからじわじわとにじみ出てくる白い樹液が乳香の樹脂。こちらはにじみ出てから１週間程度のところで、ソフトキャンディのようなやわらかさ。この段階の香りも乳香ではあるものの、まだフレッシュでレモンのような香りがほんのり漂います。

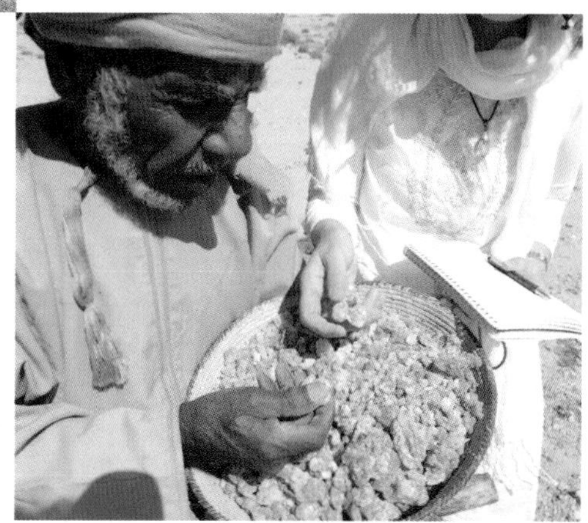

じっくり時間をかけて乾燥するとふくよかな香りの乳香に。「砂漠に近く、乾いた土地ほど質のいい乳香が採れる」とは砂漠の民の談によります。

History 03

イスラエル／砂漠の黄金の油
ホホバオイルを求めて

イスラエルでは、砂漠と闘わずにともに生きる、という発想のもと、太陽熱、土壌、ＩＴ技術を駆使し、大規模農場、有機農法が開発されています。ホホバ栽培もそのひとつ。イスラエル南部のネゲブ砂漠の環境は、原産地である米国アリゾナ州からカリフォルニア州、メキシコにかかるソノラ砂漠の環境と似ていることから、1970年に苗木が輸入されました。現在では、世界屈指の生産量を誇るまでになっています。

（2009年10月取材）

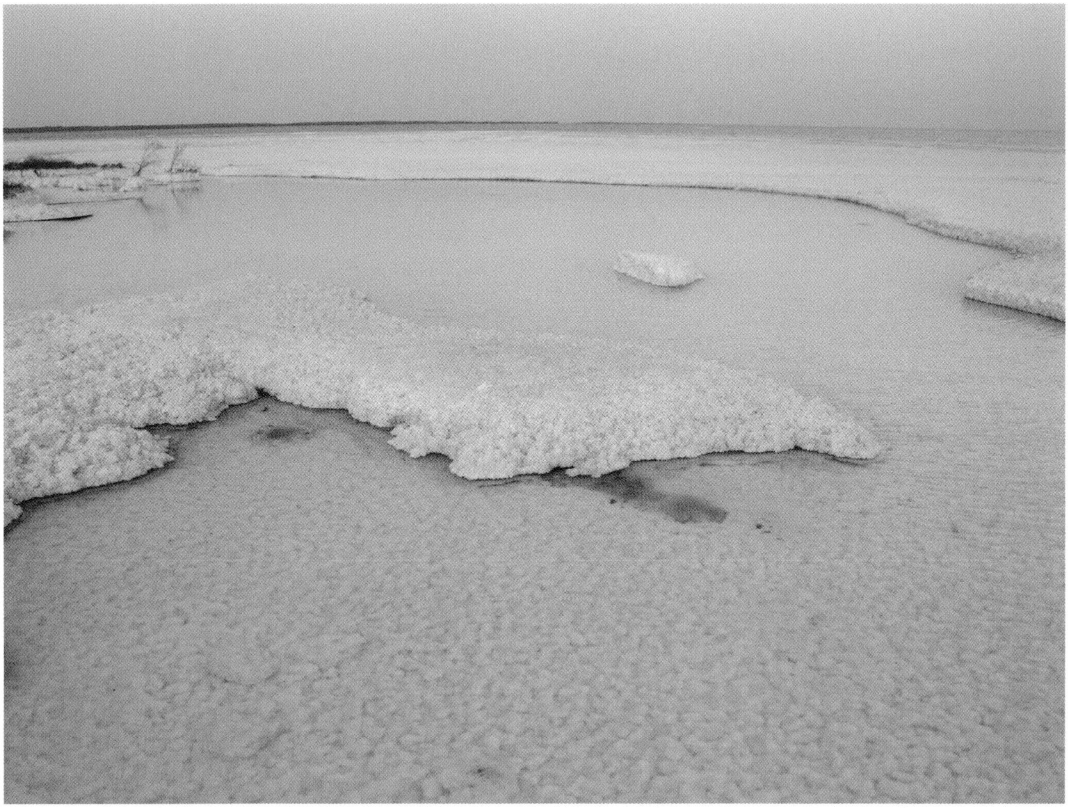

イスラエルは死海で有名。限りなく透明な海は想像を絶する美しさです。「天地創造」の逸話を生んだこの地で育つホホバにもエネルギーが満ちあふれています。

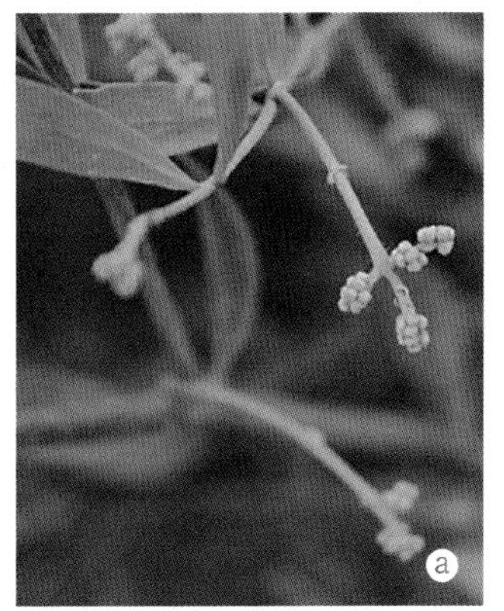

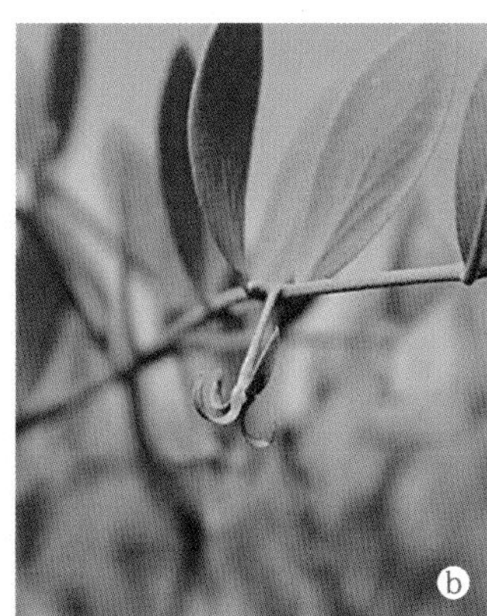

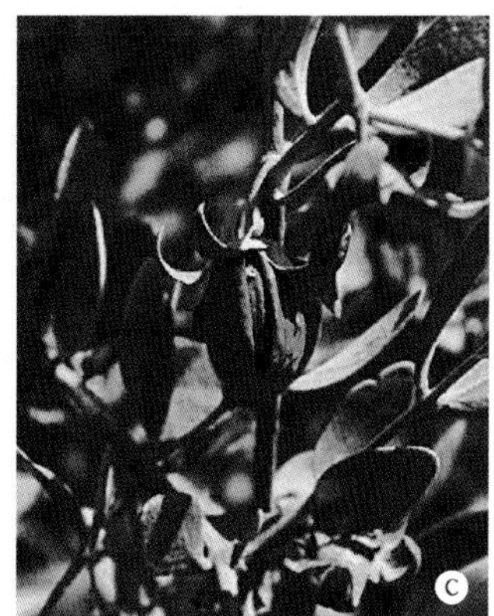

ホホバはツゲ科の常緑性低灌木。雌雄異株で、雌木に実った果実の種子を圧搾し、ホホバオイルを抽出。成分的には油脂ではなく、液体のワックスで、低温になると凝固し、常温で液体に戻ります。ⓐホホバの雌花。ⓑホホバの雄花。ⓒホホバの実（乾燥）。

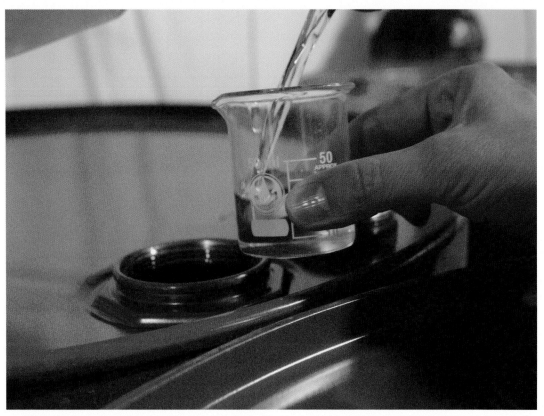

History 03

ホホバオイルは、天然の抗酸化物質であるビタミンEを豊富に含むので酸化しにくく、保存性にすぐれているため、トリートメントオイルとしても高い人気を誇ります。べたつかず、サラリと塗り広がり、速やかに浸透するため、スキンケア、ヘアケアとしても使い心地がいいオイル。

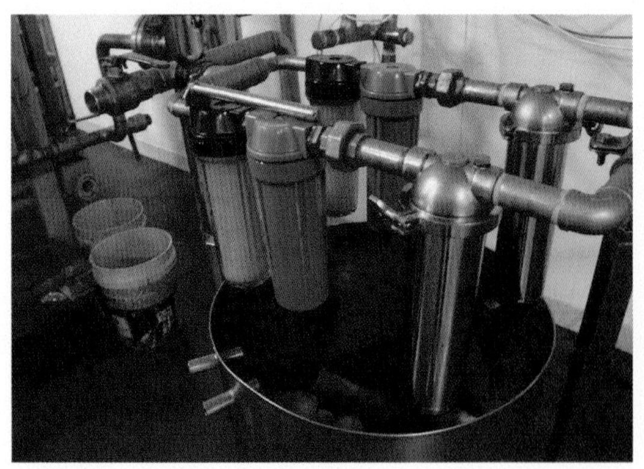

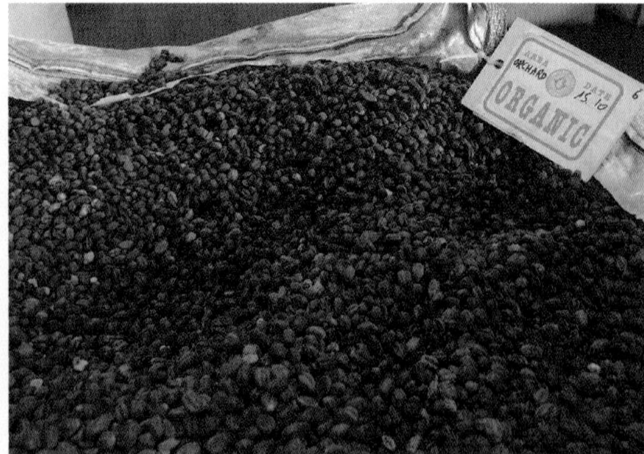

搾油作業はオートメーション化されています。ホホバの種子に熱風を当て、水分含有量が規定値になるまで乾燥。クラッシャーであらく砕いた種子を圧搾機にかけ（一番搾り）、搾りかすをさらにもう一度搾ります（二番搾り）。搾ったオイルはフィルターに通し、不純物を除去。すべての工程において化学薬品は一切不使用。

医師イブン・シーナーと蒸留法の発展

精油の多くは水蒸気蒸留法で製造されています。蒸留法の確立は、アロマテラピーの歴史にとって、とても重要な出来事でした。蒸留の歴史をさかのぼると、古くは、パキスタンのタクシラ遺跡(紀元前6世紀〜紀元5世紀)での、蒸留に使われたとおぼしき素焼きの壺の発見があります。紀元前にすでに蒸留という作業は行われていたとも想像できます。

1世紀ごろ書かれた古代ギリシャの錬金術書にも、蒸留器の操作方法の記述があります。その書に描かれた蒸留器の頭部は、鳥のくちばし形。くちばしを意味するギリシャ語「ambix アムビクス」が、アラビア語の蒸留器「アランビック」の語源とされる説の根拠とされます。蒸留器ギリシャ発祥説にうなずける事実でしょう。

ギリシャで開花し、体系化された医学や科学技術とともに、蒸留技術も発展し、イスラム帝国(632〜1258年)に継承され、さらに発展します。イスラム帝国では、ギリシャ医学をもとに中近東、エジプト、インド、中国等の医学を統合して独自の「ユナニ医学」が生まれ、さらなる発展を遂げます。

この高い医学水準をもつイスラム帝国下で、医学や科学技術を修得し、進化に寄与した3人の医師がいました。このうちの1人がペルシャ(イラン)出身のイブン・シーナー。彼は哲学や天文学にも精通しており、彼の教えは、いまなお、イランの人たちの中に自然療法、民間療法として受け継がれています。

イスラム帝国時代にはまた、蒸留器の素材が、陶土から熱伝導率のよい銅に変わります。このことで機密性が高く高度なアランビックが誕生。蒸気をパイプで水源(川や池)まで運び、水冷、凝縮させることができるようになり、蒸留原料(植物)と水が豊富な地域で主流となりました。

蒸留技術は、11世紀から始まる十字軍のイスラム諸国遠征以降、ヨーロッパに逆輸入されます。当時盛んだった錬金術の技術としてさらに進展し、17世紀には、ヨーロッパの香料産業隆盛の中で工業化され、現在に至ります。

ハリ、ツヤ髪をかなえるスカルプ＆ヘアケア

精油の作用や植物油の成分の効果によって、いきいきとした頭皮と髪に導きます。
ボリュームやツヤのなさ、うねり、広がりなど
髪の変化のメンテナンスに取り入れてみてはいかがでしょうか。

よく頭皮は「土壌」、髪は「作物」にたとえられますが、頭皮という土壌が栄養不足だったり、かたくこわばったりしていると、健やかな髪という作物の育ちが悪くなってしまいます。つまり、頭皮環境の悪化は、本来健康な髪がもつ、ハリ、コシ、ツヤ、潤いがそこなわれてしまうのです。また、頭皮は顔の皮膚と１枚の皮でつながっています。頭皮のケアをすることはエイジングケアのひとつとして有効です。

市販品にも頭皮ケアアイテムはさまざまありますが、ブレンドやアロマクラフトに興味があれば、頭皮や髪のケアアイテムもハンドメイドしてみませんか。

シャンプー前のクレンジングで毛穴すっきり

頭皮のプレクレンジング

サラリとした使用感で、保湿、抗酸化作用の高いホホバオイルに、フケを抑え、毛髪の成長を促すといわれるローズマリー、肌の水分と皮脂のバランスをととのえるとされるパルマローザをブレンド。乾いた頭皮になじませて、毛穴の汚れをもみ出すようにマッサージ。その後、いつものようにシャンプーを。週１回取り入れると◎。

材料（作りやすい分量）
パルマローザ精油　３滴
ローズマリー・シネオール精油　３滴
ホホバオイル　30mℓ
作り方
ガラスビーカーにホホバオイルを入れ、各精油を加えて混ぜる。遮光びんに移して保存する。
※冷暗所で保存、１カ月を目安に使い切る。

スタイリングに

ツヤ髪トリートメント

髪に油分を補うココナッツオイルに加えて、頭皮環境をととのえるシダーウッド、髪の成長に働きかけるローズマリーをブレンドします。乾いた髪につけて、髪の毛先内側から毛先までなじませます。ココナッツオイルは重ためのオイルなのでつけすぎると髪がペタンとなりがち。細毛、軟毛～ふつう毛の人は、ごく少量から試しましょう。

材料（作りやすい分量）
シダーウッド・アトラス精油　３滴
ローズマリー・シネオール精油　３滴
ココナッツオイル　30mℓ
作り方
ガラスビーカーにココナッツオイルを入れ、各精油を加えて混ぜる。遮光びんに移して保存する。
※冷暗所で保存、１カ月を目安に使い切る。

頭皮を清潔にし、健康な髪を育む土台をつくる

スカルプケアスプレー

皮脂のバランスをととのえるジュニパーベリー、レモングラス、さっぱりとした使用感とかゆみを抑える作用をもつペパーミントをブレンドしてスカルプケアスプレーに。シャンプー後のタオルドライした髪や、朝のスタイリング前など清潔な頭皮に使います。髪が洗えない日のドライシャンプーとしてもおすすめです。

材料（作りやすい分量）
ジュニパーベリー精油　１滴
レモングラス精油　１滴
ペパーミント精油　１滴
無水エタノール　５mℓ
精製水　25mℓ
作り方
ガラスビーカーに無水エタノールを入れ、各精油を加えて混ぜる。さらに精製水を加えてよく混ぜ合わせる。遮光容器に移して保存する。
※冷暗所で保存、２週間を目安に使い切る。

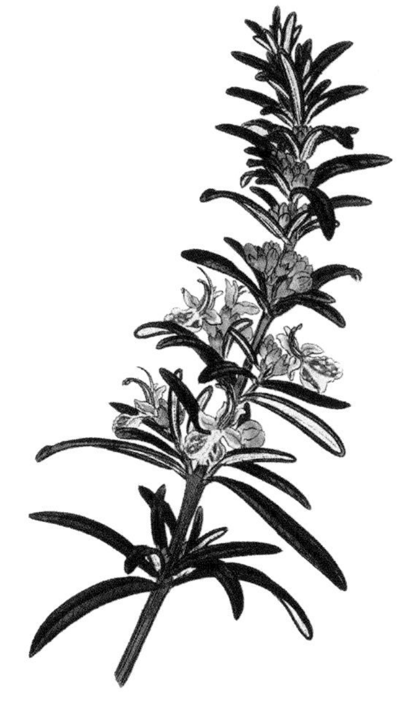

Part 6

精油図鑑

精油 117 種の原料植物名、産地、採油方法、揮発度、香りの特徴、
色、使い方、作用、成分、使用上の注意などを紹介します。
精油ごとのエピソードもお楽しみください。

ステップ別 そろえたいおすすめ精油ピックアップ

本書では紹介している精油117種すべてを活用するのは難しいものです。
ここでは、日常的に使いこなしが簡単なものから精油に慣れてきたら
トライしてみたいものや上級者向けまでをピックアップしました。

☑ 初心者向けでおすすめ

日常的に使いこなしやすい精油。

オレンジ・スイート

オレンジの皮をむいたときに広がる甘くフレッシュな香り

▶詳しくは、p.148 参照

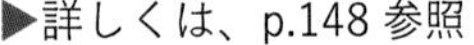

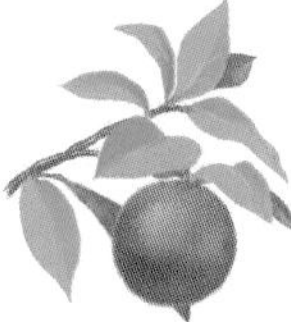

ペパーミント

スーッとする清涼感たっぷりのミントの香り

▶詳しくは、p.222 参照

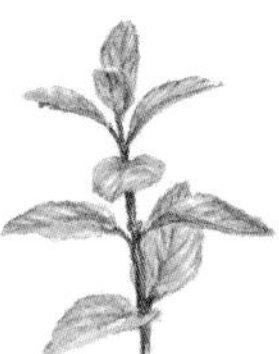

ラベンダー

ややウッディで、やわらかで軽いさわやかな花の香り

▶詳しくは、p.243 参照

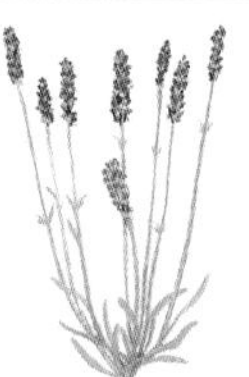

レモン

果実そのものの鋭くフレッシュな柑橘の香り

▶詳しくは、p.246 参照

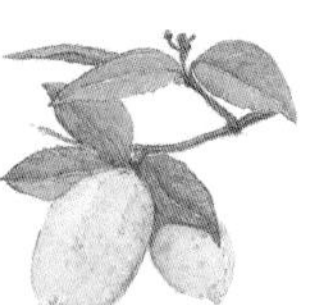

ローズマリー・シネオール

フレッシュですがすがしいハーブの香り

▶詳しくは、p.254 参照

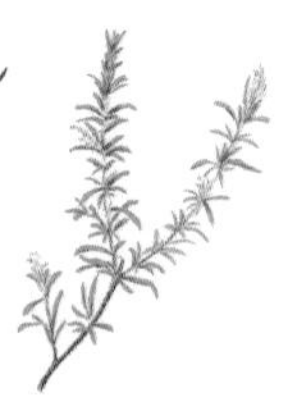

☑ 中級者向けでおすすめ

日常使いだけではもの足りなくなったときに。

イランイラン

心を明るくし、恋心を高める甘く官能的な香り

▶詳しくは、p.145 参照

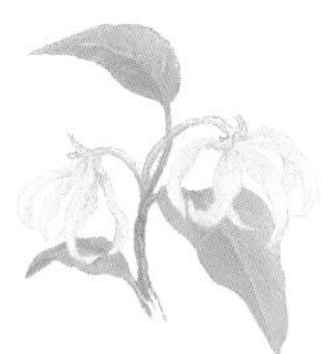

グレープフルーツ

レモンより甘くオレンジよりシャープな香り

▶詳しくは、p.157 参照

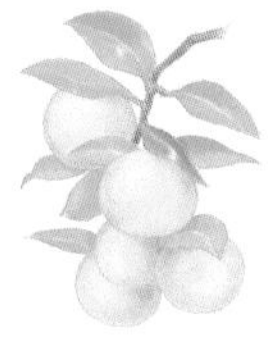

ジュニパーベリー

深い森林を思わせるライトな香り

▶詳しくは、p.176 参照

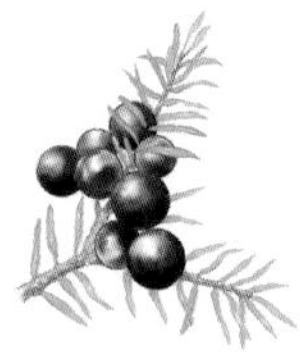

ゼラニウム

心を解放させるどっしりと甘い香り

▶詳しくは、p.183 参照

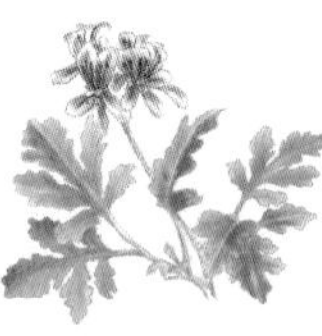

ティートリー

オーストラリアからきたスッキリとしたクールな香り

▶詳しくは、p.191 参照

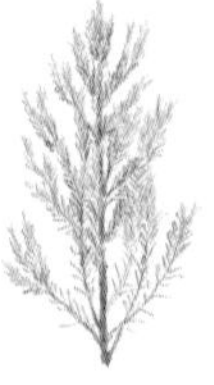

フランキンセンス

お香のようなスモーキーで心落ち着く香り

▶詳しくは、p.216 参照

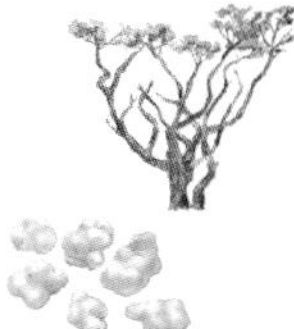

ベルガモット

柑橘でありながら甘くエレガントな香り

▶詳しくは、p.223 参照

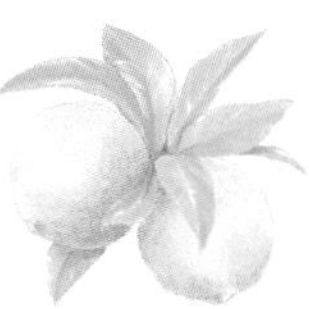

ユーカリ・グロブルス

しみわたるようなシャープでリフレッシュできる香り

▶詳しくは、p.236 参照

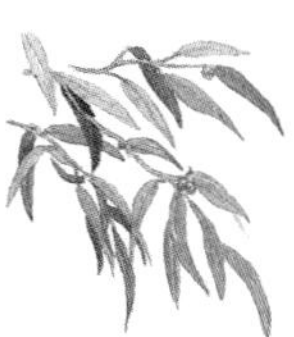

レモングラス

エスニック料理でもおなじみのさわやかな香り

▶詳しくは、p.247 参照

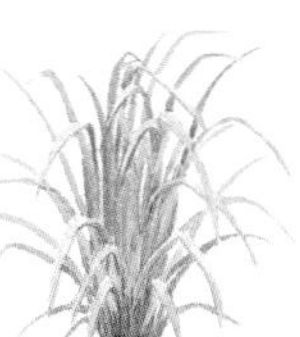

☑ 上級者向けでおすすめ

個性ある香りでブレンド使いに。

カモミール・ローマン

甘酸っぱいリンゴのような香りにハーブの青臭さをもつ

▶詳しくは、p.150 参照

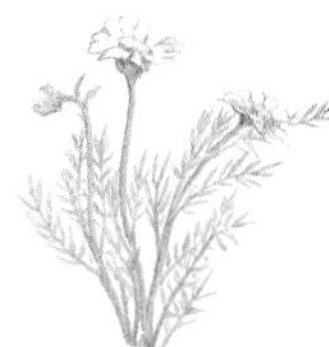

ネロリ

柑橘系のさわやかさとフローラルの優雅さをあわせもつ

▶詳しくは、p.198 参照

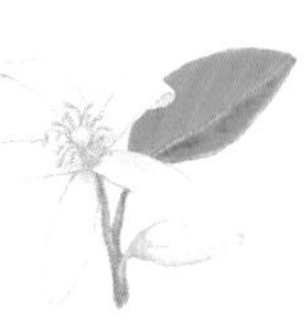

パチュリ

リフレッシュ効果大のオリエンタルな香り

▶詳しくは、p.202 参照

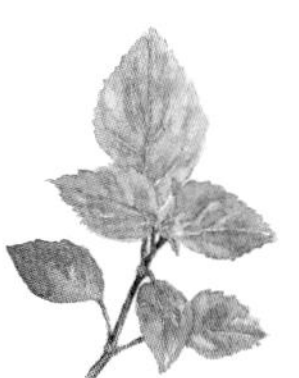

ローズ・オットー

最高級のローズが生む上品な香り

▶詳しくは、p.253 参照

図鑑の見方

精油のプロフィールを１ページに１種類紹介しています。精油のもとになった植物のことから香りの特徴、注意事項までわかります。五十音順に並んでいるので、香りの特徴ごとの分類については、各ページの端にある表示や「付録」のインデックス（p.286）を参照してください。

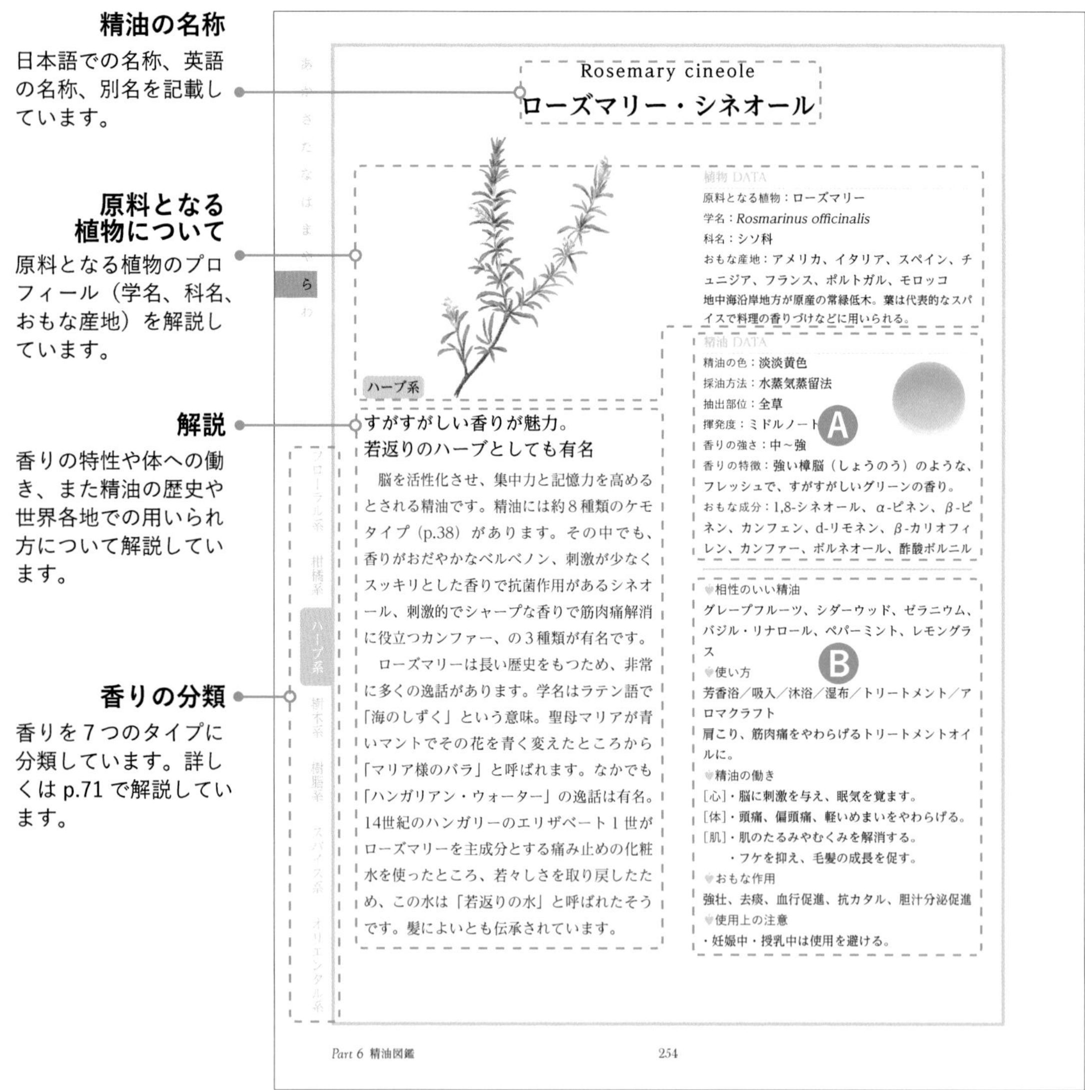
精油の名称
日本語での名称、英語の名称、別名を記載しています。
原料となる植物について
原料となる植物のプロフィール（学名、科名、おもな産地）を解説しています。
解説
香りの特性や体への働き、また精油の歴史や世界各地での用いられ方について解説しています。
香りの分類
香りを７つのタイプに分類しています。詳しくは p.71 で解説しています。
Rosemary cineole
ローズマリー・シネオール
植物 DATA
原料となる植物：ローズマリー
学名：Rosmarinus officinalis
科名：シソ科
おもな産地：アメリカ、イタリア、スペイン、チュニジア、フランス、ポルトガル、モロッコ
地中海沿岸地方が原産の常緑低木。葉は代表的なスパイスで料理の香りづけなどに用いられる。
精油 DATA
精油の色：淡淡黄色
採油方法：水蒸気蒸留法
抽出部位：全草
揮発度：ミドルノート
香りの強さ：中～強
香りの特徴：強い樟脳（しょうのう）のような、フレッシュで、すがすがしいグリーンの香り。
おもな成分：1,8-シネオール、α-ピネン、β-ピネン、カンフェン、d-リモネン、β-カリオフィレン、カンファー、ボルネオール、酢酸ボルニル
A
ハーブ系
すがすがしい香りが魅力。
若返りのハーブとしても有名
脳を活性化させ、集中力と記憶力を高めるとされる精油です。精油には約８種類のケモタイプ（p.38）があります。その中でも、香りがおだやかなベルベノン、刺激が少なくスッキリとした香りで抗菌作用があるシネオール、刺激的でシャープな香りで筋肉痛解消に役立つカンファー、の３種類が有名です。
ローズマリーは長い歴史をもつため、非常に多くの逸話があります。学名はラテン語で「海のしずく」という意味。聖母マリアが青いマントでその花を青く変えたところから「マリア様のバラ」と呼ばれます。なかでも「ハンガリアン・ウォーター」の逸話は有名。14世紀のハンガリーのエリザベート１世がローズマリーを主成分とする痛み止めの化粧水を使ったところ、若々しさを取り戻したため、この水は「若返りの水」と呼ばれたそうです。髪によいとも伝承されています。
相性のいい精油
グレープフルーツ、シダーウッド、ゼラニウム、バジル・リナロール、ペパーミント、レモングラス
使い方
芳香浴／吸入／沐浴／湿布／トリートメント／アロマクラフト
肩こり、筋肉痛をやわらげるトリートメントオイルに。
B
精油の働き
[心]・脳に刺激を与え、眠気を覚ます。
[体]・頭痛、偏頭痛、軽いめまいをやわらげる。
[肌]・肌のたるみやむくみを解消する。
・フケを抑え、毛髪の成長を促す。
おもな作用
強壮、去痰、血行促進、抗カタル、胆汁分泌促進
使用上の注意
・妊娠中・授乳中は使用を避ける。
あ か さ た な は ま や ら わ
フローラル系
柑橘系
ハーブ系
樹木系
樹脂系
スパイス系
オリエンタル系
Part 6 精油図鑑
254

精油 DATA

精油の色：**淡淡黄色**

採油方法：**水蒸気蒸留法**

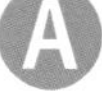

抽出部位：**全草**

揮発度：**ミドルノート**

香りの強さ：**中〜強**

香りの特徴：**強い樟脳（しょうのう）のような、フレッシュで、すがすがしいグリーンの香り。**

おもな成分：**1,8-シネオール、α-ピネン、β-ピネン、カンフェン、d-リモネン、β-カリオフィレン、カンファー、ボルネオール、酢酸ボルニル**

A 精油のDATA

精油の色、採油方法と抽出部位、揮発度、香りの強さ、香りの特徴について解説しています。精油の知識と、ブレンドに役立ててください。

おもな成分

その精油の香りを構成する芳香成分です。「付録」の化学成分と特徴（p.280）も参照してください。

相性のいい精油

グレープフルーツ、シダーウッド、ゼラニウム、バジル・リナロール、ペパーミント、レモングラス

使い方

芳香浴／吸入／沐浴／湿布／トリートメント／アロマクラフト

肩こり、筋肉痛をやわらげるトリートメントオイルに。

精油の働き

[心]・**脳に刺激を与え、眠気を覚ます。**

[体]・**頭痛、偏頭痛、軽いめまいをやわらげる。**

[肌]・**肌のたるみやむくみを解消する。**

・**フケを抑え、毛髪の成長を促す。**

おもな作用

強壮、去痰、血行促進、抗カタル、胆汁分泌促進

使用上の注意

・**妊娠中・授乳中は使用を避ける。**

B 相性のいい精油、使い方、精油の働き

ブレンドするときの参考にしてください。

おもな作用

肌、心、体に働きかける作用です。根拠がある、明らかな作用のみ記載していますが、ここに載っていなくても働く作用はあります。「付録」の作用の用語解説（p.278）も参照してください。

Anise seed
アニスシード

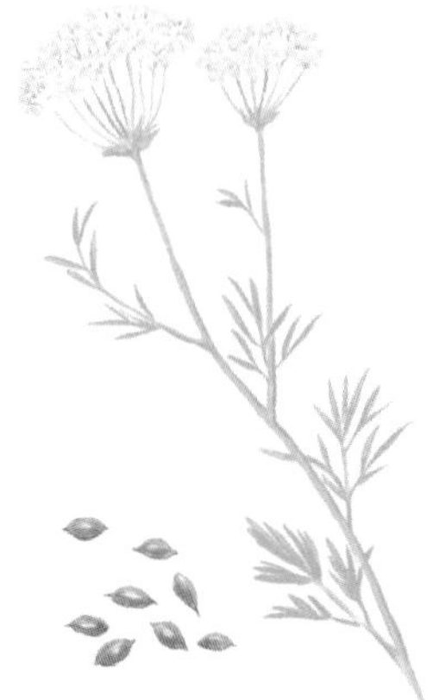

植物 DATA

原料となる植物：**アニス**
学名：*Pimpinella anisum*
科名：**セリ科**
おもな産地：**エジプト、中近東、ヨーロッパ、ロシア**
羽毛のような葉は鮮やかな緑色。夏に小さな白い花をつける。アニスシードはスパイスとしてもよく使われる。

精油 DATA

精油の色：**無色**
採油方法：**水蒸気蒸留法**
抽出部位：**種子**
揮発度：**トップ～ミドルノート**
香りの強さ：**中**
香りの特徴：**ピリッとスパイシーな香りのあとに、温かみのあるほのかな甘みを感じる。**
おもな成分：**trans-アネトール、ヒマカレン、アニスアルデヒド、d-リモネン、エストラゴール**

スパイス系

古くから親しまれた独特な甘さとさわやかさをもつ香り

原料植物であるアニスはスパイシーなさわやかさと甘さをもちあわせる香りの地中海地方原産のハーブです。

薬草として古くから親しまれ、特に胃の薬として重宝されたと伝わります。古代エジプトではミイラを作るときの防腐剤として使用されたという説が。中世から修道士たちの作るリキュールに利用され、現代でもアブサン、ペルノ、ウゾなど著名なリキュールに利用されています。

個性的な香り、味を生み出すのはアネトールという成分によるもの。フェンネルも同様で、アネトールは甘みを感じるフルーツとも好相性です。

スパイスとしておなじみですが、香水にも多く使われており、気持ちを落ち着かせる作用があるため、不眠症にも有効とされます。

♦相性のいい精油
サンダルウッド、シダーウッド、マンダリン、ローズウッド

♦使い方
芳香浴
ほかの精油とブレンドして、更年期障害改善のトリートメントオイルに。

♦精油の働き
[心]・**元気をなくした気持ちを快活にする。**
・**リラックスでき、イライラがおさまる。**
[体]・**消化を助け、胃腸の膨満感をやわらげる。**
・**咳、痰など気管支系の不調を鎮める。**

♦おもな作用
消化促進、整腸、強壮、通経、弛緩、抗炎症

♦使用上の注意
・**刺激性があるため低濃度での使用がおすすめ。**
・**妊娠中・授乳中は使用を避ける。**
・**酸化しやすいため冷蔵庫で保管がおすすめ。**

Angelica root
アンジェリカルート

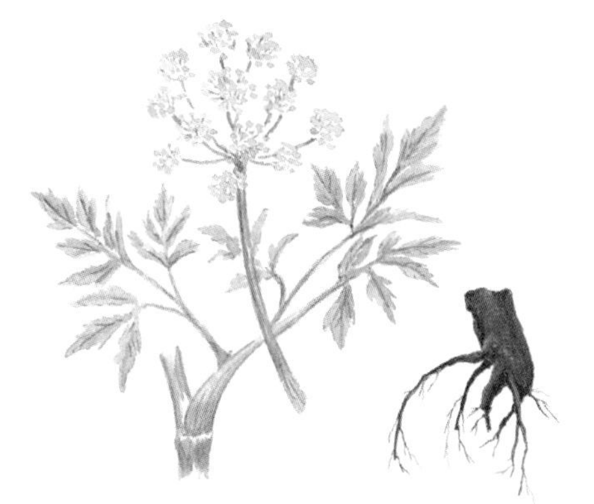

ハーブ系

心にひそむ力を発揮させる パワーに満ちた精油

スパイシーで奥行きのある、大地を感じさせる香りをもち、「不安と力の精油」と呼ばれています。それは、不安にさいなまれたときや気分が沈んでいるときに、心を落ち着かせて力を与えてくれる作用をもつことに由来します。この香りに浸ると、ゆったりとおだやかな気分に導かれることでしょう。

原料となるアンジェリカは、ヨーロッパで古くから薬草として利用されてきました。「精霊の根（ホーリースピリットルート）」とも呼ばれ、神聖な植物として扱われていたのです。アンジェリカという名前も、エンジェルがその秘めたる力を人間に教えてくれたという言い伝えが由来だそうです。リキュール類の香りづけにも利用されています。フランス産の有名なシャルトルーズ酒、ベネディクティーヌ酒などが代表的です。

植物 DATA

原料となる植物：アンジェリカ
学名：*Angelica archangelica*
科名：セリ科
おもな産地：イギリス、オランダ、ハンガリー、ベルギー
川辺などの水の近くに多く見られる。種子からも水蒸気蒸留法で精油が採れる（アンジェリカシード精油）。

精油 DATA

精油の色：無色
採油方法：水蒸気蒸留法
抽出部位：根
揮発度：ベースノート
香りの強さ：中～強
香りの特徴：ムスクの香りに似ている。柑橘系にやや甘くスパイシーなオリエンタル調が加わった複雑な芳香。
おもな成分：α-フェランドレン、β-フェランドレン、α-ピネン、d-リモネン、β-ミルセン

相性のいい精油
カモミール、クラリセージ、グレープフルーツ、ゼラニウム、マンダリン、ラベンダー、レモン

使い方
芳香浴／吸入／沐浴／湿布／トリートメント
トリートメントオイルに。更年期や月経前後に。

精油の働き
［心］・無気力や精神疲労から脱する手助けに。
・弱った神経を安定させ、ストレスを緩和。
［体］・抵抗力を強める。
・痰を取り、咳の症状をやわらげる。
［肌］・疲れた肌の色を明るくする。

おもな作用
去痰、消化促進、整腸、強壮、通経、抗炎症

使用上の注意
・光毒性があるため使用直後に紫外線に当たることは避ける。
・刺激性があるため低濃度での使用がおすすめ。
・妊娠中・授乳中は使用を避ける。
・酸化しやすいため冷蔵庫で保管がおすすめ。

Immortelle
イモーテル

［別名：ヘリクリサム、エバーラスティング］

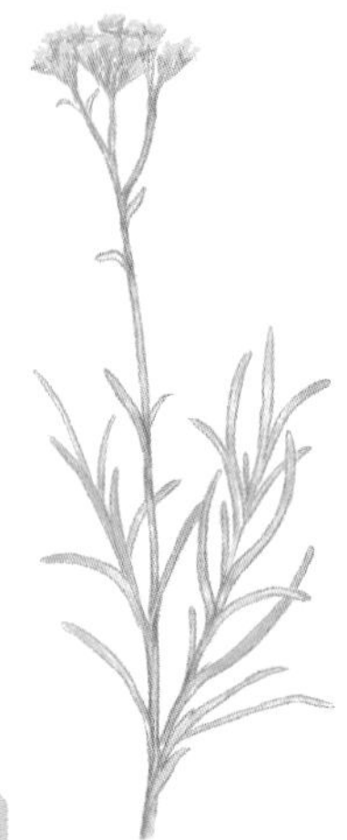

ハーブ系

深い陶酔感を得られる フレッシュで甘美な香り

ラズベリーに似たフレッシュさと、「極上のハチミツ」と呼ばれるほどの甘い香りをあわせもつ精油です。刺激が少なく、炎症を抑える作用でニキビややけどといった肌トラブルを解消し、肌の弱い人でも比較的安心してスキンケアに使うことができます。また、熱を伴う風邪の症状、筋肉痛や関節の痛みをやわらげる働きももっています。

原料となるイモーテルは、地中海地方に自生する、丸い黄色い花とカレーやコショウのような香りをもつ植物。学名のヘリクリサムは太陽（heli）の黄金（chrysum）を意味します。岩盤や鉄道の端など、日が当たる場所なら荒地でも生えてくる強い生命力をもつことで知られます。採蜜植物でもあり、上質のハチミツも採れます。

水蒸気蒸留法で採油したものが一般的で、収穫24時間以内の蒸留で、高品質の精油が得られます。溶剤を使って抽出するアブソリュートタイプもあるようです。

植物 DATA

原料となる植物：**イモーテル**
学名：*Helichrysum italicum*
科名：**キク科**
おもな産地：**イタリア、フランス**
地中海沿岸原産で、現在でも多く自生している植物。カレープラント、エバーラスティングとも呼ばれる。

精油 DATA

精油の色：**淡黄色**
採油方法：**水蒸気蒸留法**
抽出部位：**花**
揮発度：**ミドルノート**
香りの強さ：**強**
香りの特徴：**ウッディー調を含むハチミツのような甘い香り。**
おもな成分：**α-ピネン、γ-クルクメン、α-カリオフィレン、ネロール、酢酸ネリル、β-ジオン**

相性のいい精油
カモミール、グレープフルーツ、サイプレス、ベルガモット、レモン、ローズマリー・シネオール

使い方
芳香浴／沐浴／湿布／トリートメント／アロマクラフト
トリートメントオイルに。
関節炎や打撲の痛みやあざを解消。

精油の働き
［心］・心に力を与え、状況を切り開く力を与える。
・浮き足立つ心に落ち着きを与えてくれる。
［体］・筋肉や関節の炎症をやわらげる。
・痰を切れやすくする。
［肌］・ニキビややけど、切り傷の治りを早める。
・敏感肌の人のスキンケアに。

おもな作用
抗炎症、抗ウイルス、鎮静、去痰、鎮痛

使用上の注意
・妊娠初期・分娩前後の使用は控え、妊娠後期、授乳期間中は半分の濃度で使用。
・キク科アレルギーの人は注意する。

Ylang ylang
イランイラン

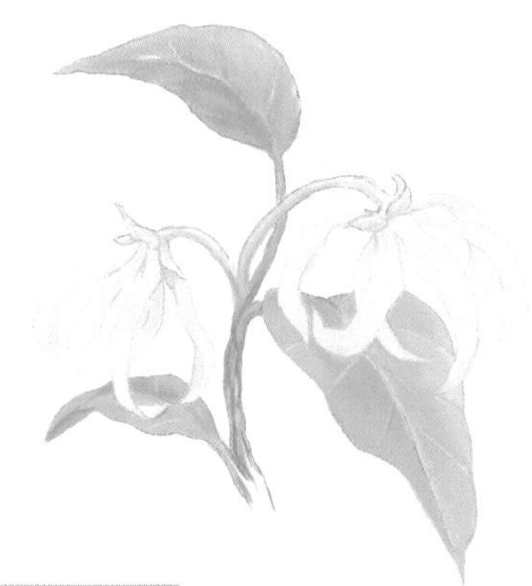

植物 DATA

原料となる植物：**イランイラン**
学名：*Cananga odorata*
科名：**バンレイシ科**
おもな産地：**コモロ、マダガスカル、レユニオン島**
野生では高さ10mを超える常緑高木。精油の原料となる花はジャスミンに似た強い香りを放つ。

精油 DATA

精油の色：**淡黄色**
採油方法：**水蒸気蒸留法**
抽出部位：**花**
揮発度：ミドル～ベースノート
香りの強さ：**中～強**
香りの特徴：**大人の女性に似合う高級香水を思わせる濃厚で甘美な香り。**
おもな成分：**α-ファルネセン、リナロール、ゲラニオール、酢酸ベンジル、β-カリオフィレン、安息香酸メチル**

オリエンタル系

不安から心を解き放ち、恋心を高める甘く官能的な香り

エキゾチックで、甘くフローラルな香りをもつ精油です。イランイランという名前は、「花の中の花」を意味するタガログ語の「アランイラン」に由来するとされます。原産地は香料諸島と呼ばれたモルッカ諸島。フランス人に大変好まれ、仏領レユニオン島などで栽培が始まりました。

甘く濃厚な香りには古くから催淫効果があるといわれ、原産地では、新婚のカップルが夜を過ごすベッドにイランイランの花びらを敷きつめる風習があるそうです。その官能的な香りは、高級フレグランスはじめ広く使われる香りのひとつです。

精油は、その蒸留過程の違いで４段階の品質に分けられ、価格にも幅があります。なかでも「イランイラン・エクストラ」は、蒸留時間の最初の１～２時間に蒸留される最高品質のもので、二次蒸留以降の精油に比べて軽く、親しみやすい香りが特徴です。

相性のいい精油
オレンジ・スイート、サンダルウッド、ジャスミン、ベルガモット、ラベンダー、レモン、ローズ

使い方
芳香浴／沐浴／湿布／トリートメント／アロマクラフト
フレグランスやトリートメントなど幅広い用途に。

精油の働き
［心］・心配事や不安から解放し、元気づける。
・ロマンチックな気持ちを高める。
［体］・血圧を下げ動悸を抑える。
・不感症気味の人にも働く。
［肌］・脂性肌の皮脂バランスをととのえる。

おもな作用
うっ滞除去、強壮、抗ウイルス、抗炎症、鎮痙、鎮静、催淫

使用上の注意
・刺激性があるため低濃度での使用がおすすめ。
・妊娠初期・分娩前後の使用は控え、妊娠後期、授乳期間中は半分の濃度で使用。

Elemi
エレミ

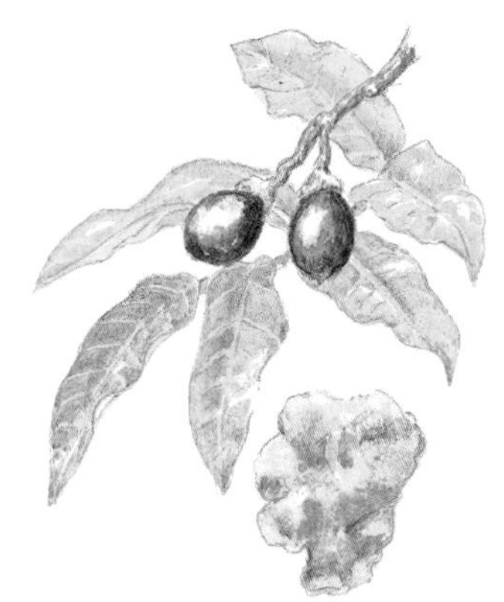

樹脂系

甘さの中にシトラス系の香りのアクセントが

エレミは、フィリピンが原産の樹木。この幹の樹皮に傷をつけ、しみ出した樹脂を蒸留して精油を抽出します。フランキンセンス（p.216）やミルラ（p.232）の近縁種で香りも似ていますが、エレミの香りには、甘くスパイシーな中にレモンのようなさわやかさも含まれているのが特徴です。

中東でも古くから利用されており、樹脂に防腐作用があることから、エジプトでは遺体を保存する際に使われたといわれます。ヨーロッパでも、15世紀ごろから傷口に塗る軟膏などにエレミを配合していたそうです。

エレミの精油には、皮脂の分泌などをコントロールして肌をきれいに保つ働きがあるといわれており、フェイスマッサージにも使えます。甘い香りは、心を落ち着かせ、リラックスさせてくれます。免疫機能を刺激したり、体を温めるともいわれています。

植物 DATA

原料となる植物：**エレミ**

学名：*Canarium luzonicum*

科名：**カンラン科**

おもな産地：**インドネシア、フィリピン、マレーシア**

樹高30mほどまで成長する樹木。白い花を咲かせ、果肉や種子は食用にもなる。

精油 DATA

精油の色：**透明～淡黄色**

採油方法：**水蒸気蒸留法**

抽出部位：**樹脂**

揮発度：ミドルノート

香りの強さ：**強**

香りの特徴：**少しスパイシーな、熟成した甘さのある香り。レモンのようなさわやかさもある。**

おもな成分：d-リモネン、テルピネン、ミルセン、α-フェランドレン、サビネン、パラシメン、エレモール、α-テルピネオール、1,8-シネオール

相性のいい精油

オレンジ・スイート、カルダモン

使い方

芳香浴／吸入／沐浴／湿布／トリートメント

疲れをほぐすトリートメントに。

精油の働き

[心]・ストレスをやわらげ、リラックスさせる。

[体]・免疫機能を高め、体力をアップさせる。

・体の冷えを予防・改善する。

[肌]・肌のほてりを鎮め、乾燥させる。

・傷あとの修復を促す。

おもな作用

粘液溶解、鎮静、収れん

使用上の注意

・刺激性があるため低濃度での使用がおすすめ。

・妊娠中・授乳中は使用を避ける。

・酸化しやすいため冷蔵庫で保管がおすすめ。

Oak moss

オークモス

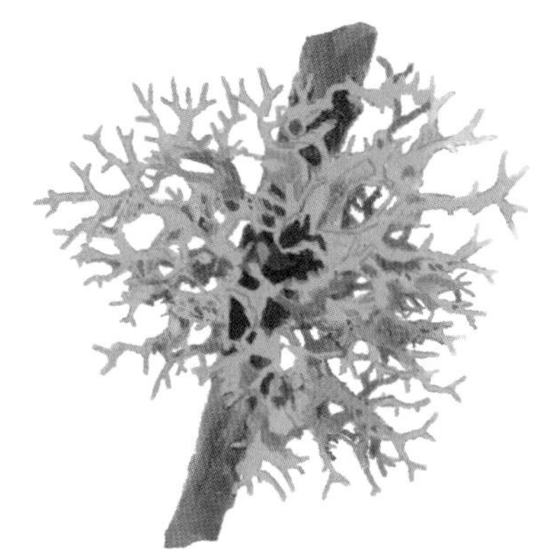

樹脂系

深く苔むした森林の香りで心身ともに落ち着かせる

精油に使われる植物には、草木類だけでなく地衣類（コケ）もあります。オークモスはその名のとおり、カシ（オーク）に寄生するコケ。胞子で繁殖するコケ類は、カビ類と同様に抗生物質のもととなるものも多く見られ、呼吸器系の薬草として用いられてきたものもあります。オークモスの精油にも鎮咳、抗菌作用があります。

その香りは、昼なお暗いような深い森林の湿った香り。カシの大木の茂った枝葉の下、木肌をおおうように生えたコケ類のイメージです。その香り成分が鎮静させるのは咳だけでなく、心を落ち着かせる働きも。14世紀ごろからフレグランスの香料のひとつとして使われています。シプレ調の香水に欠かせなく、香気は持続性、保留性に富みます。また、オークモスは乾燥させたものがポプリの材料としても用いられます。

植物 DATA

原料となる植物：**オークモス**
学名：*Evernia prunastri*
科名：**サルオガセ科**
おもな産地：**ユーゴスラビア、フランス　ヨーロッパ、北アメリカ**
カシや針葉樹に寄生する薄く緑がかった白いコケ(樹枝状地衣類)。

精油 DATA

精油の色：**オレンジ**
採油方法：**揮発性有機溶剤抽出法**
抽出部位：**地衣**
揮発度：**ベースノート**
香りの強さ：**強**
香りの特徴：**湿った土っぽいコケの香り。**
おもな成分：**β-オルシノール、カルボン酸メチル、エベルニン酸エチル、ヘマトム酸エチル、クロロヘマトム酸エチル、リシノール、クロロアトラノール、アトラノール**

相性のいい精油
イランイラン、オレンジ・スイート、ゼラニウム、パチュリ、シスタス、ラベンダー

使い方
芳香浴／アロマクラフト
香料として用いられる。

精油の働き
[心]・**緊張をほぐし、ストレスから解放。**
[体]・**痰を切り、咳を鎮める。**
・**消化不良や膨満感、便秘の改善に。**
[肌]・**保湿用スキンケアに。**

おもな作用
去痰、抗菌、鎮静、保湿、鎮咳

使用上の注意
・**フレグランスを除き肌への使用は避け、0.1％以下の濃度で使用（国際プロフェッショナル・アロマセラピスト連盟〈IFPA〉ガイドライン）。**
・**妊娠中・授乳中は使用を避ける。**

Orange sweet
オレンジ・スイート

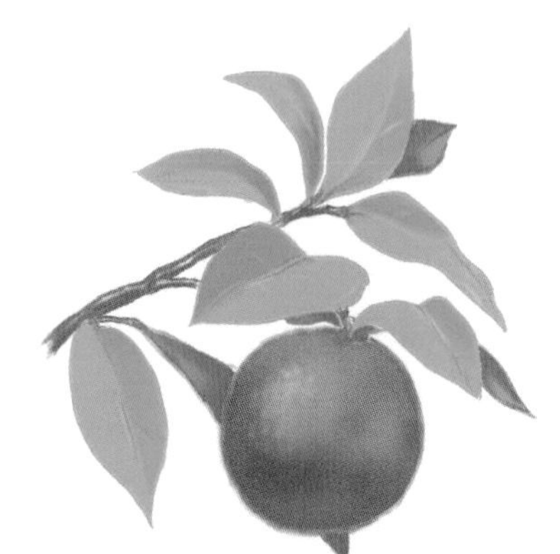

柑橘系

不安から解き放たれる 甘く心地よい香り

柑橘系特有の快い甘い香りで、気持ちをリラックスさせる効果をもつ精油です。また、胃腸の働きを助ける作用で、消化を助けるともいわれています。

オレンジの語源は、アラビア語の呼び名であった「ナランジ」とされています。ギリシャ神話でアフロディーテに捧げられた黄金のリンゴは、実はオレンジだったとも。古代より豊穣の象徴とされ、アラブ社会やヨーロッパ社会では、オレンジ園を持つことが富の象徴であり、フランスのベルサイユ宮殿にも、オレンジ用の温室（オランジュリー）が残されています。ヨーロッパではペストが流行したときにはオレンジにクローブを刺したポマンダーを魔よけとして使ったそう。

オレンジの精油は、大量生産できるため、比較的安価。そのメリットもあり、香水・食品産業でも広く利用されています。

植物 DATA

原料となる植物：**スイートオレンジ**
学名：*Citrus sinensis*
科名：**ミカン科**
おもな産地：**アメリカ、イスラエル、イタリア、コスタリカ、スペイン、ブラジル、フランス**
甘みが強く芳香をもつ果実は、世界中で好まれる。ビタミンBやCが豊富で、美容健康にも役立つ。

精油 DATA

精油の色：**淡黄オレンジ**
採油方法：**圧搾法**
抽出部位：**果皮**
揮発度：**トップノート**
香りの強さ：**中～強**
香りの特徴：**オレンジの皮をむいたときに広がる甘くフレッシュな香りそのもの。**
おもな成分：**d-リモネン、ミルセン、リナロール、シトラール、オクタナール、デカナール**

相性のいい精油
イランイラン、サイプレス、シナモンリーフ、ジャスミン、ジュニパーベリー、ラベンダー、レモン、ローズ

使い方
芳香浴／吸入／沐浴／湿布／トリートメント／アロマクラフト
芳香浴をはじめ幅広い用途に。

精油の働き
[心]・**気分を明るく元気にし、不安を取り除く。**
・**緊張やストレスをやわらげる。**
[体]・**消化不良や食欲不振、便秘などの改善。**
・**空気を浄化するので、風邪の季節によい。**
[肌]・**疲れた肌をいきいきと元気にさせる。**

おもな作用
駆風、抗菌、鎮静

使用上の注意
・**刺激性があるため低濃度での使用がおすすめ。**

Chamomile German
カモミール・ジャーマン

［別名：カモマイル・ジャーマン、ブルー・カモミール、カミツレ］

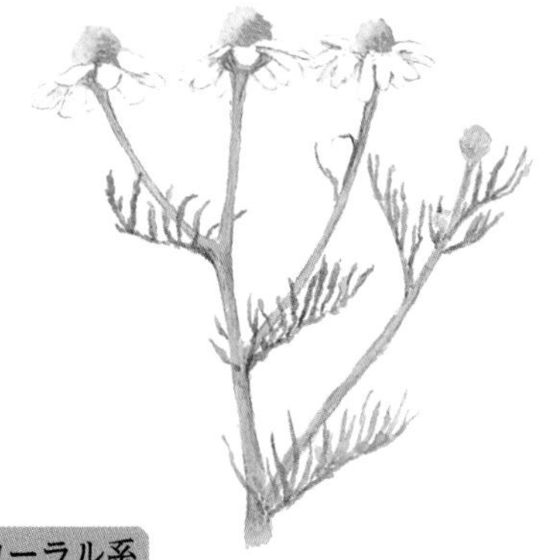

フローラル系

甘い香りにうっとりと安らぐ美しいブルーの精油

フルーティーで濃厚な香りをもつ、濃い青色の精油です。この珍しい青色は、含有する芳香成分のカマズレンによるもの。カマズレンには抗炎症の効果があり、抗アレルギー作用にもすぐれています。ほかに、肌荒れ、更年期障害、生理痛など女性の悩みにも役立ちます。

原料となるジャーマン・カモミールはキク科の一年草です。カモミールという名前は、ギリシャ語で「大地のリンゴ」という意味をもちます。和名はカミツレ。日本でも古くから薬草として知られていました。

古代では病気の治療などに幅広く利用されてきました。また、肌の炎症を抑える働きにすぐれ、明るい色の髪を輝かせ、美しくすることから、化粧品やシャンプーの原料として利用されてきました。花のハーブティーは伝統的に民間薬として活用されています。

植物 DATA

原料となる植物：**ジャーマンカモミール**

学名：*Matricaria chamomilla*

科名：**キク科**

おもな産地：**イギリス、エジプト、ドイツ、ハンガリー、フランス、モロッコ**

こぼれダネでも繁殖する一年草。近くに植えた草木の病気を治すことから、昔から「植物のお医者さん」とも。

精油 DATA

精油の色：**濃青色**

採油方法：**水蒸気蒸留法**

抽出部位：**花**

揮発度：**ミドルノート**

香りの強さ：**中**

香りの特徴：**甘くややスパイシー。カモミール・ローマン（p.150）よりまろやか。**

おもな成分：**ビサボロールオキサイドA、ビサボレンオキサイド、ビサボロールオキサイドB、β-ファルネセン、カマズレン**

♥相性のいい精油

イランイラン、ゼラニウム、ベルガモット、マージョラム・スイート、ラベンダー、ローズ

♥使い方

芳香浴／吸入／沐浴／湿布／トリートメント／アロマクラフト

肌荒れ用のクリームに。

♥精油の働き

［心］・安らぎを与え、心地よい眠りに誘う。

［体］・関節の痛みをやわらげる。

・更年期の症状をやわらげる。

［肌］・抗炎症作用があり、肌が荒れているときに。

・切り傷の治癒や、虫刺されにも有効。

♥おもな作用

抗アレルギー、抗炎症、鎮痙、鎮静、瘢痕形成

♥使用上の注意

・妊娠初期・分娩前後の使用は控え、妊娠後期、授乳期間中は半分の濃度で使用。

・キク科アレルギーの人は注意する。

Chamomile Roman

カモミール・ローマン

［別名：カモマイル・ローマン］

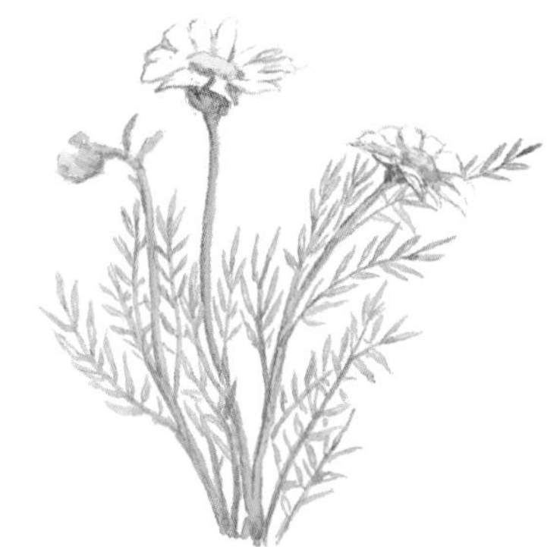

フローラル系

心地よい眠りを誘う ほのかなリンゴの香り

青リンゴを思わせる甘酸っぱい香りといわれますが、カモミール・ジャーマンよりも、香りにさわやかな強さがある精油です。カモミール・ジャーマンはキク科の一年草ですが、こちらは同じキク科の多年草です。

この香りは、鎮静効果や消炎作用をもつエステル類を主成分としていて、精神的な問題をかかえて落ち込んでいるときに、気分転換のよいきっかけとなります。イライラや不安を解消し、心地よくしてくれるため、欧米ではカウンセリングの治療などにも利用されているほど。

また、原料となるハーブは、子どもにも使用できる民間療法として親しまれ、子どもがむずかるときになだめたり、寝つきの悪い子どものために、日常的に利用されています。

ハーブティーも消化を助け、安眠を促すお茶として親しまれています。

植物 DATA

原料となる植物：ローマンカモミール
学名：*Anthemis nobilis*
科名：キク科
おもな産地：イギリス、イタリア、ハンガリー、ドイツ、フランス、南アフリカ、モロッコ
多年草。近縁には、花が八重のものや花をつけずに芝生のように広がる種もあり、ハーブガーデンで人気。

精油 DATA

精油の色：淡淡黄色
採油方法：水蒸気蒸留法
抽出部位：花
揮発度：ミドルノート
香りの強さ：中～強
香りの特徴：甘酸っぱいようなリンゴの香りにハーブの青臭さがプラスされ、さわやかながらコクのある香り。
おもな成分：アンゲリカ酸イソブチル、ブチルアンゲラート、メタクリル酸イソアミル、アンゲリカ酸イソアミル、アンゲリカ酸メチルアミル

相性のいい精油
イランイラン、シダーウッド、ジャスミン、パルマローザ、ベルガモット、ラベンダー、ローズ

使い方
芳香浴／吸入／沐浴／湿布／トリートメント／アロマクラフト
抗炎症、リラックス作用を生かした毎日のスキンケアローションに。

精油の働き
[心]・悩みをかかえて沈んだ気持ちを励ます。
・落ち込む気分を抑え、心地よい眠りに誘う。
[体]・頭痛、生理痛、関節痛をやわらげる。
・消化不良や膨満感、便秘の改善に。
[肌]・肌荒れ、乾燥肌、ニキビ肌にも使える。

おもな作用
抗アレルギー、抗炎症、鎮痙、鎮静、鎮痛、ホルモン様、瘢痕形成

使用上の注意
・妊娠中・授乳中は使用を避ける。
・キク科アレルギーの人は注意する。

Cajuput

カユプテ

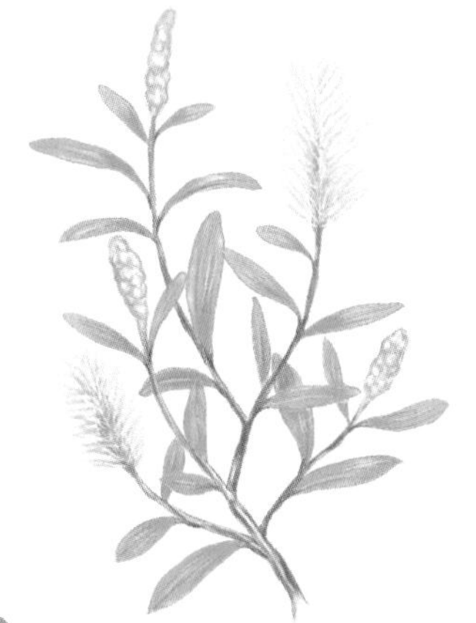

樹木系

ニキビ肌や脂性肌のスキンケアに適した精油

スッキリとした香りのする精油です。ユーカリ（p.236）やティートリー（p.191）と同じフトモモ科の植物から採れますが、これら２種よりマイルドで甘い香りのため、強い香りが苦手な人や子どもにも安心して使えます。

原料のカユプテの名は、マレー語で「白い木」を意味する「カユ・プティ（カユプテ）」が由来。原産地の東南アジアやインド、中国では、古くからさまざまな症状に効く万能薬として用いられてきました。感染症や、やけどや切り傷、筋肉痛、歯痛などの痛み止めとしても利用されていました。

風邪のひき始めにカユプテのアロマバスでゆっくりと温まると、汗をたっぷりとかくことができ、回復を早めます。また、気持ちを前向きにさせ、やる気を起こさせる作用があります。

植物 DATA

原料となる植物：**カユプテ**
学名：*Melaleuca leucadendron*
科名：**フトモモ科**
おもな産地：**オーストラリア、フィリピン、ベトナム、マレーシア**
非常に生命力のある東南アジア原産フトモモ科の常緑樹。樹皮が白っぽいため、ホワイトティートリーとも呼ばれる。

精油 DATA

精油の色：**無色**
採油方法：**水蒸気蒸留法**
抽出部位：**葉と枝**
揮発度：**ミドルノート**
香りの強さ：**中～強**
香りの特徴：**さわやかなカンファー調でややフルーティーな香り。**
おもな成分：1,8-シネオール、シトラール、α-テルピネオール、リナロール、d-リモネン、α-ピネン、ミルセン、β-ピネン、p-シメン、テルピノレン

♦相性のいい精油
サイプレス、ジュニパーベリー、ゼラニウム、ベルガモット、ラベンダー、ローズ

♦使い方
芳香浴／吸入／沐浴／湿布／トリートメント／アロマクラフト
クリームにブレンドし、咳が続くときに胸に少量塗る。

♦精油の働き
［心］・**気持ちを盛り上げ、やる気を出させる。**
［体］・**咳、のどの痛みの症状をやわらげる。**
［肌］・**やけどや切り傷の治りを促す。**
・**脂性肌をととのえ、ニキビの治りを促す。**

♦おもな作用
去痰、抗ウイルス、抗炎症、抗カタル、ホルモン様、免疫調整

♦使用上の注意
・**刺激性があるため低濃度での使用がおすすめ。**
・**妊娠中・授乳中は使用を避ける。**

Cardamon
カルダモン

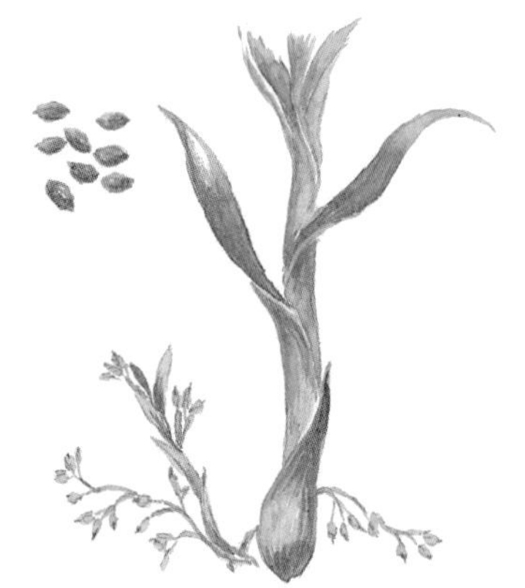

スパイス系

薬や香辛料として3000年以上の歴史をもつ偉大な精油

レモンのような甘酸っぱさとスパイシーさ両方を含み、オリエント調の個性的な香りをもつ精油です。頭をスッキリさせ、消化器系のトラブルによる食欲不振の解消や消化促進などにも働きます。

カルダモンの果実は、最も古いスパイスのひとつ。紀元前2世紀ころにはインドからヨーロッパに輸出されていたとされ、いまもサフランやバニラと並ぶ、高価なスパイスとして知られています。原産国のインドでは「スパイスの女王」と呼ばれ、料理には欠かせない存在。エジプトでは薫香や香料のほか、種子をかんで歯を白くしていたという説も。中国伝統医学では、現在も「小豆蔲（しょうずく）」という生薬として、健胃や腸内ガスの排出促進に用いられています。また中近東ではコーヒーにカルダモンを入れたカルダモンコーヒーが愛飲されるなど、利用範囲の広い植物です。

香調を魅力的にする香料として調香師にも人気があります。

植物 DATA

原料となる植物：**カルダモン**
学名：*Elettaria cardamomum*
科名：**ショウガ科**
おもな産地：**インド、グアテマラ、スリランカ**
インド、スリランカなどに野生、または栽培される。楕円形の果実が熟す直前に種子を収穫し、精油の原料とする。

精油 DATA

精油の色：**淡淡黄色**
採油方法：**水蒸気蒸留法**
抽出部位：**種子**
揮発度：**トップ～ミドルノート**
香りの強さ：**中**
香りの特徴：**スパイシー、ウッディー、リッチ、スイートで温かみの感じられる香り。**
おもな成分：**酢酸テルピネル、酢酸リナリル、1,8-シネオール、d-リモネン、リナロール**

相性のいい精油
イランイラン、オレンジ・スイート、ジュニパーベリー、ゼラニウム、レモン、ローズ、ローズウッド

使い方
芳香浴／吸入／沐浴／湿布／トリートメント／アロマクラフト
神経性の胃痛などのボディオイルとして。

精油の働き
[心]・緊張や疲れを癒やし、気持ちをおだやかにする。
・マイナス感情を抑え、やさしく寛容な気分にする。
[体]・食欲不振、膨満感、便秘などに働く。
[肌]・肌荒れ、乾燥肌、ニキビ肌をととのえる。
・口臭の軽減・予防。

おもな作用
去痰、抗ウイルス、抗炎症、抗カタル、ホルモン様、駆風

使用上の注意
・妊娠中・授乳中は使用を避ける。

Carrot seed
キャロットシード

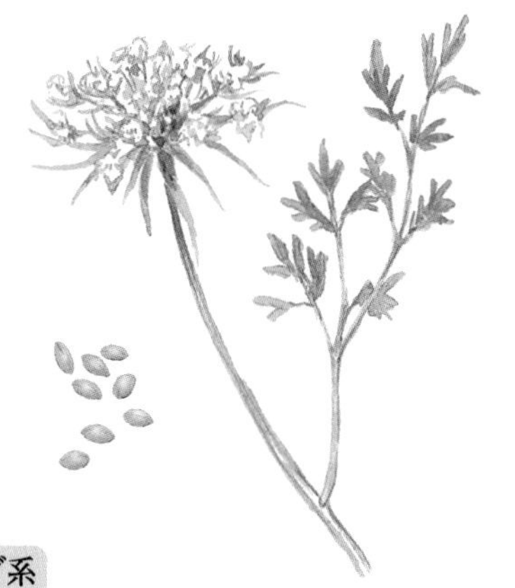

ハーブ系

肌に若さを取り戻す アンチエイジングの精油

精油は、乾燥した漢方薬のような強い香りとともに、ほのかに甘いニンジンの香りがして、気分をやわらげてくれます。ニンジンから採れる精油ですが、食用としておなじみの種とは異なり、ワイルドキャロットというニンジンの原種が原料。1～1.5mにも成長する種の、種子から採油します。

ニンジンは、古くから食用だけでなく医薬的価値の高い植物として利用されてきました。なかでも多く含まれているβ-カロテンに、肌のハリや弾力を高めて若さを保つ、女性にうれしい効能があります。また、特にワイルドキャロットはリンパの流れを刺激するので、体内の毒素のデトックスを促す力が強く、むくみ解消にも役立ちます。

なお、植物油の「キャロットオイル」(p.267)は、植物油に根を浸して抽出したものです。

植物 DATA

原料となる植物：ワイルドキャロット
学名：*Daucus carota*
科名：セリ科
おもな産地：フランス
野菜用のニンジンとは異なる。葉や茎は野菜用に似ているが、根は食用に適さない。

精油 DATA

精油の色：淡黄色
採油方法：水蒸気蒸留法
抽出部位：種子
揮発度：ミドル～ベースノート
香りの強さ：中～強
香りの特徴：かすかにニンジンの甘い香りを含んだ独特の香り。土っぽくウッディー。
おもな成分：カロトール、β-カリオフィレン、α-ピネン、β-ピネン、テルピネン-4-オール

相性のいい精油

オレンジ・スイート、ジュニパーベリー、ネロリ、プチグレイン、ベルガモット、メリッサ、ライム、ラベンダー、レモン、レモンバーベナ、ローズマリー・シネオール

使い方

芳香浴／沐浴／湿布／トリートメント
しみを改善するトリートメントオイルに。

精油の働き

[心]・ストレスを軽減し、精神的な疲労感を取り除く。
[体]・体内の毒素を排出させ、むくみなどを改善する。
・月経の周期をととのえ、月経痛をやわらげる。
[肌]・しみ、しわに作用し、肌をいきいきとさせる。

おもな作用

うっ滞除去、抗炎症、ホルモン様

使用上の注意

・妊娠中・授乳中は使用を避ける。

Osmanthus

キンモクセイ

［別名：オスマンサス］

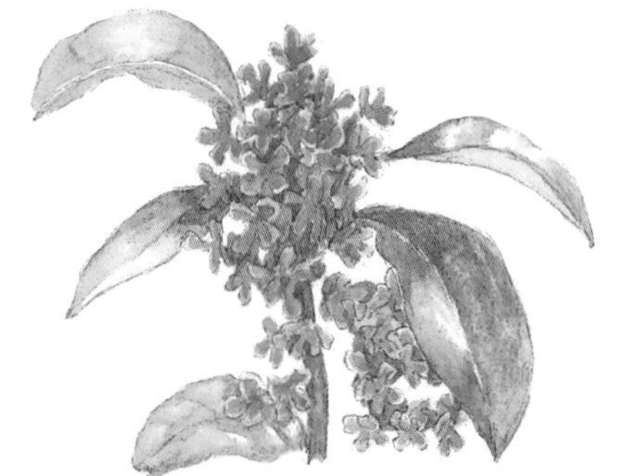

フローラル系

オレンジ色の小さな花から濃厚な香りを抽出

日本では庭木としてよく知られているキンモクセイの精油です。9～10月に咲く小さなオレンジ色の花で、香りが大変強く、開花とともに甘く華やかな香りが遠くまで漂います。学名の「*Osmanthus*」も、ギリシャ語で「香りのある花」を意味する言葉に由来しています。

キンモクセイの原産地は中国で、有数な産地のひとつが桂林市。「桂」とはモクセイ科の植物をさします。キンモクセイの香りは変化しやすく抽出が難しいもの。近年は収穫した花を塩水に浸して貯蔵し、液体のCO_2を超臨界状態に保ち、その中に原料を入れて芳香成分を抽出するというような、昔ながらの手法と近代的な最新技術のもとに行う採油もされています。精油はおもに芳香浴や香水などに使われ、濃厚な甘い香りには、心身の緊張をほぐしてリラックスさせる働きがあるといわれています。

植物 DATA

原料となる植物：**キンモクセイ**

学名：*Osmanthus fragrans*

科名：**モクセイ科**

おもな産地：**中国**

樹高３～４mになり、9～10月にオレンジ色の小さな花が咲く。雌雄異株で、日本で栽培されているのは結実しない雄株がほとんど。

精油 DATA

精油の色：**黄赤色～赤褐色**

採油方法：**揮発性有機溶剤抽出法**
超臨界流体抽出法

抽出部位：**花**

揮発度：**ミドルノート**

香りの強さ：**中**

香りの特徴：**甘さの中にスパイシーさがあるキンモクセイの香り。**

おもな成分：**trans-リナロールオキサイド、cis-リナロールオキサイド、β-イオノン、γ-デカラクトン、リナロール、ジヒドロ-β-イオノン**

相性のいい精油

ラベンダー、レモングラス、ローズ

使い方

芳香浴／アロマクラフト

手作り香水のブレンドに。ルームフレグランスに。

精油の働き

［心］・イライラを鎮め、リラックスさせる。

おもな作用

強壮、鎮静

使用上の注意

・フレグランス以外の肌への使用は避ける。
・妊娠中・授乳中は使用を避ける。

Cumin
クミン

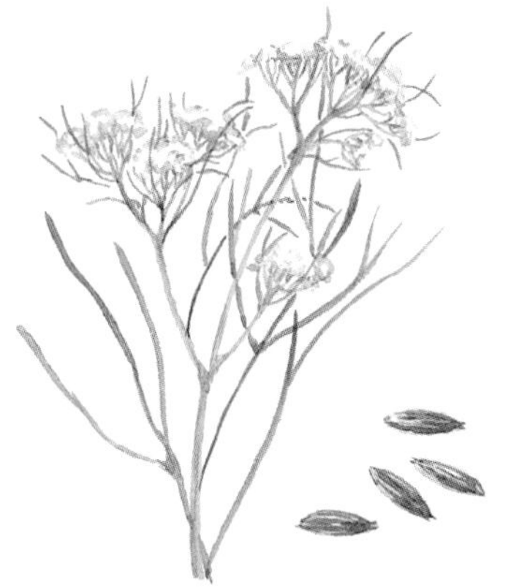

スパイス系

天然の媚薬といわれる甘く魅惑的な香り

カレーでおなじみのスパイスですが、アロマテラピーでも、スパイシーでエキゾチックな香りが魅力的です。

クミンは古くから栽培された植物で、旧約聖書の時代から、薬草として珍重され、租税の一種として納められるほど貴重なものでした。精油にも食欲増進や消化を助ける働きがあり、痛みをやわらげる作用があるといわれます。エジプトでは頭痛薬、インドのアーユルヴェーダでは刺激剤や消化器系の薬、イギリスではリウマチや痛風の鎮痛剤として用いられ、漢方でも「馬芹（ばきん・うまぜり）」と呼ばれ、胃薬として使われています。

気分を高揚させて性欲を高める催淫作用があるともされたことで、中世ヨーロッパでは、戦地に赴く恋人の心変わりを防ぐために持たせたり、結婚式で花嫁・花婿のポケットにしのばせておく習慣があったといわれています。

植物 DATA

原料となる植物：**クミン**
学名：*Cuminum cyminum*
科名：**セリ科**
おもな産地：**インド、エジプト、中国、トルコ、モロッコ**
エジプト原産の一年草。晩春に咲いた白やピンクの小さな花が果実（種子）へと変化し、精油の原料となる。

精油 DATA

精油の色：**淡黄色**
採油方法：**水蒸気蒸留法**
抽出部位：**種子**
揮発度：**トップノート**
香りの強さ：**中～強**
香りの特徴：**じゃこう（ムスク）のような甘さのあるスパイシーな香り。**
おもな成分：**クミンアルデヒド、γ-テルピネン、β-ピネン、p-シメン**

♥相性のいい精油
アンジェリカルート、イランイラン、カモミール、コリアンダー、サンダルウッド、シナモンリーフ

♥使い方
芳香浴／沐浴／トリートメント
フレグランスとしてブレンドし、香りにアクセントをつける。

♥精油の働き
[心]・**気持ちを高揚させ、自信をつける。**
[体]・**胃の働きを活発にし、消化を促進する。**
・**頭痛、筋肉痛、関節痛などをやわらげる。**
・**月経不順をととのえる。**

♥おもな作用
強壮、鎮静

♥使用上の注意
・**光毒性があるため使用直後に紫外線に当たることは避ける。**
・**刺激性があるため低濃度での使用がおすすめ。**
・**妊娠中・授乳中は使用を避ける。**

Clary sage
クラリセージ

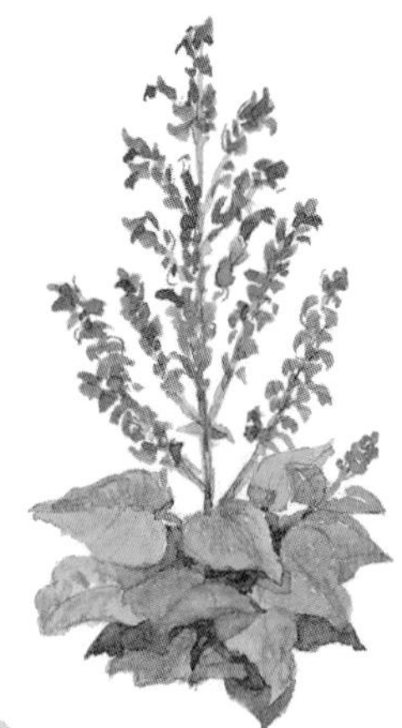

ハーブ系

女性のためのうれしい効能が凝縮された精油

甘く温かみのある、心地よい香りの精油で、緊張や不安をやわらげ、気分を明るくしてくれます。また、血行を促進して体を温める作用もあるため、冷えや肩こり、頭痛にも効果があります。このようなさまざまな効能の中で最も注目すべきは女性ホルモンのバランスをととのえ、PMS（月経前症候群）や月経不順、更年期障害など、女性特有のトラブルを緩和する作用があることです。

ヨーロッパでは「キリストの目（オクルス・クリスティ）」と呼ばれ、このハーブの粘液を目の清浄に用いていたそうです。クラリセージの名は「明るい」を意味するラテン語に由来しています。

またマスカットのような香りがすることから、ドイツではワインの香りづけに用いることがあり、そのため「マスカテーラ（マスカットから造ったワイン）・セージ」とも呼ばれています。

植物 DATA

原料となる植物：**クラリセージ**

学名：*Salvia sclarea*

科名：**シソ科**

おもな産地：**イタリア、ハンガリー、フランス、ブルガリア、モロッコ、ロシア**

ヨーロッパ原産のセージの一種。ピンクや紫の花をつける。プロヴァンス地方に自生する。

精油 DATA

精油の色：**淡淡黄色**

採油方法：**水蒸気蒸留法**

抽出部位：**花と葉**

揮発度：**トップ～ミドルノート**

香りの強さ：**中～強**

香りの特徴：**マスカットを思わせるややフルーティーでウッディーな香りを含んだ、温かみのある香り。**

おもな成分：**酢酸リナリル、リナロール、ゲルマクレンD、β-カリオフィレン、ジテルペンアルコール類のスクラレオール**

相性のいい精油

カモミール、ジュニパーベリー、ペパーミント、ラベンダー、ラバンディン、レモン、ローズ

使い方

芳香浴／沐浴／湿布／トリートメント／アロマクラフト

精油の働き

[心]・緊張や不安で疲労した神経をほぐす。
・パニック状態に陥った心を平静に戻す。

[体]・月経不順に働く。
・血行を促して体を温める。

[肌]・髪の毛の成長を促進する。
・脂性肌をととのえる。

おもな作用

ホルモン様、抗炎症、通経、強壮、催淫、自律神経調整

使用上の注意

・刺激性があるため低濃度での使用がおすすめ。
・妊娠中・授乳中は使用を避ける。

Grapefruit
グレープフルーツ

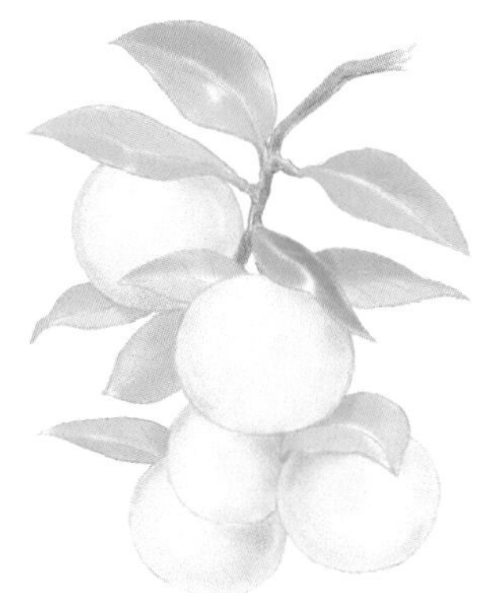

植物 DATA
原料となる植物：グレープフルーツ
学名：*Citrus paradisi*
科名：ミカン科
おもな産地：アメリカ、アルゼンチン、イスラエル、ブラジル
常緑高木で、温帯から熱帯で栽培される。

精油 DATA
精油の色：**黄色**
採油方法：**圧搾法**
抽出部位：**果皮**
揮発度：**トップノート**
香りの強さ：**中〜強**
香りの特徴：**グレープフルーツの果実の香りそのまま。オレンジほど甘みが強くなく、さわやか。**
おもな成分：**d-リモネン、α-ピネン、β-ピネン、ヌートカトン、オクタナール、ベルガプテン、ベルガモチン**

柑橘系

香りでやせるといわれる、ダイエットの強力な味方

甘酸っぱくさわやかな香りのする精油。学名「楽園の柑橘」が示すように、陽光あふれる楽園の気分を呼び起こす香りです。グレープフルーツは、18世紀、西インド諸島バルバドス島で発見され、19世紀にフロリダに伝わり、世界各地に広まりました。グレープフルーツという名は、ぶどうのような房状に実をつけることなどに由来するとされます。香りの中に、血流をよくして体脂肪を分解・燃焼するホルモンの分泌を促す成分のあることが証明され、さまざまな食品・飲料やダイエット商品に用いられています。

交感神経を活性化させ、リンパを刺激して老廃物を排出させるとして、むくみやセルライトを予防・改善するため、マッサージにもよく使われます。また、デオドラント・抗菌作用にもすぐれており、アロマバスや足浴、スプレーなどでの汗やにおい対策におすすめです。ただし、光毒性があるので、肌への使用には注意が必要です。

相性のいい精油
イランイラン、カモミール、ゼラニウム、ペパーミント、ベルガモット、ラベンダー、ローズ

使い方
芳香浴／沐浴／トリートメント／アロマクラフト
肌を引き締め、代謝作用をアップする。

精油の働き
[心]・**気持ちを高揚させて明るくし、幸福感を与える。**
[体]・**体内脂肪の燃焼を促す。**
・**デオドラント効果で汗のにおいを抑える。**
[肌]・**切り傷ややけどの治りを促す。**

おもな作用
抗炎症、鎮痙、鎮静、抗菌、高揚

使用上の注意
・**光毒性があるため使用直後に紫外線に当たることは避ける。**
・**刺激性があるため低濃度での使用がおすすめ。**

Clove
クローブ
［別名：丁字(ちょうじ)］

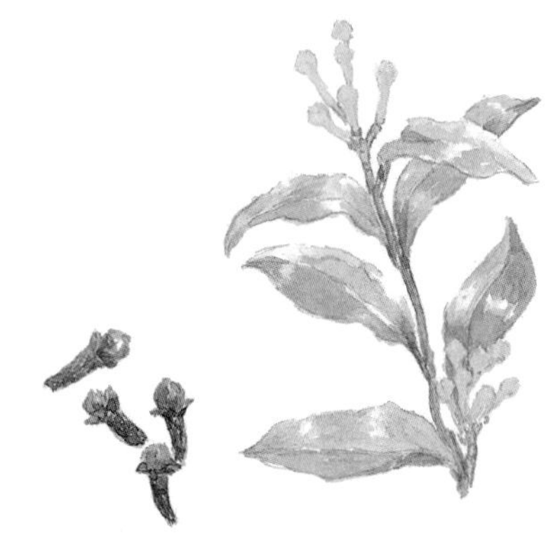

スパイス系

歯痛や口臭予防に利用されたスパイスの精油

スパイシーで刺激的な中にも、まったりとした趣がある、とても強い芳香をもつ精油です。その香りは、疲れて弱っている心に刺激を与えて、気力を充実させてくれます。

原料のクローブは釘のような形から「丁字(ちょうじ)」の名で知られ、はるか遠くからもその香りが感じられるとして「百里香(ひゃくりこう)」の別名があります。開花直前のつぼみを乾燥させたものをスパイスとして料理やお菓子、飲料の香りづけに利用します。ヨーロッパで大変人気があり、大航海時代の引き金にもなりました。古くから鎮痛作用のある薬草としても知られ、歯痛のときに、古代ローマでは葉を、中国ではつぼみをかんで歯痛止めにしていたといわれます。

精油には強い殺菌・抗菌効果のあるオイゲノールという成分が多く含まれ、カビを防いだり虫よけなどに使われます。精油は枝葉（ステム、リーフ）からも抽出されます。

植物 DATA

原料となる植物：**クローブ**
学名：*Eugenia caryophyllata*
科名：**フトモモ科**
おもな産地：**インドネシア、ザンジバル島、スリランカ、マダガスカル**
モルッカ諸島原産の常緑高木で、高さ10～20mにもなる。

精油 DATA

精油の色：**淡黄色**
採油方法：**水蒸気蒸留法**
抽出部位：**花蕾**
揮発度：ミドル～ベースノート
香りの強さ：**強**
香りの特徴：**強く刺激的だが、心地よさを感じるのは、スパイシーなだけでなく、ややフルーティーなため。**
おもな成分：**オイゲノール、酢酸オイゲノール、β-カリオフィレン、酢酸オイゲニル**

♠相性のいい精油
オレンジ・スイート、グレープフルーツ、ペパーミント、ベンゾイン、ローズマリー・シネオール

♠使い方
芳香浴／トリートメント／アロマクラフト
歯が痛むとき、ティッシュに1滴落としてかぐと痛みがやわらぐ。

♠精油の働き
［心］・疲労から気力が衰えているときに刺激を与える。
［体］・歯の痛みをやわらげる。
・眠気やだるさを一掃したいときに役立つ。
・口臭を抑え、予防する。
［肌］・抗菌作用がニキビ肌を鎮める。

♠おもな作用
駆風、抗ウイルス、抗菌、消臭、鎮静、抗真菌、鎮痛

♠使用上の注意
・刺激性があるため低濃度での使用がおすすめ。
・妊娠中・授乳中は使用を避ける。

Kuromoji
クロモジ

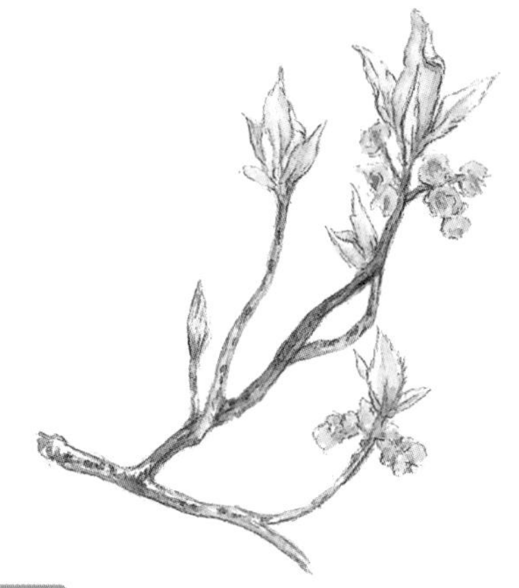

植物 DATA

原料となる植物：**クロモジ**
学名：*Lindera umbellata*
科名：**クスノキ科**
おもな産地：**日本**
樹高５ｍほどになる落葉低木。本州、四国、九州などの山地に自生。緑がかった樹皮に黒い斑点がある。

精油 DATA

精油の色：**淡黄色**
採油方法：**水蒸気蒸留法**
抽出部位：**枝と葉**
揮発度：**ミドルノート**
香りの強さ：**中**
香りの特徴：**黒糖のような甘さの中に、ウッディーな香りが感じられる。**
おもな成分：**リナロール、ゲラニオール、α-テルピネオール、1,8-シネオール、酢酸ゲラニル、α-ピネン**

樹木系

「黒文字油」として、古来日本で活用

クロモジは、山地に自生するクスノキ科の樹木。漢字では「黒文字」と書きます。名前の由来は、樹皮の黒い斑点が文字のように見えることから。枝や葉によい香りがあるため、古くから高級つまようじの原料として使われてきました。一部に樹皮を残して太めに削られているのが特徴で、つまようじそのものを「黒文字」と呼ぶこともあります。

精油は葉と枝を蒸留して抽出されます。甘くさわやかな香りには、鎮静作用があるリナロールや酢酸ゲラニルなどが含まれており、リラックスしたいときにおすすめ。日本では、古くからクロモジの精油に近いものが作られており、「黒文字油」と呼ばれて香料として利用されてきました。また、クロモジは、「ウショウ」という名の生薬で薬用酒の原料にも使われています。神経を落ち着かせたり、咳を鎮めたりするとして、薬酒などにも配合されています。

♥相性のいい精油
グレープフルーツ、ホーリーフ、ラベンダー、リツエアクベバ、レモン

♥使い方
芳香浴／吸入／沐浴／湿布／トリートメント／アロマクラフト
筋肉痛をやわらげるトリートメントに。
ブレンドに深みを加える香りとして手作り香水に。
空気を清浄にする芳香浴に。

♥精油の働き
[心]・**イライラを鎮め、リラックスさせる。**
[体]・**痛みをやわらげる。**
・**筋肉のこりをほぐす。**
[肌]・**炎症をやわらげる。**

♥おもな作用
強壮、抗ウイルス、抗菌、抗真菌、鎮痙、鎮痛、鎮静

♥使用上の注意
・**刺激性があるため低濃度での使用がおすすめ。**
・**妊娠中・授乳中は使用を避ける。**

Gettou
ゲットウ

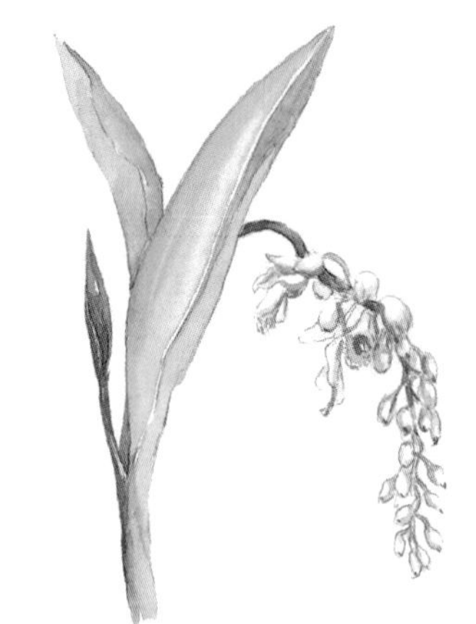

ハーブ系

美容効果に注目が集まる 沖縄原産の貴重な精油

ショウガ科の植物特有のさわやかな香りや、ほのかにフローラルな妖艶さをあわせもつ香りの精油です。

東インド原産で南アメリカ、オセアニア、アジアの熱帯から亜熱帯に分布します。自生する沖縄では「サンニン」の名で親しまれてきました。古くから防虫・防カビ・抗菌作用で知られ、葉を虫よけとして利用するほか、「カーサームーチー」という餅を作ったり、茎の繊維でロープや紙を作るなど、人々の暮らしに根ざしてきました。収れん作用による美肌効果もあることから、月桃エキスを配合した化粧品もあります。また、葉には抗酸化作用のあるポリフェノールが含まれ、ハーブティーとしても人気です。

精油には、鼻炎の治療にも使われるシネオールが含まれており、花粉症対策にも期待がもたれています。

植物 DATA

原料となる植物：**月桃**

学名：*Alpinia speciosa*

科名：**ショウガ科**

おもな産地：**台湾、日本**

琉球諸島の山野に自生する多年草。葉は長大な披針形で高さ2～3mにまで成長する。初夏には白とピンクの可憐な花が咲く。

精油 DATA

精油の色：**淡黄色**

採油方法：**水蒸気蒸留法**

抽出部位：**葉**

揮発度：**ミドルノート**

香りの強さ：**中**

香りの特徴：**森林のグリーンと柑橘系のレモンを合わせたような、スッキリとさわやかな香り。**

おもな成分：**テルピネン-4-オール、ボルネオール、サビネン、α-ピネン、β-ピネン、1,8-シネオール**

相性のいい精油

アンジェリカルート、クラリセージ、ペパーミント、マージョラム・スイート、ローズマリー・シネオール

使い方

芳香浴／沐浴／トリートメント／アロマクラフト
ローションやトリートメントオイルに。

精油の働き

［心］・脳を活性化し、集中力を高める。
・不安やストレスを軽くし、安眠を促す。

［体］・筋肉のけいれんをやわらげる。
・抗菌作用により、体を清潔に保つ。

［肌］・収れん作用で、肌を引き締める。

おもな作用

血行促進、抗炎症、収れん、鎮静、防虫、抗真菌、抗菌

使用上の注意

・刺激性があるため低濃度での使用がおすすめ。
・妊娠中・授乳中は使用を避ける。

Kouyamaki

コウヤマキ

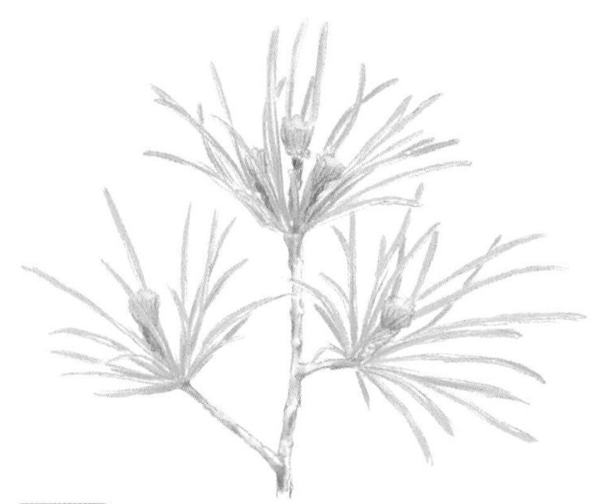

植物 DATA

原料となる植物：**コウヤマキ（高野槙）**

学名：*Sciadopitys verticillata*

科名：**コウヤマキ科**

おもな産地：**日本（和歌山県ほか）**

和歌山県の高野山の周辺などに生育する常緑大高木。

精油 DATA

精油の色：**無色**

採油方法：**水蒸気蒸留法**

抽出部位：**葉と枝**

揮発度：ミドルノート

香りの強さ：**中**

香りの特徴：**グリーン調のウッディーな香り。**

おもな成分：α-ピネン、d-リモネン、ミルセン、トリサイクレン

樹木系

森林浴を思わせる深遠でウッディーな和の精油

スッキリとした森林の香りが印象的で、どこか懐かしさも感じさせる精油です。

原料となるコウヤマキの木は、本槇（ほんまき）とも呼ばれる日本特産の常緑樹。世界遺産に登録されている日本の霊山・高野山の周辺などに生育する大木です。湿気に強く加工しやすいため、昔から建材に利用されており、近畿地方の古墳には、コウヤマキの木棺が使用された例もあるほど。仏壇や仏具の製造にも使われ、古くから生活に根づいてきた、日本人にはなじみ深い香りです。

コウヤマキの精油は端枝などから採油されますが、大量の枝葉からわずかな量しか採ることのできない貴重なものです。消臭効果を生かして玄関や部屋の芳香剤に使うと、帰宅時や来客時に和の香りにリラックスできるでしょう。防虫にも役立ちます。

相性のいい精油

オレンジ・スイート、サイプレス、ティートリー、ユーカリ・グロブルス、ラベンダー、レモン

使い方

芳香浴／沐浴／トリートメント

芳香浴や芳香剤、消臭剤として効果がある。

精油の働き

[心]・リラックス。
・ストレス緩和。

おもな作用

収れん、消臭、鎮静、防虫

使用上の注意

・刺激性があるため低濃度での使用がおすすめ。
・妊娠中・授乳中は使用を避ける。

Copaiba
コパイバ

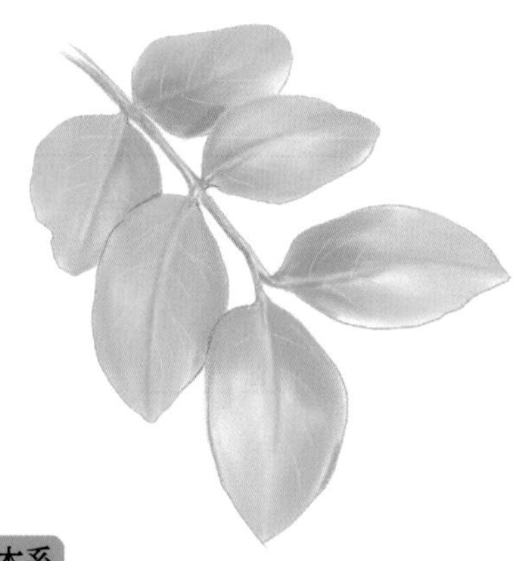

樹木系

アマゾンの先住民たちが珍重したという樹液

コパイバの精油は、樹齢100年以上の木の幹から自然にしみ出す樹液を水蒸気蒸留したもの。

アマゾンの先住民は、このコパイバの樹液を「天然の秘薬」として珍重し、やけどや切り傷など皮膚疾患の薬として使ったり、分娩時のへその緒の処置に用いたりしていました。現在もブラジルでは、軟膏や化粧品の原料とするほか、歯磨き粉に混ぜたり、コーヒーに加えるなど、コパイバを生活に取り入れています。また、ヨーロッパではイエズス会の神父が南米から持ち帰ったことから「イエズスのバルサム」と呼ばれていました。

採れたての精油は透明でサラサラしていますが、空気にふれると色が濃くなり、粘度が高まります。そのため、市販の精油には粘度が高く、黄色がかった明るい茶色のものもあります。

植物 DATA

原料となる植物：**コパイバ**
学名：*Copaifera officinalis*
科名：**マメ科**
おもな産地：**コロンビア、ブラジル、ベネズエラ**
ブラジル・アマゾンの奥地に数万年前から自生する。精油は樹齢100年以上の幹から自然に採取される芳香性の樹液。

精油 DATA

精油の色：**無色**
採油方法：**水蒸気蒸留法**
抽出部位：**樹液**
揮発度：ミドル～ベースノート
香りの強さ：**中～強**
香りの特徴：**かすかな甘みがあり、ややスパイシーで温かみのある森林の香り。**
おもな成分：β-カリオフィレン、α-コパエン、δ-カジネン、セドロール、α-フュムレン

♥相性のいい精油
サイプレス、シダーウッド、ジュニパーベリー、ティートリー、パインニードル、プチグレイン、マートル、ユーカリ・グロブルス、ローズウッド

♥使い方
芳香浴／吸入／沐浴／湿布／トリートメント
芳香浴。風邪の初期症状に。

♥精油の働き
[心]・**ストレスを除き、集中力や創造力を高める。**
・**多忙で疲労が蓄積したとき、リフレッシュさせる。**
[体]・**鼻炎の症状をやわらげる。**
[肌]・**肌を保湿、再生し、若々しく保つ。**

♥おもな作用
抗炎症、収れん、抗菌

♥使用上の注意
・**妊娠中・授乳中は使用を避ける。**

Coriander
コリアンダー

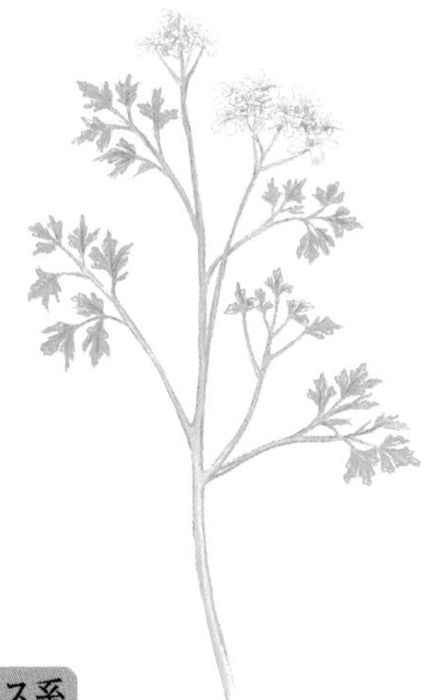

スパイス系

落ち込んで無気力になった心をシャキッとさせる香り

原料となるコリアンダーは、若いときの葉は非常にクセのある香りをもつハーブですが、この種子から採れる精油は、甘く官能的な香りがします。

この香りは、精神的に疲れたときに活力を取り戻すだけでなく、意識を活性化させ、記憶力を高めることから、仕事や勉強の能率アップに活用されます。

古代エジプト人は気分を高揚させ、催淫作用を促す「幸福をもたらすスパイス」と考えていたとされ、紀元前13世紀のラムセス２世の墓からは、副葬品として多くのコリアンダーの種子が見つかっています。また、古代ギリシャやローマでは薬草やワインの香りづけとして、インドではスパイスや安眠剤として、中国では消化促進や消化器系のトラブルに働く生薬として、世界各地でさまざまに利用されてきました。

若い生葉はエスニック料理に欠かせない食材です。

植物 DATA

原料となる植物：コリアンダー
学名：*Coriandrum sativum*
科名：セリ科
おもな産地：インド、ルーマニア、ロシア
高さ30～60㎝ほどになる一年草。生の葉は、パクチーやシャンツァイの名で知られる。

精油 DATA

精油の色：無色
採油方法：水蒸気蒸留法
抽出部位：種子
揮発度：トップノート
香りの強さ：中
香りの特徴：ツンと刺激のあるスパイシーで鋭い香り。樟脳（しょうのう）のようなやや濃厚な甘さも感じられる。
おもな成分：リナロール、α-ピネン、γ-テルピネン、d-リモネン、酢酸ゲラニル、カンファー

相性のいい精油
オレンジ・スイート、クラリセージ、サイプレス、サンダルウッド、ジュニパーベリー

使い方
芳香浴／吸入／沐浴／湿布／トリートメント／アロマクラフト
フレグランスの素材としてなど。

精油の働き
［心］・疲れて弱った気持ちに活力を与える。
［体］・消化を促し、食欲を増進させる。
・体を温め、血行をよくし、体内の毒素を排出する。
・炎症を抑え、痛みなどをやわらげる。
［肌］・肌を引き締める。

おもな作用
抗炎症、収れん、消化促進

使用上の注意
・妊娠中・授乳中は使用を避ける。

Cypress
サイプレス

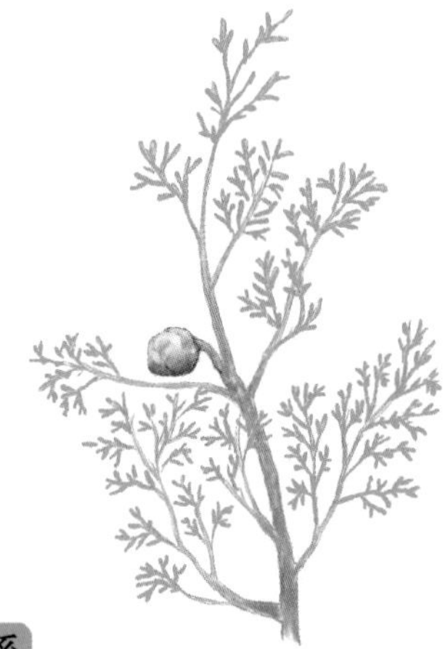

樹木系

現実にしっかり向き合える強さと勇気を与える糸杉の精油

　サイプレスはヒノキの近縁種で、ヒノキに似た、ウッディーで気分をスッキリさせるさわやかな香りの精油です。デオドラント効果にすぐれ、体を引き締める作用もあるので、沐浴やスプレーで使うと効果的。ホルモンバランスへの作用もあり、更年期のうつに使われます。

　サイプレスは古来、文化や宗教と深い関わりがある木で、地中海に浮かぶキプロス（Cypros）島の名は、この木を崇拝していたことからついたといわれ、古代エジプトやローマでも神や死と密接な関係がある神聖な木として崇められていました。学名の一部のsempervirensは、「永遠に生きる」という意味。この言葉どおり、サイプレスの木は腐敗しにくいため、建材としても広く利用されています。キリストが磔（はりつけ）にされた十字架が、この木で作られていたという伝説のほか、ヨーロッパでは墓地の周辺によく植えられており、南欧では庭園などの観賞用として親しまれます。

植物 DATA

原料となる植物：**サイプレス**
学名：*Cupressus sempervirens*
科名：**ヒノキ科**
おもな産地：**イタリア、インド、スペイン、ドイツ、フランス、モロッコ**
和名は糸杉（いとすぎ）。常緑の針葉樹。丈が高く、まっすぐに伸びて25mにも達する。

精油 DATA

精油の色：**無色**
採油方法：**水蒸気蒸留法**
抽出部位：**葉と枝**
揮発度：ミドルノート
香りの強さ：**中**
香りの特徴：**陽の当たる森林を歩いているような、新鮮な木の香り。ややスパイシーな刺激が香りを引き締める。**
おもな成分：α-ピネン、δ-3-カレン、d-リモネン、γ-カジネン

♥相性のいい精油
オレンジ・スイート、クラリセージ、グレープフルーツ、サンダルウッド、ジュニパーベリー、ベルガモット、ベンゾイン、ラベンダー、レモン

♥使い方
芳香浴／吸入／沐浴／湿布／トリートメント／アロマクラフト

♥精油の働き
[心]・**気持ちを引き締め、冷静な判断を促す。**
[体]・**むくみを改善し、体を引き締める。**
　・**咳や気管支系の不調を改善する。**
[肌]・**汗を抑え、ニキビ肌や脂性肌をととのえる。**

♥おもな作用
強壮、鎮痙、鎮静、うっ滞除去

♥使用上の注意
・**妊娠初期・分娩前後の使用は控え、妊娠後期、授乳期間中は半分の濃度で使用。**

Sandalwood Indian

サンダルウッド・インド

［別名：白檀（びゃくだん）］

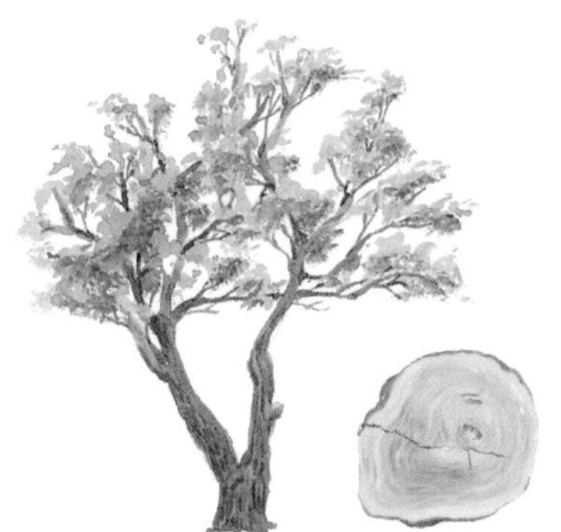

オリエンタル系

深い鎮静作用で心を平安に導くが、入手困難になりつつある精油

「白檀（びゃくだん）」の和名で知られるサンダルウッドの香木は、お香として使います。甘みと深さをもつ精油は、心を深く鎮め、刺激も少ないため、リラクセーションのためのトリートメントに最適。血行をよくして肌をやわらかくする作用もあります。

ただし、最初の香り立ちが控えめなため、つい多めに使いがちなので使用量に注意が必要です。

原料となる樹木は、標高600～1000mの乾燥地で育つ常緑半寄生の植物です。幼樹のときにほかの植物の根に寄生し、養分を得ながら成長するのが特徴。樹齢60～80年の木から精油を採ることができ、黄褐色の心材部分が白檀と呼ばれ、お香のほか、扇子の骨などにも使われます。

ただ、近年は乱伐のため収穫量が激減し、残念ながら入手が困難な精油になりつつあります。

植物 DATA

原料となる植物：サンダルウッド
学名：*Santalum album*
科名：ビャクダン科
おもな産地：インド、インドネシア、スリランカ、マレーシア
和名は白檀（びゃくだん）。ほかの木の根に寄生する半寄生性の常緑樹。

精油 DATA

精油の色：淡淡黄色
採油方法：水蒸気蒸留法
抽出部位：心材
揮発度：ベースノート
香りの強さ：中
香りの特徴：寺院に立ちこめる白檀のお香の香り。パウダリーで甘く、非常に東洋的。
おもな成分：α-サンタロール（特徴成分）、β-サンタロール（特徴成分）、サンタレン、サンテノン

相性のいい精油
イランイラン、サイプレス、ジャスミン、ネロリ、パルマローザ、ラベンダー、レモン

使い方
芳香浴／吸入／沐浴／湿布／トリートメント／アロマクラフト
ゆったりと深い呼吸をしたいときには吸入法、手浴法を。
寝つきが悪いときにはトリートメント法を。心を落ち着かせたいときには芳香浴法。香りを長持ちさせる保留剤として香水などに使用することも。

精油の働き
［心］・強い鎮静作用で心を深く鎮める。
［体］・のど痛など気管支系の不調を改善する。
・心臓を強化し、血行を促進する。
［肌］・肌をやわらかくする。

おもな作用
強壮、抗炎症、収れん、鎮静

使用上の注意
・妊娠初期・分娩前後の使用は控え、妊娠後期、授乳期間中は半分の濃度で使用。

Sandalwood Australian

サンダルウッド・オーストラリア

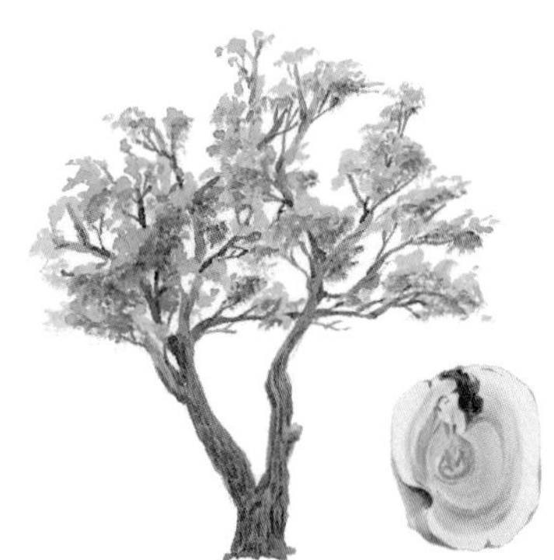

オリエンタル系

インド産と同じパワーをもちながら手軽に使える精油

　サンダルウッド・インドと同じビャクダン科の別種から採れる精油です。インド産の*S.album*種の伐採規制が進む中、新たに注目されています。サンダルウッドというとインド産のイメージが強いですが、もともとはオーストラリア、ハワイ諸島、ニューカレドニアなどにも自生していました。香りや特徴は、ほぼインド産のものと同じですが、オーストラリアのほうが、やや軽く、深く甘い香りの中に、ほんのりとグリーンベースのさわやかさも感じます。

　原木はオーストラリア原産の常緑高木で、西オーストラリアの広範囲に分布、プランテーションで栽培されています。インド産と同様に深い鎮静作用があり、心おだやかに過ごしたいときや、ぐっすり眠りたい夜に、沐浴やマッサージなどがおすすめです。最近は肌をやわらかくするとして、化粧品の材料としても注目されています。

植物 DATA

原料となる植物：サンダルウッド
学名：*Santalum spicatum*
科名：ビャクダン科
おもな産地：オーストラリア
和名は白檀（びゃくだん）。ほかの木の根に寄生する半寄生性の常緑樹。

精油 DATA

精油の色：淡淡黄色
採油方法：水蒸気蒸留法
抽出部位：木部
揮発度：ベースノート
香りの強さ：中
香りの特徴：寺院に立ちこめる白檀のお香の香り。パウダリーで甘く、非常に東洋的。
おもな成分：α-サンタロール（特徴成分）、β-サンタロール（特徴成分）、ファルネソール、ヌシフェロール、α-ビサボロール

相性のいい精油
イランイラン、サイプレス、ジャスミン、ネロリ、パルマローザ、ラベンダー、レモン

使い方
芳香浴／吸入／沐浴／湿布／トリートメント／アロマクラフト
肌を柔軟にする作用があるため、トリートメントによい。ゆったりと深い呼吸をする吸入法、手浴法や、芳香浴法にも。香りを長持ちさせる保留剤としても利用。

精油の働き
[心]・強い鎮静作用で心を深く鎮める。
　・性感を高め、性欲をかき立てる。
[体]・のど痛など気管支系の不調を改善する。
　・心臓を強化し、血行を促進する。
[肌]・肌をやわらかくする。
　・切り傷やひび割れを改善する。

おもな作用
強壮、鎮静、抗炎症、収れん

使用上の注意
・妊娠初期・分娩前後の使用は控え、妊娠後期、授乳期間中は半分の濃度で使用。

Cistus

シスタス

［別名：ロックローズ、ラブダナム］

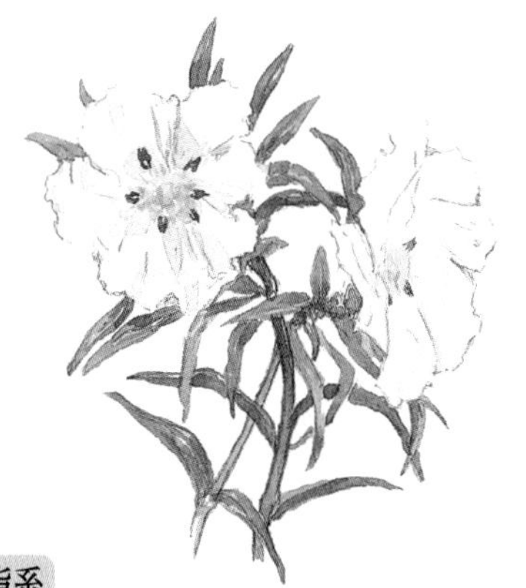

植物 DATA

原料となる植物：シスタス

学名：*Cistus ladaniferus*

科名：ハンニチバナ科

おもな産地：スペイン、地中海地方

春から夏にかけて葉や若い枝の腺毛から、多量の特異臭をもつ樹脂状の物質を分泌する。

精油 DATA

精油の色：濃オレンジ～茶色

採油方法：水蒸気蒸留法、揮発性有機溶剤抽出法

抽出部位：葉と枝

揮発度：ベースノート

香りの強さ：強

香りの特徴：かすかに樹脂やムスクの香りを漂わせる、甘い香り。

おもな成分：α-ピネン、カンフェン、酢酸ボルニル、ピノカルベオール

樹脂系

ムスクを思わせる樹脂の甘い香りで心の緊張をほぐす精油

ムスク（じゃこう）を思わせる甘く、強い香りが特徴で、自律神経に働きかけて気持ちを落ち着かせ、緊張を解きほぐす効果があるといわれています。また、収れん作用があり、肌の回復効果が高いため、多くの化粧品の香料として用いられています。

シスタスの葉は揮発性の高い油分を多く含むため、夏になると山火事の原因になるともいわれています。その強い香りは、忘れていた記憶までも思い出させるといわれ、古くから宗教的な儀式や祭式では重要な精油として珍重されてきました。ガム状になった琥珀色の樹脂は「ラブダナム」と呼ばれ、これは世界最古の天然芳香剤のひとつ。粘性が強く、石のように見えることから「ロックローズ」とも呼ばれています。

原料のシスタスの枝葉を水蒸気蒸留して精油を得るのが一般的ですが、揮発性有機溶剤抽出法でも採油される精油です。

相性のいい精油

クラリセージ、パインニードル、ラベンダー

使い方

芳香浴／沐浴／トリートメント／アロマクラフト
スキンケアに。

精油の働き

［心］・気持ちを落ち着かせ、緊張をほぐす。
・自律神経のバランスをとる。

［体］・風邪、咳、気管支炎の症状をやわらげる。
・関節の痛みをやわらげる。

［肌］・ニキビの治りを促す。
・皮膚の老化、しわを改善。妊娠線を予防する。

おもな作用

強壮、去痰、収れん、鎮静

使用上の注意

・刺激性があるため低濃度での使用がおすすめ。
・妊娠中・授乳中は使用を避ける。

Perilla
シソ

［別名：ペリラ］

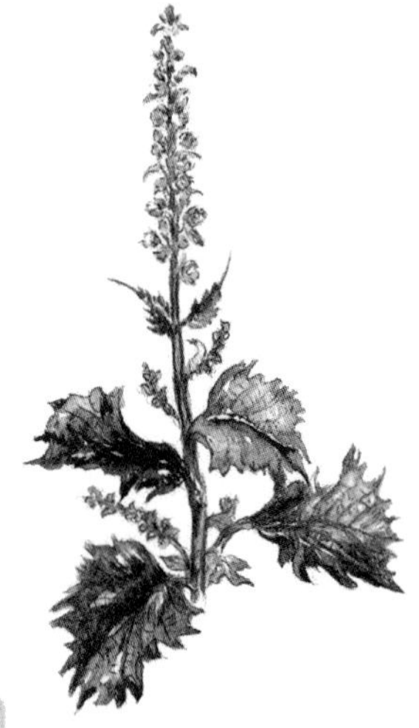

ハーブ系

日本人には食卓でもおなじみのスッキリした香り

葉や実、花穂などが食用にされることで、日本では香味野菜としてなじみの深いシソの精油です。精油の原料に最も適しているのは、葉が赤く、縮れている「チリメンジソ」という種類です。

中国南部やヒマラヤ、ミャンマーが原産のシソは、奈良時代に日本に伝わりました。刺し身のつまや梅干しの色・香りづけなど、日本の食事には欠かせない食材です。

葉と茎を蒸留して抽出される精油は、さわやかなシソの香りがします。この香りのもととなっているのが、すぐれた抗菌作用をもつペリラアルデヒドという成分。血行促進や代謝アップに役立つリモネンなども含まれています。漢方では、葉、茎、種子がそれぞれ生薬として使われており、いずれも発汗・解熱作用や鎮痛作用、胃の調子をととのえる作用などがあるとされています。

植物 DATA

原料となる植物：**チリメンジソ**

学　名：*Perilla frutescens Britton var. crispa Decne*

科名：**シソ科**

おもな産地：**中国、日本**

草丈は50～80㎝。葉は両面とも赤く、やや縮れている。９月ごろ、茎の先にピンク色の小さな花をつける。

精油 DATA

精油の色：**淡黄色**

採油方法：**水蒸気蒸留法**

抽出部位：**葉、茎**

揮発度：**ミドルノート**

香りの強さ：**弱**

香りの特徴：**すがすがしく、しみ通るようなシソの香り。**

おもな成分：**ペリラアルデヒド、d-リモネン、α-ファルネセン、β-カリオフィレン、p-8-メンテン-7-オール、リナロール**

相性のいい精油

サンダルウッド、プチグレイン、ベルガモット、モミ、ユズ、レモン

使い方

芳香浴／アロマクラフト

和の香りの手作り香水に。風邪のひき始めの芳香浴に。

精油の働き

［心］・緊張をやわらげる。

おもな作用

血行促進、解熱、抗菌、発汗、防虫

使用上の注意

・フレグランス以外の肌への使用は避ける。

・妊娠中・授乳中は使用を避ける。

Atlas cedarwood
シダーウッド・アトラス

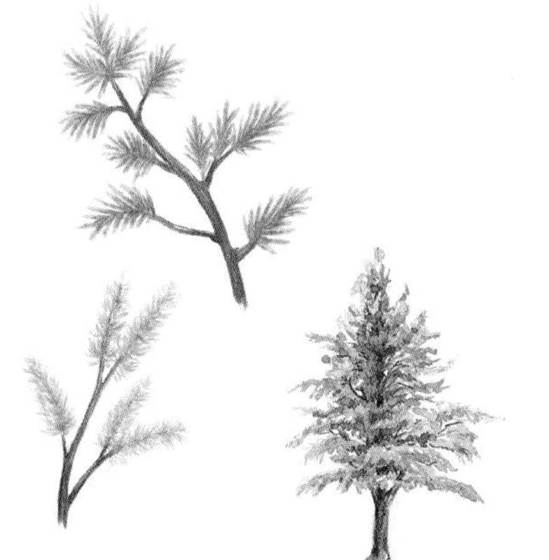

植物 DATA

原料となる植物：アトラスシダーウッド（ホワイトシダー）

学名：*Cedrus atlantica*

科名：マツ科

おもな産地：アルジェリア、モロッコ

高さ15mほどになる針葉常緑樹。

精油 DATA

精油の色：淡黄色～オレンジ

採油方法：水蒸気蒸留法

抽出部位：木部

揮発度：ミドル～ベースノート

香りの強さ：強

香りの特徴：サンダルウッドよりもドライでスパイシーさが混ざる神秘的な香り。

おもな成分：α-セドレン、β-セドレン、ヒマカレン、セドロール、α-アトラントン

樹木系

甘さとスパイシーさが交差する神秘的な香り

シダーウッド、もしくはシダーと呼ばれる精油には、マツ科のものとヒノキ科のものがあります。マツ科では、このアトラスシダーやレバノンシダー、ヒマラヤシダーが有名。

レバノンやキプロス島に自生するレバノンスギの近縁種とされているレバノンシダーは、アトラスシダー同様、害虫よけになるため建材として重宝され、古代エジプトでミイラやピラミッド、寺院建築など、あまりに大量に用いられたため、絶滅の危機に瀕したそうです。東洋では呼吸器系の治療や寺院で香としてたかれてきました。

いずれのシダーウッドにもリンパの流れを改善し、むくみを取る効果がありますが、香りはそれぞれ大きく異なります。

相性のいい精油

サイプレス、シナモンリーフ、ジュニパーベリー、ネロリ、ベルガモット、ラベンダー、レモン、ローズ、ローズマリー・シネオール

使い方

芳香浴／吸入／沐浴／湿布／トリートメント／アロマクラフト

むくみ改善のためのトリートメントオイルとして使う。

精油の働き

[心]・不安をやわらげ、緊張をほぐす。

[体]・リンパの流れをよくし、むくみを改善させる。
・痰や咳を鎮める。

[肌]・収れんと殺菌作用でニキビの治りを促す。
・頭皮の脂、フケ、脱毛症をやわらげる。

おもな作用

強壮、去痰、収れん、鎮静、ホルモン様、うっ滞除去

使用上の注意

・妊娠中・授乳中は使用を避ける。

Virginia cedarwood

シダーウッド・バージニア

［別名：レッドシダー］

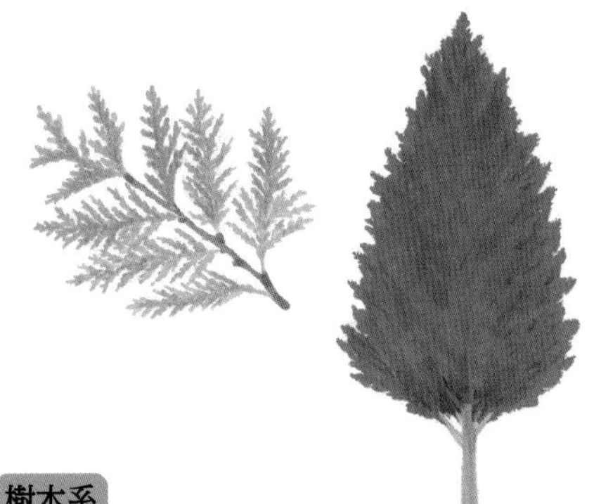

樹木系

深い森林の香りで 防虫効果も高い精油

北米原産のシダーにはたくさんの種類がありますが、このバージニア種のシダーの精油は特にホルムアルデヒドを分解する作用が高いとされています。シダーウッド・アトラス（p.169）とは科目も異なり、植物分類的にはジュニパーベリー（p.176）に近い種類です。成長が遅く、その香りはヒノキにも似て、樹木系の中でも深い森林の中にいるように、心を癒やして落ち着かせます。

また、虫よけの力もあるため、その木は毛皮の保管箱にも使われたり、精油はスプレーとしてカーペットのダニよけにも使うことができます。

こうした働きがあることから、北米の先住民族にさまざまな使い方がされていたといいます。精油は木工品の削りくずなど木材の廃材を蒸留して採取します。

「エンピツビャクシン」などという別名もあります。

植物 DATA

原料となる植物：シダー
学名：*Juniperus virginiana*
科名：ヒノキ科
おもな産地：北アメリカ
高さ15mほどになる針葉常緑樹。

精油 DATA

精油の色：淡黄色～オレンジ
採油方法：水蒸気蒸留法
抽出部位：木部
揮発度：ミドル～ベース
香りの強さ：中
香りの特徴：落ち着いたぬくもりのあるウッディーな香り。
おもな成分：α-セドレン、セドロール、ツヨプセン、β-セドレン、β-カリオフィレン

♥相性のいい精油
ジュニパーベリー、ベルガモット、ベンゾイン、ローズ

♥使い方
芳香浴／吸入／沐浴／湿布／トリートメント／アロマクラフト
森林浴気分を楽しむ芳香浴や、むくみをとるトリートメントに。

♥精油の働き
［心］・緊張や不安を解き、落ち着かせる。
［体］・呼吸器系の症状緩和。
・カビの発生を防ぎ、防虫作用がある。
［肌］・皮脂分泌を調整し、ニキビ対策に。

♥おもな作用
去痰、利尿、鎮静、通経、鎮痛、収れん、防虫

♥使用上の注意
・刺激性があるため低濃度での使用がおすすめ。
・妊娠中・授乳中は使用を避ける。

Citronella
シトロネラ

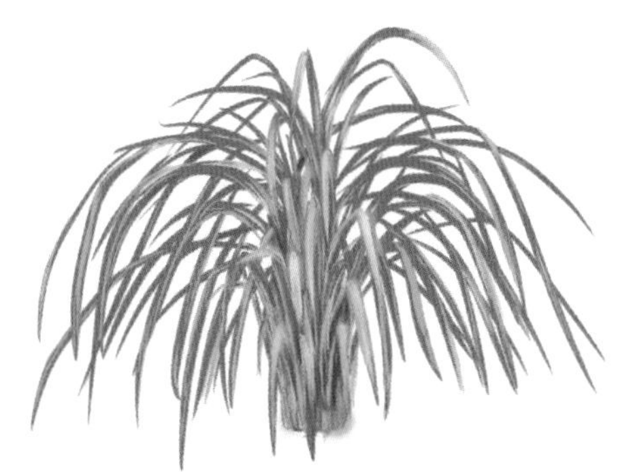

植物 DATA
原料となる植物：シトロネラ
学名：*Cymbopogon nardus*（セイロン種）
Cymbopogon winterianus（ジャワ種）
科名：イネ科
おもな産地：インドネシア、スリランカ、南米、インド原産のイネ科の多年草で、高温多湿な地域に生育する丈夫な草。

精油 DATA
精油の色：淡黄色
採油方法：水蒸気蒸留法
抽出部位：全草
揮発度：トップノート
香りの強さ：中～強
香りの特徴：軽い甘さがある、さわやかなレモンのような香り。
おもな成分：シトロネラール、ゲラニオール、シトロネロール、d-リモネン、カンフェン、酢酸ゲラニル

柑橘系

古くから虫よけとして愛用される レモングラスの近種

メリッサ（p.233）に似た、さわやかな香りが特徴の精油です。外見はレモングラス（p.247）によく似たイネ科の植物で、和名を「コウスイガヤ」といいます。

1980年ごろまではスリランカ原産のセイロン種（*C.nardus*）が中心でしたが、80年代からインドネシア原産のジャワ種（*C.winterianus*）が市場に登場し、どちらもほぼ同じ特性をもっています。なお、レモングラスの生葉はハーブティーなどで人気がありますが、シトロネラの葉には臭みがあるので生葉で使われることはありません。現地での呼び名は「セレ・ワンギ」。イネの虫よけにも使われます。

除虫効果、特に蚊に対する効果がすぐれていると定評があり、虫よけキャンドルなどの防虫グッズの原料となっています。また、香水や石けんのほかデオドラント商品の香料としても人気があります。

相性のいい精油
イランイラン、サイプレス、ティートリー、ネロリ、ペパーミント、ベルガモット、ユーカリ・グロブルス、ユーカリ・シトリオドラ

使い方
芳香浴／沐浴／トリートメント／アロマクラフト
蚊よけのため芳香浴やルームスプレーで使う。

精油の働き
[心]・気持ちを前向きにさせ、落ち込みをやわらげる。
・疲れを取り、リフレッシュさせる。
[体]・頭痛、片頭痛、肩こり、腰痛緩和。
[肌]・肌に弾力を与える。
・体臭を抑える。

おもな作用
抗炎症、抗菌、抗真菌、鎮静、防虫

使用上の注意
・刺激性があるため低濃度での使用がおすすめ。
・妊娠中・授乳中は使用を避ける。

Cinnamon leaf
シナモンリーフ

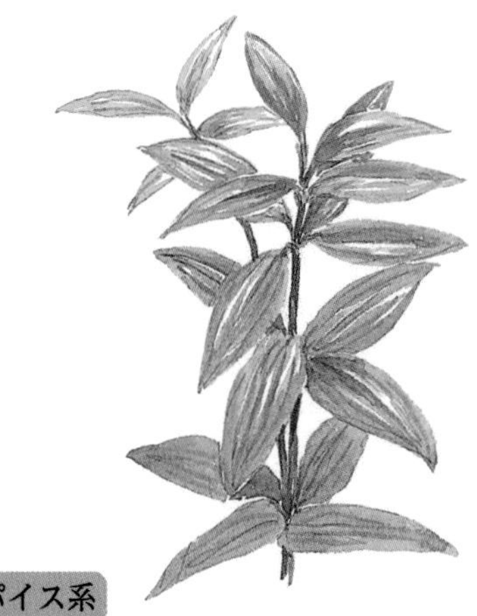

スパイス系

お菓子でおなじみ、ピリッと辛みのある香り

シナモンの葉から採れる精油は、スパイスそのものに比べ、より濃厚で刺激的な香りがあり、沈んだ気分を元気づけてくれます。

シナモンは、旧約聖書や古代エジプトの古文書に登場するほど古くから知られていたスパイス。古代ギリシャではその芳香が「愛をかき立てるもの、愛情を示すもの」として王侯貴族に珍重され、シバの女王がソロモン王にシナモンを贈ったという伝説も有名です。400年ほど前の大航海時代から重要な交易品として重宝されていました。

精油には強い殺菌作用をもつオイゲノールが含まれ、除虫・抗カビ剤としても効果があります。ただし皮膚や粘膜に対する刺激が比較的強いため、特に肌の弱い人は、芳香浴やルームスプレーなどで楽しみましょう。樹皮（シナモンバーク）から採る精油は刺激が強く、アロマテラピーでの使用はすすめられていません。

植物 DATA

原料となる植物：**シナモン（セイロンニッケイ）**
学名：*Cinnamomum zeylanicum*
科名：**クスノキ科**
おもな産地：**インドネシア、東インド、マダガスカル**
インドネシア原産。18世紀にオランダ人がスリランカへ持ち込み、栽培を始めた。樹皮、葉から精油が採れる。

精油 DATA

精油の色：**黄色がかった茶色**
採油方法：**水蒸気蒸留法**
抽出部位：**葉**
揮発度：**ベースノート**
香りの強さ：**強**
香りの特徴：**鋭さのあるスパイシーさと、ムスクのような甘さが際立つ香り。**
おもな成分：**オイゲノール、β-カリオフィレン、α-ピネン、β-ピネン、リナロール**

♥相性のいい精油
オレンジ・スイート、グレープフルーツ、ジンジャー、フランキンセンス、ベンゾイン、ラベンダー、ローズマリー・シネオール

♥使い方
芳香浴／沐浴／トリートメント／アロマクラフト
フレグランスにスパイシーな香りを添える。

♥精油の働き
[心]・無気力な心を元気づける。
[体]・風邪の症状をやわらげる。
・消化を助ける。
・月経痛をやわらげる。

♥おもな作用
強壮、抗ウイルス、抗菌、抗真菌、鎮痙

♥使用上の注意
・妊娠中・授乳中は使用を避ける。

Siberian fir

シベリアモミ

［別名：シルバーファー、ファーニードル］

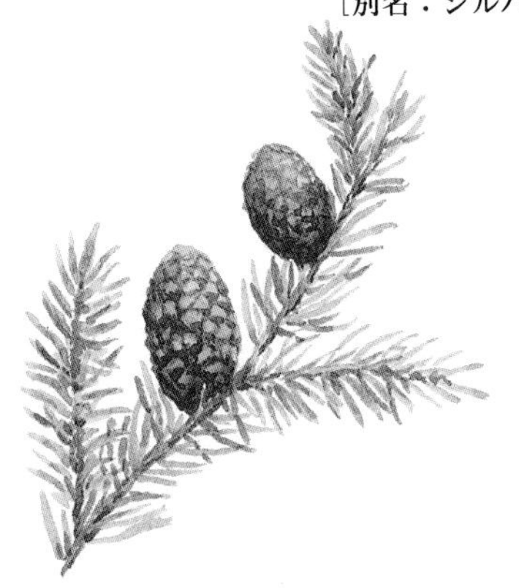

樹木系

クリスマスツリーでおなじみの 心温まるスイートな木の香り

森林浴をしたときに感じる、すがすがしい森の香りの精油です。空気を清浄にして、呼吸器系の詰まりを楽にする働きがあり、風邪や感染症の予防にもおすすめです。また、森林の香りが高ぶった心を鎮め、気持ちをおだやかにしてくれる作用もあります。さらに美肌にも効果があるといわれ、ロシア、ヨーロッパでは日常のフェイスケアに用いられてきた精油のひとつです。

シベリアモミは、「シベリアマツ」や「シベリアンファー」とも呼ばれ、耐久性の高い木材として、古くから建材や船の材料として利用されてきました。100kgの原料から精油は約1kgしか採れない貴重なものです。

また、クリスマスに飾るツリーとして有名ですが、これは、風邪の流行する冬に家族の健康を守るため、殺菌作用のあるシベリアモミを家の中に置いたのが始まりといわれています。

植物 DATA

原料となる植物：**シベリアモミ**

学名：*Abies sibirica*

科名：**マツ科**

おもな産地：**アメリカ、カナダ、ロシア**

標高1900～2400mの寒帯地域で湿った土壌を好んで生育する。高さ30～35mに成長する常緑高木。

精油 DATA

精油の色：**無色**

採油方法：**水蒸気蒸留法**

抽出部位：**球果**

揮発度：**ミドルノート**

香りの強さ：**中**

香りの特徴：**クリアですがすがしい、スイートな香り。**

おもな成分：**酢酸ボルニノル、カンフェン、α-ピネン、β-ピネン、2-メチルオクタン、d-リモネン、δ-3-カレン**

相性のいい精油

イランイラン、オレンジ・スイート、ゼラニウム、ベチバー、レモン、ローズ

使い方

芳香浴

空気を浄化する芳香浴に。

精油の働き

［心］・**気持ちをリフレッシュさせる。**
・**精神を安定させる。**

［体］・**呼吸器系や気管支系の痛みや炎症をやわらげる。**

おもな作用

うっ滞除去、殺菌、鎮痙、鎮静

使用上の注意

・**フレグランス以外の肌への使用は避ける。**
・**妊娠中・授乳中は使用を避ける。**

Jasmine
ジャスミン

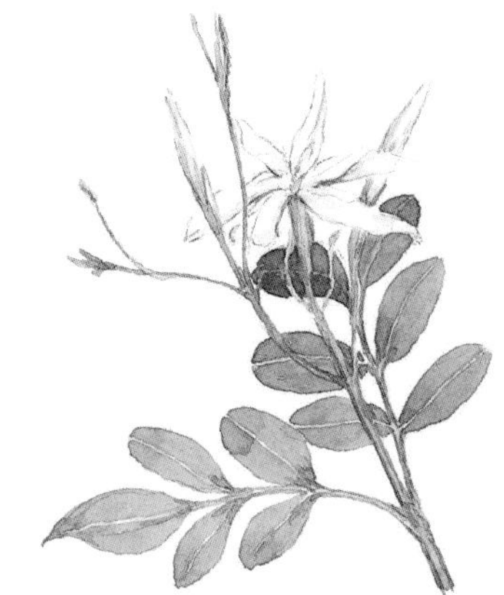

フローラル系

甘美な香りをもち、女性の強い味方となる

ムスク（じゃこう）にも似たエキゾチックで甘美な香りをもち、「香りの王」と呼ばれるにふさわしい精油です。香水に欠くことのできない原料ですが、1トンの花からわずかに1kgぐらいしか採れないほど採油量が少なく、そのうえ花の採取に手間がかかるため、非常に高価。熱で香りが壊れやすいため、溶剤抽出法で抽出された「アブソリュート」と呼ばれる精油です。

香りには催淫作用があり、インドやアラビアでは古くから媚薬として用いられていました。クレオパトラが愛した香りとしても知られ、当時エジプトはジャスミンの花を油に浸して作った香油をギリシャやローマに輸出する産地としても有名でした。

また、ホルモンバランスを調整して月経に伴うトラブルを緩和したり、子宮収縮を促す作用があるため分娩促進に用いられることもあるほか、さまざまな面で女性に役立つといえます。

植物 DATA

原料となる植物：**ジャスミン**
学　名：*Jasminum officinale*、*Jasminum grandiflorum*
科名：**モクセイ科**
おもな産地：**アルジェリア、イタリア、インド、エジプト、コモロ、フランス、モロッコ**
2～6mにも成長する、イラン、北インド原産のつる性の低木。夏から秋に開花する花の摘みとりは芳香が最も強くなる夜間に行われる。

精油 DATA

精油の色：**濃オレンジ～茶色**
採油方法：**揮発性有機溶剤抽出法**
抽出部位：**花**
揮発度：**ミドルノート**
香りの強さ：**強**
香りの特徴：**ほんのりと陶酔させるような、甘くエキゾチックな香り。**
おもな成分：**酢酸ベンジル、安息香酸ベンジル、酢酸フェトリル、フィトール、イソフィトール、リナロール、cis-ジャスモン、インドール、ジャスミンラクトン**

♥相性のいい精油
オレンジ・スイート、サンダルウッド、ゼラニウム、ネロリ、ベルガモット、ローズウッド
♥使い方
芳香浴／沐浴／トリートメント／アロマクラフト
妊娠線を目立たなくするトリートメントオイルに。
♥精油の働き
[心]・**気持ちの高ぶりを鎮める。**
　・**躁うつをやわらげる。**
[体]・**月経痛をやわらげる。**
♥おもな作用
強壮、抗炎症、興奮、鎮痙、鎮静、鎮痛、ホルモン様、催淫、抗うつ、通経
♥使用上の注意
・**刺激性があるため低濃度での使用がおすすめ。**
・**妊娠中・授乳中は使用を避ける。**

Jasmine sambac

ジャスミン･サンバック

［別名：アラビアン・ジャスミン、茉莉花(まつりか)］

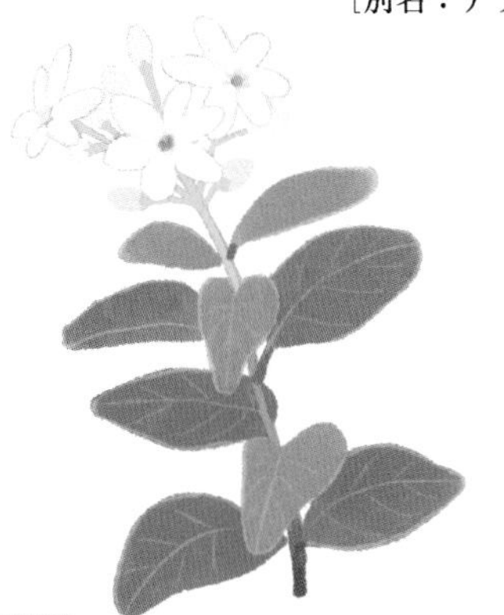

フローラル系

深夜に咲く白い花の魅惑的な甘い香り

インドネシアやフィリピン、インドなどでは、多く儀式や結婚式など喜ばしい場面で使用されてきた神聖な花で、甘い香りがします。日が落ちている時間帯のほうが強く香るため、「夜の女王」とも呼ばれます。中国のジャスミン茶は、このジャスミン・サンバックの花の香りを茶葉に移したものです。

媚薬や官能的な香油として用いられることもあり、深い瞑想に誘います。8000輪もの生花からたった1gの精油しか採油できないため、非常に希少価値の高い精油としても知られています。体温とともに香りが立ち上るので、香油、フレグランスとして用いられることが多い精油です。気持ちを明るくほぐすため、バスルームのフレグランスとして使えば、疲労回復とともに気持ちを前向きにととのえてくれるでしょう。

植物 DATA

原料となる植物：ジャスミン･サンバック
学名：*Jasminum sambac*
科名：モクセイ科
おもな産地：中国、インド、東南アジア
低灌木で八重の白い花を咲かせる。

精油 DATA

精油の色：オレンジ色
採油方法：揮発性有機溶剤抽出法
抽出部位：花
揮発度：ミドル
香りの強さ：中
香りの特徴：瞑想に用いられるほど陶酔するような甘い香り。
おもな成分：α-ファルネセン、インドール、リナロール、アントラニル酸メチル、酢酸ベンジル、安息香酸メチル、2-フェニルエタノール、バルミチン酸メチル、ベンジルアルコール

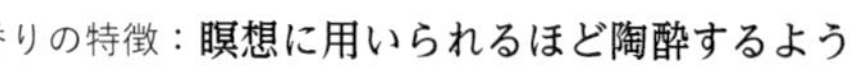

相性のいい精油
イランイラン、ジンジャー、ラベンダー、レモン

使い方
芳香浴／アロマクラフト

精油の働き
［心］・緊張をほぐし、気持ちを前向きに明るくさせる。
［体］・月経痛をやわらげる。

おもな作用
強壮、抗うつ、抗炎症、興奮、ホルモン様、催淫、鎮痙、鎮静、鎮痛

使用上の注意
・肌への使用は避ける。
・妊娠中・授乳中は使用を避ける。

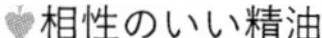

Juniper berry
ジュニパーベリー

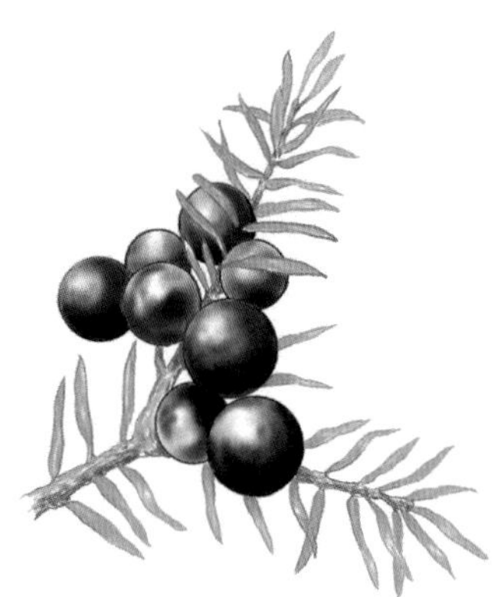

樹木系

ジンでおなじみ、空間と体を浄化する癒やしの精油

松葉のようなウッディーでさわやかな香りが特徴の精油です。

原料のジュニパーベリーは、ヨーロッパでは昔から「悪魔払いのハーブ」として知られていました。それは強力な殺菌作用があることから、悪魔＝病気を追い払う力があるものとされたため。フランスでは、病院内の空気を浄化するため、ジュニパーベリーの枝をたいていたそうです。

また、カクテルでおなじみのジンは、もともと、17世紀にオランダの医師フランシスクス・シルヴィウスが、利尿作用のあるジュニパーベリーを利用して作った薬用酒が始まりです。

空気を浄化して、余分な水分や毒素を排出して体の浄化を促したり、肌トラブルをきれいにする作用や、疲れて消耗した心をリフレッシュさせる作用があるといわれています。

植物 DATA

原料となる植物：ジュニパーベリー
学名：*Juniperus communis*
科名：ヒノキ科
おもな産地：アルバニア、イタリア、インド、オーストリア、カナダ、クロアチア、ハンガリー、フランス、ブルガリア
常緑低木ジュニパーになる直径5～8㎜程度の青黒くて小さなやわらかい実を蒸留して精油にする。

精油 DATA

精油の色：無色
採油方法：水蒸気蒸留法
抽出部位：果実
揮発度：ミドルノート
香りの強さ：中
香りの特徴：深い森林を思わせる、ライトな香り。同時にかすかな果実香も感じさせる。
おもな成分：α-ピネン、サビネン、ミルセン、β-ピネン、d-リモネン、カンフェン、テルピネン-4-オール、β-trans-カリオフィレン

相性のいい精油
グレープフルーツ、サンダルウッド、ゼラニウム、ベルガモット、ローズマリー・シネオール

使い方
芳香浴／吸入／沐浴／湿布／トリートメント／アロマクラフト
むくみ解消のためのトリートメントオイルとして使う。

精油の働き
[心]・気持ちをリフレッシュさせる。
・気持ちを前向きにさせる。
[体]・体内の老廃物を排出させる。
・食欲を正常にし、肥満を改善する。
[肌]・皮脂のバランスをととのえ、ニキビの治りを促す。

おもな作用
うっ滞除去、強壮、抗炎症、鎮痙、殺菌

使用上の注意
・妊娠初期・分娩前後の使用は控え、妊娠後期、授乳期間中は半分の濃度で使用。

Ginger
ジンジャー

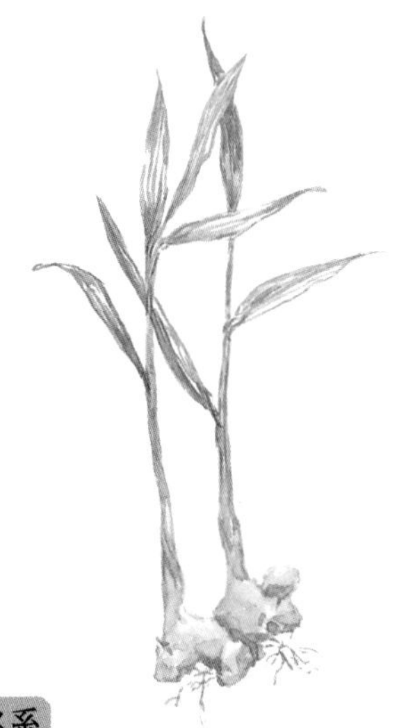

スパイス系

体を温め発汗を促し、集中力を高めるしょうがの精油

おなじみのしょうがの根から採れる精油で、ピリッとしたスパイシーさの中に甘みのある香りが特徴です。血行促進、発汗、鎮痛、消化促進など、食用のしょうがと同様の作用があるほか、感覚を鋭くして、集中力と記憶力を高める効果があるといわれています。また、媚薬としても有名。

インドや中国が原産のジンジャーですが、その名はインドの地名であるジンギに由来するといわれています。古くから世界各地で食用および薬用に用いられ、中国では西暦500年前後にまとめられた『神農本草経（しんのうほんぞうきょう）』にも登場しています。

中国伝統医学では、体を温め、血行をよくする生薬として重用され、心臓の強壮にも用いられていました。日本でも、昔からのどの湿布やしょうが湯など、さまざまな民間療法に用いられています。

植物 DATA

原料となる植物：**ジンジャー**
学名：*Zingiber officinale*
科名：**ショウガ科**
おもな産地：**アフリカ、ジャマイカ、中国、西インド諸島**
多年生のハーブで地中に伸びる根茎から葦のような茎を出す。熱帯諸国の大部分で栽培されているが、最も香りがよいのはジャマイカ産だとされている。

精油 DATA

精油の色：**淡黄色**
採油方法：**水蒸気蒸留法**
抽出部位：**根茎**
揮発度：**ミドルノート**
香りの強さ：**中～強**
香りの特徴：**湿度の高い森林の中にいるような、強烈だがさわやかな印象の香り。**
おもな成分：**ジンギベレン、α-クルクメン、ジンゲロール、β-セスキフェランドレン、β-ビサボレン、カンフェン、α-ピネン、ボルネオール、1,8-シネオール**

♥相性のいい精油
オレンジ・スイート、シナモンリーフ、スペアミント、ゼラニウム、ユーカリ・グロブルス、ライム、レモン

♥使い方
芳香浴／沐浴／湿布／トリートメント
肩こりをやわらげるトリートメントオイルに。

♥精油の働き
［心］・**冷めた心を明るく盛り上げる。**
［体］・**冷えの改善。**
・**肩こり、腰痛をやわらげる。**
・**食欲低下、二日酔いをやわらげる。**
［肌］・**打ち身のあとの治りを促す。**

♥おもな作用
血行促進、抗炎症、消化促進、鎮痙、鎮痛、発汗、食欲増進

♥使用上の注意
・**刺激性があるため低濃度での使用がおすすめ。**
・**妊娠中・授乳中は使用を避ける。**

Sugi
スギ

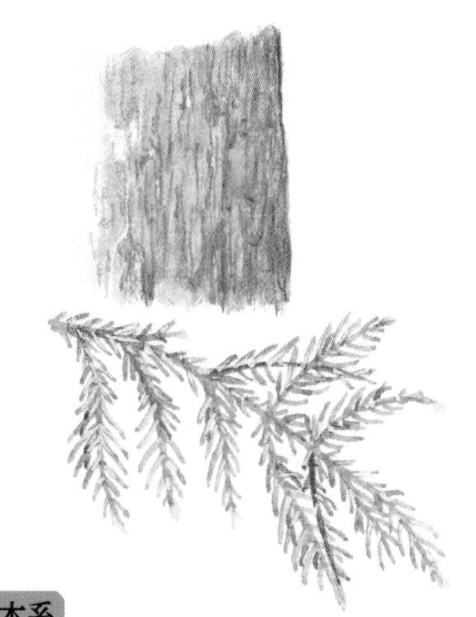

樹木系

すがすがしい香りで 森林浴気分が味わえる和精油

日本原産のスギの精油です。精油は、スギの枝や幹などの木部と葉からそれぞれ抽出されます。スッキリした木の香りに加え、抗菌や防虫作用もあります。木部のおもな芳香成分は、δ-カジネンなど、また葉にはサビネンやリモネンなどが含まれ、心身のリフレッシュに役立ちます。

この木は古くから植林されていたこともあり、日本各地で見られます。まっすぐに伸び、木の質がかたいことから、建築材や工芸材として広く使われてきました。寿命が長い木としても知られ、屋久島のシンボルでもある「縄文杉」と呼ばれる古木の推定樹齢は、3000～3500年以上ともいわれています。英語では「Japanese cedar」と訳しますが、一般に「cedar」「cedar wood」などと呼ばれるヒマラヤスギの仲間とは別種です。

植物 DATA

原料となる植物：**スギ**
学名：*Cryptomeria japonica*
科名：**スギ科**
おもな産地：**日本**
常緑の大高木。幹はまっすぐに伸び、枝や葉は円錐形の樹形を作る。雌雄同株で、３～４月ごろ開花する。

精油 DATA

精油の色：
木部／黄色がかった茶色
葉／無色
採油方法：**水蒸気蒸留法**
抽出部位：**木部または葉**
揮発度：**ミドルノート**
香りの強さ：**中**
香りの特徴：**枝は乾いた温かみのある香り。葉はクリアでさわやかな香り。**
おもな成分：**木部：δ-カジネン、α-セドレン、コパエン、γ-ムーロレン、α-ピネン**
葉：サビネン、d-リモネン、δ-3-カレン、α-ピネン、ミルセン

♥相性のいい精油
サイプレス、サンダルウッド、シダーウッド、ジュニパーベリー、ヒノキ、ベルガモット、モミ、ライム、レモン

♥使い方
芳香浴／沐浴／トリートメント
空気を浄化する芳香浴に。安眠を促す芳香浴に。

♥精油の働き
[心]・**気分を浄化する。**
・**イライラを鎮める。**
[体]・**安眠を促す。**

♥おもな作用
抗菌、鎮静、防虫

♥使用上の注意
・**刺激性があるため低濃度での使用がおすすめ。**
・**妊娠中・授乳中は使用を避ける。**

Star anise

スターアニス

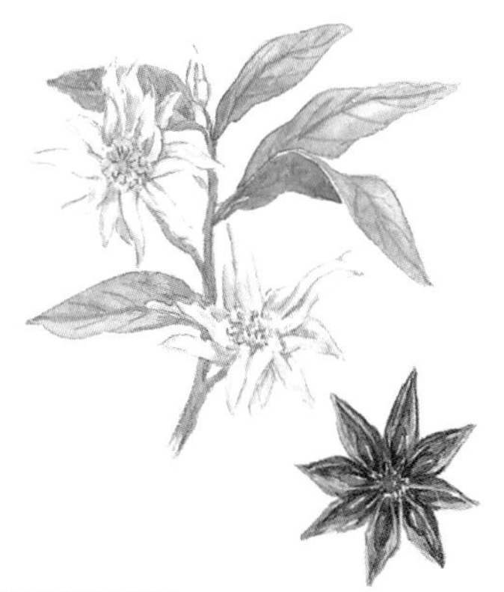

植物 DATA

原料となる植物：スターアニス
学名：*Illicium verum*
科名：シキミ科
おもな産地：イタリア、中国、ベトナム
東アジア原産の常緑樹で樹木の高さは9m強にもなる。星形の果実が緑色のうちに採取し精油にする。

精油 DATA

精油の色：淡淡黄色
採油方法：水蒸気蒸留法
抽出部位：果実
揮発度：トップ～ミドルノート
香りの強さ：強
香りの特徴：アニスに似た、鋭くピリッとした香り。
おもな成分：trans-アネトール、d-リモネン、エストラゴール

オリエンタル系

しみ通るような温かい香りで女性にやさしい

アニスシード（p.142）に似た、温かくスパイシーな甘い香りの精油で、甘草（かんぞう）に似た強い香りは好みが分かれるかもしれません。

女性ホルモンの分泌に働きかけるといわれ、月経痛やＰＭＳ（月経前症候群）、更年期のさまざまな症状など、婦人科系のトラブルを緩和する働きがあります。のどの痛みや咳をやわらげるともいわれ、抗インフルエンザ薬の成分にも使われています。

別名を「八角」「大茴香（だいういきょう）」ともいい、中国料理でおなじみのスパイス。生薬としても用いられています。ヨーロッパには16世紀になって伝わり、フランス、ドイツ、イタリアなどでリキュールの香りづけに利用されるようになりました。また、お茶やコーヒーに入れて口臭予防に使ったり、食欲増進のために使われたりしています。日本にもよく似た「シキミ」が自生していますが、こちらは有毒とされ、採油はほとんどされません。

相性のいい精油
カルダモン、コリアンダー、サイプレス、ジンジャー、ディル、フェンネル・スイート、マンダリン

使い方
芳香浴／沐浴／トリートメント
フレグランスに。アクセントとなるスパイシー調の香り。

精油の働き
[心]・気持ちを元気づける。
[体]・吐き気を止め、便秘の症状をやわらげるなど胃腸の調子をよくする。
・月経前症候群、月経痛、月経不順、更年期の症状をやわらげる。

おもな作用
消化促進、去痰、ホルモン様

使用上の注意
・妊娠中・授乳中は使用を避ける。

Spike lavender

スパイクラベンダー

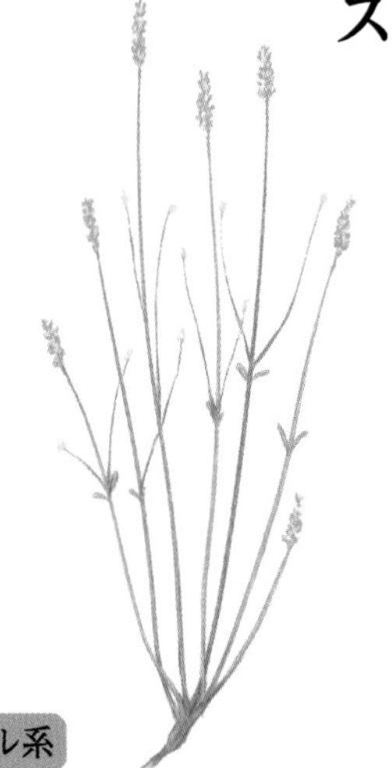

フローラル系

樟脳（しょうのう）のような香りで
ストレスをやわらげる精油

スパイクラベンダーはラベンダーの原種の一種で、フローラルな香りとともにカンファー臭も強く、はっきりとした鋭い香りが特徴の精油です。

精油の香りが緊張や不安をほぐし、気分をリフレッシュさせます。また、特に呼吸器系のトラブルに力を発揮し、咳や痰を抑え、風邪を防ぐ働きがあるとされます。ただし真正ラベンダー（p.243）に比べて刺激は強いので、使用には注意が必要です。

学名の*latifolia*は「大きな葉の」という意味。原料の植物は、真正ラベンダーよりも野生種が多く、草丈が高く、幅の広い葉と小ぶりの花をつけます。もうひとつの学名*spica*は「とげとげしたもの」、または「麦の穂」を意味し、花穂の形から命名されました。ほかのラベンダーより暑さに強く、丈夫なことから、「男のラベンダー」という異名も。

石けんやバストイレタリー関連の香料に使われています。

植物 DATA

原料となる植物：スパイクラベンダー
学名：*Lavandula latifolia*、*Lavandula spica*
科名：シソ科
おもな産地：フランス
精油は花と葉から採れる。暑さに強く、葉は幅広で花色は薄い。

精油 DATA

精油の色：無色
採油方法：水蒸気蒸留法
抽出部位：花と葉
揮発度：ミドル～トップノート
香りの強さ：中
香りの特徴：樟脳（しょうのう）のような香り。
おもな成分：リナロール、ボルネオール、カンファー、1,8-シネオール、β-ピネン

相性のいい精油
カモミール、シトロネラ、ベルガモット、パインニードル、レモン

使い方
芳香浴／沐浴／湿布／トリートメント／アロマクラフト
ほかの精油に少量ブレンドして風邪をひいたときの芳香浴に。

精油の働き
[心]・緊張をほぐし、不安をやわらげる。
[体]・打ち身、捻挫、筋違いに効果的。
・風邪の症状を鎮める。
[肌]・ニキビや虫刺されの症状を抑える。

おもな作用
強壮、鎮静、鎮痙、抗真菌、抗炎症、去痰、うっ滞除去、筋肉弛緩、抗菌

使用上の注意
・妊娠中・授乳中は使用を避ける。

Spearmint

スペアミント

［別名：オランダハッカ、ミドリハッカ］

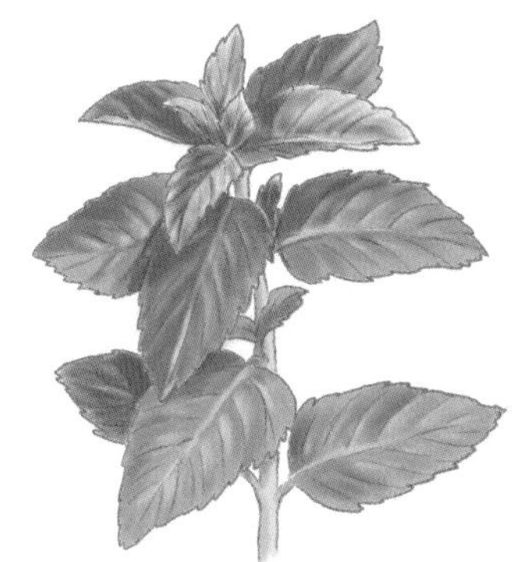

ハーブ系

疲れた心と体をさわやかにリフレッシュさせる精油

ミントのさわやかで心地よい香りが、気分をリフレッシュしてくれる精油です。ペパーミントより香りがマイルドで刺激が少ないので、精神的に疲れているときなどに効果的。抗炎症作用や消化器系の強壮作用があり、口臭予防や頭痛解消、呼吸器系のトラブルにも働きかけます。

ミントには多くの種類があり、交雑種を含めると600種以上にもなるといわれていますが、スペアミントは比較的原種に近い種です。日本ではメントール臭の強いペパーミントが人気ですが、ヨーロッパではスペアミントのほうがポピュラーな存在。ペパーミントより歴史が古いといわれます。古代ギリシャでは、香料や浴室のハーブとして親しまれたり、強壮剤として用いられ、さらに中世には口腔衛生剤や歯の美白剤としても人気があったそうです。現在でもお菓子やリキュールなどの香りづけに、幅広く活用されています。

植物 DATA

原料となる植物：**スペアミント**
学名：*Mentha spicata*
科名：**シソ科**
おもな産地：**アジア、アメリカ、イギリス、インド**
地中海地方と北アフリカ原産。90cm程度の高さに成長する多年草で、先のとがったしわのある葉と紫色の花が特徴。スペアは「槍」の意味。

精油 DATA

精油の色：**淡淡黄色**
採油方法：**水蒸気蒸留法**
抽出部位：**全草**
揮発度：**トップノート**
香りの強さ：**中**
香りの特徴：**チューインガムやキャンディなどで知られる、透明感の中に甘さのある香り。**
おもな成分：**ℓ-カルボン、d-リモネン、ミルセン、1,8-シネオール、3-オクタノール、メントン**

相性のいい精油
グレープフルーツ、バジル・リナロール、リンデン、ローズマリー・シネオール

使い方
芳香浴／沐浴／トリートメント
消化を促す芳香浴に。

精油の働き
［心］・**疲れた心をリフレッシュさせる。**
［体］・**便秘の症状をやわらげる。**
・**頭痛をやわらげる。**
・**吐き気を抑え、乗り物酔いを改善する。**
［肌］・**かゆみを抑える。**

おもな作用
強壮、駆風、抗炎症、抗菌、抗真菌、刺激、鎮痙、通経、防虫

使用上の注意
・**刺激性があるため低濃度での使用がおすすめ。**
・**妊娠中・授乳中は使用を避ける。**

Sage

セージ

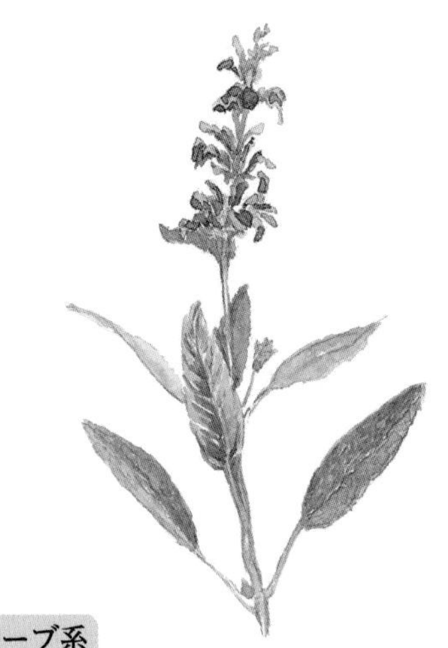

ハーブ系

「癒やし」という名をもち 古くは万能薬とたたえられた精油

鋭く、シャープで刺激的なスッキリとした香りをもち、さまざまな効能があることで知られる精油です。

ラテン語で「救う」「癒やす」という意味をもつsalvareに由来する学名が示すとおり、セージは古くからその薬効が知られ、薬用に用いられていたハーブです。ヨーロッパでは長寿のハーブとしても有名で、「セージのある家には病人がいない」「長生きしたければ5月にセージを食べよ」ということわざがあるほど。16世紀に活躍したイギリスのハーバリスト（植物学者）、ジョン・ジェラードは、「セージの効力は万能で、記憶力アップや強壮、止血、殺菌、解熱作用もある万能のハーブだ」とたたえています。

ハーブティーは健胃、疲労回復を促すとされるほか、濃いめのお茶を髪や頭皮にローションとして用いると、養毛、発毛を助ける働きをするともいわれています。

植物 DATA

原料となる植物：**セージ**
学名：*Salvia officinalis*
科名：**シソ科**
おもな産地：**地中海沿岸地方、アルバニア**
高さ60㎝ほどに成長する。地中海沿岸地方が原産とされ、アルバニアやクロアチアのダルマティア地方などでは野生している。全草から精油が採れる。

精油 DATA

精油の色：**淡黄色**
採油方法：**水蒸気蒸留法**
抽出部位：**全草**
揮発度：**トップノート**
香りの強さ：**強**
香りの特徴：**鋭く、くっきりとした香り。**
おもな成分：**α-ツヨン、β-ツヨン、ボルネオール、カンファー、1,8-シネオール、カンフェン、α-ピネン、β-ピネン**

相性のいい精油

ゼラニウム、ニアウリ、ベルガモット、ラベンダー、ローズマリー・シネオール、ローレル

使い方

芳香浴／沐浴／トリートメント
ほかの精油とブレンドし、ごく低濃度に。

精油の働き

[心]・**憂うつな気分をやわらげる。**
[体]・**消化を助け、便秘の症状をやわらげる。**
・**月経痛、更年期の症状をやわらげる。**
[肌]・**切り傷の治りを促す。**
・**髪の毛のつやを出す。**

おもな作用

強肝、強壮、収れん、食欲増進、制汗、鎮痙、通経、瘢痕形成

使用上の注意

・**刺激性があるため低濃度での使用がおすすめ。**
・**妊娠中・授乳中は使用を避ける。**

Geranium

ゼラニウム

［別名：ローズゼラニウム］

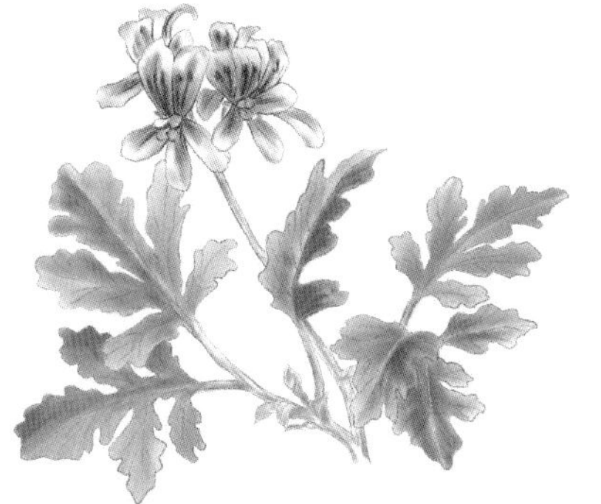

植物 DATA

原料となる植物：**ゼラニウム（ニオイテンジクアオイ）**

学名：*Pelargonium graveolens*、*Pelargonium odoratissimum*

科名：**フウロソウ科**

おもな産地：**アルジェリア、イタリア、エジプト、スペイン、フランス、マダガスカル、南アフリカ**

小さなピンク色の花と、緑がギザギザしてとがった葉の多年草。ペパーミントゼラニウム、アップルゼラニウムなどと呼ばれる近縁種もあるが採油はされない。

精油 DATA

精油の色：**明るい黄色～緑色**

採油方法：**水蒸気蒸留法**

抽出部位：**全草**

揮発度：**ミドルノート**

香りの強さ：**強**

香りの特徴：**重厚感のある甘い香り。**

おもな成分：**シトロネロール、ゲラニオール、リナロール、ギ酸シトロネリル、ギ酸ゲラニル、イソメントン**

フローラル系

ストレスやむくみを減少させる、どっしりと甘い香り

フローラルで、甘く優雅な香りの精油です。ローズと同じ芳香成分であるゲラニオールやシトロネロールなどを多く含み、ローズに似た香りがほのかにすることから「ローズゼラニウム」の別名が。この香りには、心身のバランスを保つ作用があり、落ち込んだ気分を明るくし、ホルモンバランスをととのえて婦人科系の症状をやわらげるほか、リンパの滞りをよくしたり、皮脂バランスをととのえたりする働きがあります。

ゼラニウムは南アフリカ原産で、観賞用の多彩な園芸品種が世界中で栽培されています。19世紀初頭、南フランスのグラースで香料のために栽培がスタート。精油はセンテッドゼラニウムと総称される芳香のある栽培種の代表種ローズゼラニウムから採油されます。かつてブルボン島と呼ばれたレユニオン島産が最も香りが高いといわれ、「ブルボンゼラニウム」の名称で人気があります。

相性のいい精油

クラリセージ、グレープフルーツ、サンダルウッド、ジャスミン、ジュニパーベリー、ラベンダー

使い方

芳香浴／吸入／沐浴／湿布／トリートメント／アロマクラフト

精油の働き

［心］・**沈んだ気分をやわらげ、明るくする。**

［体］・**ホルモンバランスをととのえ、月経前症候群、更年期の症状をやわらげる。**

［肌］・**皮脂のバランスをととのえる。**

・**しっしんや炎症をやわらげる。**

おもな作用

抗うつ、抗炎症、抗菌、抗真菌、弛緩、収れん、鎮痙、鎮静、ホルモン様

使用上の注意

・**刺激性があるため低濃度での使用がおすすめ。**

・**妊娠初期・分娩前後の使用は控え、妊娠後期、授乳期間中は半分の濃度で使用。**

Celery seed
セロリシード

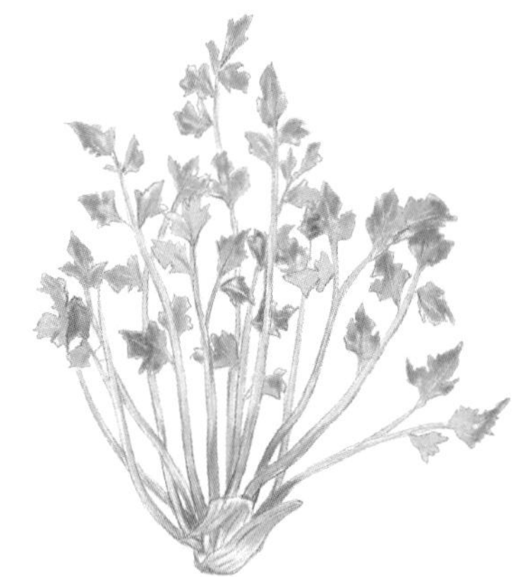

ハーブ系

どの精油とブレンドしても不思議となじむ独特な香り

野生種のセロリの種子から採油した精油は、食用セロリの独特なにおいをさらに凝縮したような、とても強い香りが特徴です。整腸や消化促進のほか、むくみを解消させます。また、色素沈着を防ぎ、しみやそばかすを薄くする働きも。

セロリは古代ギリシャやローマでは、整腸や強精のための薬草や香料、スパイスとしてだけでなく、葬儀に際して遺体のにおい消しや魔よけなど、さまざまな用途に活用されていました。19世紀には、リウマチの治療薬としても用いられていたそうです。

長い間、薬やハーブとされていたセロリが、現在のように食用として栽培されるようになったのは、17世紀のイタリアからだといわれています。日本では、江戸時代の『本朝通鑑（ほんちょうつがん）』に「清正人参」の名で登場しますが、これは、加藤清正が朝鮮出兵の際に持ち帰ったという言い伝えに由来します。

植物 DATA

原料となる植物：**セロリ**
学名：*Apium graveolens*
科名：**セリ科**
おもな産地：**インド、ハンガリー、フランス**
野生種はヨーロッパ、中近東などの湿地に自生する。食用の野菜は改良種。精油の原料は種子（celery seed）。

精油 DATA

精油の色：**明るい黄色**
採油方法：**水蒸気蒸留法**
抽出部位：**種子**
揮発度：ミドルノート
香りの強さ：**中**
香りの特徴：**野菜のセロリの葉の独特でスパイシーな香りをさらに強力にしたような香り。**
おもな成分：d-リモネン、β-セリネン、d-セリネン、ブチリデンフタリド

相性のいい精油
オレンジ・スイート、カモミール、グレープフルーツ、パルマローザ、レモン、ローズマリー・シネオール

使い方
芳香浴／沐浴／トリートメント
むくみを改善するトリートメントに。

精油の働き
[心]・**不眠を改善させる。**
[体]・**関節の痛みをやわらげる。**
・**月経を正常化させる。**
[肌]・**むくみを取り、肌に明るさを取り戻す。**

おもな作用
鎮静、消化促進、抗炎症、うっ滞除去、強壮

使用上の注意
・**妊娠中・授乳中は使用を避ける。**

Thyme linalool

タイム・リナロール

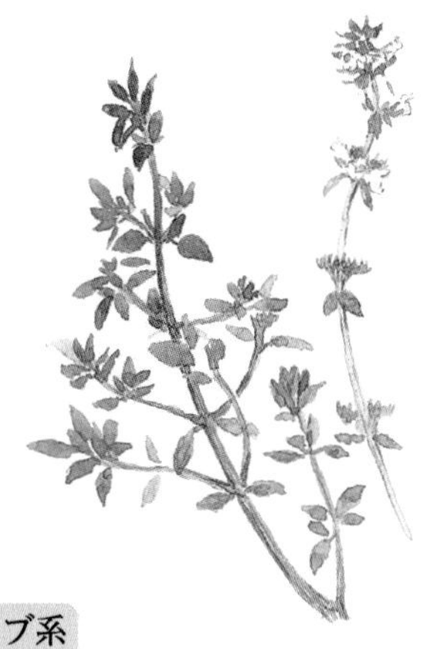

ハーブ系

「勇気」の名のある 消毒作用をもつ香り高い精油

ハーブ調でありながら甘みのあるフローラルな香りが、ストレスや不安をやわらげてくれる精油です。

トロイア戦争のときヘレネーが流した涙から生まれたという伝説をもち、ギリシャ語で「香りをたく」を意味するthuosや「勇気」を表すtymusが語源といわれています。その名のとおり、古代ギリシャでは祭壇や浴場で薫香としたり、戦士がタイムの冠をつけて自らを勇気づけたといわれています。中世でも戦場に赴く騎士への贈り物に添えられました。また、枕の下に敷いて寝ると、悪夢を防ぐと信じられていたそうです。

精油は、特に抗菌作用にすぐれています。一般的な*Thymus vulgaris*には、リナロールをはじめ、ゲラニオール、チモールなど、複数のケモタイプ（p.38）がありますが、タイム・リナロールは、これらの中でも比較的刺激がおだやかです。

植物 DATA

原料となる植物：**タイム**
学名：*Thymus vulgaris*
科名：**シソ科**
おもな産地：**アメリカ、イギリス、フランス**
南欧原産のワイルドタイムから分かれ、多くの種類が生まれた。楕円形の葉をつけ、白、紫、ピンクなどの花が咲く。

精油 DATA

精油の色：**明るいオレンジ**
採油方法：**水蒸気蒸留法**
抽出部位：**全草**
揮発度：**トップ～ミドルノート**
香りの強さ：**強**
香りの特徴：**甘さが際立つ、強い香り。**
おもな成分：**リナロール、酢酸リナリル、ゲラニオール、α-ピネン、β-カリオフィレン、カルバクロール、チモール**

相性のいい精油
カモミール、ティートリー、ニアウリ、ベルガモット、マンダリン、レモン、ローズマリー・シネオール

使い方
芳香浴／吸入／沐浴／湿布／トリートメント／アロマクラフト
においの気になるゴミ箱などの抗菌スプレーに。

精油の働き
[心]・**元気づけ、不安をやわらげる。**
[体]・**気管支系の痛みや炎症をやわらげる。**
[肌]・**頭皮と毛髪をととのえる。**

おもな作用
強壮、抗ウイルス、抗菌、抗真菌、鎮痙

使用上の注意
・**刺激性があるため低濃度での使用がおすすめ。**
・**妊娠中・授乳中は使用を避ける。**

Tamushiba

タムシバ

［別名：ニオイコブシ］

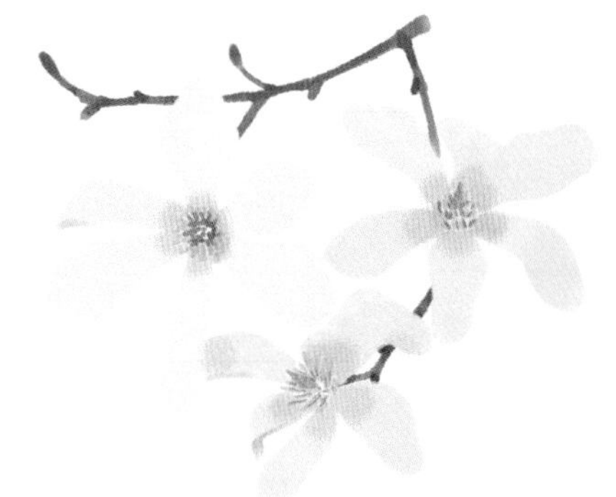

樹木系

かむとほんのり甘い枝葉から精油を抽出

山の春の訪れを告げるコブシに似た白い花を咲かせるモクレン科の一種で、花は甘いレモンのような香りがします。この花が咲くと、春を迎える準備を始めるといわれる、里山の暮らしになじんだ木です。ニオイコブシとコブシとの違いは葉の形で、タムシバの葉のほうが細長く、葉の裏が白みを帯びています。そして、小枝をかむとキシリトールのような淡い甘みがあり、山歩きのとき、この枝をかんで疲れを取ったといい、「かむ柴」と呼ばれ、そこから「タムシバ」という名がついたともいわれます。

タムシバもコブシも、つぼみは「辛夷（しんい）」と呼ばれる生薬の原料となり、慢性副鼻腔炎（蓄膿症）や鼻カタル、鼻づまりに処方されます。精油は枝葉から採られ、枝葉にもかかわらずフローラルなよい香りがあります。少量しか採れない希少な精油です。

植物 DATA

原料となる植物：ニオイコブシ
学名：*Magnolia salicifolia*
科名：モクレン科
おもな産地：日本
落葉小高木。春先に白い6花弁の花を咲かせ、そのあとに葉が出る。

精油 DATA

精油の色：淡緑色
採油方法：水蒸気蒸留法
抽出部位：枝葉
揮発度：ミドルノート
香りの強さ：中
香りの特徴：柑橘系のようなスッキリとした中に甘さが漂う。
おもな成分：1,8-シネオール、テルピネオール、α-ピネン、カンフェン、シトラール、d-リモネン、ゲラニアール、ネラール

♥相性のいい精油
ネロリ、プチグレイン、ベルガモット、レモン、レモングラス

♥使い方
芳香浴／吸入／沐浴／湿布／トリートメント／アロマクラフト
天然塩にしみ込ませ入浴剤にしたり、アロマスプレーなどにも。

♥精油の働き
［心］・不安感を鎮め、明るく前向きにさせる。
［体］・風邪や鼻炎に。痰や咳を緩和させる。
・血行をよくしてむくみを緩和させる。

♥おもな作用
抗菌、抗ウイルス、抗炎症、鎮痛、鎮静、うっ滞除去

♥使用上の注意
・刺激性があるため低濃度での使用がおすすめ。
・妊娠中・授乳中は使用を避ける。

Tarragon

タラゴン

［別名：フレンチタラゴン、エストラゴン］

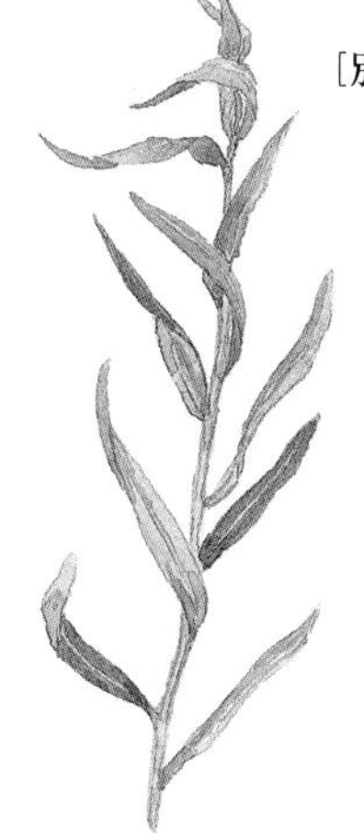

植物 DATA

原料となる植物：**フレンチタラゴン**

学名：*Artemisia dracunculus*

科名：**キク科**

おもな産地：**イタリア、スペイン、フランス**

小川などの岸辺でよく生育する多年草で、その茎は木のようにかたく、高さ90cmほどにまで成長する。葉は幅の狭いオリーブグリーン色、花は白または灰色。

精油 DATA

精油の色：**明るいオレンジ**

採油方法：**水蒸気蒸留法**

抽出部位：**全草**

揮発度：**ベースノート**

香りの強さ：**中〜強**

香りの特徴：**アニスのような、スパイシーな個性的な香り。**

おもな成分：**エストラゴール、オシメン、d-リモネン、α-ピネン、メチルオイゲノール**

ハーブ系

料理にも使われるハーブから採れるスパイシーな精油

清涼感のあるスパイシーな香りをもち、活発な気分にさせてくれる精油です。食欲不振や消化不良に作用します。けいれんを抑える作用があり、しゃっくりが止まらないときにこの香りをかぐとよいといわれます。また、血行をよくして筋肉のこわばりをやわらげるため、スポーツ後のマッサージに用いて筋肉痛を鎮めたり、肩こりや月経の痛みなどの緩和にも役立ちます。

原料となるフレンチタラゴンは、フランス語の「エストラゴン」の名で知られ、フランス料理には欠かせないハーブです。ソース、ドレッシングなどの香りづけに用いられたり、生薬を漬け込んだオイルやビネガーもおなじみです。また、ビタミンA・C、ミネラルが豊富なことから、かつては壊血病の薬として、また歯痛止めとしても用いられていました。近縁のロシアンタラゴン（*Artemisia dracunculodee*）は含有成分が異なり、香りも効能も全く違います。

相性のいい精油

アンジェリカルート、カモミール、クラリセージ、ジュニパーベリー、パインニードル、マンダリン、ライム、ラベンダー、レモンバーベナ、ローズウッド

使い方

芳香浴／沐浴／トリートメント

痛みを鎮めるボディオイルとして使う。

精油の働き

［心］・**元気に活発にさせる。**

［体］・**利尿作用を促す。**

・**筋肉の痛み、月経痛をやわらげる。**

おもな作用

抗炎症、鎮痙、鎮静

使用上の注意

・**妊娠中・授乳中は使用を避ける。**

・**キク科アレルギーの人は注意する。**

Tangerine

タンジェリン

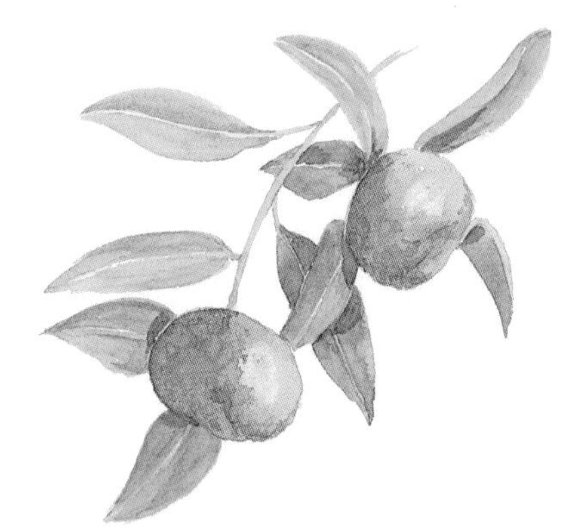

柑橘系

おだやかで甘い香りが心地よい、マンダリンの仲間

タンジェリンは、マンダリン（p.230）と植物学的に同一分類にあたる植物。香りも働きも非常によく似ている精油です。香りは、マンダリンよりも若干おだやかでデリケートです。

原料のタンジェリンは、インド東北部が発祥で、中国、ヨーロッパを経てアメリカへ伝わったものが原種といわれ、現在のおもな生産地はアメリカです。果実は、マンダリンよりも収穫時期が３カ月ほど早く、大きめで、果皮の色が濃く、種子がない、といった違いが見られます。精油は果皮から抽出し、どちらもリモネンを主成分とし、同じような用途で用いられます。1870年代に、アメリカ南部で実生苗からタンジェリンの栽培を始めたＧ・Ｌ・ダンシー大佐の名をとって、「ダンシー・タンジェリン」とも呼ばれます。

おだやかに心を鎮め、安らかな眠りへと導いてくれるでしょう。

植物 DATA

原料となる植物：タンジェリン
学名：*Citrus reticulata*
科名：ミカン科
おもな産地：アメリカ、シチリア島（イタリア）、ブラジル
原産地は中国の常緑性低木。

精油 DATA

精油の色：明るいオレンジ
採油方法：圧搾法
抽出部位：果皮
揮発度：トップノート
香りの強さ：中
香りの特徴：ミカンに似た甘くすがすがしい香り。
おもな成分：d-リモネン、γ-テルピネン、β-ミルセン、リナロール

相性のいい精油
カモミール、クラリセージ、ゼラニウム、ローズ、ベルガモット、ラベンダー、レモン

使い方
芳香浴／吸入／沐浴／湿布／トリートメント／アロマクラフト
フレッシュな香りは朝の芳香浴に。

精油の働き
[心]・安らかな眠りを促す。
・ストレスをやわらげ、緊張をほぐす。
[体]・リラックスさせ便秘や下痢の症状をやわらげる。
[肌]・皮下脂肪を燃やす。

おもな作用
強壮、抗菌、鎮痙、鎮静

使用上の注意
・刺激性があるため低濃度での使用がおすすめ。
・妊娠中・授乳中は使用を避ける。
・酸化しやすいため冷蔵庫で保管がおすすめ。

Champaca
チャンパカ

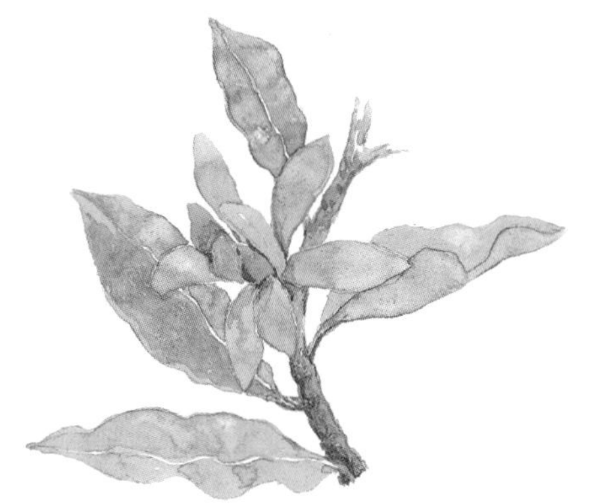

植物 DATA
原料となる植物：チャンパカ
学名：*Michelia champaca*
科名：モクレン科
おもな産地：インド、インドネシア、フィリピン
インド・マレーシア原産の常緑高木。精油は白や薄黄色の芳香のある花から採れる。

精油 DATA
精油の色：オレンジ
採油方法：揮発性有機溶剤抽出法
抽出部位：花
揮発度：トップ～ミドルノート
香りの強さ：強
香りの特徴：豊かな甘さを漂わせるエキゾチックな香り。
おもな成分：フェニルエチルアルコール、cis-リナロールオキサイド、インドール、アントラニル酸化メチル、安息香酸メチル、リナロール、酢酸ベンジル、ネロリドール、α-イオノン、β-イオノン

フローラル系

インドでは「女神の化神」。濃く甘いエキゾチックな香り

日本ではあまりなじみのない植物ですが、「金香木（きんこうぼく）」という和名が示すとおり、濃厚でエキゾチックな香りをもつ精油です。甘い芳香がとても魅惑的で、おもにフレグランスとして使用されていますが、リラックスや、気持ちを高める作用もあるとされます。

インドではチャンパカは、富と繁栄の女神・ラクシュミーの化身と考えられ、夜、強く香ります。結婚式や儀式に用いられるほか、神聖な木として寺院に植えられています。バリ島でも、神々に捧げる神聖な花とされており、「チャンパカの花のごとく、しおれてもなおかぐわしい（女性に育ってほしい）」という、娘をもつ両親の思いを表したことわざもあるそうです。

また、インドや中国では樹皮を解熱剤として、根を吹き出物の治療に、花を腎臓病や目の炎症治療に使うなど、さまざまな薬効のある木として珍重されていました。

相性のいい精油
イランイラン、ジャスミン、ネロリ、ローズ

使い方
芳香浴／アロマクラフト
フレグランスに。

精油の働き
[心]・気持ちを落ち着けたり、高めたりして、リラックスさせる。
・頭痛をやわらげる。
[肌]・肌荒れを防ぐ。

おもな作用
刺激、強壮、去痰、収れん、解熱

使用上の注意
・フレグランスを除き肌への使用は避ける。
・妊娠中・授乳中は使用を避ける。

Tuberose
チュベローズ

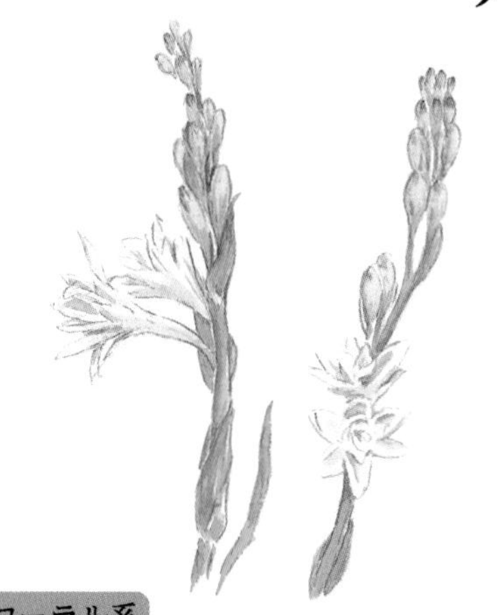

植物 DATA

原料となる植物：チュベローズ
学名：*Polianthes tuberosa*
科名：リュウゼツラン科
おもな産地：インド、エジプト、台湾、中央アメリカ、モロッコ
7～9月に咲くアマリリスに似た花から採油する。観賞用の八重咲きと香料用の一重咲きがある。

精油 DATA

精油の色：濃オレンジ～茶色
採油方法：揮発性有機溶剤抽出法
抽出部位：花
揮発度：トップノート
香りの強さ：中～強
香りの特徴：重厚感のある甘いフローラルな香り。白い花を思わせる香りと表現されることも。
おもな成分：安息香酸メチル、メチルイソオイゲノール、安息香酸ベンジル、ファルネソール、サリチル酸メチル

フローラル系

花の精油の中で群を抜く優雅で魅力的な香り

フローラル系の精油の中でも1、2を争う濃厚で優雅な香りをもち、香水の原料としても使われる精油です。ローズの名がついていますが、植物学的には全く異なるリュウゼツラン科の植物。

「月下香（げっかこう）」という美しい和名のとおり、月夜に咲いた花の香りが最もすばらしく、摘んだあともまる一日はその香りが残るといわれています。そのため、マレーシアでは「夜の女王」とも呼ばれています。

採油率は低く、最も高価な精油のひとつです。かつては、冷浸法（p.42）という、熱を使わずに油脂に花の香りをしみ込ませてアルコール処理をする、昔ながらの方法で採油されていましたが、非常に手間がかかるため、現在はほとんど行われていません。

なお、混じり気のないチュベローズの精油は、低温になると凝固します。

近年では沖縄でも、観賞用に栽培されています。

♥相性のいい精油
イランイラン、ジャスミン、ネロリ、ローズ

♥使い方
芳香浴／アロマクラフト
フレグランスに。

♥精油の働き
[心]・気持ちを前向きにし、明るい気分にする。
・頭脳を明晰にさせる。

♥おもな作用
強壮

♥使用上の注意
・フレグランス以外の肌への使用は避ける。
・妊娠中・授乳中は使用を避ける。

Tea tree (Ti-tree)
ティートリー

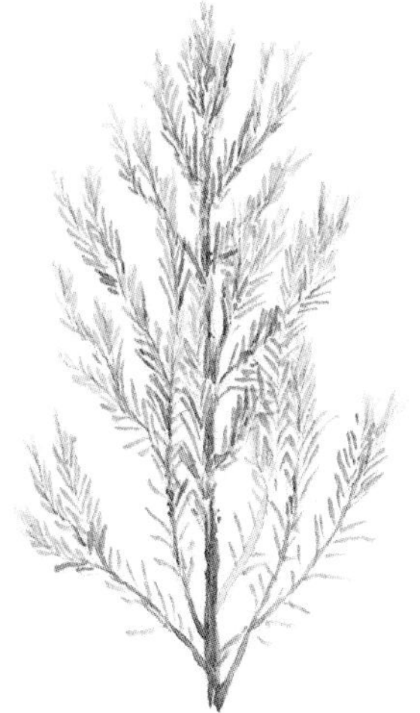

樹木系

オーストラリアの先住民を守ってきた万能精油

この木は古くから、オーストラリアの先住民族アボリジニ族の人たちが、感染症や傷などさまざまな症状に効果のある万能薬として使ってきました。イギリスの探検家キャプテン・クックは、彼らがこの葉をお茶に用いていたことから「ティートゥリー」という名でヨーロッパに紹介しましたが、いわゆる「チャノキ」とは無縁の植物です。

精油は抗菌力をもち、免疫力を高める働きがあることで知られ、ラベンダーと並んでよく使われる精油のひとつです。ティートリーの効力の科学的証明は、オーストラリアのペンフィールド博士により、1925年に発表されました。抗菌力をもつと同時に肌に対する刺激性も比較的少ない天然の消毒薬として、世界中に広まったことでも知られます。また、近年は花粉症やインフルエンザ対策に役立つことで注目を集めています。

植物 DATA

原料となる植物：ティートリー
学名：*Melaleuca alternifolia*
科名：フトモモ科
おもな産地：オーストラリア
オーストラリア原産で沼地や湖畔など湿り気のある土地に自生する。

精油 DATA

精油の色：無色
採油方法：水蒸気蒸留法
抽出部位：葉
揮発度：トップノート
香りの強さ：強
香りの特徴：スッキリとしたクールな香り。
おもな成分：α-テルピネン、γ-テルピネン、α-ピネン、テルピネン-4-オール、1,8-シネオール

相性のいい精油
オレンジ・スイート、サイプレス、マンダリン、ユーカリ・グロブルス、ラベンダー、レモン、ローズマリー・シネオール

使い方
芳香浴／吸入／沐浴／湿布／トリートメント／アロマクラフト
すり傷、切り傷用のクリームに使う。

精油の働き
[心]・傷ついた心を癒やし、リフレッシュさせる。
[体]・気管支系の痛みや炎症をやわらげる。
[肌]・やけど、日焼けによる炎症を鎮める。
・ニキビ、虫刺され、切り傷の治りを促す。

おもな作用
うっ滞除去、強壮、抗ウイルス、抗炎症、抗カタル、抗菌、抗真菌

使用上の注意
・刺激性があるため低濃度での使用がおすすめ。

Dill
ディル

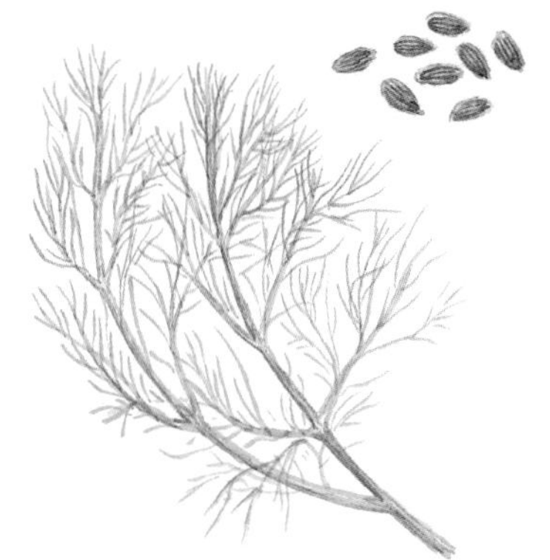

ハーブ系

「なだめる」という由来をもつ、草原にいるような香り

青々とした葉を連想させる香りがする精油です。精油は消化を促進し、口臭を消すデオドラントの作用があります。鼻炎の症状をやわらげる成分も含まれます。

現在では、魚料理やスープ、パン、ピクルスなどに使われるハーブとして有名ですが、紀元前4000年代には薬草として栽培されていたといわれています。鎮静作用が強く、その名も古代のノルウェー語で「なだめる、おだやかにする」という意味のdillaからきているといわれています。古代エジプトでは、ディルとコリアンダーを混ぜて頭痛をやわらげていました。古代ローマ人は、「アネトゥム」と呼び、これが学名になりました。ヨーロッパではいまでも、夜泣きする赤ちゃんにディルの種子を煎じた飲み物を飲ませたり、患者が安眠できるよう、ディルのハーブティーを処方する病院もあるそうです。

植物 DATA

原料となる植物：**ディル**
学名：*Anethum graveolens*
科名：**セリ科**
おもな産地：**黒海地方、地中海地方、ヨーロッパ**
インド原産の1年草で、小さい黄色の花をセリ科特有のパラソル形につけ、葉は濃い緑色をした羽のような形をしている。小型の偏平な種子が精油の原料。

精油 DATA

精油の色：**淡黄色**
採油方法：**水蒸気蒸留法**
抽出部位：**種子**
揮発度：トップノート
香りの強さ：**弱**
香りの特徴：**草のような香り。**
おもな成分：d-リモネン、d-カルボン、α-フェランドレン

相性のいい精油
オレンジ・スイート、コリアンダー、サイプレス、ゼラニウム、プチグレイン、ベルガモット、マートル、マンダリン

使い方
芳香浴／吸入／沐浴／湿布／トリートメント
便秘を改善するトリートメントに。

精油の働き
[心]・**意識をクリアにし、頭脳を明晰にさせる。**
・**ショックをなだめ、気分を落ち着かせる。**
[体]・**便秘の症状をやわらげる。**
・**口臭を抑える。**
・**鼻炎の症状をやわらげる。**

おもな作用
去痰、抗カタル、消化促進、鎮静、消臭、整腸

使用上の注意
・**刺激性があるため低濃度での使用がおすすめ。**
・**妊娠中・授乳中は使用を避ける。**

Holy Basil (Tulsi)

トゥルシー

［別名：ホーリーバジル］

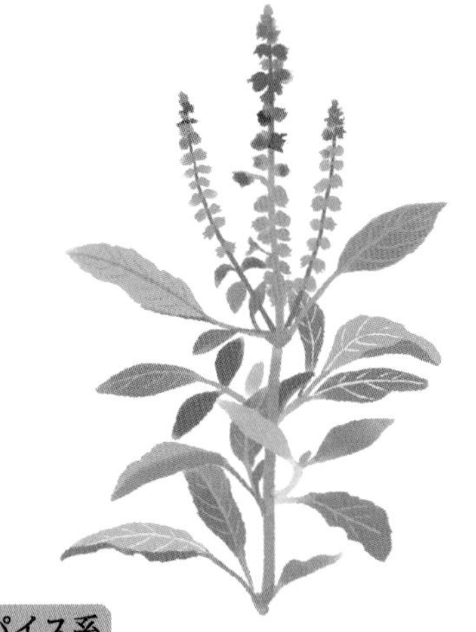

植物 DATA

原料となる植物：**ホーリーバジル**
学名：*Ocimum tenuiflorum*
科名：**シソ科**
おもな産地：**インド**
インド半島原産。高さ60cmほどに育つ多年草。

精油 DATA

精油の色：**淡黄色**
採油方法：**水蒸気蒸留法**
抽出部位：**葉と花**
揮発度：**ミドルノート**
香りの強さ：**中**
香りの特徴：**スパイシーな中にミントのような清涼感のあるスッキリした香り。**
おもな成分：**オイゲノール、1,8-シネオール、メチルカビコール、β-ビサボレン、α-ビサボロール、α-オシメン、カビコール、カリオフィレン、カンフェン、β-ピネン、ゲルマクレンD、カンフェン、α-ベルガモテン**

スパイス系

刺激が強く清涼感がある香りには菌の繁殖を防ぐ力が

タイ料理などでもおなじみのホーリーバジル。葉に強い香りがあり、スイートバジルよりもスパイシーで清涼感のある香りが特徴的です。アーユルヴェーダでは不老不死の霊薬とも呼ばれ、ヒンドゥー教の寺院などではシバ神が宿る植物として珍重。インドやスリランカでは厄よけに玄関先に植えたりします。

精油には抗酸化作用があり、黄色ブドウ球菌や大腸菌などが繁殖するのを妨ぐため、芳香浴や蒸気吸入によって感染症予防に役立ちます。

また、そのスッキリとした香りによって、疲労回復や頭痛対策、胃腸トラブルの解消も期待できますが、精油成分としてはオイゲノールの含有量が高く、刺激が強いため、肌へは控えめに使用しましょう。

相性のいい精油
ゼラニウム、パチュリ、ラベンダー、レモン、レモングラス

使い方
芳香浴／吸入／沐浴／湿布／トリートメント／アロマクラフト
風邪をひいたときなど、空気清浄のための芳香浴に。

精油の働き
［体］・雑菌の繁殖を防ぎ、風邪などの予防に。
・疲労回復を促す。
［肌］・肌に潤いを与え、アンチエイジングに。

おもな作用
抗ウイルス、抗菌、強壮、鎮痙、鎮痛、通経

使用上の注意
・刺激性があるため低濃度での使用がおすすめ。
・妊娠中・授乳中は使用を避ける。

Tonka beans

トンカビーンズ

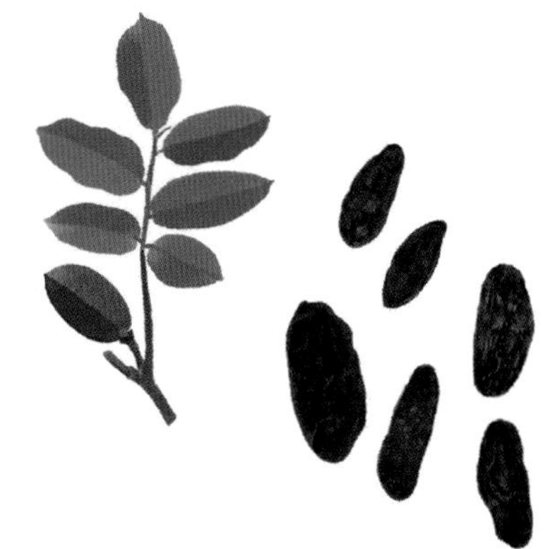

スパイス系

桜じゃないのに桜餅の香りがする不思議な精油

マメ科の大木、クマルの実の種子から抽出されるのがトンカビーンズ精油。木や花には香りはほとんどありませんが、種子は乾燥させるとパウダリーな甘い香りがします。

その香り成分はクマリン。桜の葉にも含まれる成分です。桜の葉は生葉では香らず、葉を半乾きにしたり、塩漬けにしたりすることにより生成されます。

クマリンはタバコなどの香りづけとして使われますが、抗凝血剤としても用いられ、血液をサラサラにさせる作用があるともいわれます。また、リネン類の防虫剤としても用いられてきました。

その香りは、日本人にとってはなじみ深い桜餅のような香りに似ているため、春にピッタリの精油。確かにまろやかで温かみのある甘い香りですが、同時にスッキリとした感じももっています。

植物 DATA

原料となる植物：**クマル（トンカ）**
学名：*Dipteryx odorata*
科名：**マメ科**
おもな産地：**南米、アフリカ**
高さ30mほどになる高木。ピンクの花を咲かせる。

精油 DATA

精油の色：**黄色**
採油方法：**揮発性有機溶剤抽出法**
抽出部位：**種子**
揮発度：**ベースノート**
香りの強さ：**強**
香りの特徴：**温かく甘い、桜餅のような香り。**
おもな成分：**クマリン、メリロト酸エチル**

♥相性のいい精油
オークモス、オレンジ・スイート、クラリセージ、パチュリ、ベルガモット、ラベンダー、レモン

♥使い方
芳香浴／アロマクラフト
なじみある甘い香りをルームフレグランスとして。

♥精油の働き
[心]・リラックス作用で心を落ちつかせる。

♥おもな作用
強壮、鎮静

♥使用上の注意
・肌への使用はしない。
・妊娠中・授乳中は使用を避ける。

Nutmeg

ナツメグ

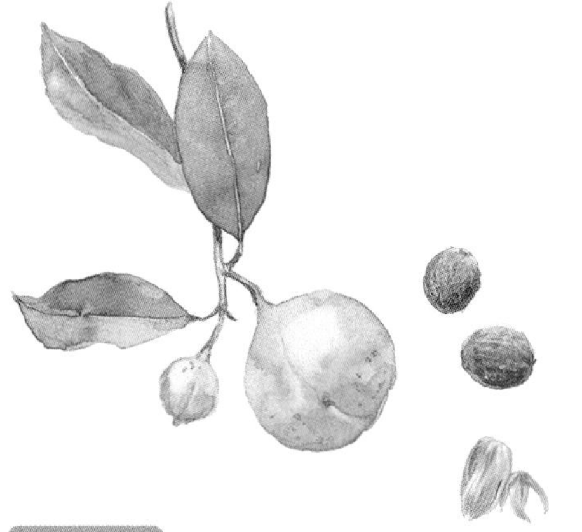

スパイス系

ホットでパワフル、シャープでスパイシーな香り

温かみのあるスパイシーな香りの精油で、心身を温め、血行をよくする作用があります。刺激が強いので使用量に注意します。

精油はオリエンタルタイプの香水の原料やフレーバー(食品香料) として活用されます。

ナツメグが採れる木は雌雄異株で、1本の雄株が約20本もの雌株を受精させるという、生命力にあふれた木。実の中には赤い網目状の仮種皮と、これに包まれた黒褐色の種子が入っていて、種子のかたい殻の中に入っている仁を乾燥させたものがナツメグです。仮種皮を乾燥させたものはメースといい、こちらもスパイス、精油として用いられます。

ナツメグは、中国では「肉荳蔻(にくずく)」と呼ばれ、食欲増進や下痢止め、健胃などに用いられた植物です。イタリアではクローブやジュニパーベリーなどといっしょにナツメグの種子を燃やし、人々を悪疫から守る薫香としていたそうです。

植物 DATA

原料となる植物：**ナツメグ**
学名：*Myristica fragrans*
科名：**ニクズク科**
おもな産地：**ジャワ、スリランカ、西インド諸島、ペナン**

樹木の高さはおよそ14mにまで成長する。精油は種子の仁から採るが、仮種皮からはメースと呼ばれる別のオイルができる。

精油 DATA

精油の色：**無色**
採油方法：**水蒸気蒸留法**
抽出部位：**種子**
揮発度：**トップノート**
香りの強さ：**強**
香りの特徴：**温かみのある、鋭くスパイシーな香り。じゃこうのような香りも感じさせる。**
おもな成分：**サビネン、α-ピネン、β-ピネン、d-リモネン、ミリスチシン、テルピネン-4-オール**

♥相性のいい精油

オレンジ・スイート、クローブ、サイプレス、シナモンリーフ、ティートリー、レモン

♥使い方

芳香浴／沐浴／トリートメント／アロマクラフトフレグランスに。

♥精油の働き

[心]・元気に活発にさせる。
・意識をクリアにさせる。
[体]・消化を助け、食欲を増進させる。
・腸内ガスを排出させ、便秘をやわらげる。
[肌]・頭皮、毛髪をととのえる。

♥おもな作用

駆風、催淫、消化促進、鎮痙、鎮静、発汗、分娩促進、血行促進

♥使用上の注意

・刺激性があるため低濃度での使用がおすすめ。
・妊娠中・授乳中は使用を避ける。

Spikenard
ナルデ

［別名：スパイクナード］

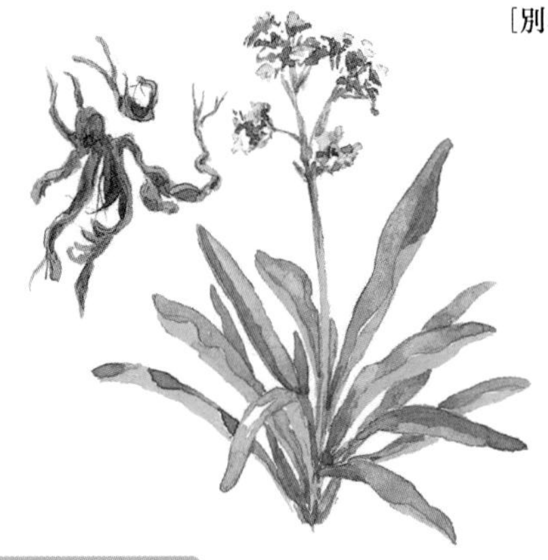

オリエンタル系

聖書の有名な一説にも登場する高貴な香り

別名「スパイクナード」、また「甘松香（かんしょうこう）」「甘松」という和名ももつ、甘く、土臭い香りのする精油です。鎮静作用があり、不安やイライラを鎮めて心をおだやかにし、安眠を誘うとされています。

原産地のヒマラヤでは海抜3000～5000mの限られた高地に生育し、非常に貴重で高価な香油とされてきました。最も古い歴史をもつ香料のひとつで、ヨハネ福音書の中で、最後の晩餐の前にマグダラのマリアがイエスの足に香油を塗って、自らの髪でその足をぬぐった、と記される「ナルドの香油」として有名です。また、ムガール帝国の王妃は肌の若返りに用いていたといわれ、チベットでは、育毛および髪につやを与える精油として利用されていました。薬物誌『マテリア・メディカ』を著した古代ローマのディオスコリデスは、ナルデを「温め、乾かす」植物、と評したそうです。

植物 DATA

原料となる植物：**ナルデ**

学名：*Nardostachys jatamansi*

科名：**オミナエシ科**

おもな産地：**インド、ネパール**

標高3000～5000mのヒマラヤ山麓に生育する。

精油 DATA

精油の色：**黄色**

採油方法：**水蒸気蒸留法**

抽出部位：**根**

揮発度：**ベースノート**

香りの強さ：**強**

香りの特徴：**白檀（びゃくだん）をもっと甘くしたような香り。**

おもな成分：**ナルドール、α-セリネン、ジヒドロ-β-イオノン、α-ピネン、β-ピネン、2-メチルオクタン**

相性のいい精油

イランイラン、オレンジ・スイート、ゼラニウム、ベチバー、ローズ、レモン

使い方

芳香浴／アロマクラフト

フレグランスに。

精油の働き

［心］・緊張をほぐし、ストレスを軽減する。
・イライラを鎮め、不眠症を改善する。

［体］・咳、声がれなどの呼吸器系の症状をやわらげる。

おもな作用

うっ滞除去、抗ウイルス、抗炎症、鎮静、ホルモン様

使用上の注意

・フレグランス以外の肌への使用は避ける。
・妊娠中・授乳中は使用を避ける。

Niaouli

ニアウリ

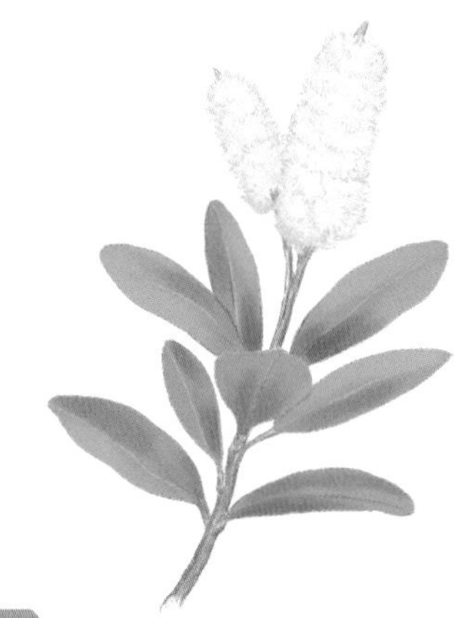

樹木系

クリアなすがすがしい香りで頭をスッキリさせる精油

ティートリー（p.191）と似た働きをもつ精油です。原料のニアウリは、ニューカレドニアを代表するフトモモ科の植物でカユプテ（p.151）ともきわめて近縁です。

すぐれた殺菌作用を発揮することから、「ニューカレドニアにマラリアが見られないのは、自生するニアウリが強力な殺菌消毒剤となって空気を浄化しているからだ」ともいわれていました。旧宗主国のフランスでは、病院の殺菌消毒に使われていたことも。かつて同じフランス領東インドで生産された精油が、ゴメンの港から出荷されていたことから、「ゴメノール」とも呼ばれていました。

ティートリーよりも強い香りがしますが、刺激性が低く、おだやかな作用をするため、子どもにも安心して使えます。呼吸器系に働きかけ、咳や、のどの炎症をやわらげ、痛みを抑える働きがあるとも。

シネオールタイプとネロリドールタイプのケモタイプ（p.38）があります。

植物 DATA

原料となる植物：**ニアウリ**

学名：*Melaleuca quinquenervia*

科名：**フトモモ科**

おもな産地：**オーストラリア、ニューカレドニア、マダガスカル**

ニューカレドニア原産。現在はオーストラリアに豊富に生育する常緑低木。

精油 DATA

精油の色：**無色**

採油方法：**水蒸気蒸留法**

抽出部位：**葉と枝**

揮発度：**ミドル～トップノート**

香りの強さ：**強**

香りの特徴：**クリアで、すがすがしく、少し刺激のあるグリーンの香り。**

おもな成分：**1,8-シネオール、α-ピネン、d-リモネン、α-テルピネン、ネロリドール、ビリジフロロール、α-テルピネオール、β-カリオフィレン**

♥相性のいい精油

オレンジ・スイート、サンダルウッド、ペパーミント、ライム、ラベンダー、レモン、ローズマリー・シネオール

♥使い方

芳香浴／トリートメント／アロマクラフト

風邪のときの芳香浴に使う。

♥精油の働き

［心］・**頭脳を明晰にさせ、集中力を高める。**
・**憂うつな気分をやわらげる。**

［体］・**呼吸器系の痛みや炎症をやわらげる。**
・**関節の痛みをやわらげる。**

［肌］・**ニキビや吹き出物、水虫の治りを促す。**

♥おもな作用

去痰、抗ウイルス、抗炎症、抗カタル、ホルモン様

♥使用上の注意

・**刺激性があるため低濃度での使用がおすすめ。**
・**妊娠中・授乳中は使用を避ける。**

Neroli

ネロリ

[別名：オレンジブロッサム、オレンジフラワー]

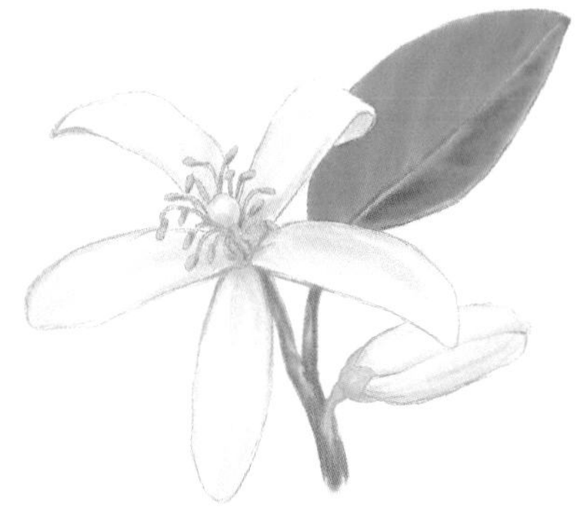

フローラル系

イタリアの貴婦人の名にちなむビターオレンジの優雅な香り

ビターオレンジの花から採れる精油です。柑橘系のさわやかさとフローラルの優美さを合わせた芳香をもちますが、ローズやジャスミンと同じく採油率が低いため、とても高価な精油のひとつです。成分のネロリドールはホルモン分泌に作用し、PMS（月経前症候群）や更年期障害など、女性のトラブルをやわらげるとされています。

ネロリという名は、17世紀のイタリア・ローマ郊外のネロラ公国のアンナ・マリアが好み、パリの社交界に紹介したことから名づけられました。

ビターオレンジからはネロリのほか、枝葉から「プチグレイン」(p.212)、果皮から「ビターオレンジ」の精油が採れますが、香りはそれぞれ異なります。また、精油を蒸留する際に得られるオレンジフラワーウォーターも、肌のバランスをととのえる化粧水となります。

植物 DATA

原料となる植物：ビターオレンジ
学名：*Citrus aurantium*
科名：ミカン科
おもな産地：イタリア、エジプト、コモロ、スペイン、チュニジア、フランス、ポルトガル
和名ダイダイ。開花したばかりの花から抽出される。特にネロリ・ビガラード油と呼ばれるものは最高級といわれている。

精油 DATA

精油の色：淡黄色
採油方法：水蒸気蒸留法
抽出部位：花
揮発度：ミドルノート
香りの強さ：強
香りの特徴：フレッシュで、すがすがしい優雅な香り。
おもな成分：リナロール、ゲラニオール、ネロール、酢酸リナリル、d-リモネン、β-ピネン、ネロリドール、β-オシメン、α-テルピネオール

相性のいい精油
イランイラン、オレンジ・スイート、サンダルウッド、ジャスミン、ベルガモット、ローズ

使い方
芳香浴／吸入／沐浴／湿布／トリートメント／アロマクラフト
アンチエイジングのためのフェイシャルトリートメントに。

精油の働き
[心]・不安、緊張をほぐし、心を落ち着ける。
・交感神経を鎮め、不眠症を改善する。
[体]・血行をよくする。
・催淫効果がある。
[肌]・肌に弾力を与え、しわやたるみを防ぐ。

おもな作用
抗炎症、鎮痙、鎮静、鎮痛、ホルモン様、瘢痕形成

Violet leaf

バイオレットリーフ

［別名：スイートバイオレット］

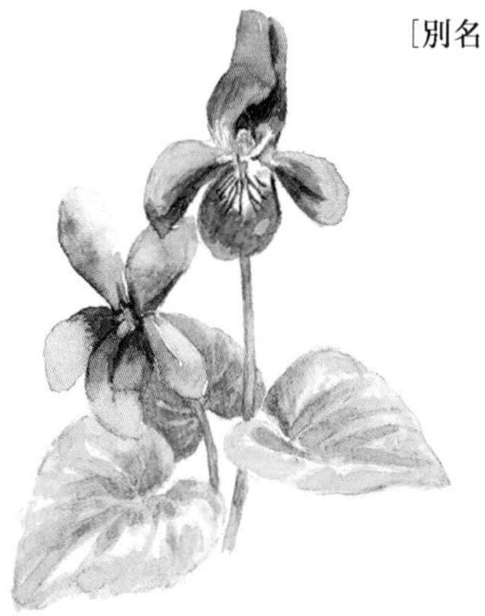

フローラル系

マリー・アントワネットがこよなく愛した希少な精油

原料となるニオイスミレの花も芳しい香りですが、精油は葉から抽出し、香りは森林の中で香るウッディーでさわやかな印象。

ニオイスミレの学名は、ラテン語で「においのよい花」という意味の*Viola*に由来し、種小名の*odorata*も「においのある」という意味。花だけでなく葉にも香りがあり、その濃厚な芳香には、催淫作用があるといわれています。また、怒りやイライラを鎮めたり、不眠を改善するとも。この植物がフランスにもたらされたのは16世紀に入ってからで、花はマリー・アントワネットやナポレオンが愛用した香りとしても有名です。花は古くから着色料としても利用され、砂糖漬けやハチミツ漬けに使うと体によいとされました。

現在、フランスやエジプト産のものが多く用いられますが、採油量が少なく非常に高価なことから、アロマテラピーよりもフレグランスとして用いられることが多いようです。

植物 DATA

原料となる植物：**スミレ（ニオイスミレ）**
学名：*Viola odorata*
科名：**スミレ科**
おもな産地：**イタリア、エジプト、北アメリカ、中国、フランス**
濃緑色の葉はハート形で、青や紫の花をつける。葉と花は薬用に、また花は食用にも用いられる。

精油 DATA

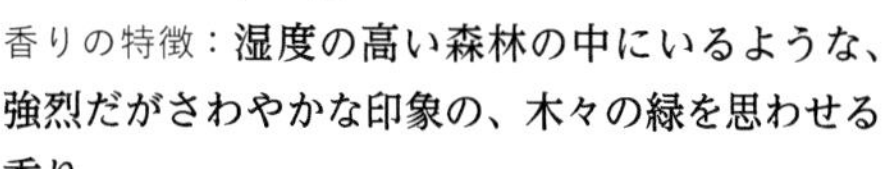

精油の色：**オリーブ色**
採油方法：**揮発性有機溶剤抽出法**
抽出部位：**葉**
揮発度：ミドルノート
香りの強さ：**中～強**
香りの特徴：**湿度の高い森林の中にいるような、強烈だがさわやかな印象の、木々の緑を思わせる香り。**
おもな成分：**スミレ葉アルデヒド、スミレ葉アルコール**

♥相性のいい精油
イランイラン、オレンジ・スイート、グレープフルーツ、サンダルウッド、シトロネラ、ジャスミン、スペアミント、ネロリ、フランキンセンス、ペパーミント、ベンゾイン、ミモザ、ラベンダー、レモン

♥使い方
芳香浴／アロマクラフト
フレグランスに。

♥精油の働き
［心］・**不眠症を改善する。**
・**不安や怒りなどマイナスの感情を鎮める。**
［体］・**頭痛や二日酔いの症状をやわらげる。**
・**催淫作用を促す。**
［肌］・**炎症によるかゆみや赤みを抑える。**

♥おもな作用
抗炎症、鎮静、催淫

♥使用上の注意
・**フレグランス以外の肌への使用は避ける。**
・**妊娠中・授乳中は使用を避ける。**

Pine needle
パインニードル
［別名：スコッチパイン］

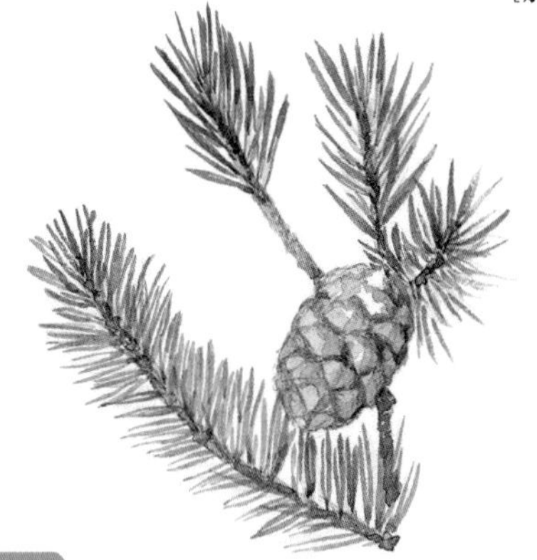

樹木系

殺菌効果が高く、気分の落ち込みにも働く松の香り

球果から抽出される、森林の若葉を思わせるさわやかな香りの精油です。香りが空気を浄化し、呼吸器に働いて炎症や感染症をやわらげるとされ、石けんや入浴剤などの原料として広く用いられています。現在はシックハウスの原因となるホルムアルデヒドを分解する作用が高いのではないかと、注目をされています。ただし刺激が強いので、スキンケアにはごく少量を用いるようにします。

パインの精油には、海岸マツ、ロングリーフパイン、スコッチパインなどの種類があり、成分や効果は異なります。なかでも、ハイマツ（*P.mugo*）やドゥオーフパイン（*P.pumilio*）と呼ばれる種類は、ヨーロッパでは皮膚病の治療や、呼吸器の吸入に使用しますが、刺激が強いため一般的なアロマテラピーでは使用しません。

植物 DATA
原料となる植物：**パイン**
学名：*Pinus sylvestris*
科名：**マツ科**
おもな産地：**オーストリア**
北欧、北東ロシア、スカンジナビアで見られる大きな針葉樹。大半はスコットランドパインとノルウェーパインから抽出。

精油 DATA
精油の色：**無色**
採油方法：**水蒸気蒸留法**
抽出部位：**球果**
揮発度：**ミドルノート**
香りの強さ：**中～強**
香りの特徴：**フレッシュな森林の香り。**
おもな成分：**α-ピネン、β-ピネン、δ-3-カレン、β-フェランドレン、δ-カジネン、カンフェン、酢酸ボルニル**

♥相性のいい精油
クローブ、サイプレス、シダーウッド、シナモンリーフ、タイム、ティートリー、ニアウリ、マートル、ユーカリ・グロブルス、ラベンダー

♥使い方
芳香浴／沐浴／トリートメント／アロマクラフト
緊張を緩めたいときの芳香浴に。

♥精油の働き
［心］・疲れた心をやわらげ、元気にさせる。
［体］・呼吸器系の痛みや、鼻づまりをやわらげる。
・血液循環を刺激し、関節の痛みをやわらげる。
［肌］・しっしんや切り傷、皮膚の炎症を鎮める。

♥おもな作用
強壮、去痰、抗炎症、鎮痙

♥使用上の注意
・刺激性があるため低濃度での使用がおすすめ。
・妊娠中・授乳中は使用を避ける。

Basil linalool
バジル・リナロール

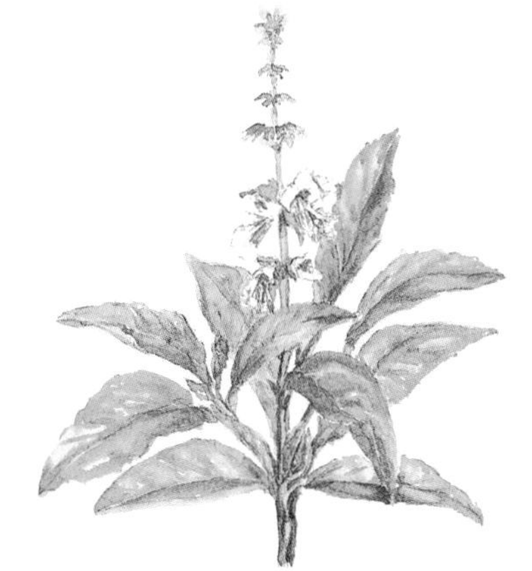

ハーブ系

気持ちを集中したいとき 意識をクリアにしたいときの精油

スパイシーで甘い香りをもち、集中力をアップさせ意識を高めるとして知られる精油。ほかの精油とブレンドするとすばらしい香りづけとなります。

古くから薬草として用いられてきたバジルは、独特の強い香りを放つ、日本でもおなじみのハーブ。バジルの名前は「王」を意味するギリシャ語のbasilicumに由来するといわれ、古代ギリシャではこれを「バジリコン（王）の草」と呼び、王宮の香りとして使っていたといわれています。

バジルにはたくさんの種類がありますが、スイートバジルから採る精油も、その特徴となる成分によって、カンファー、オイゲノール、リナロールなど、いくつかのケモタイプ（p.38）があり、香りや働きに、それぞれ個性をもちます。また、虫に刺されたときに葉を軽くもんで患部に当てると、かゆみを抑えるといわれています。

植物 DATA

原料となる植物：**スイートバジル**
学名：*Ocimum basilicum*
科名：**シソ科**
おもな産地：**エジプト、北アフリカ、キプロス島、フランス**
アジアと太平洋諸島原産のハーブ。食材としてポピュラーだが、昔から薬草としても使用されている。

精油 DATA

精油の色：**淡黄色**
採油方法：**水蒸気蒸留法**
抽出部位：**葉と花**
揮発度：**トップノート**
香りの強さ：**中**
香りの特徴：**クローブに似た甘さを含んだスパイシーな香り。**
おもな成分：**リナロール、オイゲノール、1,8-シネオール**

相性のいい精油
クラリセージ、サンダルウッド、ゼラニウム、ベルガモット、メリッサ、ラベンダー

使い方
芳香浴／沐浴／湿布／トリートメント／アロマクラフト
勉強中にほかの精油とブレンドして芳香浴に。

精油の働き
[心]・**意識をクリアにし、集中力を高める。**
・**自律神経のバランスをととのえる。**
[体]・**呼吸器系の痛みをやわらげる。**
・**筋肉や関節の痛みをやわらげる。**
[肌]・**虫刺されのかゆみに効果がある。**

おもな作用
強壮、血圧降下、消化促進、鎮痙、鎮静、免疫調整

使用上の注意
- **刺激性があるため低濃度での使用がおすすめ。**
- **妊娠中・授乳中は使用を避ける。**
- **ケモタイプを確認しての使用がおすすめ。**

Patchouli
パチュリ

［別名：パチョリ］

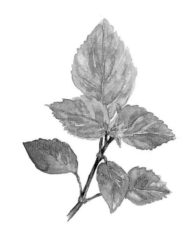

植物 DATA

原料となる植物：パチュリ

学名：*Pogostemon patchouli*、*Pogostemon cablin*

科名：シソ科

おもな産地：アメリカ、インド、インドネシア、スリランカ、パラグアイ、ブラジル、マレーシア、ミャンマー

東南アジアが原産の多年草。日当たりがよい肥沃な土地を好む。

精油 DATA

精油の色：オレンジ～濃い琥珀色

採油方法：水蒸気蒸留法

抽出部位：葉

揮発度：ベースノート

香りの強さ：中

香りの特徴：スモーキーでエキゾチックな香り。

おもな成分：パチュロール、パチュリアルコール、α-ガイエン、α-ブルネッセン、α-パチュレン、クミンアルデヒド、オイゲノール

オリエンタル系

リフレッシュ効果大のオリエンタルな香りが特徴

パチュリは、エキゾチックで土や墨汁を思わせる個性的な芳香をもつ精油です。収穫後、乾燥させてから採油しますが、その熟成段階で香気成分が生成。時間とともに熟成して質も向上し、やがてローズにも似た芳醇な香りをかもし出すまでになります。精油はオレンジ～濃い琥珀色で揮発しにくく、ほかの香りを長持ちさせる「保留剤」としても使われます。

香りには防虫作用があり、インドでは虫よけとして広く用いられています。かつては、インドからヨーロッパに輸出された高価な織物に防虫剤として使われ、この香りがインド産の証しともなったほど。またマレーシアやインド、中国などでは、虫刺されや蛇にかまれたときの解毒剤としても使用されました。

精油は肌の再生を促し、肌荒れやしっしんをやわらげるとされるほか、催淫作用も有名です。地上部を乾燥させたものが、「カッコウ」の名で生薬として使われています。

相性のいい精油

クラリセージ、ゼラニウム、ブラックペッパー、フランキンセンス、ミルラ、ラベンダー

使い方

芳香浴／沐浴／湿布／トリートメント／アロマクラフト

肌荒れ、切り傷をいたわるハンドクリームに。

精油の働き

［心］・気持ちをおだやかにし情緒を安定させる。
・意識をクリアにし、判断力を高める。

［体］・筋肉痛、腰痛を改善する。
・催淫作用を促す。

［肌］・あかぎれ、しっしんの治りを促す。

おもな作用

うっ滞除去、抗炎症、催淫、防虫、ホルモン様

使用上の注意

・妊娠初期・分娩前後の使用は控え、妊娠後期、授乳期間中は半分の濃度で使用。

Japanese mint

ハッカ

［別名：和種ハッカ、ジャパニーズミント］

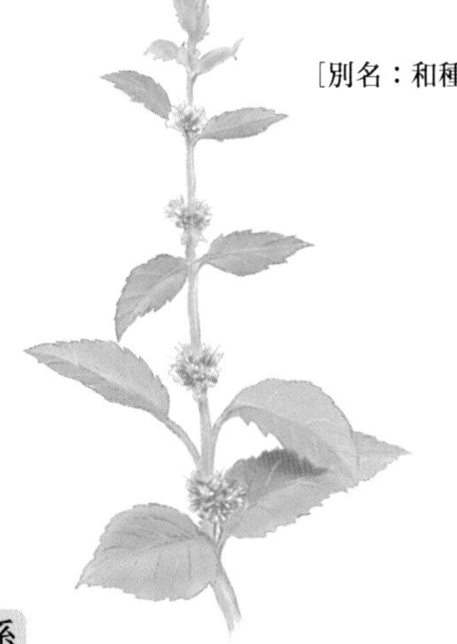

ハーブ系

爽快な香気と清涼感で 幅広く使用される和の精油

日本に自生する和種ハッカ（ジャパニーズミント）の精油です。

主成分であるメントールがペパーミントの約1.5倍と多いため、より強い清涼感があります。スーッとする香りはストレスを癒やし、消化促進・鎮痛作用もあります。

ミント類は多品種ありますが、和種ハッカは比較的寒さに強いのが特徴です。万葉の時代にすでに、疲れ目を癒やす薬草として用いられたそうです。ハッカの栽培は、江戸時代に現在の岡山や広島から始まり、明治以降は北海道の北見に生産の基盤が移りました。メントールを採ることが目的で、1939（昭和14）年には日本産が世界の生産量の約70％を占めるまでに成長し、その８割が北見地方の生産でした。戦争により一時生産が途絶え、戦後はブラジルや中国などの安価なハッカに押されて衰退しましたが、近年再び注目を集めています。

植物 DATA

原料となる植物：ハッカ

学名：*Mentha arvensis*

科名：シソ科

おもな産地：インド、中国、日本

北海道が主産地。シソ科の多年草。夏・秋に淡紅紫色の唇形の花を咲かせる。

精油 DATA

精油の色：無色

採油方法：水蒸気蒸留法

抽出部位：全草

揮発度：トップノート

香りの強さ：強

香りの特徴：清涼感のある、すがすがしくさわやかな香り。

おもな成分：ℓ-メントール、メントン、イソメントン、d-リモネン、β-ピネン、α-ピネン

相性のいい精油

クラリセージ、グレープフルーツ、サイプレス、ペパーミント、ベルガモット、ユーカリ・グロブルス

使い方

芳香浴／沐浴／湿布／トリートメント／アロマクラフト

空気清浄のための芳香浴に。

精油の働き

［心］・ストレスをやわらげる。

［体］・筋肉の痛みをやわらげる。

・消化を助ける。

［肌］・肌を清潔に保つ。

おもな作用

抗菌、収れん、消化促進、鎮痙、冷却、鎮痛

使用上の注意

・刺激性があるため低濃度での使用がおすすめ。

・妊娠初期・分娩前後の使用は控え、妊娠後期、授乳期間中は半分の濃度で使用。

Vanilla
バニラ

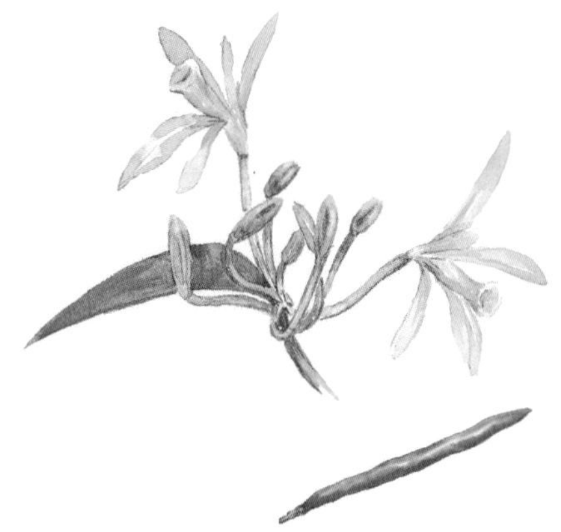

植物 DATA

原料となる植物：バニラ
学名：*Vanilla planifolia*
科名：ラン科
おもな産地：インドネシア、マダガスカル、メキシコ
常緑つる性のラン科の植物で、メキシコからブラジルの熱帯林に野生。花は早朝に咲き、夜しぼむ。

精油 DATA

精油の色：濃い琥珀色
採油方法：揮発性有機溶剤抽出法
抽出部位：さや
揮発度：ミドル～ベースノート
香りの強さ：強
香りの特徴：甘くおだやかな香り。バニラエッセンスよりも、スパイシーさが加わる。
おもな成分：バニリン、アニスアルデヒド、アニスアルコール

スパイス系

おなじみ食用バニラエッセンスのもととなる精油

バニラは、うっとりするような甘い香りが特徴。ただし、粘性のある濃い琥珀色の精油には刺激があり、肌への使用はおすすめできません。おもにフレグランスとして、香水や香料、食品のフレーバーなど、香りづけに用います。また、いくつかの精油とブレンドすると、香り全体をまとめる働きが。

原料となる実はサヤインゲンのような形でバニラ・ビーンズとも呼ばれますが、この豆自体に香りはありません。未熟な青い実を熱処理し、乾燥・発酵を繰り返し豆の色が茶色に変わったところで、さらに発酵させると「バニリン」という香り成分が生成され、甘い芳香が漂ういわゆるバニラ・ビーンズとなるのです。

マダガスカル産の「ブルボン・バニラ」と呼ばれるものが最高級品。なお、アイスクリームやケーキの香りづけに使う食用のバニラエッセンスは、バニラ精油をエタノールで薄め、加工したものです。

相性のいい精油
オレンジ・スイート、シナモンリーフ、ティートリー、フランキンセンス、ベンゾイン、マンダリン

使い方
芳香浴／アロマクラフト
フレグランスのベースノートとして、少量ブレンドする。

精油の働き
[心]・甘い香りが気持ちを明るく、盛り上げる。

おもな作用
抗うつ、鎮静

使用上の注意
・フレグランス以外の肌への使用は避ける。
・妊娠中・授乳中は使用を避ける。

Palmarosa

パルマローザ

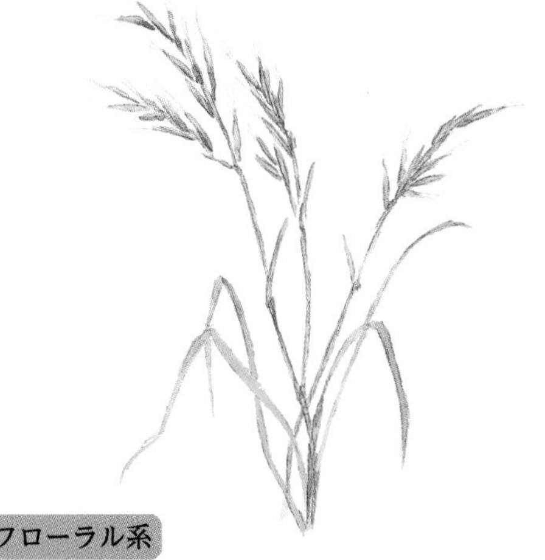

植物 DATA

原料となる植物：パルマローザ

学名：*Cymbopogon martini*

科名：イネ科

おもな産地：インド、コモロ、セーシェル諸島、マダガスカル

インド原産。花が咲く前に収穫した、成長したパルマローザの葉を乾燥し蒸留。葉がよく乾いているほど収油量が多い。

精油 DATA

精油の色：淡黄色

採油方法：水蒸気蒸留法

抽出部位：葉

揮発度：トップノート

香りの強さ：中

香りの特徴：かすかにバラを思わせる軽くドライな香り。

おもな成分：ゲラニオール、リナロール、酢酸ゲラニル、β-カリオフィレン、ファルネソール

フローラル系

ほんのりとローズの香りがする美肌効果で人気の精油

ローズやゼラニウムにも含まれるゲラニオールが主成分で、ローズを思わせる香りをもつ精油です。この香りは、バランスが乱れた心を安定させるともいわれています。しわの予防や肌の老化防止、肌を引き締める収れん作用が期待され、フェイシャルマッサージやヘアマッサージなど美容のためによく用いられます。また比較的安価なため、ローズの精油のかわりに、化粧品や香水の香料としてもよく使われます。

パルマローザはインド原産のイネ科の植物で、レモングラス（p.247）と近縁です。ゼラニウムに似た香りがすることから「インディアンゼラニウム」、または「(インディアン）ロシャ」とも呼ばれています。現在はアフリカ、南米などでも広く栽培されています。生産地によって香りが微妙に異なるほか、山間部で生育したものが上質とされています。

♥相性のいい精油

カモミール、シトロネラ、ジャスミン、ベルガモット、ライム、ラベンダー、レモン、ローズ

♥使い方

芳香浴／沐浴／湿布／トリートメント／アロマクラフト

フケを抑えるヘアトリートメントオイルに。

♥精油の働き

[心]・不安定な情緒を鎮め、気持ちを明るくさせる。

[体]・食欲を増進させる。

[肌]・しわ予防、皮膚の老化防止に効果がある。
・肌の水分バランスと皮脂分泌の正常化。

♥おもな作用

強壮、抗ウイルス、抗うつ、抗菌、抗真菌、収れん

Valerian

バレリアン

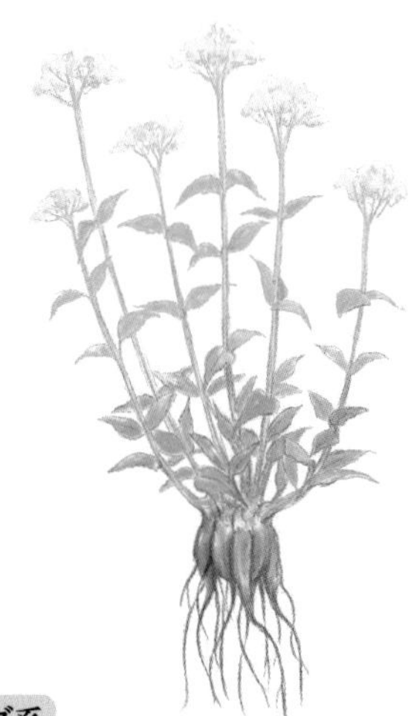

ハーブ系

ギリシャで「神の睡眠薬」と呼ばれた深い眠りを誘う個性的な香り

ほんのりと甘くウッディーな香りがする精油で、熟成とともに濃いオレンジ色から茶色へと変化し、粘性をもちます。

ヨーロッパでは「神様の睡眠薬」と呼ばれ、ギリシャ時代から薬用に用いられていました。バレリアンの名は、ラテン語で幸福を意味するvalereからきており、中世には「オールヒール（すべてが治る）」と呼ばれていました。

不眠の解消や精神を高揚させるといった働きがあるのは根や茎で、ドイツやフランス、ベルギーでは、不眠症、不安感、ストレスに使用する医療用のハーブやサプリメントとして認められています。和名は西洋カノコソウ。漢方では、根を「吉草根（きっそうこん）」と呼んで、月経に関する諸症状、内出血、背中の痛み、すり傷などに効果のある生薬として利用しています。

植物 DATA

原料となる植物：**バレリアン**
学名：*Valeriana officinalis*
科名：**オミナエシ科**
おもな産地：**北朝鮮、クロアチア、中国**
ヨーロッパからアジアを原産とする多年草。冷涼で湿度の高い肥沃な土地を好むが、丈夫なので半日陰でもよく育つ。

精油 DATA

精油の色：**濃オレンジ～茶色**
採油方法：**水蒸気蒸留法**
抽出部位：**根**
揮発度：**ミドル～ベースノート**
香りの強さ：**強**
香りの特徴：**温かな木の香り。**
おもな成分：**バレリアノール、酢酸ボルニル、バレラノン、バレラナール、酢酸ミルテニル、カンフェン、α-ピネン**

相性のいい精油
サイプレス、シダーウッド、シベリアモミ

使い方
芳香浴
フレグランスにごく少量加える。心をおだやかにするのに役立つ。

精油の働き
[心]・**心の動揺、ヒステリーを鎮める。**
・**不眠症を改善する。**
[体]・**頭痛を鎮める。**

おもな作用
強壮、血圧降下、抗炎症、鎮痙、鎮静

使用上の注意
・**肌への使用はしない。**
・**妊娠中・授乳中は使用を避ける。**

Hyssop
ヒソップ

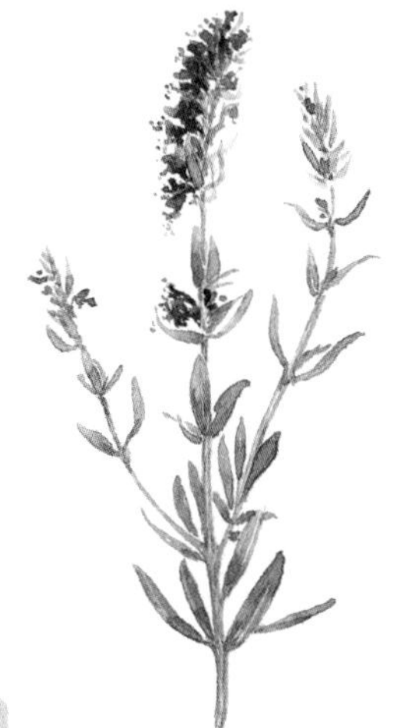

ハーブ系

スイートな香りに ストレスから解放する成分が

柳のような葉とハッカに似たさわやかな香りから、「柳薄荷（やなぎはっか）」の和名をもつヒソップの精油です。その香りは、すべてを清め、悲しみや傷ついた心を癒やすといわれています。また、殺菌・デオドラント作用もあり、鼻やのどの不調といった呼吸器系の症状に用いられます。また、香りが口内をスッキリさせることで、消化も助けます。ただし精油にはわずかながら神経毒性があり、また子宮収縮を促す作用もあるといわれているので、妊娠中は使用を避けましょう。

ヨーロッパでは古くから薬として重宝されたほか、古くは神聖な寺院を浄化する聖なる植物とされました。若葉はサラダやハーブティー、ドライリーフはスパイス、開花前の花穂のついた枝葉はリキュールやビネガーの香りづけとして利用されます。

ケモタイプのピノカンフォンは刺激が強いため、アロマテラピーでの使用を避けてください。

植物 DATA

原料となる植物：**ヒソップ**
学名：*Hyssopus officinalis*
科名：**シソ科**
おもな産地：**イタリア、ドイツ、フランス**
ハンガリー原産の高さ50㎝ほどの草本。葉からはハーブティーも作られ、呼吸器系の病状をやわらげるといわれている。

精油 DATA

精油の色：**無色**
採油方法：**水蒸気蒸留法**
抽出部位：**全草**
揮発度：**ミドルノート**
香りの強さ：**中**
香りの特徴：**フレッシュで甘さのあるさわやかな香り。**
おもな成分：**カンファー、α-ピネン、β-ピネン、1,8-シネオール、ピノカンフォン**

相性のいい精油
アンジェリカルート、オレンジ・スイート、タンジェリン、メリッサ、ラベンダー

使い方
芳香浴／沐浴／トリートメント
呼吸器系をケアする芳香浴に。

精油の働き
[心]・**不安や心配、神経の緊張、ストレスなどをやわらげる。**
[体]・**血行をよくする。**
・**脂肪を分解する。**
・**月経中のむくみを抑える。**
・**痰を抑え、咳を鎮める。**
[肌]・**すり傷や切り傷などの炎症を抑える。**

おもな作用
強壮、去痰、収れん、鎮痙、鎮静、通経、発汗

使用上の注意
・**妊娠中・授乳中は使用を避ける。**

Hinoki

ヒノキ

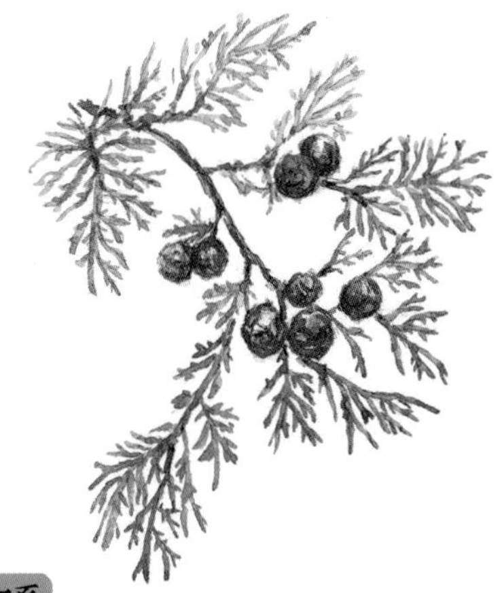

樹木系

森林浴効果でリラックスできると人気が高い精油

日本人にはおなじみの、さわやかな木の香りが気分を安定させ、リラックスさせてくれるヒノキの精油です。

抗菌・消臭・防虫作用にすぐれています。また、台湾産のタイワンヒノキは肌の活性化を促すとされるヒノキチオールを含みます。

ヒノキは、地中海原産のサイプレスの近縁で、日本と台湾のみに分布し、ヨーロッパなどでは「ジャパニーズ・サイプレス」と紹介されることもあります。世界最古の木造建築である法隆寺をはじめとした建材や仏像の素材として、古くから貴重とされ、江戸時代には生産地の多くが幕府や藩の直轄地となり、勝手な立ち入りや伐採を禁じられていました。ちなみにヒノキの名の由来は、油分が多く、こすり合わせると簡単に火が起こることから「火の木」という名がついた、という説もあります。

植物 DATA

原料となる植物：**ヒノキ**

学名：*Chamaecyparis obtusa*

科名：**ヒノキ科**

おもな産地：**台湾、日本**

福島県および新潟県の山岳地帯から屋久島までの暖帯と温帯に分布する常緑高木。

精油 DATA

精油の色：**淡黄色**

採油方法：**水蒸気蒸留法**

抽出部位：**木部**

揮発度：**ベースノート**

香りの強さ：**中**

香りの特徴：**さわやかな森林の香り。樟脳（しょうのう）のようなスパイシーさがある。**

おもな成分：**α-ピネン、カジネン、α-カジノール、酢酸ボルニル、ヒノキチオール**

♥相性のいい精油

オレンジ・スイート、サンダルウッド、シダーウッド、ラベンダー

♥使い方

芳香浴／吸入／沐浴／湿布／トリートメント／アロマクラフト

空気を清浄にするエアフレッシュナーに。

♥精油の働き

[心]・**情緒を安定させリラックスさせる。**

[体]・**抗菌性が高く、虫よけにも効果がある。**

♥おもな作用

抗菌、消臭、抗真菌、鎮静、防虫

♥使用上の注意

・**妊娠中・授乳中は使用を避ける。**

Hiba

ヒバ

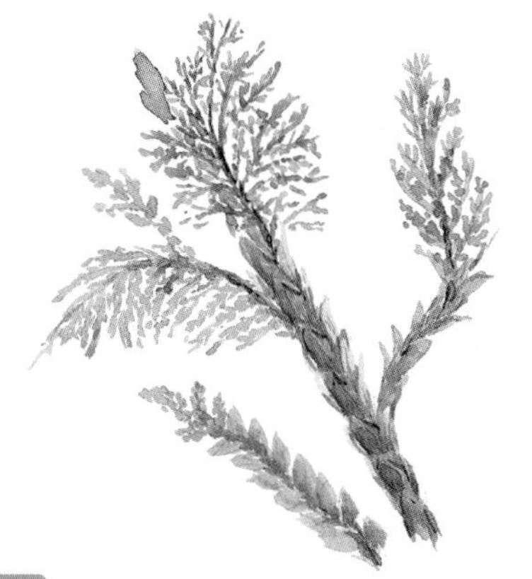

樹木系

芳香成分ヒノキチオールの働きが注目される和精油

抗菌、防虫をはじめとするさまざまな作用があるヒノキチオールを、最も多く含む日本特産の精油です。樟脳(しょうのう)のようなフレッシュな香りがします。青森ヒバ由来の天然ヒノキチオールは、保存剤として食品添加物にも認可されるほど抗菌・殺菌力にすぐれ、加工食品にも利用されているほか、発芽抑制剤や治療薬など、さまざまな分野で用いられています。また、ヒノキチオールに肌を活性化する働きがあるともいわれます。ストレスをやわらげ、寝つきをよくする効果もあります。

原料のヒバは、漢字の「檜葉」が示すとおりヒノキの近縁で、ヒノキよりもやや幅広の葉をもち、青森や北海道など比較的寒冷地に生育します。抗菌・防虫作用が高く、腐食やシロアリに強いことから、耐久性にすぐれた建材として知られ、特に土台材としては最高の材質とされています。

植物 DATA

原料となる植物：**ヒバ**

学名：*Thujopsis dolabrata*

科名：**ヒノキ科**

おもな産地：**日本（青森県）**

ヒノキ科アスナロ属。青森県、北海道に産する常緑高木だが、特に青森県の樹林は日本三大美林のひとつ。株、根および木粉からヒバ油が、枝葉からヒバ葉油が得られる。

精油 DATA

精油の色：**淡黄色**

採油方法：**水蒸気蒸留法**

抽出部位：**枝と葉**

揮発度：**ベースノート**

香りの強さ：**中**

香りの特徴：**フレッシュで、パインニードルの香りに近い、強い樟脳のような香り。**

おもな成分：**ヒノキチオール、ツヨプセン、セドロール**

♥相性のいい精油

クローブ、サイプレス、セージ、バジル・リナロール、ローズウッド、ローレル

♥使い方

芳香浴／吸入／沐浴／湿布／トリートメント／アロマクラフト

低濃度で入浴剤に。

♥精油の働き

[心]・**ストレスをやわらげる。**
　　・**不眠症を改善させる。**

[体]・**冷え性を改善させる。**

[肌]・**抗菌力で肌を清潔に保つ。**
　　・**保湿・保温作用で肌をしっとりさせる。**

♥おもな作用

血行促進、抗菌、抗真菌、防虫、消臭

♥使用上の注意

- **刺激性があるため低濃度での使用がおすすめ。**
- **妊娠中・授乳中は使用を避ける。**

Pink pepper
ピンクペッパー

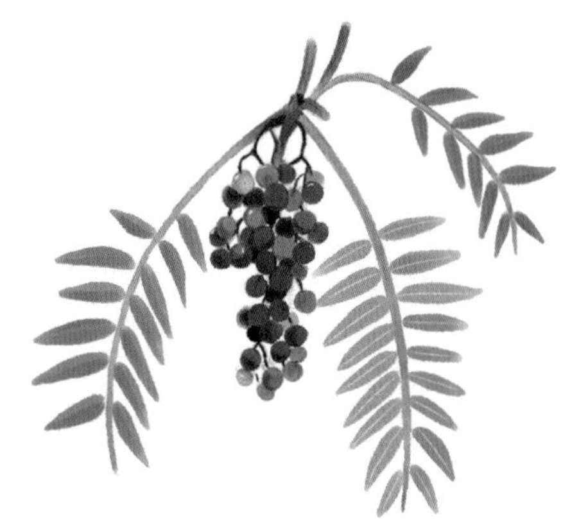

スパイス系

消化力を助ける 軽やかでスパイシーな香り

ペッパーの名がつきますが、ブラックペッパーとは全く異なる品種のコショウボクの果実。環境変化に強い木で、ピンク色の小さな実をたくさんつけます。そのおしゃれなピンクの粒は、そのまま料理のスパイスを兼ねた彩りとしても使われます。

消毒作用があり、古代マヤ族は、この葉を使ってシャーマンが儀式をし、浄化に用いたとされています。ブラックペッパーよりも繊細で優雅な香りは、近年香水の原料として人気が上がり、有名ブランドの香水にもブレンドされています。

精油には抗炎症作用、抗菌作用もあり、傷の治癒にも使われます。軽やかなスパイシーさをもつ香りで気持ちを晴れさせ、抗うつ作用も報告されています。

植物 DATA

原料となる植物：**コショウボク**
学名：*Schinus molle*
科名：**ウルシ科**
おもな産地：**ペルー、アルゼンチン、チリ**
高さ15mほどに育つ常緑樹。枝は下垂する。

精油 DATA

精油の色：**無色**
採油方法：**水蒸気蒸留法**
抽出部位：**果実**
揮発度：**ミドルノート**
香りの強さ：**中**
香りの特徴：**ブラックペッパーよりも軽く繊細なスパイシーな香り。**
おもな成分：**β-ミルセン、α-フェランドレン、p-シメン、δ-カジネン、d-リモネン、β-フェランドレン、α-カジノール、ビリジフロロール、スパツレノール、α-ピネン、カリオフィレン、T-カジノール、ゲルマクレンD、T-ムウロロール**

♥相性のいい精油
ジンジャー、タンジェリン、ネロリ、パルマローザ、ライム、ローズ

♥使い方
芳香浴／アロマクラフト
香水の原料としても用いられる。

♥精油の働き
[心]・**抑うつ作用があり、気持ちを明るくする。**
[体]・**冷えを改善し風邪予防に。**
・**消化不良を助け、便秘、むくみ対策に。**

♥おもな作用
強壮、抗うつ、鎮痛

♥使用上の注意
・**フレグランス以外の肌への使用は避ける。**
・**妊娠中・授乳中は使用を避ける。**

Fennel sweet
フェンネル・スイート

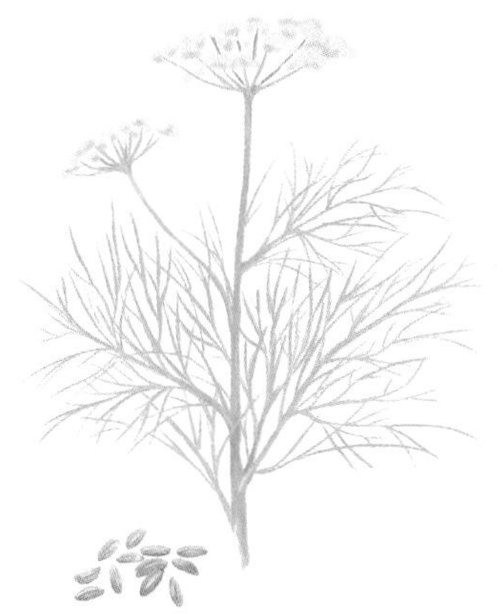

ハーブ系

古代ローマで人気があった甘くてスパイシーな香りの万能精油

さわやかさの中に、甘くスパイシーな香りがする精油です。女性ホルモンのエストロゲンに似た成分を含むため、月経不順や更年期障害など、女性特有のトラブルに役立つとされます。また、胃腸の働きをスムーズにしたり、利尿作用によりむくみを解消したりと、女性にうれしい作用がある精油といえるでしょう。

漢方では「茴香（ういきょう）」と呼ばれ、その種子が体を温め胃腸の調子をととのえる生薬とされますが、ヨーロッパでは魚料理のスパイスやダイエット効果のあるハーブティーとしてポピュラーな存在。母乳の出をよくするといわれ、出産祝いにプレゼントされたりします。インドでは、食後の口臭消しに種子をかむ習慣があります。古代ローマでは、大蛇が視力をよくするためにこの汁を吸うと信じられており、博物学者のプリニウスも、視力の衰えに効果のあるハーブとしてすすめています。

植物 DATA

原料となる植物：フェンネル・スイート
学名：*Foeniculum vulgare*
科名：セリ科
おもな産地：イタリア、地中海地方、ハンガリー
スペイン原産。草丈約2mに育つ多年草。黄色い花をパラソル形に咲かせ、葉は緑色、ふさふさとして羽毛のよう。

精油 DATA

精油の色：淡黄色
採油方法：水蒸気蒸留法
抽出部位：種子
揮発度：トップ～ミドルノート
香りの強さ：中～強
香りの特徴：草木のような深くて甘いスパイシーな香り。
おもな成分：trans-アネトール、d-リモネン、フェンコン、エストラゴール、α-ピネン、α-フェランドレン

相性のいい精油
サンダルウッド、ラベンダー、レモン、ローズ

使い方
芳香浴／沐浴／トリートメント
月経の不快をやわらげるトリートメントオイルに。

精油の働き
[心]・月経前のイライラした気分を鎮める。
[体]・むくみや皮下脂肪の解消に役立つ。
・二日酔いの不快感をやわらげる。
・月経不順を正常化させる。
[肌]・肌を清潔に保ち、丈夫にする。

おもな作用
うっ滞除去、去痰、抗炎症、消化促進、鎮痙、ホルモン様、利尿

使用上の注意
・刺激性があるため低濃度での使用がおすすめ。
・妊娠中・授乳中は使用を避ける。

Petitgrain
プチグレイン（3種）

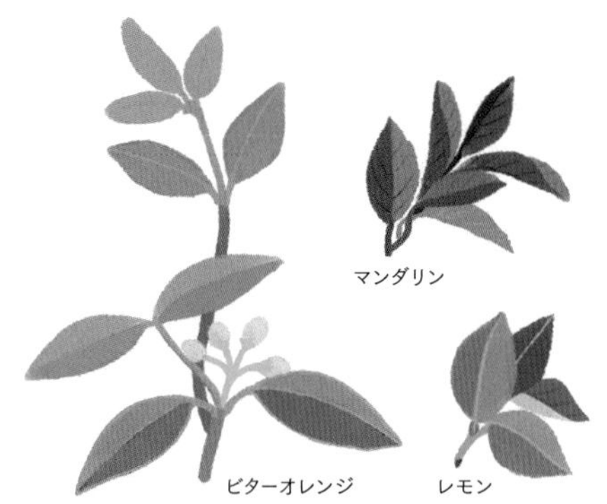

柑橘系

リフレッシュに最適な 柑橘の枝葉から採れる精油

柑橘系植物の枝葉から抽出される精油で、グリーン調に柑橘系が混じり合った、ドライで親しみやすい香りがします。原料植物はひとつでなく、一般的にはビターオレンジから、また、レモン、ベルガモット、マンダリンの枝葉などからも採油されます。鎮静作用があり、怒りやパニックを鎮め、落ち込んだ心をリフレッシュするといったメンタル面への作用のほか、沐浴に使うとこりをほぐし、全身の筋肉をやわらげます。また、免疫を強化する作用があるといわれ、体全体の抵抗力を高めるのではないかと期待されています。

現在、精油は枝葉から抽出しますが、かつては熟す前の小さな果実から採油していたため、「プチグレイン（小さな粒）」の名があります。たとえば、ビターオレンジを原料とするプチグレイン精油は、香りと働きも同じ原料のネロリ（p.198）に共通しています。

植物 DATA

原料となる植物：**ビターオレンジ　ほか**
学名：*Citrus aurantium*　など
科名：**ミカン科**
おもな産地：**イタリア、スペイン、パラグアイ**
ビターオレンジのほか、レモン、ベルガモット、マンダリンなどからも。それぞれプチグレインレモン、プチグレインベルガモットと区別されている。原産地などは各原料植物を参照。

精油 DATA

精油の色：**淡黄色**
採油方法：**水蒸気蒸留法**
抽出部位：**葉と枝**
揮発度：**トップノート**
香りの強さ：**中**
香りの特徴：**ハーブの香りを漂わせたフレッシュな柑橘系の香り。**
おもな成分：**酢酸リナリル、酢酸ゲラニル、リナロール、ゲラニオール、d-リモネン、オシメン**

相性のいい精油
カモミール、サイプレス、サンダルウッド、ベルガモット、ラベンダー、ローズ、ローズウッド

使い方
芳香浴／沐浴／トリートメント
安眠を誘うバスオイルに。

精油の働き
[心]・怒りやパニックを鎮め気持ちをやわらげる。
・ストレスを解消し、リフレッシュさせる。
[体]・筋肉のけいれんをやわらげる。
[肌]・脂性肌向きなのでニキビや吹き出物に有効。
・肌のにおいを抑える。

おもな作用
強壮、抗うつ、鎮痙、鎮静

使用上の注意
・妊娠中・授乳中は使用を避ける。

Black spruce

ブラックスプルース

［別名：黒唐檜（くろとうひ）］

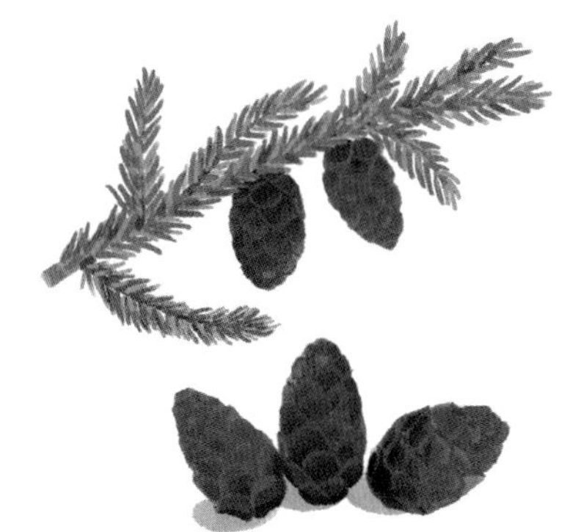

樹木系

さわやかな森の香りに抗アレルギー作用も

北アメリカが原産のマツ科トウヒ属の木で、和名は黒唐檜（くろとうひ）。日本に分布する樹木では北海道のエゾマツや、ハリモミなどの近縁種です。見た目はモミの木に似ていて、針葉樹らしい形の木。樹木そのものは、紙となるパルプ資材や箸などにも使われます。

精油はその葉から採油され、抗菌作用があるため風邪予防などにも用いられてきましたが、近年、抗アレルギー作用もあるという報告があり、皮膚炎の緩和や、副腎機能を高めるケアにも期待が高まっています。

精油は、森林浴をしているようなウッディーでさわやかな香りで、男女問わず広く使いやすい精油です。さほど高価ではないこともあり、広く人気があります。

植物 DATA

原料となる植物：ブラックスプルース
学名：*Picea mariana*
科名：マツ科
おもな産地：北アメリカ
5～15mほどになる針葉樹。湿った場所を好み生息。

精油 DATA

精油の色：ほぼ無色
採油方法：水蒸気蒸留法
抽出部位：葉
揮発度：トップノート
香りの強さ：中
香りの特徴：針葉樹の香り。
おもな成分：酢酸ボルニル、α-ピネン、δ-3-カレン、カンフェン、d-リモネン

相性のいい精油
カモミール、シダーウッド、プチグレイン、ベルガモット、ユーカリ・グロブルス

使い方
芳香浴／吸入／沐浴／湿布／トリートメント／アロマクラフト
森を感じる芳香浴や、こりをほぐすトリートメントに。

精油の働き
［心］・心をおだやかに落ち着かせる。
［肌］・皮膚の炎症を改善させる。

おもな作用
去痰、強壮、抗炎症、抗菌、抗真菌、刺激、鎮咳、鎮痙、鎮痛

使用上の注意
・妊娠中・授乳中は使用を避ける。
・酸化しやすいため冷蔵庫での保管がおすすめ。

Black pepper
ブラックペッパー

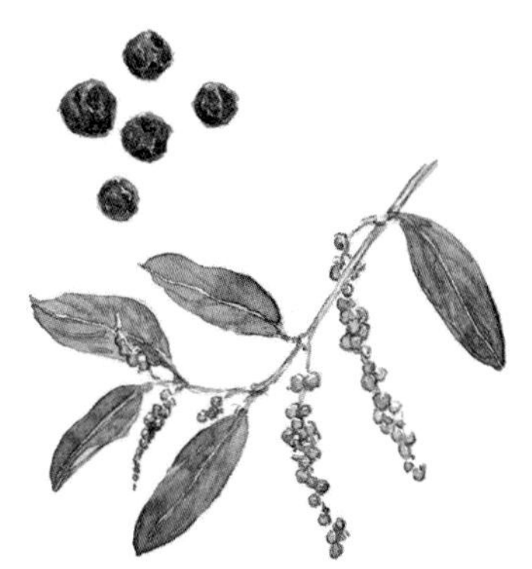

スパイス系

万能スパイスとして長く 珍重されてきたコショウの精油

おなじみの黒コショウの実から採れる、非常にスパイシーで刺激的な香りの精油です。スパイス同様、体を温め、血行をよくするとされます。フレグランスではオリエンタル調の香りに処方されます。

コショウは、4000年以上前から希少価値のあるスパイスや薬草として利用されてきました。古代ローマ時代にはすでにヨーロッパ全域で知られており、銀と同価で取引されていたといわれています。古代ギリシャで医学の祖とされるヒポクラテスは、「コショウとハチミツと酢を混ぜたものは婦人病によく効く」と記しています。

中世においても重要な交易品として珍重され、トルコではコショウを運ぶ隊商に高額な通行税を課しました。コショウを巡って紛争が起きたり、大航海時代が始まるきっかけとなったりと、さまざまな逸話をもち、歴史の鍵を握るスパイスとしても有名です。

植物 DATA

原料となる植物：ペッパー
学名：*Piper nigrum*
科名：コショウ科
おもな産地：インド、スリランカ、マダガスカル、マレーシア
インドの南西海岸地帯が原産で、10mに達するつる性の常緑低木。果実をそのまま自然乾燥させたものがブラックペッパー。

精油 DATA

精油の色：無色
採油方法：水蒸気蒸留法
抽出部位：果実
揮発度：ミドルノート
香りの強さ：中
香りの特徴：スパイシーで非常に鋭い香り。
おもな成分：β-カリオフィレン、d-リモネン、ファルネセン、ミルセン、β-ピネン、サビネン、α-ピネン

相性のいい精油
グレープフルーツ、サイプレス、サンダルウッド、バジル・リナロール、ベルガモット、レモン

使い方
芳香浴／吸入／沐浴／湿布／トリートメント／アロマクラフト
トリートメントオイルに。便秘を改善。

精油の働き
[心]・気持ちをリフレッシュさせる。
・冷淡になった心を温め、情熱を取り戻す。
[体]・体を温めて血行をよくし、代謝を促す。
・便秘を解消し消化を助ける。
・呼吸器系を強化させる。
[肌]・打ち身の治りを促す。

おもな作用
強壮、解熱、消化促進、血行促進

使用上の注意
・妊娠初期・分娩前後の使用は控え、妊娠後期、授乳期間中は半分の濃度で使用。

Blood orange
ブラッドオレンジ

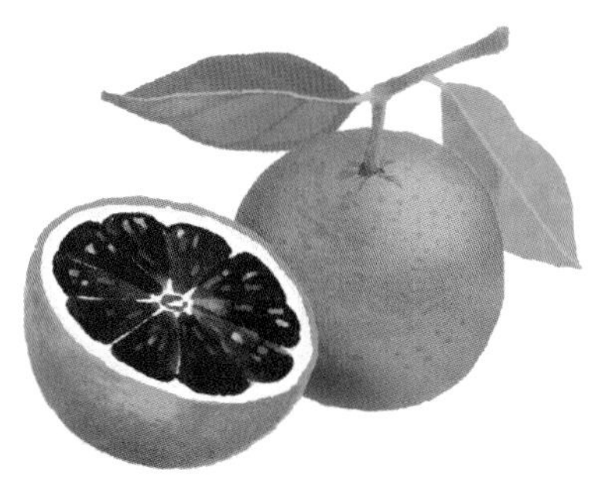

柑橘系

明るく開放的な香りで気分を前向きに

赤みが強い果肉のオレンジ。ブンタンとタンジェリンの交配種と考えられ、ヨーロッパでよく食され、ジュースとしてもたくさん出回っています。イタリア産のタロッコ種、スペイン産のサングイネロ種、最も赤いアメリカ産のモロ種があります。

精油は、オレンジ・スイートと近い効能で、落ち込んだ気分を明るく晴れ晴れと安定させます。リラックス効果がありますが、眠くなる作用がないので、仕事中・運転中などにも使えます。

精油を採油する果皮にも含まれる赤い色素には、抗酸化作用のあるアントシアニンを含み、トリートメントオイルとしての使用が適しています。筋肉疲労の回復や、むくみの解消に、また消化促進作用もあるため、気分が落ち込んで食欲がなく元気が出ないときにもおすすめします。

植物 DATA

原料となる植物：ブラッドオレンジ
学名：*Citrus sinensis*
科名：ミカン科
おもな産地：イタリア(シチリア)、スペイン、アメリカ、南アフリカ共和国
柑橘類の樹木で、その実にはビタミンCが豊富。

精油 DATA

精油の色：淡い赤色
採油方法：圧搾法
抽出部位：果皮
揮発度：トップ～ミドルノート
香りの強さ：中
香りの特徴：甘さのある柑橘系の香り。
おもな成分：d-リモネン、ミルセン、リナロール、α-ピネン、β-フェランドレン、デカノール、オクタナール

相性のいい精油
バニラ、ベンゾイン

使い方
芳香浴／吸入／沐浴／湿布／トリートメント／アロマクラフト
芳香浴のほか、トリートメントオイルや掃除の洗剤としても。

精油の働き
[心]・不安感、緊張をほぐす。
・気持ちを明るく前向きにする。
[体]・筋肉痛や関節痛をやわらげる。
・消化力を高め、便秘、むくみ対策に。

おもな作用
強肝、去痰、消化促進、鎮静、鎮痛

使用上の注意
・光毒性があるため使用直後に紫外線に当たることは避ける。
・刺激性があるため低濃度での使用がおすすめ。

Frankincense
フランキンセンス

［別名：オリバナム、乳香、ルバーン］

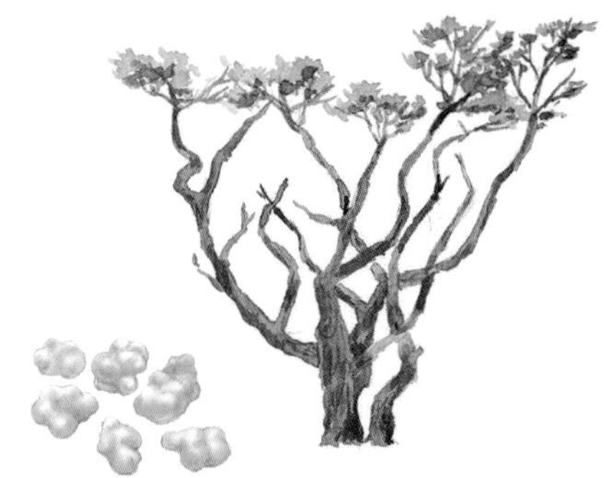

樹脂系

古代から珍重されてきた神秘的な香りの精油

フランキンセンスの木から採れる乳白〜黄褐色の樹脂から抽出される精油です。古代から産地は変わらず、そこからエルサレム、エジプト、ローマなど古代文明の主要都市に運ばれるルートがありました。フランキンセンスは、イエス・キリストの誕生の際に、東方の三博士によって没薬（ミルラ、p.232)、黄金とともに捧げられた贈り物として、新約聖書にも登場します。古代から宗教儀式や瞑想に用いられ、黄金にも匹敵する貴重なものでした。

フランキンセンスの名は、「真実の香り」という意味に由来します。古代エジプトでは「朝に乳香、昼に没薬」が神への捧げ物として神殿でたかれ、宗教儀式に欠かせませんでした。カトリック教会では、いまもミサのときにたかれます。

肌に活力を与えしわやしみを改善する「若返りのハーブ」として、ローションやクリームなどの化粧品にも使われています。

植物 DATA

原料となる植物：フランキンセンス
学名：*Boswellia carterii*、*Boswellia thurifera*
科名：カンラン科
おもな産地：イエメン、エチオピア、オマーン、ケニア、ソマリア
ソマリア原産で、乾燥地に生育する常緑低木。樹高は10mほどになり、横に枝を広げる。

精油 DATA

精油の色：淡淡黄色
採油方法：水蒸気蒸留法
抽出部位：樹脂
揮発度：ベースノート
香りの強さ：中
香りの特徴：日本のお香のようなスモーキーな香り。
おもな成分：α-ピネン、β-ピネン、d-リモネン、シメン、パラシメン、β-カリオフィレン、ボルネオール

相性のいい精油
オレンジ・スイート、サンダルウッド、ゼラニウム、ネロリ、バジル・リナロール、パチュリ、ラベンダー

使い方
芳香浴／吸入／沐浴／湿布／トリートメント／アロマクラフト
しわ、たるみ改善のクリームに。風邪の初期に吸入するのもよい。

精油の働き
[心]・悲しい心を慰め、不安をやわらげる。
[体]・咳や気管支炎をやわらげる。
・体を温め、冷え性を改善する。
[肌]・老化した肌を活性化させる。
・しわやたるみを改善させる。

おもな作用
うっ滞除去、強壮、去痰、抗うつ、抗炎症、抗カタル、鎮静

使用上の注意
・妊娠初期・分娩前後の使用は控え、妊娠後期、授乳期間中は半分の濃度で使用。

Blue cypress

ブルーサイプレス

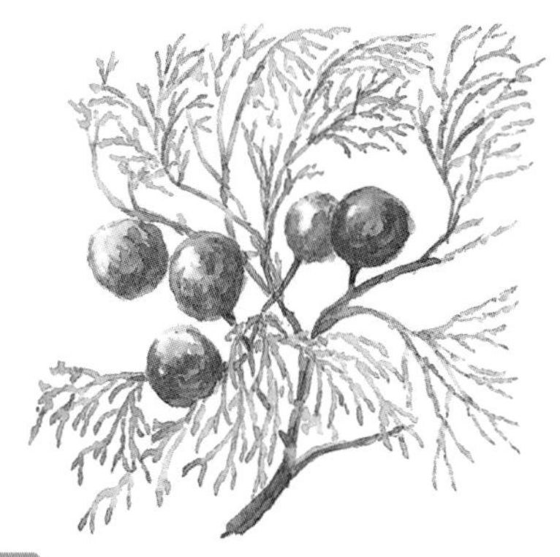

樹木系

オーストラリアンオイルの王様といわれる青い精油

オーストラリア産のブルーサイプレスの木から抽出された、ほのかな甘みをもつ、透き通った濃青色の精油です。この青色は、「ガイアズレン」という成分によるもの。ガイアズレンには抗炎症や殺菌・紫外線吸収作用などがあり、化粧品や日焼け止め、石けん、歯磨き粉などに配合されるほか、天然の着色剤としても用いられています。

2000年開催のシドニー・オリンピックの際に「シドニー五輪の香り」として採用され、話題になりました。

一般に青い精油には、のどの痛みを鎮める作用があるといわれていますが、ブルーサイプレスもそのひとつ。すぐれた抗炎症・抗ウイルス作用を発揮します。

アボリジニの間では、古くから利用されてきたブルーサイプレスですが、精油を採るようになったのは約40年前と比較的最近のことでした。

植物 DATA

原料となる植物：ブルーサイプレス
学名：*Callitris intratropica*
科名：ヒノキ科
おもな産地：オーストラリア
オーストラリア北部の乾燥地帯で育つ樹木。

精油 DATA

精油の色：青色
採油方法：水蒸気蒸留法
抽出部位：木部
揮発度：ベースノート
香りの強さ：中
香りの特徴：サイプレスの香りに、かすかにハチミツのような甘みが加わった香り。サンダルウッドに似ている。
おもな成分：β-オイデスモール、ガイアズレン、α-ガイエン、α-セリネン、ガイオール、ブルネソール、カマズレン

♥相性のいい精油
オレンジ・スイート、クラリセージ、グレープフルーツ、サンダルウッド、ジュニパーベリー、パインニードル、ベルガモット、ベンゾイン、ラベンダー、レモン、ローズマリー・シネオール

♥使い方
芳香浴／沐浴／トリートメント／アロマクラフト
かゆみを抑えるボディオイルに。

♥精油の働き
[心]・心を落ち着かせ、安心感を与える。
[体]・咳やのどの痛みや炎症をやわらげる。
・関節、腹部の痛みをやわらげる。
[肌]・肌のむくみを取り、引き締める。
・切り傷ややけどの治りを促す。

♥おもな作用
うっ滞除去、抗アレルギー、抗ウイルス、抗炎症

♥使用上の注意
・妊娠中・授乳中は使用を避ける。

Spanish broom

ブルーム・スパニッシュ

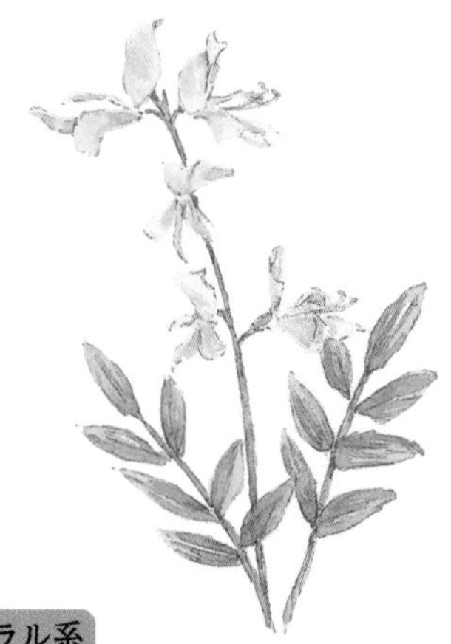

フローラル系

神経を目覚めさせる濃厚な甘い香り

レダマという植物で別名スパニッシュブルームの花から採れる、独特の甘い芳香をもつ大変貴重な精油です。

その香りは「ポマードのような」と形容されることもあり、好き嫌いは分かれるようです。沈んだ気分を高揚させたいときや、部屋のフレグランスにおすすめです。

エニシダによく似ていますが、エニシダとは別属。一般にブルームは、「スコッチブルーム」「フレンチブルーム」「スパニッシュブルーム」の3つに大別されますが、アロマテラピーで用いられているのはスパニッシュブルームだけです。特に、フランスでジュネと呼ばれるエニシダ属のスコッチブルーム（*Cytisus scoparius*）は、強力な薬用植物で毒性があるため、アロマテラピーには使用できません。アメリカではこれを危険な薬草として、全面的に使用を禁止しています。

植物 DATA

原料となる植物：**レダマ**

学名：*Spartium junceum*

科名：**マメ科**

おもな産地：**イタリア、スペイン、フランス**

地中海地方に多く分布する落葉低木。別名をニオイエニシダという。5月ごろに独特の香りの黄色い花をつける。

精油 DATA

精油の色：**濃い琥珀色**

採油方法：**揮発性有機溶剤抽出法**

抽出部位：**花**

揮発度：ミドルノート

香りの強さ：**中〜強**

香りの特徴：**甘さが非常に強く、花と草が混じり合ったような香り。**

おもな成分：**リノレン酸、リナロール、リノレン酸エチル、パルミチン酸**

♥相性のいい精油

ゼラニウム、バイオレットリーフ、ベチバー、ミモザ、ラベンダー、ローズ

♥使い方

芳香浴／沐浴／トリートメント／アロマクラフトフレグランスに。

♥精油の働き

[心]・**気分を高揚させ、元気にする。**

[体]・**血行をよくし、体を温める。**

♥おもな作用

強壮、鎮静

♥使用上の注意

・**刺激性があるため低濃度での使用がおすすめ。**

・**妊娠中・授乳中は使用を避ける。**

Frangipani

プルメリア

［別名：フランジュパニ］

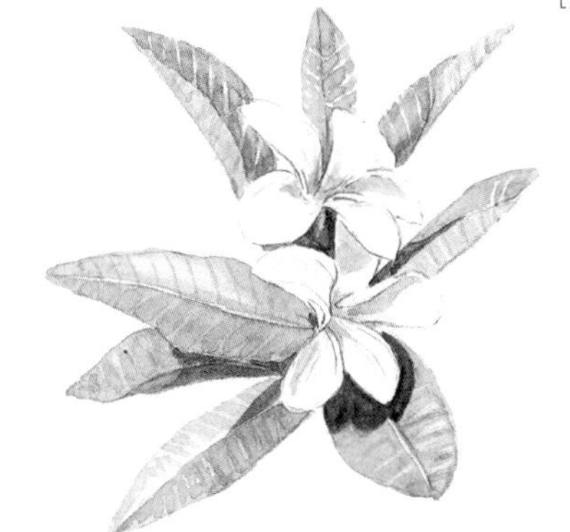

フローラル系

プルメリアの花から採れる甘い香りの希少な精油

ハワイで歓迎のレイに使われる花として有名な、プルメリアの花から抽出された精油です。南の島のリゾートを連想させる香りには血行をよくして体を温め、ホルモンバランスをととのえ、憂うつな気分を緩和する働きがあるといわれています。

フランジュパニという別名は、16世紀にイタリアのフランギパニ侯爵が、当時宮廷で流行していた革の手袋の香りづけに生み出した、甘い芳香の香料に由来するといわれています。アーモンドと南洋の花を合わせたような香りは多くの人に愛されています。

ハワイだけでなく、インドネシアやインドでも宗教儀式やもてなしに生花を大量に使う人気のある香りですが、精油の生産量が少ないため、合成香料も多く出回っているので注意しましょう。

植物 DATA

原料となる植物：**プルメリア**
学名：*Plumeria alba*
科名：**キョウチクトウ科**
おもな産地：**インド、インドネシア、コモロ諸島**
和名インドソケイ。ハワイで歓迎のレイに使われる花。花色は白、赤、黄色、ピンクなどがある。

精油 DATA

精油の色：**緑黄〜茶色**
採油方法：**揮発性有機溶剤抽出法**
抽出部位：**花**
揮発度：**ミドル〜ベースノート**
香りの強さ：**中〜強**
香りの特徴：**華やかな甘さがあり、南の島を思わせるエキゾチックな香り。**
おもな成分：**リナロール、フェニルアセトアルデヒド、ファルネソール、ゲラニオール、ネロリドール、酢酸ベンジル、吉草酸エチル**

相性のいい精油
ジャスミン、ラベンダー、ローズ・オットー

使い方
芳香浴／アロマクラフト
フレグランスに。

精油の働き
［心］・**気持ちをほぐし、元気づける。**
・**気持ちを高揚させ、官能的な気分にする。**
・**五感を解放させ、集中力を高める。**

おもな作用
抗うつ、鎮静

使用上の注意
・**肌への使用は避ける。**
・**妊娠中・授乳中は使用を避ける。**

French lavender
フレンチラベンダー

［別名：スパニッシュラベンダー］

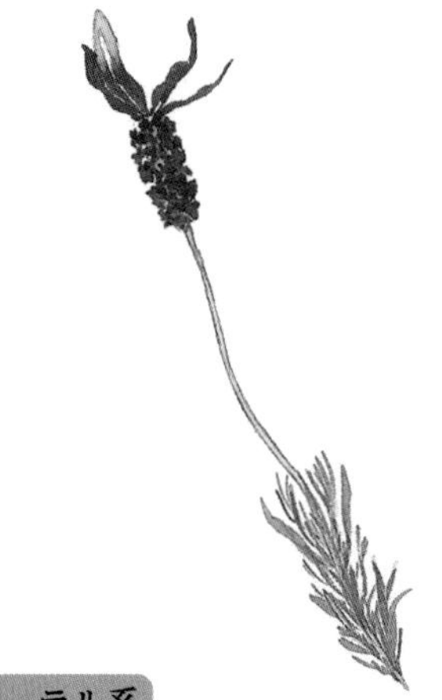

フローラル系

フローラルとグリーン系が混ざったさわやかな香り

アロマテラピーで使われる、いくつかの種類のラベンダー精油のひとつ。ひらひらしたリボンをつけたような愛らしい姿と、ラベンダーの中ではウッディーなさわやかさと甘さをもつ香りが特徴。ほかには真正ラベンダー（p.243）やラバンディン（p.241）、スパイクラベンダー（p.180）などがあり、それぞれ香りも成分も異なります。フレンチラベンダーは皮下脂肪に作用することからマッサージに利用されることもありますが、刺激の強いケトン類を豊富に含むため、使用には注意が必要です。必ず専門家の処方で使用するようにしましょう。

別名を「スパニッシュラベンダー」といいますが、ストエカスという種から採油されるため、「ストエカスラベンダー」と呼ばれることもあります。100種類以上あるといわれるラベンダーのひとつです。

植物 DATA

原料となる植物：**ラベンダーストエカス**

学名：*Lavandula stoechas*

科名：**シソ科**

おもな産地：**フランス**

フランス原産。細くて針のような葉と長さ3㎝くらいの暗紫色の花が咲く。耐寒性はないが、暑さや湿気に強いのが特徴。

精油 DATA

精油の色：**淡淡黄色**

採油方法：**水蒸気蒸留法**

抽出部位：**花と葉**

揮発度：**トップノート**

香りの強さ：**中**

香りの特徴：**ウッディーが基調のくっきりした香り。**

おもな成分：**フェンコン、カンファー、カンフェン、d-リモネン、1,8-シネオール**

♥相性のいい精油

コリアンダー、ゼラニウム、パルマローザ、ベルガモット、レモン、ローズ、ローズウッド、ローズマリー・シネオール

♥使い方

芳香浴

専門家の処方のみにて使用。

♥精油の働き

［心］・**落ち込んだ心を回復させる。**
　　・**気持ちを元気づけ、明るく盛り上げる。**

［体］・**皮下脂肪に働き、痩身に役立つ。**
　　・**気管支の痛み、鼻づまりなどをやわらげる。**

♥おもな作用

抗カタル、瘢痕形成、抗炎症、強壮

♥使用上の注意

・**肌への使用はしない。**
・**妊娠中・授乳中は使用を避ける。**

Vetiver
ベチバー

［別名：クスクス］

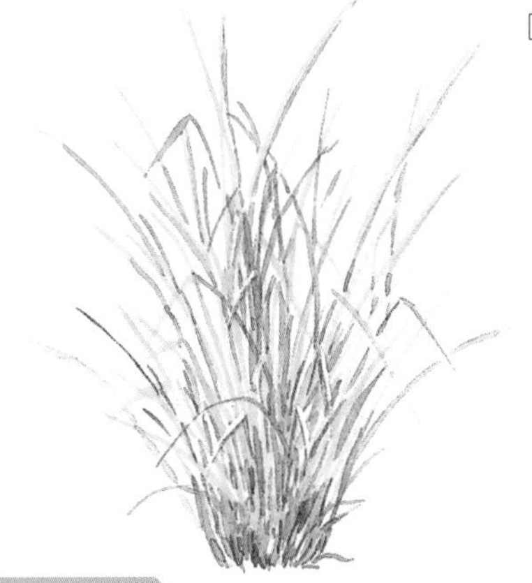

植物 DATA

原料となる植物：ベチバー
学名：*Vetiveria zizanioides*
科名：イネ科
おもな産地：インド、インドネシア、スリランカ、ハイチ、マダガスカル
インドやジャワなど熱帯地方が原産地。日当たりがよく、風通しのいい肥沃な土地を好む。

精油 DATA

精油の色：濃い琥珀色
採油方法：水蒸気蒸留法
抽出部位：根
揮発度：ベースノート
香りの強さ：強
香りの特徴：深い森の湿った土の中にいるような香り。
おもな成分：ジザノール、α-カジノール、ベチベロール、ベチベン、ベチボン、ベチベロン

オリエンタル系

「地に足をつける」精油と呼ばれ、安心感とリラックス効果大

イネ科の植物、ベチバーの根から採れる精油で、びんを逆さにしてもなかなか落ちてこないほど、高い粘性があります。

インドやスリランカでは、その鎮静作用から「静寂の精油」の異名をもちます。地に足をつけるグラウンディング作用が高いとされ、筋肉痛をやわらげたり、緊張をほぐして心に安心感を与え、リラックスさせる作用が知られています。

香りは非常に個性的ですが、さまざまな精油と相性がいいため、香水の香りを持続させる保留剤としてもよく用いられています。

深く根を張るため、土壌流出防止のためにも植えられ、水田のあぜなどに植えられているのをよく見かけます。スリランカでは、女性たちはこの草をココナッツオイルに漬け込んでヘアオイルとして使ったり、ジャワでは根を編んでマットや帽子を作ったり、葉を扇や屋根を葺くのに使ったりと、生活にとけ込んで活用されています。

相性のいい精油
イランイラン、カモミール、サンダルウッド、ゼラニウム、フランキンセンス、ラベンダー、ローズ

使い方
芳香浴／沐浴／湿布／トリートメント／アロマクラフト
エキゾチックな香りの防虫スプレーに。

精油の働き
［心］・緊張をほぐし、リラックスさせる。
・冷静さを取り戻させる。
［体］・筋肉の痛みをやわらげ、疲労を回復させる。
［肌］・虫刺されの症状を抑える。

おもな作用
強壮、抗炎症、催淫、鎮静

使用上の注意
・妊娠中・授乳中は使用を避ける。

Peppermint
ペパーミント

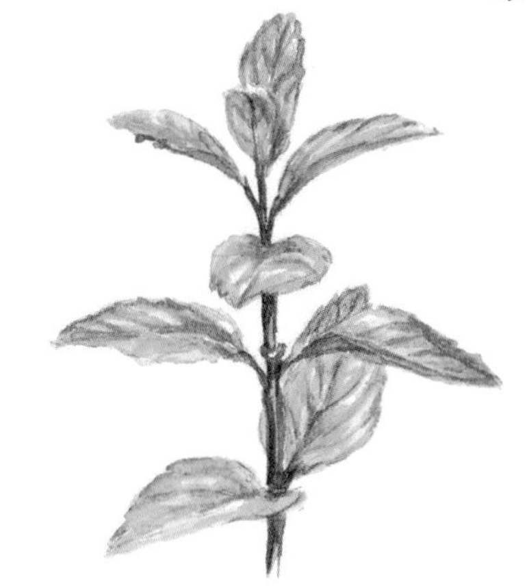

ハーブ系

清涼感たっぷりのミントの香りで人気の高い精油

ガムや歯磨き粉、消臭剤などに使われている、メントールの香りでおなじみのミントの精油です。さわやかな香りは高ぶった感情を鎮め、意識をハッキリさせる働きがあります。また、鼻づまりや花粉症、吐き気などに作用し、冬は体を温めるとされています。筋肉痛をほぐすため、マッサージにもよく用いられますが、非常に香りが強く刺激があるので、使用量に注意します。特に子どもへの使用は、注意が必要です。また、揮発性の高いメントールの香りは、精油が古くなると失われてしまうので、早めに使い切りましょう。

ミントの中で、ペパーミントはウォーターミントとスペアミントの自然交配種といわれ、アロマテラピーに用いられるのは、ペパーミントとスペアミント（p.181）です。ヨーロッパでは古代ギリシャ・ローマの時代から親しまれ、ハーブティーとしても人気があります。

植物 DATA

原料となる植物：**ペパーミント**

学名：*Mentha × piperita*

科名：**シソ科**

おもな産地：**アメリカ、イギリス、イタリア、インド、オーストラリア、スペイン、中国**

ヨーロッパ原産の多年草で、同じミントの仲間であるウォーターミントとスペアミントの交雑種。湿り気のある気候条件を好む。

精油 DATA

精油の色：**無色**

採油方法：**水蒸気蒸留法**

抽出部位：**葉**

揮発度：**トップノート**

香りの強さ：**強**

香りの特徴：**スーッとしたメントールの香り。**

おもな成分：**ℓ-メントール、メントン、イソメントン、d-リモネン、β-ピネン、1,8-シネオール**

相性のいい精油

サイプレス、シダーウッド、ニアウリ、パインニードル、マンダリン、ラベンダー

使い方

芳香浴／吸入／沐浴／湿布／トリートメント／アロマクラフト

鎮痛のボディオイルに。

精油の働き

［心］・怒りによる興奮や疲労した心を鎮める。
・脳を刺激して意識をクリアにさせる。

［体］・吐き気、乗り物酔いをやわらげる。
・呼吸器系の痛み、頭痛、歯痛、筋肉痛をやわらげる。

［肌］・ニキビや日焼けの炎症を鎮める。
・かゆみを抑える。

おもな作用

抗菌、収れん、消化促進、胆汁分泌促進、鎮静、冷却

使用上の注意

・刺激性があるため低濃度での使用がおすすめ。
・妊娠中・授乳中は使用を避ける。

Bergamot
ベルガモット

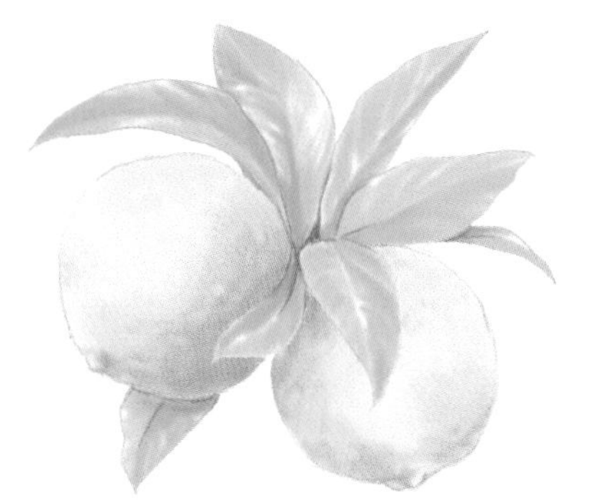

柑橘系

柑橘系の中でもとりわけエレガントな精油

リフレッシュ作用とリラックス作用をあわせもち、ライムに似たさわやかでデリケートな香りをもつベルガモットは、柑橘系の中でも人気の高い精油です。

オー・デ・コロンの名のもとになった「ケルンの水」の原料として、また紅茶のアールグレーの香りづけとしても有名です。ストレスや緊張で高ぶった神経を鎮め、明るく、おだやかな気持ちにさせます。ほとんどの精油と相性がよく、相乗効果が高いため、ブレンドには欠かせません。

ベルガモットはイタリア原産で、ライムとレモンの交雑種といわれています。名前の由来は諸説あり、判明していません。現在、世界のベルガモット精油の90％はイタリア半島の南端にあるレッジョ・デ・カラブリアという小さな町でのみ採れます。果肉、果汁はほとんど利用されず、果皮から精油を採るためにのみ栽培されています。

光毒性のあるフロクマリンを除去したFCFタイプもあります。

植物 DATA

原料となる植物：ベルガモット
学名：*Citrus bergamia*
科名：ミカン科
おもな産地：イタリア
シチリア原産の常緑低木。

精油 DATA

精油の色：淡緑がかった黄色
採油方法：圧搾法
抽出部位：果皮
揮発度：トップノート
香りの強さ：弱
香りの特徴：ややフローラルなトーンのある甘くフルーティーな香り。
おもな成分：d-リモネン、酢酸リナリル、リナロール、β-ピネン、γ-テルピネン、サビネン、酢酸ネリル、ベルガプテン、ベルガモテン

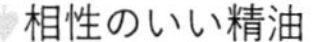

相性のいい精油

イランイラン、カモミール、サイプレス、ジャスミン、ジュニパーベリー、パチュリ、マージョラム・スイート、ユーカリ・グロブルス

使い方

芳香浴／吸入／沐浴／湿布／トリートメント／アロマクラフト
多くの精油と相性がよく、幅広い用途に。

精油の働き

[心]・憂うつや不安、緊張をやわらげる。
・怒りを鎮め、安眠を促す。
[体]・消化を助け食欲を増進させる。
・気管支系の痛みをやわらげる。
[肌]・脂性肌に向き、しっしん、ニキビの炎症を鎮める。

おもな作用

うっ滞除去、血圧降下、消化促進、鎮痙、鎮静

使用上の注意

・光毒性があるため使用直後に紫外線に当たることは避ける。
・刺激性があるため低濃度での使用がおすすめ。
・妊娠初期・分娩前後の使用は控え、妊娠後期、授乳期間中は半分の濃度で使用。

Benzoin

ベンゾイン

［別名：安息香（あんそくこう）］

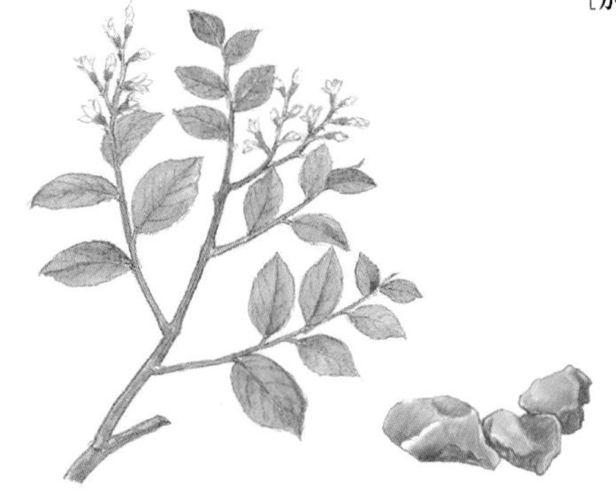

植物 DATA

原料となる植物：**ベンゾイン**

学名：*Styrax benzoin*、*Styrax tonkinensis*

科名：**エゴノキ科**

おもな産地：**インドネシア、タイ、ベトナム、ラオス**

ジャワ、タイが原産。白い花がうつむくように咲き、ナツメグのようなかたい殻の実をつける。

精油 DATA

精油の色：**明るい茶色**

採油方法：**揮発性有機溶剤抽出法（レジノイド）**

抽出部位：**樹脂**

揮発度：**ベースノート**

香りの強さ：**強**

香りの特徴：**バニラを思わせる甘い香り。**

おもな成分：**安息香酸ベンジル、安息香酸、安息香酸エチル、安息香酸エステル類（特徴成分）、桂皮酸エステル類（特徴成分）、バニリン**

樹脂系

バニラに似た甘い香りが、孤独な気持ちをやわらげる

　バニラに似た、とろけるような甘い香りの精油。空気にふれると淡褐色から濃い褐色に変化するベンゾインの樹脂から採れ、高い粘性をもちます。樹脂から揮発性有機溶剤抽出法によって採取された「レジノイド」（p.42参照）と呼ばれる精油です。別名を「安息香（あんそくこう）」というように、古くから呼吸器に働いて痰を取り、呼吸を楽にしてくれる薬草として知られていました。また、バニラに似た甘い香りが孤独や喪失感をやわらげ、気分を楽にする作用があるとされます。肌に潤いを与え、かたくなった肌を柔軟にし、小じわの予防もします。

　ほかの香りに加えると香りが長くとどまるとして、「保留剤」としても使われます。防腐剤として食品や化粧品に使用される「安息香酸」の名は、このベンゾインに由来します。非常に粘度が高いため、25%程度に希釈したものが流通しています。

相性のいい精油

イランイラン、オレンジ・スイート、サンダルウッド、ブラックペッパー、ベルガモット

使い方

芳香浴／吸入／沐浴／トリートメント／アロマクラフト

肌の炎症をやわらげるクリーム。ティッシュペーパーなどにたらして吸入。

精油の働き

［心］・孤独感や喪失感をやわらげる。
　　・気持ちを明るく盛り上げる。
［体］・関節や気管支の痛みや炎症をやわらげる。
　　・呼吸器系の痛みをやわらげる。
［肌］・あかぎれや乾燥肌に潤いを与える。

おもな作用

去痰、抗炎症、抗カタル、鎮痙、鎮静、瘢痕形成

使用上の注意

・刺激性があるため低濃度での使用がおすすめ。
・妊娠中・授乳中は使用を避ける。

Ho leaf

ホーリーフ

［別名：芳樟（ほうしょう）］

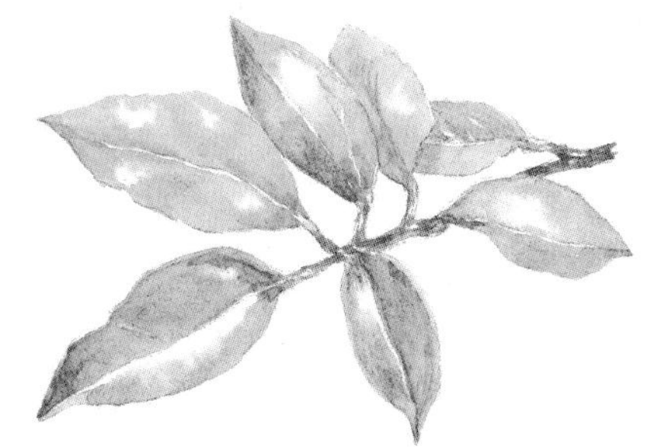

樹木系

ローズウッドによく似た甘くウッディーな香り

中国や台湾、日本をおもな産地とする芳樟（ほうしょう）は、クスノキの亜変種。クスノキは数種類に分けられますが、よく知られているのが防虫剤に使われる樟脳（しょうのう）の原料となる本樟と、よい香りの成分を多く含む芳樟です。クスノキには「楠」または「樟」の漢字を当てます。現在では意味に違いはありませんが、古くは香りが強いものを「樟（クスノキ）」、弱いものを「楠（ノヌグス）」と呼び分けていたそうです。

芳樟の精油は、葉や枝、または幹の部分を蒸留して抽出します。香料の調合に多用されるリナロールを豊富に含み、リナロールが合成で加工されるようになるまでは、原料植物としても香料業界で人気がありました。

血圧降下作用のほか、不安を鎮めてくれる働きもあります。

植物 DATA

原料となる植物：**芳樟**

学名：*Cinnamomum camphora*

科名：**クスノキ科**

おもな産地：**台湾、中国、日本**

樹高20mにもなる常緑樹。5～6月に薄い黄緑色の花をつけ、10～11月に丸い果実が黒く熟す。

精油 DATA

精油の色：**淡淡黄色**

採油方法：**水蒸気蒸留法**

抽出部位：**枝と葉**

揮発度：**ミドルノート**

香りの強さ：**中**

香りの特徴：**さわやかな花のような香りの中に、かすかに樟脳の香りが感じられる。**

おもな成分：**リナロール、α-テルピネオール、1,8-シネオール、カンファー、γ-カジネン、ネロリドール**

♥相性のいい精油

グレープフルーツ、ティートリー、ベルガモット、ユーカリ、ラベンダー、レモン、ローズウッド、ローズマリー・シネオール

♥使い方

芳香浴／吸入／沐浴／湿布／トリートメント／アロマクラフト

疲れをほぐすトリートメントに。

♥精油の働き

［心］・**気分をさわやかにし、リラックスさせる。**
・**ストレスをやわらげ、リフレッシュする。**

［体］・**筋肉のこりをほぐす。**

［肌］・**やけどを鎮める。**

♥おもな作用

血圧降下、抗炎症、防虫、鎮静

♥使用上の注意

・**妊娠中・授乳中は使用を避ける。**

Marjoram sweet
マージョラム・スイート

［別名：マヨラナ］

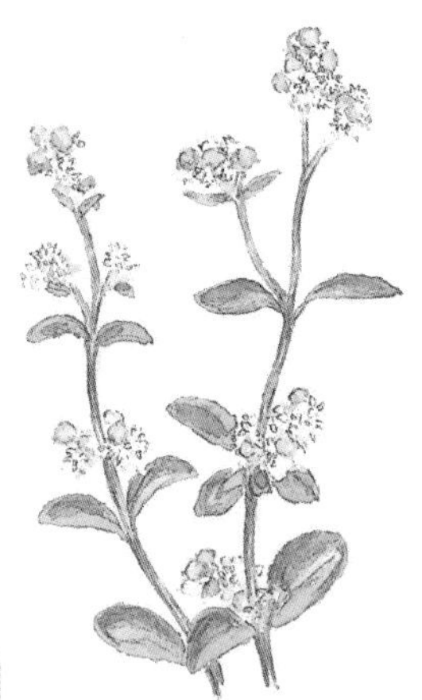

ハーブ系

体を温め、安らかな眠りを誘い、古くから薬草として親しまれた精油

安眠の香りとして有名な精油で、気持ちを鎮め、ストレスをやわらげます。古代エジプトでは悲しみを癒やすとされ、ギリシャの愛の女神アフロディーテから与えられた香りといわれます。体を温める作用があるため、就寝前の全身浴がおすすめ。冷えを改善し、月経痛など、女性特有のトラブルをやわらげます。また、ほのかに甘くスパイシーな香りには催淫作用があるともされます。

料理用のハーブとして親しまれ、特にマトンやラムの臭みを取ることで知られているマージョラム。その名は、ラテン語で「より大きい」という意味のmajorからくるという説もあり、これは「人生を長く延ばす」という意味で、マージョラムが薬草として広く親しまれていたことに由来するそうです。なお、「スパニッシュマージョラム」もしくは「ワイルドマージョラム」と呼ばれるものは、スイートマージョラムとは別品種です。

植物 DATA

原料となる植物：スイートマージョラム
学名：*Origanum majorana*
科名：シソ科
おもな産地：イギリス、エジプト、スペイン、チュニジア、ハンガリー、フランス、リビア
地中海地方が原産の多年草。料理用のハーブとしてよく使われている。

精油 DATA

精油の色：淡黄色
採油方法：水蒸気蒸留法
抽出部位：全草
揮発度：ミドルノート
香りの強さ：中
香りの特徴：温かみがありながら、ややスパイシーでスッキリとした香り。
おもな成分：酢酸リナリル、α-テルピネオール、テルピネン-4-オール、リナロール、γ-テルピネン、サビネン、β-ピネン、d-リモネン、パラシメン

相性のいい精油
イランイラン、オレンジ・スイート、カモミール、サイプレス、ラベンダー、ローズウッド、ローズマリー・シネオール

使い方
芳香浴／吸入／沐浴／湿布／トリートメント／アロマクラフト
トリートメントオイルに。ストレスを解消する。

精油の働き
［心］・不安や孤独感、ストレスをやわらげる。
［体］・冷え性、筋肉疲労をやわらげる。
・便秘や下痢、消化不良の不調をととのえる。
・月経痛や片頭痛をやわらげる。
［肌］・小じわやくまを改善する。

おもな作用
抗炎症、鎮痙、鎮静

使用上の注意
・妊娠初期・分娩前後の使用は控え、妊娠後期、授乳期間中は半分の濃度で使用。

Myrtle
マートル

［別名：ギンバイカ］

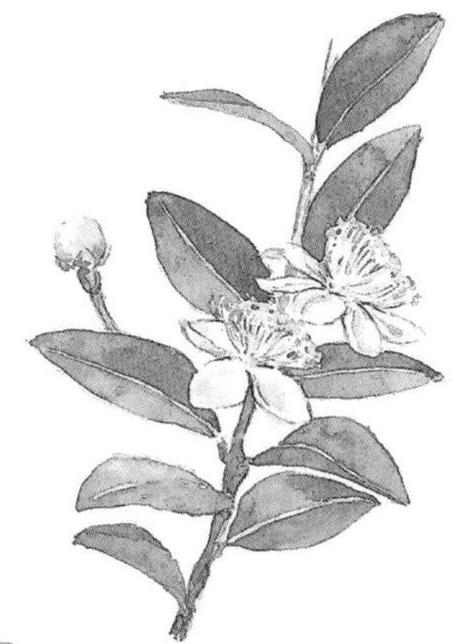

樹木系

高ぶる感情を鎮静させ、安らかな眠りを促す精油

フレッシュなハーブ調の心地よい香りが心を鎮め、安眠をもたらすといわれている精油です。風邪などの感染症への働きがあり、鼻水、鼻づまりを緩和するなど、ユーカリ（p.236）に似た作用があります。香りがおだやかで刺激も少ないため、強い香りが苦手な人や子どもにも安心して使えます。肌に対しても非常にやさしく、敏感肌の人もフェイシャルマッサージに用いることができます。

マートルは、葉、花、果実のいずれも香りが高く、古くから愛されてきた植物です。「スイートマートル」「イワイノキ」などの別名をもち、梅に似た白い花を咲かせることから、和名を「銀梅花（ぎんばいか）」ともいいます。古代エジプト人はこの木を愛と喜び、繁栄を象徴するものとして催淫剤として用いていたほか、古代ギリシャ・ローマでは、愛と美の女神アフロディーテの木として愛されていました。

植物 DATA

原料となる植物：**マートル**

学名：*Myrtus communis*

科名：**フトモモ科**

おもな産地：**オーストリア、チュニジア、モロッコ**

北アフリカ、イラン原産の常緑低木。温暖な地域では、生け垣などによく使われる。直径３㎝ほどの香りのよい花をつける。

精油 DATA

精油の色：**淡黄色**

採油方法：**水蒸気蒸留法**

抽出部位：**葉**

揮発度：**ミドルノート**

香りの強さ：**中**

香りの特徴：**フレッシュで軽い甘さがあり、しみ通るような香り。**

おもな成分：**α-ピネン、1,8-シネオール、ゲラニオール、リナロール、d-リモネン**

♥相性のいい精油

スペアミント、ティートリー、ベルガモット、ラベンダー、レモン、ローズウッド、ローズマリー・シネオール

♥使い方

芳香浴／吸入／沐浴／湿布／トリートメント／アロマクラフト

感染症予防のためのボディオイルとして。

♥精油の働き

［心］・**心を落ち着かせ、安らかな眠りを促す。**
・**怒りの感情を鎮める。**

［体］・**気管支の痛みや鼻づまりをやわらげる。**

［肌］・**ニキビや吹き出物の治りを促す。**

♥おもな作用

抗炎症、鎮痙、鎮静

♥使用上の注意

・**妊娠中・授乳中は使用を避ける。**

Mastic

マスティックトゥリー

［別名：レンティスク］

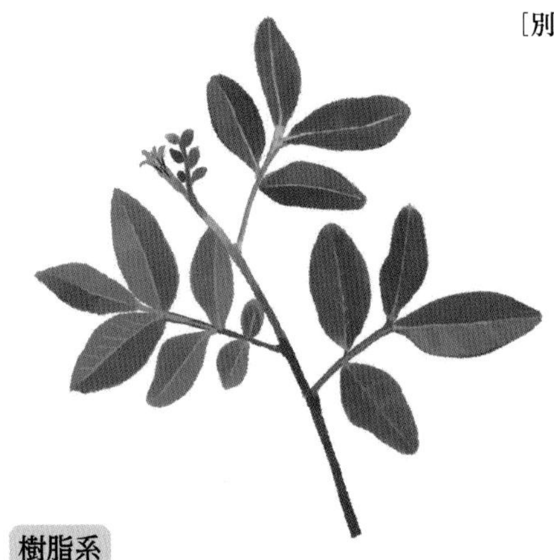

樹脂系

旧約聖書にも登場する植物。近年は歯垢を分解するという研究も

マスティックトゥリーは、古くは旧約聖書エレミヤ書や古代ギリシャの医学書にも登場するウルシ科の常緑樹。塩分が多い土地や石灰質の土にもよく育ち、地中海沿岸の乾燥した岩場など厳しい土壌でも力強く生育し、樹脂からと、葉や枝から精油を採油できます。精油は少量しか採れないため高価です。

リキュールの香りづけや、チューインガムにも使われてきましたが、精油成分のβ-ミルセンが、虫歯のもととなるプラーク（歯垢）を分解する働きや、ピロリ菌を取り除く働きなどをもつと判明。研究が進み、注目されています。

また、リンパや血流を促すため、トリートメントオイルとして使用することで、静脈瘤やむくみ対策としても期待されますが、刺激が強いため注意します。

植物 DATA

原料となる植物：**マスティック**

学名：*Pistacia lentiscus*

科名：**ウルシ科**

おもな産地：**ギリシャ、モロッコ、スペイン**

地中海沿岸地方のギリシャのキオス島などで育つ樹高２～４mほどの小ぶりの常緑樹。聖書に記載がある。

精油 DATA

精油の色：**淡黄色**

採油方法：**水蒸気蒸留法**

抽出部位：**樹脂、枝と葉**

揮発度：**ミドルノート**

香りの強さ：**中**

香りの特徴：**バルサム調のグリーンフローラルな香り。**

おもな成分：**α-ピネン、β-ミルセン、リナロール、β-ピネン、ベルベノン、ピノカルベオール、β-カリオフィレン、d-リモネン、メチル-o-クレゾール**

相性のいい精油

オークモス、ベルガモット、ミモザ、ローズマリー・シネオール

使い方

芳香浴／吸入／沐浴／トリートメント／アロマクラフト

フレグランスとして。

精油の働き

［体］・咳を鎮める。

・胃の働きをよくし消化不良解消に。

おもな作用

去痰、抗炎症、抗カタル、収れん

使用上の注意

・刺激性があるため低濃度での使用がおすすめ。

・妊娠中・授乳中は使用を避ける。

・非常に酸化しやすいため冷蔵庫での保管がおすすめ。

Manuka
マヌカ

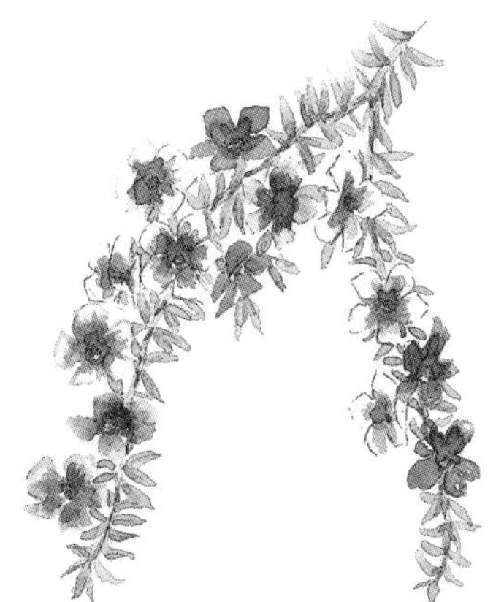

樹木系

「ニュージーランドのティートリー」は濃厚で深い香り

ティートリー（p.191）と似た香りと効能をもつ精油です。マヌカはニュージーランドを中心に自生する木で、先住民族がお茶にしていたところから「ニュージーランドのティートリー」とも呼ばれている植物。古くから、切り傷などの治療や、風邪のときの解熱、鎮痛作用があるものとして用いられていました。

マヌカの花から採れるハチミツ（マヌカハニー）は胃潰瘍の原因となるピロリ菌への抗菌作用をもつ成分を含むほか、のどによいとして風邪やインフルエンザの季節に人気があります。

その精油は、ティートリーよりも濃厚で深い香りですが、ツンとした刺激がないため、使いやすいのが特徴です。

植物 DATA

原料となる植物：**マヌカ**
学名：*Leptospermum scoparium*
科名：**フトモモ科**
おもな産地：**ニュージーランド**
ニュージーランド原産の樹木。観賞用として親しまれる近縁種もある。

精油 DATA

精油の色：**淡黄色**
採油方法：**水蒸気蒸留法**
抽出部位：**葉**
揮発度：**ミドルノート**
香りの強さ：**中**
香りの特徴：**土や樹脂のような香り。ティートリーよりも濃く、温かみのある香り。**
おもな成分：**レプトスパーモン、α-ピネン、δ-カジネン、イソレプトスパーモン、カラメネン、α-コパエン**

♥相性のいい精油
クローブ、サイプレス、ジンジャー、ゼラニウム、タイム、ラベンダー、ローズマリー・シネオール

♥使い方
芳香浴／吸入／沐浴／湿布／トリートメント／アロマクラフト
風邪予防の芳香浴に。

♥精油の働き
[心]・憂うつな気分をやわらげる。
・ショックを受けたとき心をリフレッシュさせる。
[体]・呼吸器系の痛みや炎症をやわらげる。
・消化器系の不調を改善する。
[肌]・ニキビができやすい脂性肌を清潔に保つ。

♥おもな作用
去痰、解熱、抗ウイルス、抗菌、鎮痛、瘢痕形成

♥使用上の注意
・刺激性があるため低濃度での使用がおすすめ。
・妊娠中・授乳中は使用を避ける。

Mandarin
マンダリン

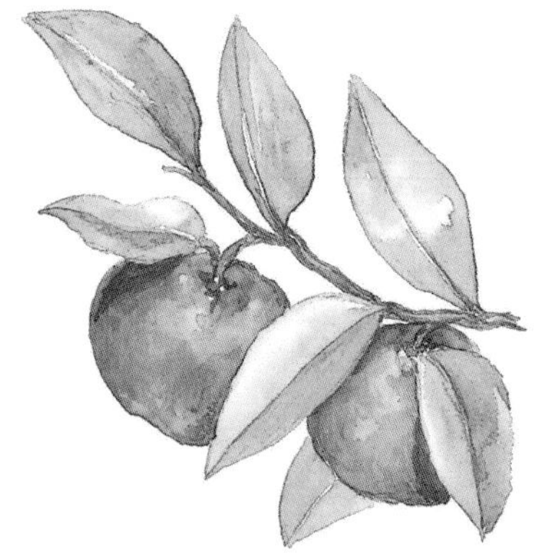

植物 DATA

原料となる植物：**マンダリン**
学名：*Citrus reticulata*
科名：**ミカン科**
おもな産地：**イタリア、スペイン**
インド北東部原産の常緑高木。その甘い実は、食用、香料として使われている。日本では「ぽんかん」の名で親しまれている。

精油 DATA

精油の色：**淡緑がかった黄色**
採油方法：**圧搾法**
抽出部位：**果皮**
揮発度：**トップノート**
香りの強さ：**中**
香りの特徴：**フルーティーで甘みのある、やや落ち着いたオレンジのようなデリケートな香り。**
おもな成分：**d-リモネン、γ-テルピネン、α-ピネン、β-ピネン、β-ミルセン、p-シメン**

柑橘系

おだやかな香りが緊張をほぐし、明るい気分に誘う精油

柑橘系の精油の中では香りも作用もおだやかな精油です。甘くフルーティーな香りは消化を促進し、落ち込んだ気分を向上させます。柑橘系の中でも光毒性がきわめて低いことで知られ、そのためフランスでは、安心して使えるとして「子どものための精油」と呼ばれることも。

近種といわれるタンジェリン（p.188）に比べて芳香性にすぐれ、リキュールやアイスクリーム、ケーキなど食品の香りづけとしても人気。果皮を乾燥させたものは、漢方では「陳皮（ちんぴ）」と呼ばれ、健胃、発汗、咳止めに用いられます。

マンダリンの名は、サンスクリット語で「指導者」を意味するとされ、中国では高僧のことを指す言葉でしたが、清の高級官僚たちが皇帝への忠誠や尊敬の証しとしてマンダリンの果実を献上したことから、やがて高級官僚のことを呼ぶようになりました。

相性のいい精油
カモミール、グレープフルーツ、ネロリ、パルマローザ、マージョラム・スイート、ライム、ラベンダー、レモン、ローズ

使い方
芳香浴／吸入／沐浴／湿布／トリートメント／アロマクラフト
安眠のためのルームスプレーに。

精油の働き
[心]・気持ちを明るく盛り上げる。
・不安を取り除いたり、やわらげる。
[体]・食欲を増進させ、消化器系を強化させる。
・便秘を解消させる。
[肌]・皮膚をなめらかにととのえる。

おもな作用
消化促進、鎮静

使用上の注意
・刺激性があるため低濃度での使用がおすすめ。

Mimosa

ミモザ

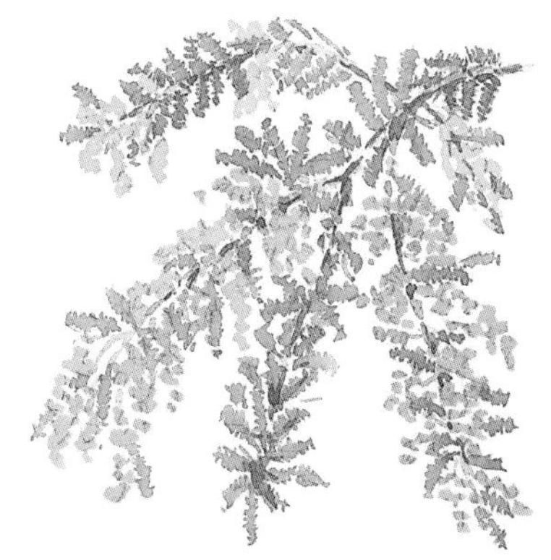

フローラル系

古くから人々を魅了する、濃厚なフローラルの香り

濃厚でやわらかなフローラル系の香りと、多少の粘性をもつ精油です。この香りは、古くから人々を魅了し、香料として人気が高い精油のひとつですが、香りが非常に強いため、一般には希釈されたものが流通しています。

ストレスから起こるさまざまな症状を緩和し、心をおだやかにする働きがあります。「ミモザ」という名はひとつの植物を指すのではなく、マメ科アカシア属の総称になります。正式にはアカシアです。仲間は約600～1000種といわれますが、芳香があるのがフサアカシアです。

植物 DATA

原料となる植物：**ミモザアカシア　フサアカシア**
学名：*Acacia decurrens*
科名：**マメ科**
おもな産地：**フランス、モロッコ**
オーストラリアから南半球原産の常緑高木で、アカシアの一種。花は香料として使われ、樹皮や葉には収れん作用のあるタンニンが含まれる。

精油 DATA

精油の色：**オリーブ色**
採油方法：**揮発性有機溶剤抽出法**
抽出部位：**花**
揮発度：**ベースノート**
香りの強さ：**強**
香りの特徴：**ややパウダリーで濃厚なゴージャス感のある花の香り。**
おもな成分：**アニスアルデヒド、ヘクサデセン、パルミチックアルデヒド、酢酸エステル**

相性のいい精油
オレンジ・スイート、クラリセージ、ネロリ、レモン

使い方
芳香浴／アロマクラフト
高級香水のようなフレグランス作りが楽しめる。

精油の働き
[心]・**傷ついた心を癒やす。**
・**おだやかな気持ちになる。**
[体]・**ストレスが原因の体の不調をやわらげる。**
[肌]・**脂性肌のトラブルを抑える。**

おもな作用
抗うつ

使用上の注意
・**フレグランス以外の肌への使用は避ける。**
・**妊娠中・授乳中は使用を避ける。**

Myrrh
ミルラ

［別名：マー、没薬（もつやく）］

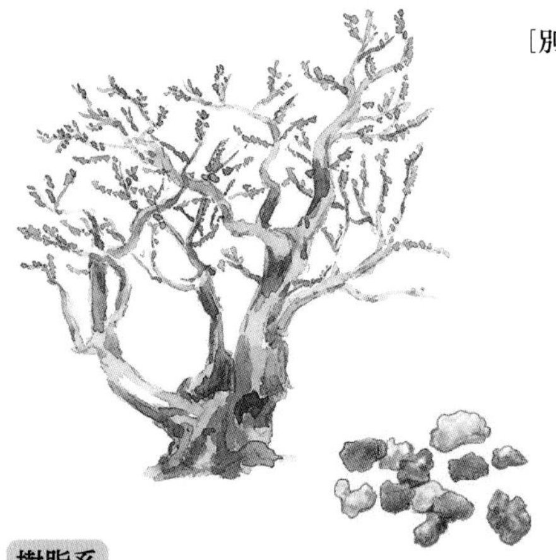

樹脂系

古代エジプトから伝わる、勇気を与えてくれる精油

ミルラは、ムスク（ジャコウジカから得る香料）に似た、独特の芳香をもつ精油です。フランキンセンスとともに新約聖書に登場し、「没薬（もつやく）」とも呼ばれて、古来「偉大な医者」の象徴とされてきました。古代エジプトでは薫香として、宗教儀式などに用いられていました。

神経を鎮静させ、意識をはっきりさせる力をもちます。また、消臭作用のほか、抗酸化作用や収れん作用があり、肌の老化を防ぐ働きがあります。傷の治療やひび割れた肌のスキンケアクリームに加えられます。

精油は、樹皮からしみ出した樹液が固まった、赤茶色の樹脂から水蒸気蒸留で抽出されたもの。現在は人工的に傷をつけて樹脂を採取します。

植物 DATA

原料となる植物：**ミルラ（没薬）**

学名：*Commiphora myrrha*、*Commiphora abyssinica*

科名：**カンラン科**

おもな産地：**エジプト、エチオピア、エリトリア、ソマリア、モロッコ**

アラビア半島西部とソマリランドのみを産地とする、香りのある葉と白い花をつける、3～5mほどの低木。

精油 DATA

精油の色：**黄色**

採油方法：**水蒸気蒸留法**

抽出部位：**樹脂**

揮発度：**ベースノート**

香りの強さ：**中～強**

香りの特徴：**甘苦く、芳醇な香りはムスクを思わせる。**

おもな成分：**クルゼレン、β-エレメン、ゲルマクレンB、ゲルマクレンD、d-リモネン、α-ピネン、クミンアルデヒド、オイゲノール**

相性のいい精油

クローブ、サンダルウッド、パチュリ、フランキンセンス、ベンゾイン、ラベンダー

使い方

芳香浴／吸入／沐浴／湿布／トリートメント／アロマクラフト

ひび、あかぎれを改善するハンドクリームに。

精油の働き

［心］・**気持ちを落ち着かせ、やる気を引き出す。**

［体］・**下痢や胃酸過多を改善する。**

・**呼吸器系の痛みや炎症をやわらげる。**

・**免疫力を高め、風邪の初期症状をやわらげる。**

［肌］・**抗酸化作用によって、肌の老化を防ぐ。**

おもな作用

強壮、抗ウイルス、抗炎症、催淫、瘢痕形成、消臭、収れん

使用上の注意

・**妊娠中・授乳中は使用を避ける。**

Melissa

メリッサ

［別名：レモンバーム］

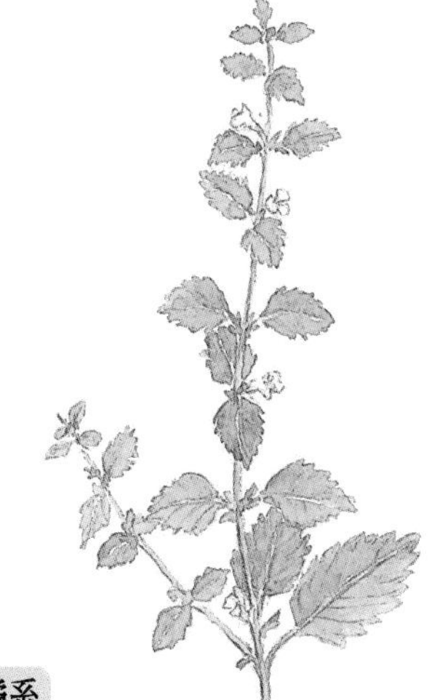

植物 DATA

原料となる植物：**メリッサ**

学名：*Melissa officinalis*

科名：**シソ科**

おもな産地：**アイルランド、イギリス、イタリア、エジプト、スペイン、ドイツ、フランス**

地中海地方原産の30～90㎝ほどの丈になる多年草。花と葉はポプリ、ビネガーの香りづけにも使われる。

精油 DATA

精油の色：**淡黄色**

採油方法：**水蒸気蒸留法**

抽出部位：**花と葉**

揮発度：**ミドルノート**

香りの強さ：**中**

香りの特徴：**みずみずしいグリーン系をミックスしたレモンのような香り。**

おもな成分：**ネラール、ゲラニアール、酢酸ゲラニル、β-カリオフィレン、ゲラニオール、シトロネラール、ゲルマクレンD**

柑橘系

みつばちも大好きな フレッシュな香りのハーブ

「レモンバーム」の名でも知られるメリッサは、神経の緊張と消耗、どちらにも働くとされ、古くから幅広く用いられた精油です。

16世紀のスイスの医師・パラケルススは、メリッサを「生命のエリキシル（万能薬・不老不死の薬）」と呼んだほど、心身両面に対してのすぐれた働きを信頼していました。メリッサとは「みつばち」を意味するギリシャ語で、初夏から夏にかけて咲くこの花をみつばちが好むため、この名があります。

植物としてのメリッサは繁殖力が強く、ヨーロッパ各地で見られるハーブですが、開花後は香りが変わるため、開花直前に抽出したものが香りの濃度が高いものとなります。精油成分の含有率がきわめて少なく採油率が低いため、大変高価な精油。そのため、純正の精油「真正メリッサ」「メリッサ・トゥルー」のほか、レモングラスなどをブレンドした「メリッサ・ブレンド」も出回っています。

相性のいい精油

イランイラン、カモミール、ジャスミン、ゼラニウム、ネロリ、ラベンダー、ローズ、ローズマリー・シネオール

使い方

芳香浴／沐浴／トリートメント／アロマクラフト
緊張をほぐすフレグランスに。

精油の働き

［心］・**心の緊張をほぐし、不眠を改善する。**
［体］・**血圧を抑える。**
　　・**痛みを緩和する。**
［肌］・**しっしんの治りを促し、かゆみを鎮める。**

おもな作用

抗炎症、鎮静

使用上の注意

・**刺激性があるため低濃度での使用がおすすめ。**
・**妊娠中・授乳中は使用を避ける。**

Saghalien fir
モミ

［別名：トドマツ］

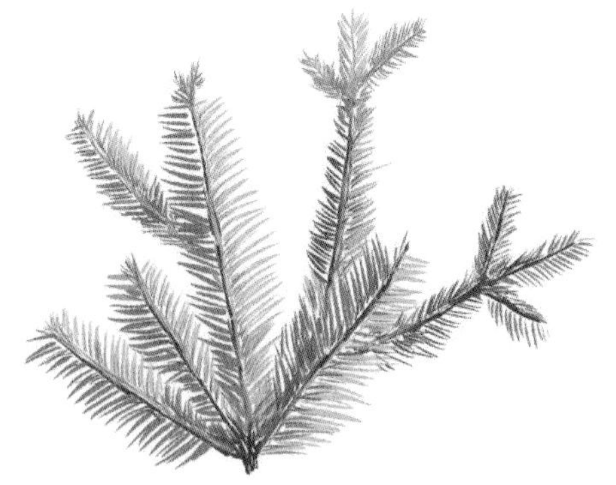

樹木系

やさしくさわやかな木の香りで、森林浴をする気分になる精油

モミの精油は、トドマツの葉と枝を蒸留して抽出されます。「ファーニードル（fir needle)」と呼ばれることもあり、さわやかでやさしい森の香りが特徴です。深い森の中にいるような香りで、森林浴のように心を落ち着かせてくれます。

モミの仲間は、約40種類あるといわれ、その中でも日本に自生するのは、モミ、ウラジロモミ、シラビソ、オオシラビソ、トドマツの５種です。北海道から屋久島まで、沖縄を除く各地に分布しています。この5種のうち、最も収油率が高いのがトドマツです。

香りのおもな成分である酢酸ボルニルには鎮静や神経のバランスをととのえる作用、ピネンには空気清浄や殺菌の作用などがあります。芳香浴や入浴、マッサージなどに使うと、気分をスッキリさせるほか、呼吸器系の働きをととのえるのにも役立つといわれています。

植物 DATA

原料となる植物：トドマツ
学名：*Abies sachalinensis*
科名：マツ科
おもな産地：日本
樹高30mにもなる常緑の針葉樹。雌雄同株で５～６月ごろ開花する。

精油 DATA

精油の色：無色
採油方法：水蒸気蒸留法
抽出部位：枝と葉
揮発度：ミドルノート
香りの強さ：中
香りの特徴：やさしくフレッシュな森林の香り。
おもな成分：酢酸ボルニル、酢酸ファンジル、β-ピネン、α-テルピニル、d-リモネン、グロブロール、β-カリオフィレン

相性のいい精油
オレンジ・スイート、サイプレス、ティートリー、フランキンセンス、ベルガモット、ユーカリ、ラベンダー、レモン、レモングラス、ローズマリー・シネオール

使い方
芳香浴／吸入／沐浴／湿布／トリートメント／アロマクラフト
血行をよくし、体を温める沐浴に。筋肉痛をほぐし、においを取る足湯に。空気中を清浄にする芳香浴に。

精油の働き
［心］・心を落ち着かせ、リフレッシュさせる。
［体］・呼吸器系のトラブルを改善する。
［肌］・ニキビを予防・改善する。

おもな作用
抗炎症、鎮痙、鎮静

使用上の注意
・妊娠中・授乳中は使用を避ける。

Yarrow blue
ヤロウ・ブルー

［別名：ミルフォイル］

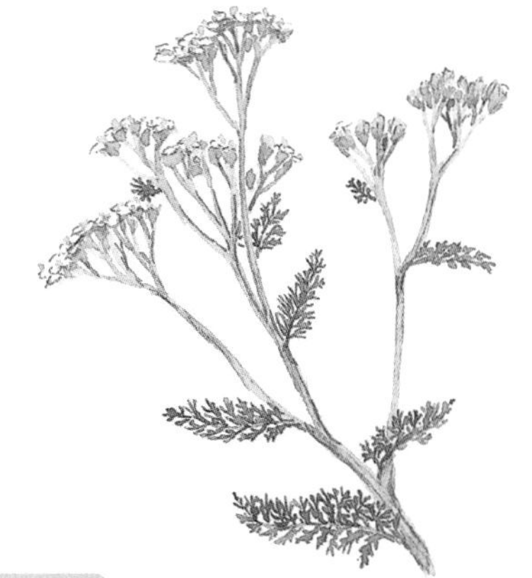

ハーブ系

深く美しい青い色をもつ 体に活力を与える精油

アズレンブルーと呼ばれる美しい青色が特徴の精油です。この色は、抗ウイルス・抗炎症作用の強いカマズレンという成分を豊富に含むため。風邪の予防や筋肉痛の緩和などにおすすめですが、女性ホルモンに作用して、月経痛や更年期障害など、女性特有のトラブルに働くともいわれています。

ギリシャ神話では、アキレウスがトロイア戦争で兵士のケガを手当てしたときに用いたハーブとされ、学名の*Achillea*もこれに由来します。ヤロウの葉には、こまかな切れ込みが入っていることから、「ミルフォイル（1000枚の葉）」とも呼ばれ、日本でも「セイヨウノコギリソウ」の名をもちます。ヨーロッパでは、この葉に悪霊を追い払う力があるとして、魔よけやお守りに使われたり、ハーブティーとして広く親しまれている、身近なハーブのひとつです。

植物 DATA

原料となる植物：**ヤロウ**

学名：*Achillea millefolium*

科名：**キク科**

おもな産地：**アメリカ、西アジア、ハンガリー**

おもにヨーロッパ、西アジア、北米に生育する、丈60cmほどの多年草。

精油 DATA

精油の色：**青色**

採油方法：**水蒸気蒸留法**

抽出部位：**花と葉**

揮発度：**ミドルノート**

香りの強さ：**中～強**

香りの特徴：**さわやかさと甘さをあわせもつハーブの香り。**

おもな成分：**サビネン、カンファー、カマズレン、α-ツヨネン、α-ピネン、1,8-シネオール、ボルネオール**

♥相性のいい精油

アンジェリカルート、クラリセージ、ジュニパーベリー、メリッサ、レモン、レモンバーベナ、ローズマリー・シネオール

♥使い方

芳香浴／吸入／沐浴／湿布／トリートメント／アロマクラフト

婦人科系の不調改善のためのトリートメントに。

♥精油の働き

［心］・**極度の緊張をほぐす。**
・**気力を高め、勇気をふるい起こさせる。**

［体］・**月経をととのえ、更年期障害をやわらげる。**
・**免疫力を高め、風邪予防にも。**

［肌］・**傷やあかぎれの炎症をやわらげる。**

♥おもな作用

うっ滞除去、抗アレルギー、抗ウイルス、抗炎症、抗カタル、胆汁分泌促進、ホルモン様

♥使用上の注意

・**妊娠中・授乳中は使用を避ける。**
・**キク科アレルギーの人は注意する。**

Eucalyptus globulus

ユーカリ・グロブルス

［別名：ユーカリプタス］

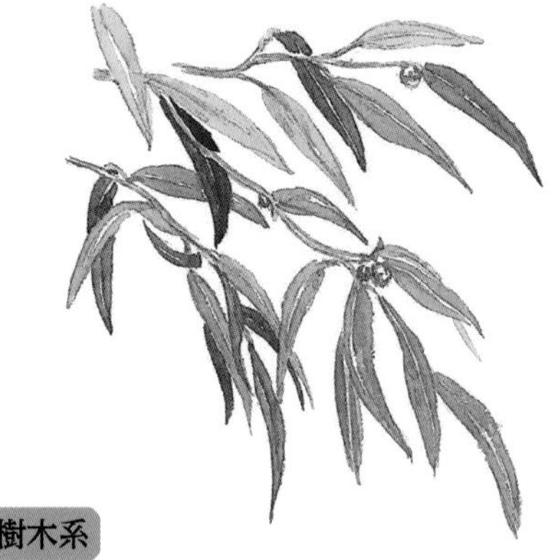

樹木系

風邪や鼻炎のときにリフレッシュできる精油

オーストラリアの森林の４分の３を占めるといわれるユーカリの葉から採る精油です。先住民のアボリジニ族はこの木を「キノ」と呼び、傷薬や虫刺され、伝染病など、さまざまな治療に用いていました。

ユーカリには約500もの種がありますが、そのうち精油に用いられるのは数種。最も一般的なグロブルス種（*E.globulus*）、「ペパーミント・ユーカリ」とも呼ばれるディベス種（*E.dives*）、「ブルーマリー」とも呼ばれるポリブラクテア種（*E.polybractea*）、「レモンユーカリ」とも呼ばれシトロネラールを多く含むシトリオドラ種（*E.citriodora*、p.237）、マイルドで刺激の少ないラジアタ種（*E.radiata*）などです。それぞれ微妙に特徴が異なりますが、いずれも強いカンファー臭があり、抗菌・鎮痛・デオドラントの作用があるとされ、風邪、筋肉痛、花粉症、鼻炎などの対策に役立ちます。

植物 DATA

原料となる植物：**ユーカリ**
学名：*Eucalyptus globulus*
科名：**フトモモ科**
おもな産地：**オーストラリア、スペイン、中国、ブラジル、ポルトガル、マダガスカル、南アフリカ**

オーストラリア原産の、世界で最も高い木のひとつ。葉にオイル分を多く含む。コアラの主食として有名。有用植物として40種以上が記録されている。

精油 DATA

精油の色：**無色**
採油方法：**水蒸気蒸留法**
抽出部位：**葉と枝**
揮発度：**トップノート**
香りの強さ：**強**
香りの特徴：**ミント系のしみ通るようなシャープでクリアな香り。**
おもな成分：**1,8-シネオール、γ-テルピネン、α-ピネン、d-リモネン**

♥相性のいい精油
コリアンダー、ジュニパーベリー、タイム、パインニードル、ベンゾイン、メリッサ、ラベンダー、レモン

♥使い方
芳香浴／吸入／沐浴／湿布／トリートメント／アロマクラフト

♥精油の働き
［心］・**イライラした気分をリフレッシュ。**
・**脳を刺激してクリアにし、集中力を強化。**
［体］・**風邪や花粉症の症状をやわらげる。**
［肌］・**オイリーヘア、フケ症を改善する。**

♥おもな作用
強壮、去痰、抗炎症、抗カタル、抗菌、消臭、鎮痛

♥使用上の注意
・**刺激性があるため低濃度での使用がおすすめ。**
・**妊娠中・授乳中は使用を避ける。**

Eucalyptus citriodora
ユーカリ･シトリオドラ

［別名：レモンユーカリ］

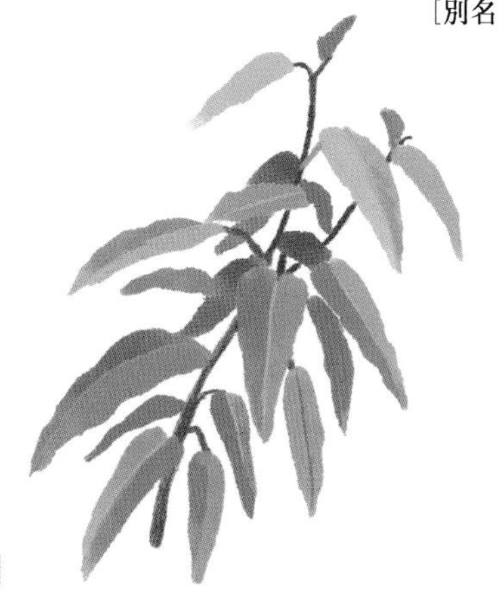

樹木系

清涼感のあるレモンの香り、虫よけとしても活用される

多くの種類があるユーカリの一種。葉の形は、若葉は楕円形ですが、細長い形に成長し、この葉から精油を採油します。植物としてはユーカリの一種ですが、その葉にレモンのような香りがあります。シトリオドラの接頭語にあたるシトロンとはフランス語でレモンを意味し、ユーカリ・シトリオドラのレモンの香り成分はシトロネラールです。

オーストラリアではこの葉をそのまま乾燥させて、リネンの香りづけに使い、シラミなどの虫よけにもよいと使用されていました。実際にシトロネロールとシトロネラールの働きで虫よけ効果も期待できます。ただ、毒性・刺激性が強いため、肌につけると人によっては感作（かんさ）する（アレルギー反応を起こす）場合があります。

植物 DATA

原料となる植物：**ユーカリ・シトリオドラ**

学名：*Eucalyptus citriodora*

科名：**フトモモ科**

おもな産地：**ブラジル、中国、マダガスカル、インドネシア**

高さ20mほどになる常緑樹。樹皮に美しい斑があり、観賞用にも栽培される。

精油 DATA

精油の色：**無色**

採油方法：**水蒸気蒸留法**

抽出部位：**葉**

揮発度：**トップノート**

香りの強さ：**強**

香りの特徴：**レモンのような柑橘類の香りに、甘いバルサム系の香りがミックス。**

おもな成分：**シトロネラール、シトロネロール、イソプレゴール**

相性のいい精油

シトロネラ、ティートリー、ユーカリ・グロブルス、レモングラス

使い方

芳香浴／沐浴／トリートメント／アロマクラフト
虫よけスプレーとして。

精油の働き

［心］・**気分を開放的にする。**
［体］・**風邪などの予防に。**
　　・**痰を切る働き。**
［肌］・**皮膚の炎症を抑える。**
　　・**殺菌効果で虫よけとして。**

おもな作用

抗ウイルス、抗菌、消臭、去痰、防虫

使用上の注意

・**妊娠中・授乳中は使用を避ける。**
・**刺激性があるため低濃度での使用がおすすめ。**

Yuzu
ユズ

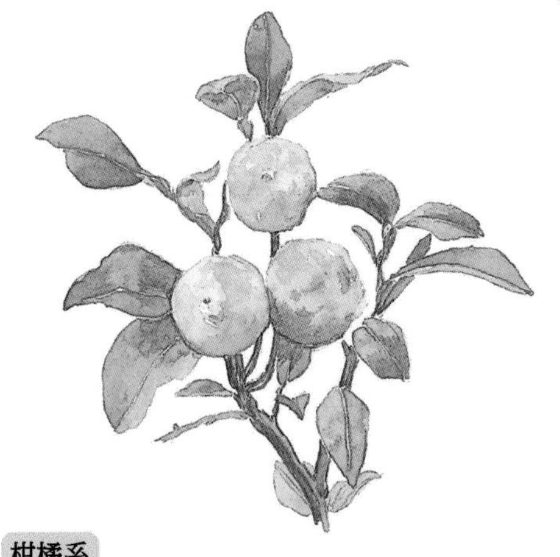

柑橘系

日本人になじみ深い甘い香りが心のバランスをととのえる

日本人にはおなじみの柑橘類・ユズの日本特産の精油。リモネン、シトラールなどの成分が血行を促進し、新陳代謝を活発にするため、体が温まり、冷え性にはうれしい精油です。昔から「冬至の日にユズ湯に入ると風邪をひかない」といわれていたのは、この働きを知っていた日本人独自のアロマテラピーともいえます。非常に淡くさわやかで、懐かしさを感じさせる香りは、気分を高め、イライラを抑えるとされます。ほかにも、疲労や筋肉痛、神経痛、リウマチなどの症状の緩和、肌の保湿などの作用が知られています。

もともとユズは中国を原産とし、日本へは奈良時代までに朝鮮半島経由で伝わったと考えられています。日本では古くから、邪気を払う果実と信じられてきました。現在、その生産と消費量は日本が最大。精油は非常に酸化しやすいので、保管は冷蔵庫で。

植物 DATA

原料となる植物：**ユズ**

学名：*Citrus junos*

科名：**ミカン科**

おもな産地：**日本**

中国原産の常緑高木。果実、果皮はおもに食用。

精油 DATA

精油の色：**圧搾法／黄色**
水蒸気蒸留法／無色

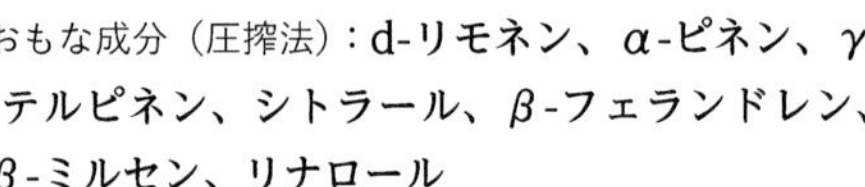

採油方法：**圧搾法または水蒸気蒸留法**

抽出部位：**果皮**

揮発度：**トップノート**

香りの強さ：**中～強**

香りの特徴：**料理の香りづけなどに使われるように、さわやかで懐かしい日本の香り。**

おもな成分（圧搾法）：d-リモネン、α-ピネン、γ-テルピネン、シトラール、β-フェランドレン、β-ミルセン、リナロール

相性のいい精油

オレンジ・スイート、ゼラニウム、シトロネラ、シダーウッド、パルマローザ、ベルガモット

使い方

芳香浴／沐浴／湿布／トリートメント／アロマクラフト

精油の働き

［心］・気持ちを前向きにさせる。
　　・イライラを鎮め、おだやかにさせる。
［体］・血行をよくし、冷え性を改善させる。
［肌］・肌をみずみずしく保つ。

おもな作用

強壮、血行促進、抗ウイルス、抗菌、刺激、鎮静

使用上の注意

・刺激性があるため低濃度での使用がおすすめ。（圧搾法のもののみ）
・酸化しやすいため冷蔵庫での保管がおすすめ。

Lime

ライム

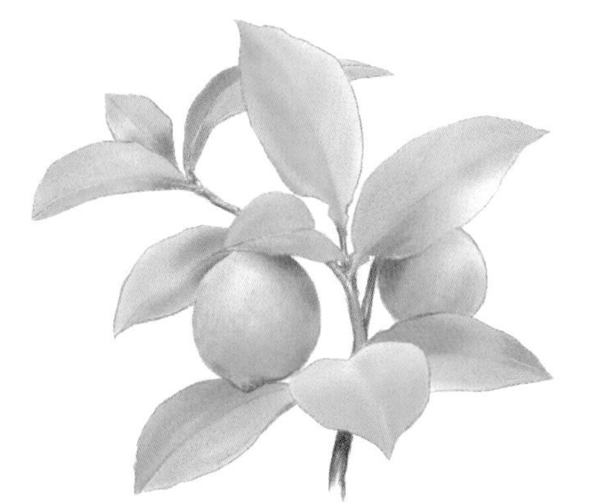

柑橘系

疲れた心をシャキッと元気づける、フレッシュな香り

苦みを含んだ柑橘系のさわやかな香りの精油です。気分を活気づけ、集中力を高め、また食欲を刺激し、消化を助ける作用もあります。収れん作用があるため、男性用香水の原料としても人気です。ライム自体の香りは淡く、ほかの香りとも合わせやすいため、いろいろな精油とのブレンドに使われます。

ライムはムーア人によってアジアからヨーロッパに伝えられたあと、大航海時代にアメリカに運ばれた果物。当時は、乳酸発酵させた酢漬けのキャベツ（ザワークラウト）とともに貴重なビタミンCの補給源とされ、船員たちを苦しめた壊血病対策に用いられていました。また、イギリス海軍の水兵の愛称「ライミーズ」も、ライムの名にちなみます。

独特の苦みがある芳香から、コーラやジンジャーエールの香りづけに用いられるほか、香水にも広く使われています。

植物 DATA

原料となる植物：**ライム**
学名：*Citrus* × *aurantifolia*
科名：**ミカン科**
おもな産地：**イタリア、西インド諸島、メキシコ**
アジア原産の低木。ミカン科の中では最も原始的な種。実の多くは食用にされる。ほかに芳香がベルガモットに似た、ライム・スイートがある。

精油 DATA

精油の色：**無色**
採油方法：**水蒸気蒸留法**
抽出部位：**果皮**
揮発度：**トップノート**
香りの強さ：**中**
香りの特徴：**苦みのある、フレッシュかつシャープな香り。レモンよりも芳香が強く、甘さもある。**
おもな成分：**d-リモネン、γ-テルピネン、テルピノレン、パラシメン**

♥相性のいい精油
イランイラン、ゼラニウム、ネロリ、パルマローザ、ベルガモット、ラベンダー、ローズ

♥使い方
芳香浴／吸入／沐浴／湿布／トリートメント／アロマクラフト
ブレンドに生かし、フットスプレーなどに。

♥精油の働き
［心］・**心を活気づけ、前向きな気持ちにさせる。**
・**集中力を高める。**
［体］・**呼吸器系の痛みや炎症をやわらげる。**
・**消化液の分泌を促し、食欲を増進させる。**
［肌］・**肌を引き締めるため、脂性肌に向く。**

♥おもな作用
強壮、解熱、抗ウイルス、収れん、食欲増進

♥使用上の注意
・**刺激性があるため低濃度での使用がおすすめ。**

Ravintsara
ラヴィンサラ

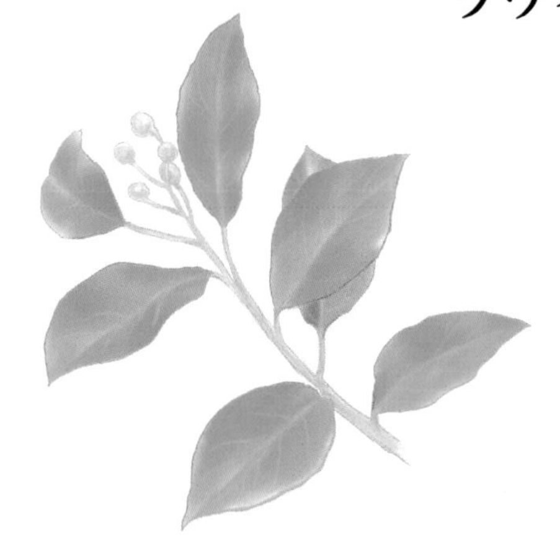

ハーブ系

「体によい葉」という名をもつが、長くラベンサラと混同された精油

マダガスカル産のハーブ、ラヴィンサラの精油です。同じクスノキ科の「ラベンサラ」(*Ravensara aromatica* p.242) と外見がよく似ており、ともに現地の言葉（マラガシー語）で「体によい葉」という意味の「ラヴィンサラ」と呼ばれてきました。

現地では古くからこの２種を分類せずに扱い、万能薬として用いられ、そのため、精油自体も長らく混同されていました。

ラヴィンサラの精油は、緊張を解きほぐし、気持ちを落ち着かせる力があります。また、リモネンを多く含むラベンサラに対し、1,8-シネオールを50％以上含むのが特徴。このため、ラベンサラよりも免疫調整作用や、抗菌・抗ウイルス作用にすぐれ、感染症の対策などにも活用できるのではないかとされています。医学界でも抗生物質と同じ働きがあるのではと注目の精油なのです。

植物 DATA

原料となる植物：**ラヴィンサラ**
学名：*Cinnamomum camphora*
科名：**クスノキ科**
おもな産地：**マダガスカル**
マダガスカル原産のクスノキ科の樹木。ホーリーフ同様クスノキの変亜種。

精油 DATA

精油の色：**淡黄色**
採油方法：**水蒸気蒸留法**
抽出部位：**枝と葉**
揮発度：**トップ～ミドルノート**
香りの強さ：**中**
香りの特徴：**カンファー調でスッとした深い香り。わずかにフローラルを感じる。**
おもな成分：**1,8-シネオール、α-ピネン、β-ピネン、2-メチルオクタン、酢酸ボルニル、リナロール**

相性のいい精油
イランイラン、オレンジ・スイート、ゼラニウム、ベチバー、レモン、ローズ

使い方
芳香浴／吸入／沐浴／湿布／トリートメント／アロマクラフト
筋肉痛をやわらげるトリートメントに。

精油の働き
[心]・**緊張をほぐし、気分を落ち着かせる。**
[体]・**筋肉や関節の炎症、リウマチを鎮める。**
・**風邪などの予防に。**

おもな作用
抗ウイルス、抗菌

使用上の注意
・**妊娠中・授乳中は使用を避ける。**

Lavandin
ラバンディン

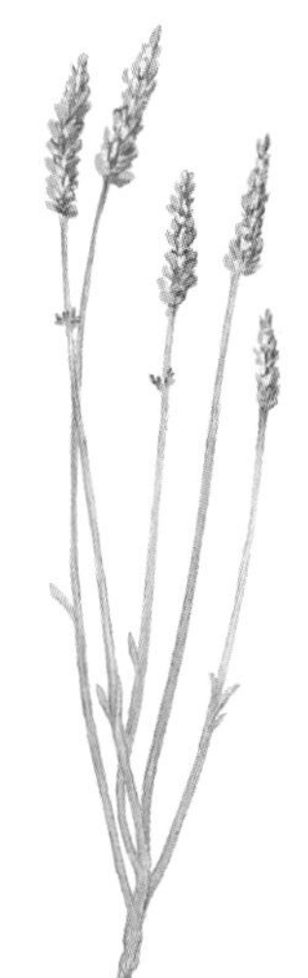

フローラル系

シャープな香りを放つ ラベンダーの自然交配種

ラバンディンは、真正ラベンダーとスパイクラベンダーとの自然交配によって生まれた、ヨーロッパ産のラベンダーです。

標高800m以上の高地で生育する真正ラベンダーと、標高の低いところで育つスパイクラベンダーの中間地帯で栽培されます。丈夫で、大きな花をつける種ですが、真正ラベンダーより香りが強く、採油率が2倍以上も高いことから、1930年代にラバンディンから精油が作られるようになった当初は、真正ラベンダーの香りを補強するために使われていました。

真正ラベンダーの精油と同じように使用することができますが、真正ラベンダーよりカンファー成分を多く含み、シャープで刺激的な香りがするため、特に呼吸器系の症状緩和に役立つとされます。真正ラベンダーより安価なため、香水や石けんなどの日用品にも用いられています。

植物 DATA

原料となる植物：ラバンディン
学名：*Lavandula hybrida*
科名：シソ科
おもな産地：フランス
ヨーロッパ産の多年草で、真正ラベンダーとスパイクラベンダーの交配種。花はおもに香料として利用。

精油 DATA

精油の色：無色～淡黄色
採油方法：水蒸気蒸留法
抽出部位：花と葉
揮発度：ミドルノート
香りの強さ：中
香りの特徴：ラベンダーに似た甘美な香りをやや刺激的に、クリアにしたもの。
おもな成分：リナロール、酢酸リナリル、カンファー、オシメン、カリオフィレン、1,8-シネオール、ラバンデュリルアセテート、テルピネン-4-オール

相性のいい精油
オレンジ・スイート、カモミール、クラリセージ、ジャスミン、ゼラニウム、ベルガモット、レモン

使い方
芳香浴／吸入／沐浴／湿布／トリートメント／アロマクラフト
肩こり改善のトリートメントに。

精油の働き
[心]・疲れた心をリフレッシュさせる。
[体]・筋肉痛、肩こりをやわらげる。
・咳、風邪など呼吸器系症状をやわらげる。
[肌]・皮膚炎を改善する。

おもな作用
去痰、強壮、抗うつ、鎮痙、瘢痕形成

使用上の注意
・妊娠中・授乳中は使用を避ける。

Ravensara
ラベンサラ

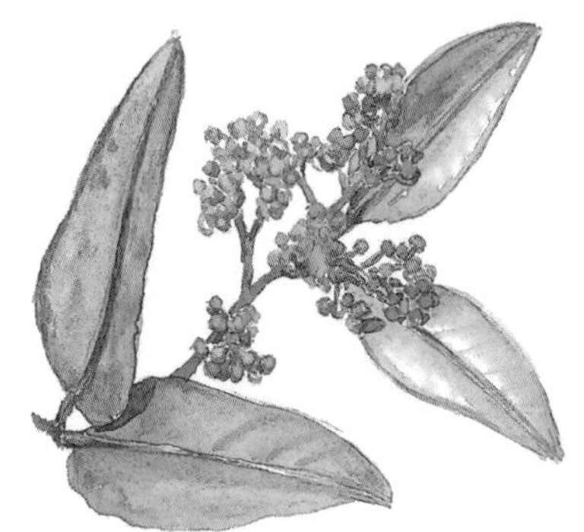

植物 DATA

原料となる植物：ラベンサラ
学名：*Ravensara aromatica*
科名：クスノキ科
おもな産地：マダガスカル
マダガスカル原産の高木で、湿度の高い熱帯雨林に自生する植物。古くから葉は薬と香りづけに使用。

精油 DATA

精油の色：淡黄色
採油方法：水蒸気蒸留法
抽出部位：葉
揮発度：トップ～ミドルノート
香りの強さ：中
香りの特徴：スパイシーな中に甘さのある深い香り。
おもな成分：d-リモネン、α-ピネン、サビネン、β-ピネン、カンフェン、α-テルピネオール、リナロール、テルピネン-4-オール、1,8-シネオール

ハーブ系

おだやかに心身をリセットさせる、用途の広さが魅力

マダガスカル産の高木、ラベンサラの精油です。アロマテラピーに用いられるようになったのは1980年代からと新しく、日本ではまだなじみがありません。が、広い用途をもち、しかも作用がおだやかで肌への刺激も少なく、子どもにも安心して使えるため、ラベンダーに匹敵する万能精油といわれています。抗菌・抗ウイルス作用、免疫力を高める働きに対して、ヨーロッパでは近年、医学界からも注目を集めています。

近年、「ラベンサラ」として出回っている精油の成分にばらつきがあることが発覚し、その原因は、植物学的には全く異なる「ラヴィンサラ（*Cinnamomum camphora*）」の精油（p.240）が混在していることがわかりました。産地でも長らく同じ植物と思われていたためですが、どちらも有効成分を多く含み、現在はしっかり区別されています。

相性のいい精油

タイム・リナロール、パインニードル、ユーカリ・グロブルス、ラベンダー、ローズマリー・シネオール

使い方

芳香浴／吸入／沐浴／湿布／トリートメント／アロマクラフト
ボディオイルに。感染症を予防する。

精油の働き

［心］・意識をクリアにし、集中力を高める。
・疲れた心や憂うつな気分を緩和。
・不安を取り除き、安眠を促す。
［体］・風邪や呼吸器系の痛みや炎症を緩和。
・筋肉痛などの痛みをやわらげる。

おもな作用

強壮、去痰、抗ウイルス、抗炎症、抗カタル、抗菌

使用上の注意

・妊娠中・授乳中は使用を避ける。

Lavender
真正ラベンダー

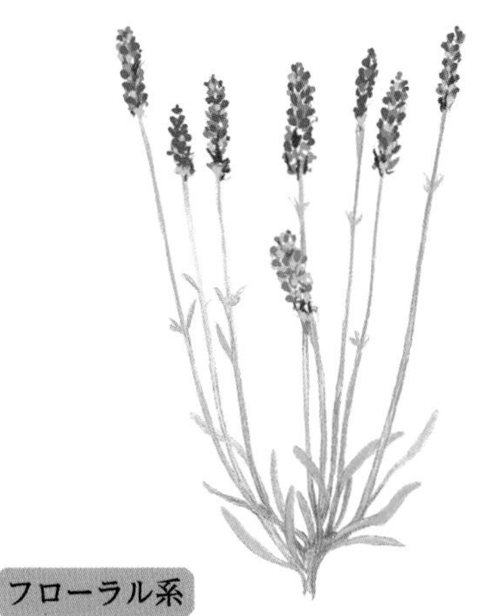

フローラル系

アロマテラピーを誕生させた リラックスと安眠を誘う精油の代表

20世紀初頭、ルネ・モーリス・ガットフォセがやけどの手当てに使うと、傷の治りが早かったことから、植物の精油に薬効があることを本にまとめ上げました。その本から、アロマテラピーという言葉が生まれ、「原点」とされる精油です。すぐれた鎮静作用があり、不眠、抗うつなどに用いられるほか、鎮痛・抗菌・消毒・抗炎症作用もあり、虫刺されにも役立ちます。刺激もおだやかなため、安全で使いやすい精油とされます。

ラベンダーは多品種で、精油もそれぞれ成分や作用、香りが異なります。代表種*L.angustifolia*は「真正ラベンダー」と呼ばれ標高800m以上の高地に生育する種。この名はラテン語「lavo（洗う）」に由来し、もともとはプロバンスの高地に自生していたものを羊飼いが刈り、グラースの香料会社に売っていましたが、需要の高まりとともに大量に栽培されるようになりました。

植物 DATA

原料となる植物：**真正ラベンダー**
学名：*Lavandula officinalis*、*Lavandula angustifolia*、*Lavandula vera*
科名：**シソ科**
おもな産地：**イギリス、イタリア、オーストラリア、日本、フランス、ブルガリア**
ヨーロッパ原産の草丈は30～60㎝ほどの常緑灌木。花は穂のようにつき、紫のほか、白、ピンクの花もある。葉にも芳香がある。

精油 DATA

精油の色：**淡黄色**
採油方法：**水蒸気蒸留法**
抽出部位：**花と葉**
揮発度：**トップ～ミドルノート**
香りの強さ：**中**
香りの特徴：**やわらかで軽く、ややウッディーな香り。**
おもな成分：**酢酸リナリル、リナロール、ボルネオール、α-テルピネオール、酢酸ラバンデュリル、1,8-シネオール、カリオフィレン**

相性のいい精油
オレンジ・スイート、カモミール、クラリセージ、ジャスミン、ゼラニウム、レモン

使い方
芳香浴／吸入／沐浴／湿布／トリートメント／アロマクラフト
すべての使い方で利用できる。

精油の働き
［心］・**緊張やストレスをやわらげ、眠りを促す。**
［体］・**頭痛、筋肉痛の痛みをやわらげる。**
・**血行を促し、リンパの流れをよくする。**
［肌］・**炎症を鎮め、やけどの治りを促す。**
・**ニキビ、虫刺され、水虫などを改善する。**

おもな作用
強壮、抗うつ、抗炎症、抗菌、鎮痙、鎮静、瘢痕形成、鎮痛

Litsea cubeba
リツエアクベバ

［別名：メイチャン、リトセア、アオモジ］

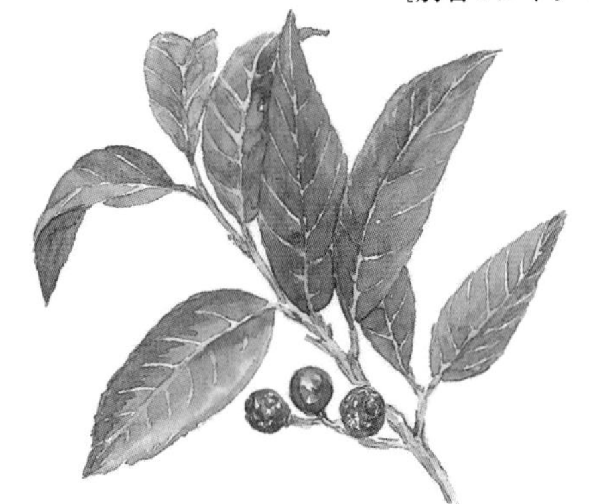

ハーブ系

心身に太陽の輝きにも似たパワーを与えてくれる精油

スパイシーで、レモンに似た柑橘系の香りがする精油です。鎮静作用とともに、精神を刺激して気分を高揚させる効果があるので、ストレスなどで気持ちが疲れているときに助けてくれます。

リツエアクベバの精油の歴史は1950年代からと新しく、欧米で広く知られるようになったのは最近のことです。メリッサ（p.233）に含まれるネラールやゲラニオールという成分が含まれているうえ、価格はリーズナブルなことから、ヨーロッパでは高価なメリッサの代用になることが多いそうです。なお、成分にレモングラスと同じくらいのシトラールを含み、柑橘系の香りがしますが、柑橘系の植物ではなく、光毒性はありません。

「リツェア」「リトセア」「メイチャン」などの別名をもち、コショウによく似た小さな実は中華料理に使われるため、「チャイニーズ・ペッパー」と呼ばれることもあります。

植物 DATA

原料となる植物：**リツエアクベバ**
学名：***Litsea cubeba***
科名：**クスノキ科**
おもな産地：**中国、マレーシア**
アジア原産の香り高い葉と花をつける低木。スパイシーな実の多くは香料として用いられる。

精油 DATA

精油の色：**淡黄色**
採油方法：**水蒸気蒸留法**
抽出部位：**果実**
揮発度：**トップノート**
香りの強さ：**強**
香りの特徴：**レモンにも少し似た、甘酸っぱいフレッシュな香り。**
おもな成分：**ゲラニアール、ネラール、ネロール、ゲラニオール、d-リモネン、シトラール**

相性のいい精油

イランイラン、オレンジ・スイート、ジャスミン、ゼラニウム、ネロリ、バジル・リナロール、プチグレイン、ラベンダー、ローズ、ローズウッド、ローズマリー・シネオール

使い方

芳香浴／吸入／沐浴／湿布／トリートメント／アロマクラフト
ストレス解消、痛みをやわらげるためのトリートメントオイルに。

精油の働き

［心］・**気分を鎮める作用と高揚させる作用の両方をもつ。**
［体］・**消化を促し、吐き気を鎮める。**
・**呼吸器系の炎症や痛みをやわらげる。**
［肌］・**脂性肌の皮脂バランスをととのえ、清潔に保つ。**

おもな作用

うっ滞除去、抗うつ、抗炎症、抗菌、鎮静、消化促進

使用上の注意

・**刺激性があるため低濃度での使用がおすすめ。**
・**妊娠中・授乳中は使用を避ける。**

Linden

リンデン

［別名：西洋ボダイジュ、ライムツリー］

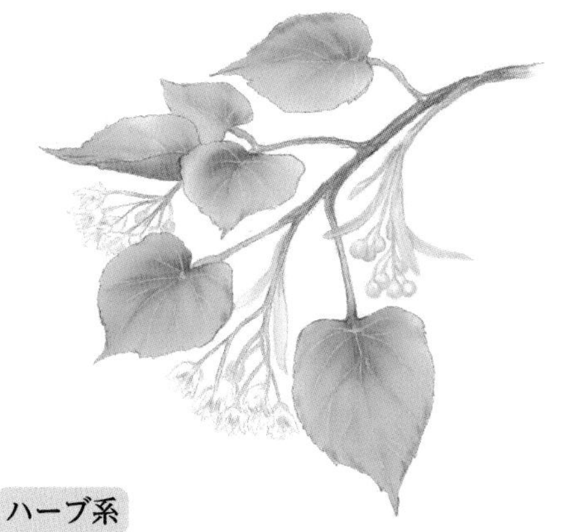

ハーブ系

幸福感を与えてくつろいだ気分になれるやさしい上品な香り

エレガントで甘い花の香りを放つリンデンは、リラックス効果にすぐれ、安眠を促すハーブとして知られています。発汗を促す作用もあるため、風邪のひき始めなどにおすすめ。さらに肌に潤いを与え、きめをととのえるとされ、スキンケアや入浴剤としても利用されます。

リンデンは、ヨーロッパでは「千の用途をもつ木」として知られています。古代ゲルマン民族はこれを民族の象徴と見なし、崇めていました。また葉が美しく、花の香りがよいので、ヨーロッパでは街路樹に使われることも多く、教会や広場でシンボルツリーとしてよく植えられるなじみの深い樹木です。

こうしたハーブから採れる精油には粘性があり、溶剤抽出法によって抽出されたアブソリュートは特に香り高く、貴重で高価な精油です。

植物 DATA

原料となる植物：**リンデン**

学名：*Tilia vulgaris*、*Tilia europaea*

科名：**シナノキ科**

おもな産地：**フランス**

中国（ヨーロッパ）原産の落葉高木。樹高は30mにも成長する。花、苞は代表的なハーブティーのひとつ。

精油 DATA

精油の色：**明るいオレンジ**

採油方法：**水蒸気蒸留法、揮発性有機溶剤抽出法**

抽出部位：**花と苞**

揮発度：**トップノート**

香りの強さ：**中**

香りの特徴：**グリーンを基調とした中に、ソフトな甘さのあるさっぱりとした香り。**

おもな成分：**ファルネソール、ゲラニオール、ネロール、テルピネオール、アントラニル酸メチル、酢酸リナリル、ジャスモン**

相性のいい精油

イランイラン、グレープフルーツ、ジャスミン、ベンゾイン、ラベンダー、ローズ

使い方

芳香浴／沐浴／トリートメント／アロマクラフトフレグランスに。

精油の働き

［心］・落ち込んだ気持ちを明るくし、自信を与える。
・リラックスさせて安らかな眠りを促す。

［体］・頭痛などを鎮める。
・呼吸器系、消化器系のトラブルをやわらげる。

おもな作用

抗炎症、鎮痙、鎮静

使用上の注意

・妊娠中・授乳中は使用を避ける。

Lemon
レモン

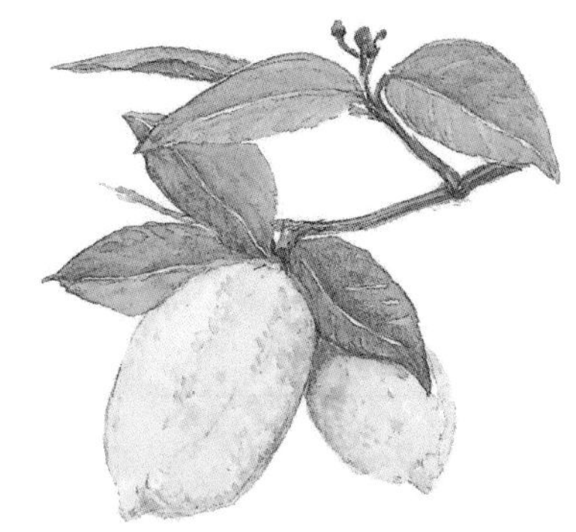

柑橘系

おなじみのフレッシュな香りは気分転換にぴったり

柑橘系フルーツの代表的精油です。フレッシュでスッキリとした香りには、意識を高揚させ、理解力や集中力を高め、気分をリフレッシュさせる効果があります。さまざまな感染症を防ぎ、肌の新陳代謝を高めたり、冷えやむくみを改善するなど、幅広い用途に用いられます。20世紀半ばにアロマテラピーの基礎をつくったフランス人医師のジャン・バルネは、研究の結果、レモンの精油には空気中の菌を殺す殺菌作用があると発表しました。

レモンの名は、アラビア語とペルシャ語で柑橘類の果実を指す「ライムン」と「リムン」に由来するといわれ、ヨーロッパで栽培されるようになるのは十字軍の遠征以降ですが、プリニウスの『博物誌』にはレモンが解毒剤として使われていたことが書かれており、その効能は古くから知られていました。

植物 DATA

原料となる植物：**レモン**
学名：*Citrus limon*
科名：**ミカン科**
おもな産地：**アメリカ、イスラエル、イタリア、ギニア、スペイン、ブラジル、南アフリカ**
インド原産の常緑低木。果実はおもに食用にされ、いろいろな加工品がある。

精油 DATA

精油の色：**淡緑がかった黄色**
採油方法：**圧搾法**
抽出部位：**果皮**
揮発度：**トップノート**
香りの強さ：**強**
香りの特徴：**キリッとした鋭さのある、フレッシュな柑橘系の香り。**
おもな成分：**d-リモネン、α-ピネン、β-ピネン、γ-テルピネン、ゲラニオール、リナロール、シトラール、オクタナール**

相性のいい精油
イランイラン、カモミール、サンダルウッド、ジンジャー、ネロリ、フランキンセンス、ユーカリ・グロブルス

使い方
芳香浴／吸入／沐浴／湿布／トリートメント／アロマクラフト

精油の働き
[心]・心の動揺を鎮め、冷静にする。
・集中力を高め、意識をクリアにする。
[体]・冷え性、むくみを改善する。
[肌]・血行をよくし、肌の明るさを取り戻す。
・髪や爪を強くし、成長を促す。

おもな作用
うっ滞除去、強壮、抗ウイルス、消化促進

使用上の注意
・光毒性があるため使用直後に紫外線に当たることは避ける。
・刺激性があるため低濃度での使用がおすすめ。

Lemongrass

レモングラス

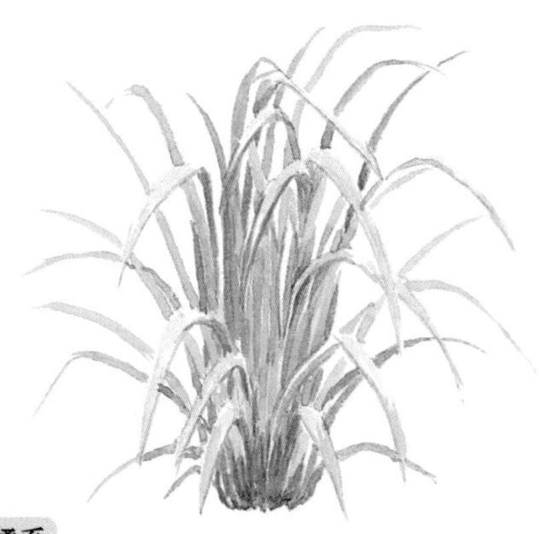

柑橘系

インドで愛されてきた 力を与えるさわやかな精油

レモンよりも強い柑橘系のさわやかな香りがしますが、イネ科のレモングラスから採れる精油です。鎮痛・抗炎症作用があり、マッサージに使えば筋肉の痛みやこりをやわらげ、リンパの流れをよくしてむくみやセルライトの解消に役立ちます。母乳の出をよくするともいわれています。また、主成分であるネロールやゲラニオールには防虫作用があるため、虫よけにも使われます。レモンに似たフレッシュな香りと強力な殺菌作用が空気に働くので、ペットのノミ対策にもなり、ペットのいる家庭にはおすすめです。

西インド型と東インド型があり、東インド型のほうが、特徴成分シトラールを多く含むため、リフレッシュ効果が高いとされます。東南アジアでは、タイのトムヤムクンをはじめ料理には欠かせないスパイスとなっているほか、ハーブティーにして飲まれています。

植物 DATA

原料となる植物：**レモングラス**

学名：*Cymbopogon flexuosus*（東インド型）
Cymbopogon citratus（西インド型）

科名：**イネ科**

おもな産地：**インド、インドネシア、エジプト、オーストラリア、グアテマラ、スリランカ、中国、西インド諸島、ネパール、ブラジル**

インド原産のイネ科の多年草で、草丈80～120㎝になり、夏から秋にかけて茶色の穂をつける。葉はエスニック料理に欠かせない。

精油 DATA

精油の色：**黄色**

採油方法：**水蒸気蒸留法**

抽出部位：**全草**

揮発度：**ミドルノート**

香りの強さ：**中～強**

香りの特徴：**湿度の高い森にいるような、強烈だがさわやかな印象の、木々の緑を思わせる香り。**

おもな成分：**ゲラニアール、ネラール、ミルセン、ゲラニオール、ネロール、シトロネラール、シトラール、メチルヘプテノン、リナロール**

相性のいい精油

コリアンダー、シダーウッド、ジャスミン、ゼラニウム、ティートリー、ニアウリ、ネロリ、バジル・リナロール、パルマローザ

使い方

芳香浴／吸入／沐浴／湿布／トリートメント／アロマクラフト

筋肉痛をやわらげるトリートメントオイルに。

精油の働き

［心］・**疲労感や不安感、ストレスを解消する。**

［体］・**消化を助け、胃腸の炎症を鎮める。**

［肌］・**リンパの流れをよくする。**

・**ハリを与え皮脂のバランスをととのえる。**

おもな作用

血行促進、抗炎症、抗菌、抗真菌、消化促進、鎮静、防虫、鎮痛

使用上の注意

・**妊娠中・授乳中は使用を避ける。**

Lemon tea tree

レモンティートリー

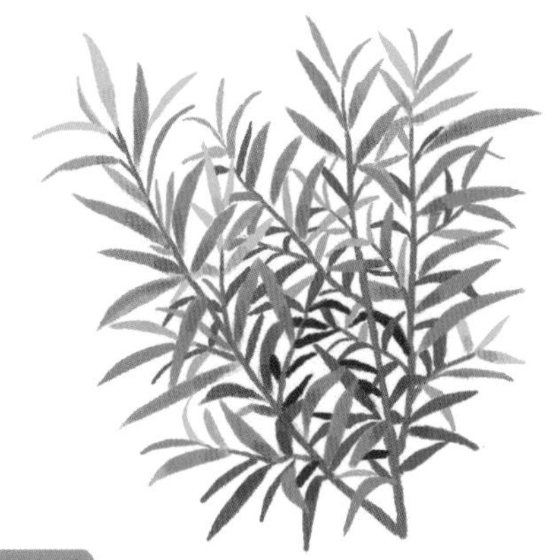

樹木系

ティートリーに似て異なる レモンの香りでリフレッシュする

ティートリー（p.191）と同じくオーストラリアに多く生息するフトモモ科の植物で、葉に清涼な香りがあります。

ティートリーと似た香りももちますが、ティートリーの主成分である毒性の少ないテルピネン系の成分をほとんど含まず、逆に防虫効果のあるシトロネラールの成分が強いのが特徴。レモンのさわやかな香りで、虫よけに用いられることが多いですが、抗菌作用もあるため、芳香浴に使うと、空気を清浄し、風邪などの感染症対策にもなります。

また、スッキリとしたレモンの香りで気分をリフレッシュしたいときにも合い、思考がクリアになることから、勉強や仕事に集中したいとき、気持ちを前向きにしてやる気を起こしたいときにも向いています。

植物 DATA

原料となる植物：**レモンティートリー**

学名：*Leptospermum petersonii*

科名：**フトモモ科**

おもな産地：**オーストラリア**

高さ5mほどになる低木常緑樹。とがった小さな葉をもち、円い花びらの白い花を咲かせる。

精油 DATA

精油の色：**淡黄色**

採油方法：**水蒸気蒸留法**

抽出部位：**葉と枝**

揮発度：**トップ～ミドル**

香りの強さ：**中**

香りの特徴：**レモンのさわやかさとティートリーの清涼感がミックスした香り。**

おもな成分：**ゲラニアール、ネラール、α-ピネン、シトロネラール、ゲラニオール、イソプレゴール、リナロール、スパツレノール**

♥相性のいい精油

ネロリ、プチグレイン、ラベンダー

♥使い方

芳香浴／沐浴／トリートメント／アロマクラフト

芳香浴や虫よけスプレーとして。

♥精油の働き

［心］・**気分をリフレッシュして前向きに。**
・**集中力を高め、思考をクリアに。**

［体］・**血行をよくし、筋肉疲労をやわらげる。**

［肌］・**虫よけに。**

♥おもな作用

抗菌、抗ウイルス、抗炎症、鎮静、鎮痛、血行促進

♥使用上の注意

・**刺激性があるため低濃度での使用がおすすめ。**

・**妊娠中・授乳中は使用を避ける。**

Lemon verbena

レモンバーベナ

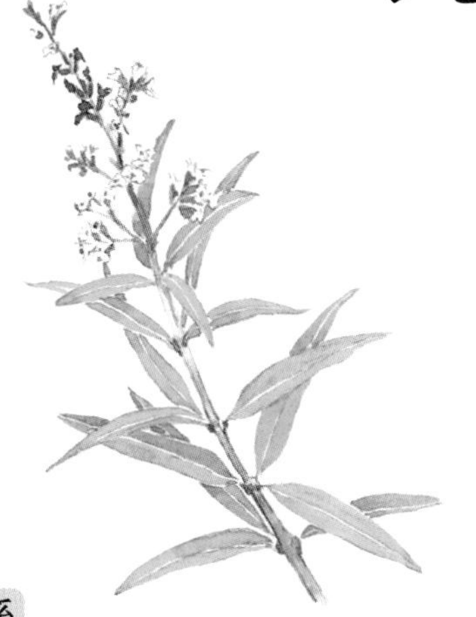

ハーブ系

レモンよりほのかに甘く、リフレッシュを誘う精油

レモンに似たさわやかで甘い香りをもつ精油です。鎮静作用が高く、気分をリラックスさせ、体のむくみを解消したり、消化器や呼吸器系に働きかけて、不快な症状をやわらげるとされます。ただし採油率が約0.02％と非常に低いため、純粋な精油は高価で、手に入りにくいことも。炎症を鎮める作用もあります。一般には香水や石けんの材料として用いられています。

レモンバーベナは、18世紀ごろ南米からヨーロッパに伝わったハーブで、フレッシュな香りから、肉や魚料理のにおい消しや、かつてはフィンガーボウルの水の香りづけにも使われました。

ヨーロッパでは安産を誘う「聖なる草」といわれ、ハーブティーにして飲まれているほか、このハーブティーでワインを割ったものは、手軽な鎮静剤として知られています。

植物 DATA

原料となる植物：**レモンバーベナ**

学名：*Lippia citriodora*、*Aloysia triphylla*

科名：**クマツヅラ科**

おもな産地：**アルジェリア、スペイン、モロッコ**

落葉性低木。バーベイン（*Verbena officinalis*）、リツエアクベバ（p.244）と混同されやすい。葉はハーブティーとしてポピュラー。

精油 DATA

精油の色：**明るいオリーブ色**

採油方法：**水蒸気蒸留法**

抽出部位：**葉**

揮発度：**トップノート**

香りの強さ：**強**

香りの特徴：**レモンに、メロンの甘さを少し加えたようなデリケートな香り。**

おもな成分：**ゲラニアール、ネラール、d-リモネン**

相性のいい精油

イランイラン、カモミール、グレープフルーツ、ゼラニウム、ネロリ、バジル・リナロール、パルマローザ、ベルガモット、ライム、ローズ

使い方

芳香浴／アロマクラフト

精油の働き

［心］・**気持ちをリラックスおよびリフレッシュさせる。**

［体］・**吐き気、消化不良などをやわらげる。**

・**むくみを解消し、脂肪の消化を助ける。**

・**鼻づまりの症状をやわらげる。**

おもな作用

血行促進、強壮、去痰、抗炎症、抗カタル、鎮静、消化促進

使用上の注意

・**妊娠初期・分娩前後の使用は控え、妊娠後期、授乳期間中は半分の濃度で使用。**

Lemon myrtle
レモンマートル

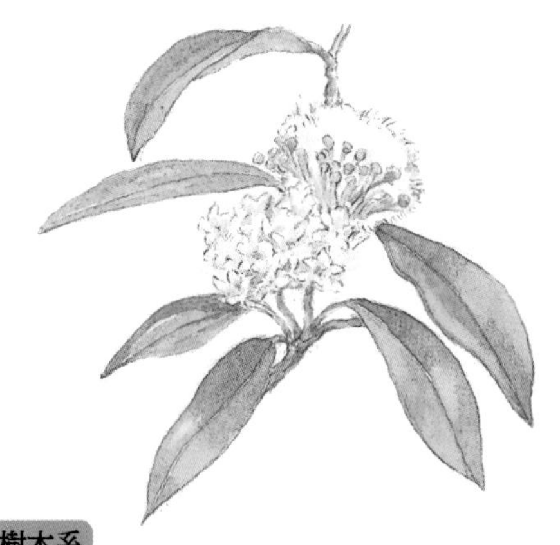

樹木系

オーストラリアでは薬用とされた、フレッシュなレモンの香り

レモンマートルの木の精油で、原産地は、オーストラリア。クイーンズランド州の海岸沿いに自生する樹木で、オーストラリアの先住民族であるアボリジニが、古くから薬草として活用していたそうです。湿気の多い多雨林以外での栽培は難しいとされていましたが、多くの成分を含むハーブとして知られるようになってから、商品栽培もスタート。日本でも鉢植えの苗が市販されています。

葉と枝を蒸留して作られる精油は、名前のとおり、レモンに似た香り。レモンよりレモンらしいという評判があるほどです。香りのもとはシトラールという成分です。これらには鎮痛作用や抗炎症作用をはじめ、血圧降下作用、心を落ち着かせる作用など、さまざまな働きがあります。

植物 DATA

原料となる植物：**レモンマートル**
学名：*Backhousia citriodora*
科名：**フトモモ科**
おもな産地：**オーストラリア**
オーストラリアの亜熱帯性地域に自生する常緑樹。樹高は大きいものでは30mにもなり、初夏～夏にクリーム色の花をつける。

精油 DATA

精油の色：**淡淡黄色**
採油方法：**水蒸気蒸留法**
抽出部位：**枝と葉**
揮発度：**トップ～ミドルノート**
香りの強さ：**中**
香りの特徴：**レモンに似たさわやかな香り。**
おもな成分：**ゲラニアール、ネラール、シトラール、イソゲラニアール、イソネラール、リナロール、シトロネロール、メチルヘプテノン**

♥相性のいい精油
サイプレス、サンダルウッド、シダーウッド、マートル、ユーカリ・グロブルス、レモングラス
♥使い方
芳香浴／吸入／沐浴／湿布／トリートメント／アロマクラフト
集中力を高める芳香浴に。空気を清浄するルームスプレーに。虫よけスプレーに。
♥精油の働き
［心］・**心を落ち着かせる。**
［体］・**免疫機能を高める。**
♥おもな作用
消臭、抗ウイルス、抗炎症、血圧降下、鎮痛
♥使用上の注意
・**刺激性があるため低濃度での使用がおすすめ。**
・**妊娠中・授乳中は使用を避ける。**

Rose absolute

ローズ・アブソリュート

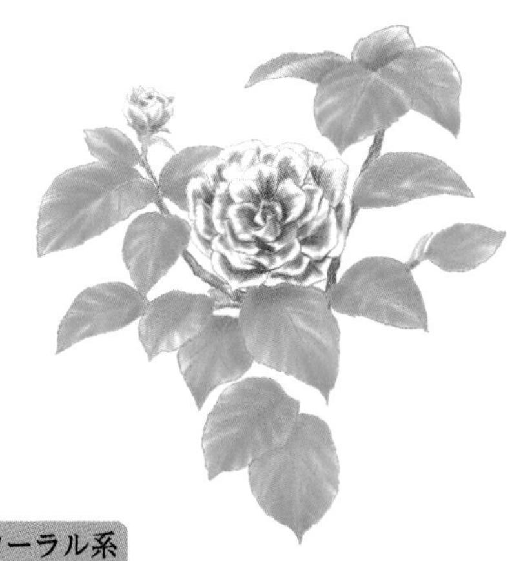

フローラル系

古くから人々に愛されてきた、甘美な香りの女王

「花の女王」と呼ばれるバラの花の精油です。古くから女性たちを魅了してやまないその優雅な香りは、ネガティブな感情を癒やして心をおだやかにします。自律神経や内分泌系に働きかけて女性ホルモンのバランスをととのえ、女性らしさを高め、月経前のイライラや更年期の症状をやわらげるといわれています。心身ともに、女性のための精油です。

ローズの採油には2つの方法があり、揮発溶剤抽出法によって採油されたものが、ローズ・アブソリュートです。香りが熱による影響を受けないため、より気品ある香りが香水の原料としても人気です。収油率は水蒸気蒸留法より高くなります。

なお、バラは園芸品種を含めると数千もの種類がありますが、精油の抽出に使われるのは原種に近いほんの数種に限られます。

植物 DATA

原料となる植物：**ローズ**
学名：*Rosa damascena*、*Rosa centifolia*
科名：**バラ科**
おもな産地：**トルコ、フランス、ブルガリア、モロッコ**
北半球のほぼ全域が原産の木。背丈は1～2mほどで、春から秋にかけて美しい花が咲く。花は植物療法や料理、美容で利用される。

精油 DATA

精油の色：**濃いオレンジ色**
採油方法：**揮発性有機溶剤抽出法**
抽出部位：**花**
揮発度：**ベースノート**
香りの強さ：**強**
香りの特徴：**甘さを含んだ、エレガントで気高いローズの花の濃厚な香り。女性が多く好む。**
おもな成分：**シトロネロール、ネロール、ゲラニオール、フェニルエチルアルコール、ローズオキサイド、ダマセノン**

相性のいい精油
オレンジ・スイート、カモミール、クラリセージ、サンダルウッド、ジャスミン、ゼラニウム、ネロリ、パチュリ、パルマローザ、ベルガモット

使い方
芳香浴／吸入／沐浴／湿布／トリートメント／アロマクラフト

精油の働き
[心]・**ネガティブな感情をほぐす。**
・**緊張やストレスをやわらげ、眠りを促す。**
[体]・**ホルモンバランスをととのえ、月経不順や更年期障害をやわらげる。**
[肌]・**肌細胞の再生力を高め、肌を引き締める。**
・**傷、皮膚炎やしっしんを改善する。**

おもな作用
強壮、抗うつ、抗炎症、催淫、収れん、鎮静、ホルモン様

使用上の注意
・**刺激性があるため低濃度での使用がおすすめ。**
・**妊娠中・授乳中は使用を避ける。**

Rosewood

ローズウッド

［別名：ボア・デ・ローズ］

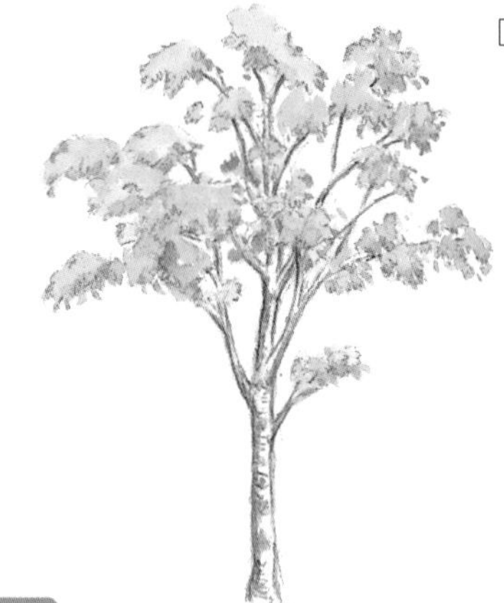

樹木系

ストレスを吹き飛ばし、元気にしてくれるローズに似た芳香

落ち込んだとき、やる気の出ないときなどに、気分を高揚させてくれる、やさしい香りの精油で、免疫力を高める作用もあります。また催淫作用があるともいわれ、香水の原料としては長く使われてきましたが、アロマテラピーに使われるようになったのは、比較的最近のことです。

ヨーロッパに最初にもたらされたのはフランス領ギアナ産のもので、出荷されていた港の名にちなみ「カイエンヌ油」とも呼ばれていました。バラの花を思わせる甘い香りですが、バラとは全く異なるアマゾン原産の大木です。マホガニーに似た重くかたい木材で、家具などの材料にされました。主産地のブラジルでは、一時は乱伐により絶滅が危惧されましたが、現在は政府によって保護されています。ただし、精油の蒸留は厳しく制限されているため、入手しにくくなっています。

植物 DATA

原料となる植物：**ローズウッド**
学名：*Aniba rosaeodora*
科名：**クスノキ科**
おもな産地：**ブラジル、ペルー**
アマゾン原産の樹高40mにも及ぶ常緑高木。木部はその美しさと香りのよさから高級家具の木材としても用いられる。

精油 DATA

精油の色：**無色～淡黄色**
採油方法：**水蒸気蒸留法**
抽出部位：**木部または枝と葉**
揮発度：**ミドル～ベースノート**
香りの強さ：**中**
香りの特徴：**ローズを思わせるような甘く落ち着いた香りに、ウッディーの軽くスパイシーな香りをミックス。**
おもな成分：**リナロール、α-テルピネオール、α-テルピネン、cis-リナロールオキサイド、trans-リナロールオキサイド**

♥相性のいい精油
イランイラン、クローブ、コリアンダー、シナモンリーフ、ジャスミン、フランキンセンス、ラベンダー

♥使い方
芳香浴／吸入／沐浴／湿布／トリートメント／アロマクラフト
クリームやフェイシャルスチームに。

♥精油の働き
［心］・**ストレスを解消し、憂うつな気分をやわらげる。**
［体］・**ストレス性の頭痛、偏頭痛をやわらげる。**
［肌］・**切り傷などの治りを促す。**
・**皮脂のバランスをととのえ、老化を防ぐ。**

♥おもな作用
強壮、去痰、抗ウイルス、抗菌、抗真菌、催淫、鎮静

♥使用上の注意
・**妊娠中・授乳中は使用を避ける。**

Rose otto

ローズ・オットー

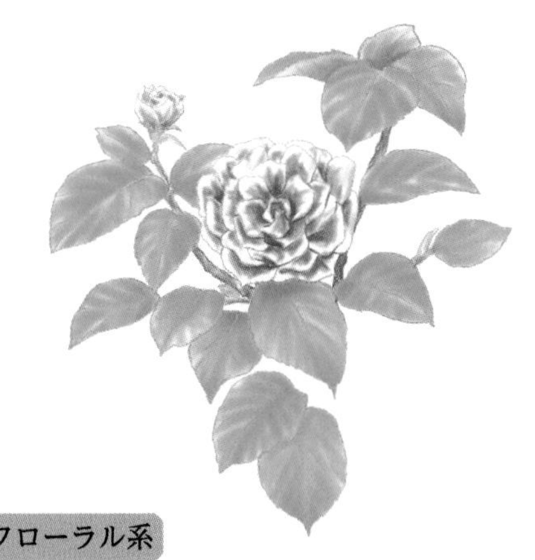

フローラル系

最高級のローズを使った、最高の香りと品質を誇る精油

ダマスクローズの花から水蒸気蒸留法によって抽出される、採油率がきわめて低い精油で、大変貴重で高価です。

3000kgの花から採れる精油はわずか約1kg、バラの花約100個分が精油1滴といわれるほどローズの中でも希少な存在で、ブルガリア産のものが最高品質といわれています。

そのうっとりするような甘い香りは、ストレスや緊張をやわらげてくれるほか、婦人科系の不調にも効果的とされます。また、肌の再生能力を高めるアンチエイジング効果にすぐれ、中世ヨーロッパでは、不老長寿の妙薬、若返りの薬として、人気がありました。中世のアラビアの医師であり哲学者のイブン・シーナーはこのバラのフローラルウォーターを治療に利用したそうです。

低温（約10度以下）で固まるという性質がありますが、手で温めると再び液体に戻ります。

植物 DATA

原料となる植物：**ダマスクローズ**
学名：*Rosa damascena*
科名：**バラ科**
おもな産地：**トルコ、ブルガリア、モロッコ**
中央アジア原産の小さなトゲをもつ灌木。花は、香料、植物療法、料理、美容と幅広く利用される。

精油 DATA

精油の色：**淡黄色**
採油方法：**水蒸気蒸留法**
抽出部位：**花**
揮発度：**ミドル〜ベースノート**
香りの強さ：**中**
香りの特徴：**深みがあり、しっかりと残る芳醇でややスパイシーなローズの香り。**
おもな成分：**ゲラニオール、シトロネロール、ネロール、フェニルエチルアルコール、オイゲノール、ダマスコン**

♥相性のいい精油
オレンジ・スイート、カモミール、クラリセージ、サンダルウッド、ジャスミン、ゼラニウム、ベルガモット

♥使い方
芳香浴／吸入／沐浴／湿布／トリートメント／アロマクラフト
アンチエイジングのためのスキンケアに。

♥精油の働き
［心］・**ネガティブな感情をほぐす。**
　・**緊張やストレスを解消し、眠りを促す。**
［体］・**消化器系を活発にする。**
［肌］・**皮膚炎やしっしんの治りを促す。**
　・**毛細血管を強化する。**

♥おもな作用
強壮、抗うつ、抗菌、催淫、収れん、鎮静、瘢痕形成、ホルモン様

♥使用上の注意
・**刺激性があるため低濃度での使用がおすすめ。**
・**妊娠中・授乳中は使用を避ける。**

Rosemary cineole

ローズマリー・シネオール

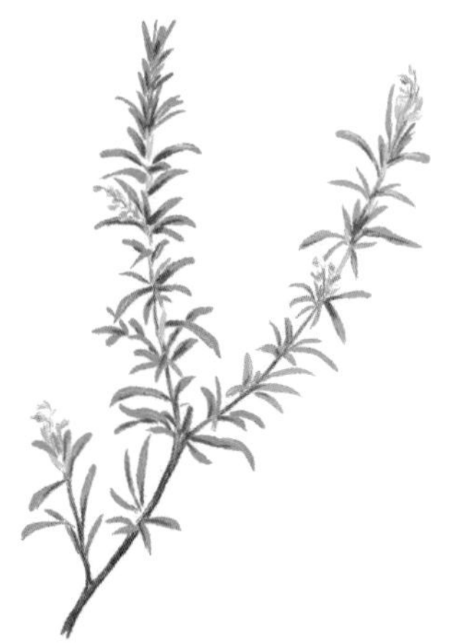

ハーブ系

すがすがしい香りが魅力。若返りのハーブとしても有名

脳を活性化させ、集中力と記憶力を高めるとされる精油です。精油には約８種類のケモタイプ（p.38）があります。その中でも、香りがおだやかなベルベノン、刺激が少なくスッキリとした香りで抗菌作用があるシネオール、刺激的でシャープな香りで筋肉痛解消に役立つカンファー、の３種類が有名です。

ローズマリーは長い歴史をもつため、非常に多くの逸話があります。学名はラテン語で「海のしずく」という意味。聖母マリアが青いマントでその花を青く変えたところから「マリア様のバラ」と呼ばれます。なかでも「ハンガリアン・ウォーター」の逸話は有名。14世紀のハンガリーのエリザベート１世がローズマリーを主成分とする痛み止めの化粧水を使ったところ、若々しさを取り戻したため、この水は「若返りの水」と呼ばれたそうです。髪によいとも伝承されています。

植物 DATA

原料となる植物：ローズマリー
学名：*Rosmarinus officinalis*
科名：シソ科
おもな産地：アメリカ、イタリア、スペイン、チュニジア、フランス、ポルトガル、モロッコ
地中海沿岸地方が原産の常緑低木。葉は代表的なスパイスで料理の香りづけなどに用いられる。

精油 DATA

精油の色：淡淡黄色
採油方法：水蒸気蒸留法
抽出部位：全草
揮発度：ミドルノート
香りの強さ：中～強
香りの特徴：強い樟脳（しょうのう）のような、フレッシュで、すがすがしいグリーンの香り。
おもな成分：1,8-シネオール、α-ピネン、β-ピネン、カンフェン、d-リモネン、β-カリオフィレン、カンファー、ボルネオール、酢酸ボルニル

相性のいい精油

グレープフルーツ、シダーウッド、ゼラニウム、バジル・リナロール、ペパーミント、レモングラス

使い方

芳香浴／吸入／沐浴／湿布／トリートメント／アロマクラフト
肩こり、筋肉痛をやわらげるトリートメントオイルに。

精油の働き

[心]・脳に刺激を与え、眠気を覚ます。
[体]・頭痛、偏頭痛、軽いめまいをやわらげる。
[肌]・肌のたるみやむくみを解消する。
・フケを抑え、毛髪の成長を促す。

おもな作用

強壮、去痰、血行促進、抗カタル、胆汁分泌促進

使用上の注意

・妊娠中・授乳中は使用を避ける。

あ か さ た な は ま や **ら** わ

Lotus
ロータス

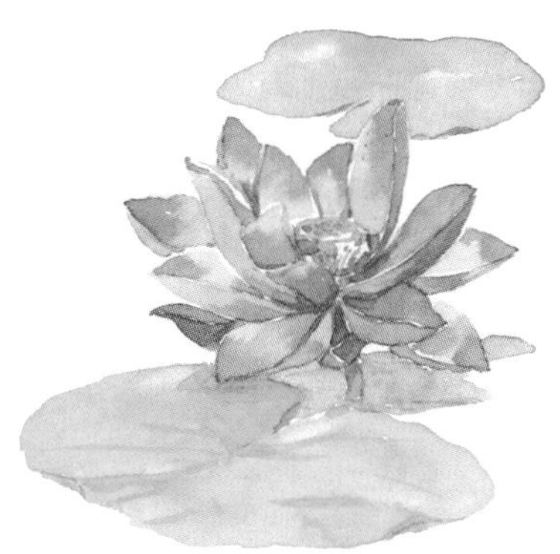

フローラル系

東洋の奥ゆかしさを秘めた 水辺の花のさわやかな香り

仏教で「聖なる花」といわれるロータス（蓮）の精油です。粘性が高く、濃厚な香りがするため、そのままでは好き嫌いが分かれるかもしれませんが、希釈して使用すると、ほのかな香りとなり、とても心安らぎます。ロータスの花を植物油につけたインフューズドオイル（浸出油）にも保湿成分があるとされ、石けんやクリームの原料に利用されているようです。

ヒンドゥー教でもピンク・ロータスは、富と繁栄の女神ラクシュミーの象徴として、神様に捧げる花とされています。ハスと近縁の植物にスイレンがあり、混同されることも多いようですが、科も違い、花の姿、咲き方も違います。ハスは中央に花托（かたく）（穴のあいた芯）があり水面から高いところで咲き、根（レンコン）は食用にされます。

ただ、精油がアロマテラピーに使われたのは比較的最近のこと。採油量が少なく、非常に希少なオイルです。

植物 DATA

原料となる植物：**ハス**
学名：*Nelumbo nucifera*、*Nymphaea lotus*
科名：**ハス科**
おもな産地：**インド**
池などの水上に葉や花を高くつき出して生え、長い地下茎をもつ。スイレンとは別種。

精油 DATA

精油の色：**濃い茶色**
採油方法：**揮発性有機溶剤抽出法**
抽出部位：**花**
揮発度：**ベースノート**
香りの強さ：**中**
香りの特徴：**上品な甘さが印象的なさわやかな香り。**
おもな成分：**テトラデカノール、1-テトラデカノール、テルピネン-4-オール**

♥相性のいい精油
サンダルウッド、ゼラニウム、ネロリ、フランキンセンス、ベンゾイン

♥使い方
芳香浴／アロマクラフト
フレグランスに。

♥精油の働き
[心]・**気持ちを落ち着かせ、満ち足りた気分にする。**
・**気分をリフレッシュさせる。**
[肌]・**肌をしっとりさせ、乾燥を防ぐ。**

♥おもな作用
抗うつ、強壮、鎮静

♥使用上の注意
・**フレグランス以外の肌への使用は避ける。**
・**妊娠中・授乳中は使用を避ける。**

Laurel
ローレル

［別名：月桂樹、ベイ］

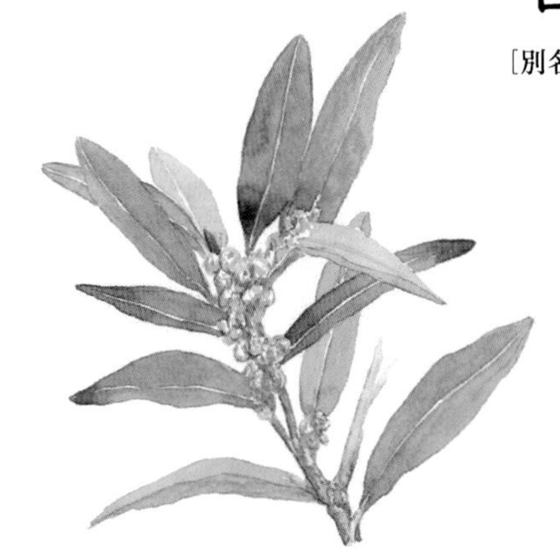

植物 DATA

原料となる植物：**ローレル**
学名：*Laurus nobilis*
科名：**クスノキ科**
おもな産地：**スペイン、セルビア・モンテネグロ、モロッコ**
和名は月桂樹。南欧原産の常緑高木。丸みがありつややかな形の葉はスパイスになる。木はステッキなどを作る際にも使用された。

精油 DATA

精油の色：**淡緑がかった黄色**
採油方法：**水蒸気蒸留法**
抽出部位：**葉**
揮発度：**トップノート**
香りの強さ：**中**
香りの特徴：**シナモンにも若干似た、甘さを含んだスパイシーな香り。**
おもな成分：**1,8-シネオール、リナロール、オイゲノール、ピネン、サビネン**

スパイス系

料理などでもおなじみのスパイシーな香りのハーブ

甘さを含んだスパイシーな香りが特徴で、消化不良や食欲不振といった消化器系のトラブルによいとされる精油です。殺菌・消毒・消臭のほか、痰を取る働きもあるので、風邪の予防にもおすすめです。

ローレルは、別名のベイ、和名の月桂樹(げっけいじゅ)という呼び名でも知られていますが、学名の*Laurus*は、ラテン語で「称賛」を意味するlaudisに由来し、古代ギリシャでは、勝利と平和の象徴。戦いや競技の勝者にローレルの冠（月桂冠）が授けられたことは有名です。その葉は、煮込み料理には欠かせないスパイスとしてもおなじみ。ヨーロッパでは、毎朝２枚のローレルの葉を食べると、肝臓を強くすることができるといわれていました。

葉のもつ殺菌作用は、空気をきれいにすることから、葉をつけた枝でリースを作り、部屋にかけておくのもよいでしょう。

相性のいい精油
イランイラン、オレンジ・スイート、シダーウッド、ジュニパーベリー、ユーカリ・グロブルス、ラベンダー

使い方
芳香浴／アロマクラフト

精油の働き
［心］・うつうつした気分のときに、情緒を安定させる。
［体］・消化不良、食欲不振などを改善する。
・関節の痛みをやわらげる。
［肌］・ニキビ、水虫、肌のかゆみを改善する。
・髪の成長を促進し、フケを抑える。

おもな作用
強肝、強壮、鎮痙、収れん、消化促進、去痰

使用上の注意
・刺激性があるため低濃度での使用がおすすめ。
・妊娠中・授乳中は使用を避ける。

Rosalina
ロザリーナ

［別名：ラベンダーティートリー］

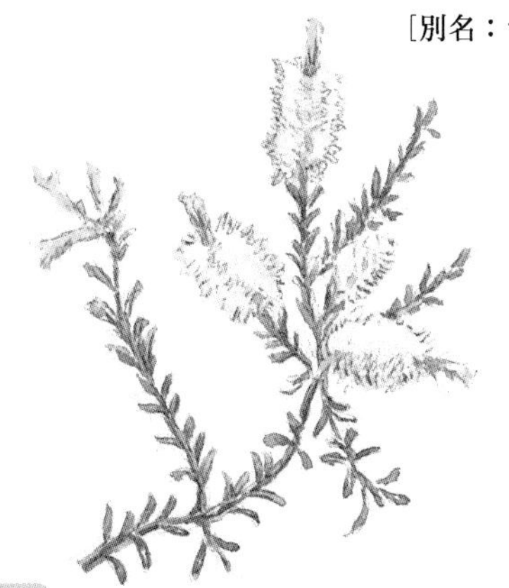

ハーブ系

ユーカリとラベンダーを ミックスしたような香り

ロザリーナというフトモモ科の樹木を原料とした精油です。葉と枝を蒸留して作られる精油で、ユーカリに似た清涼感のあるスッキリした香りの中に、ラベンダーのようなやわらかさが感じられるのが特徴です。ロザリーナがティートリーの近似種であることと、香りがラベンダーを思わせることから、ラベンダーティートリーの別名がつきました。

心を鎮めてリラックスさせてくれるリナロールと、呼吸器の炎症を鎮めたり、血行を改善して代謝を促進したりする働きのある1,8-シネオールを豊富に含みます。風邪のひき始めや花粉の季節に、芳香浴のほか、入浴剤にしたり、トリートメントオイルとして利用するのもおすすめです。

また、フレグランスとしても楽しめ、オーデコロンやルームスプレーのブレンドに加えるのもよいでしょう。

植物 DATA

原料となる植物：**ロザリーナ**
学名：*Melaleuca ericifolia*
科名：**フトモモ科**
おもな産地：**オーストラリア**
タスマニア北部で見られるティートリーに似た樹木。やわらかく細長い葉をたくさんつける。

精油 DATA

精油の色：**明るいオレンジ**
採油方法：**水蒸気蒸留法**
抽出部位：**枝と葉**
揮発度：**ミドルノート**
香りの強さ：**中**
香りの特徴：**ラベンダーとユーカリを合わせたような清涼感のある香り。**
おもな成分：**リナロール、1,8-シネオール、パラシメン、α-ピネン、テルピノレン**

相性のいい精油
グレープフルーツ、サイプレス、ベルガモット、ユーカリ・グロブルス、ラベンダー、レモン、ローズマリー・シネオール

使い方
芳香浴／吸入／沐浴／湿布／トリートメント／アロマクラフト
ニキビ予防のためのフェイシャルスチームに。
風邪予防の吸入に。安眠のためのトリートメントに。

精油の働き
［心］・**心を落ち着かせる。**
・**緊張をやわらげ、眠りを促す。**
［体］・**鼻づまりをやわらげる。**
［肌］・**炎症を鎮める。**

おもな作用
鎮静、抗炎症、血行促進

使用上の注意
・**妊娠中・授乳中は使用を避ける。**

Lovage
ロベージ

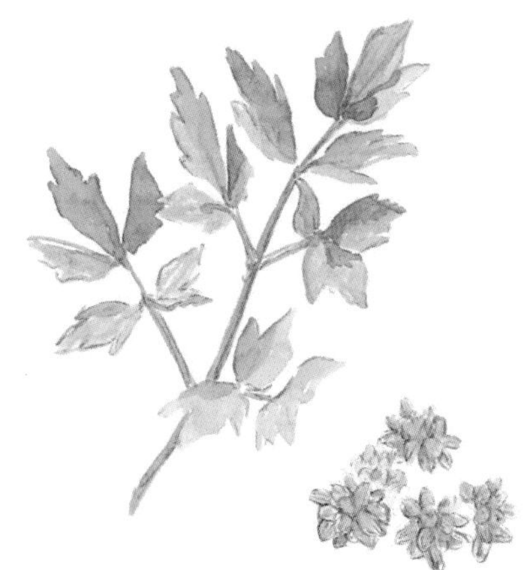

スパイス系

ヨーロッパでは古くから珍重されてきたハーブの精油

セロリにも似た青臭さと、甘くウッディーな香りが入り混じった精油です。消化を促進し、気分を安定させるといわれます。ただし、香りはかなり強いため、ほかの精油とブレンドする際は、控えめに使うのが、おすすめです。

原料のロベージは漢方の生薬「当帰（とうき）」に似た植物で、古代ギリシャ・ローマ時代にはスパイスとして使われていたようです。ヨーロッパでもポピュラーなハーブで、植物全体から独特の香りを放つことから、若芽はサラダに、葉はスープやシチュー、茎は砂糖漬けやピクルス、種子はお菓子やパンにと、すべての部位がさまざまな料理に用いられます。また、根の部分は古くから消化促進・防腐・鎮静によいとされる薬草として、修道院のハーブ園で多く栽培されていたことから、「修道院のハーブ」としても知られています。

植物 DATA

原料となる植物：**ロベージ**
学名：*Levisticum officinalis*
科名：**セリ科**
おもな産地：**ドイツ、フランス**
ヨーロッパ原産の草本。葉、茎、種、花、根のすべてから独特の香りを放つ。葉、茎、種は食用にされる。

精油 DATA

精油の色：**濃い琥珀色**
採油方法：**水蒸気蒸留法**
抽出部位：**根**
揮発度：**ベースノート**
香りの強さ：**強**
香りの特徴：**フレッシュでやや甘さを感じる、ウッディーな基調もある温かみのある香り。**
おもな成分：**リグスチリド、d-リモネン、カンフェン、α-ピネン、β-ピネン、フタライド類、酢酸テルピニル**

相性のいい精油
ラバンディン、ローズ、ローレル

使い方
芳香浴／沐浴／トリートメント／アロマクラフト
フレグランスのベースノートとして使うのが最適。

精油の働き
［心］・**気分を安定させ、前向きな気持ちにする。**
［体］・**消化の促進を助ける。**
・**筋肉痛など痛みをやわらげる。**

おもな作用
消化促進、鎮静

使用上の注意
・**刺激性があるため低濃度での使用がおすすめ。**
・**妊娠中・授乳中は使用を避ける。**

修道女ヒルデガルトと僧院医学

中世ヨーロッパは、キリスト教会が社会の中心であったといわれます。修道士は医師や薬剤師、僧院（修道院）は薬局の役割を兼ね、修道院の中庭では薬草が栽培されました。

当時、ドイツにヒルデガルト・フォン・ビンゲン（1098〜1179年）という修道女がいました。ヒルデガルトはライン河中流のビンゲンという街にある女子修道院の院長。さまざまな分野で活動した女性です。

なかでも医学・薬草学への造詣が深く、『自然学』『病気と治療』など多くの著書を残しています。薬草の効能のみならず、栽培から、収穫、保存、調理方法にまで精通し、それらは著作で紹介しています。

たとえば、真正ラベンダーの強い香りに注目、その薬効を最初に紹介したとされます。外用薬として、また、しらみの駆除にも役立ち、その香りは瞳を明るく澄ませるとして使用を奨励したそうです。

イスラム世界よりアルコールの製造法がヨーロッパに伝わると、修道院ではハーブをアルコールに漬けたリキュールが製造され、飲料というより薬として処方されました。処方のいくつかは現存し、薬酒や化粧品などとして継承されています。

なかでも、カルメル会修道院の「メリッサ水」は有名です。メリッサ（レモンバーム）は、メランコリー、神経系の治療薬として古代ギリシャ、ローマ時代から使われてきたハーブ。当時は、薬と食品、香水の区別がされておらず、メリッサ水は、万能的薬酒として使われました。

イタリアのフィレンツェには、1221年創設で、世界最古の薬局として知られるサンタ・マリア・ノヴェッラ教会があります。ここは清貧と学究で知られるドミニコ修道会に属し、聖ベネディクトの教えに基づき、救済が大きな教義のひとつとされます。そのため、修道院の内部には看病のための専用の部屋が設けられ、庭園にはハーブが栽培されました。

このような修道院の存在が、その後の医薬品だけでなく、食品、化粧品（香水）の発展にも大いに貢献し、アロマテラピーのルーツにつながっていきます。

精油Q&A

精油にまつわるよくある質問を取り上げました。
参考にしてください。

Q1. 期限が切れてしまった精油を何かに利用できませんか？

A1： 精油は未開封では5年、開封後は1年を目安に使い切るのが理想です。使用期限を過ぎると、においは劣化し、色も変わることがあります。精油の品質を考えたら、再利用はおすすめしません。使用期限内に使い切るようにしましょう。

Q2. 使用期限ギリギリの精油があります。どうやったら使い切れますか？

A2： 石けんやリードディフューザーなど、一度に10滴以上、大量に使用できるアロマクラフトに使うのがおすすめです。

Q3. 期限が切れた精油はどうやって捨てたらよいですか？

A3： まず部屋を換気し、原液が手につかないようゴム手袋などをはめて、精油びんのドロッパーをはずします。

① 牛乳パックなどに不要な紙や布を入れ、精油をしみ込ませます。精油は引火性があるので、さらに上から精油以上の水をしみ込ませれば燃やせるゴミとして処分できます。
② びんに貼ってあるラベルをはがします。
③ ドロッパーはプラスチックごみ、びんは資源ごみとして分けてすてます。(※自治体の分別方法に従う)。たいていのドロッパーは、びんのフタをドロッパーの縁にひっかけて、右回しにひねり上げるとはずれます。はずれない場合は、マイナスドライバーやはさみをドロッパーの縁に差し込み、てこの原理で押し上げます。ドロッパー専用のオープナーもあります。

Q4. びんの精油が少なくなり、びんから出にくくなりました。どうやって出したらよいですか？

A4： ドロッパーの先をはさみでカットしてみましょう。ただし製品によって異なります。

Q5. ペットにアロマを使えますか？

A5： 多くの動物は嗅覚が人間より発達していて、においに敏感です。アロマを楽しむには重々注意が必要。特に猫への精油の使用は希釈したものであっても避けてください。

Q6. 精油は100%天然の植物由来なのに、なぜ危険性があるのですか？

A6： 天然であるから安全である、とは言えません。植物には外敵から身を守るために毒をもつものがあります。精油も、植物が自身のために作る二次代謝産物。人間がその恵みを利用するには、使い方など十分な注意が必要です。「毒」と「薬」は別のものではなく、その使い方によって分かれます。

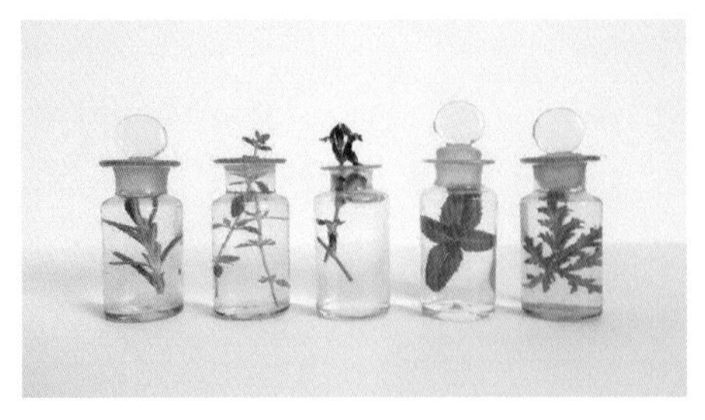

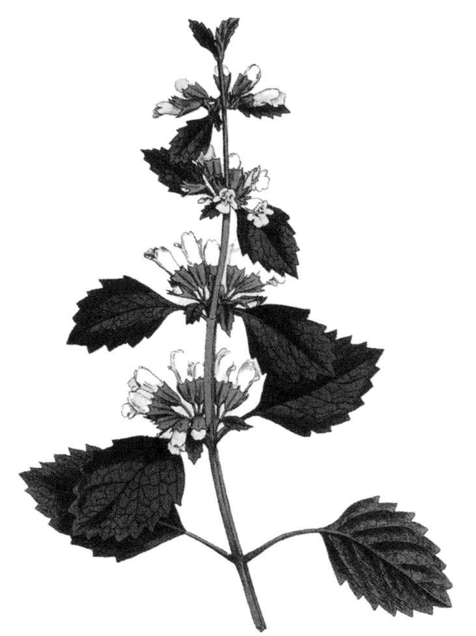

Part 7

植物油と植物バター図鑑

精油を希釈して使うための素材を「基材」と呼びます。
ここでおもな基材となる植物油と植物バター、ワックス 33 種の
原料や特徴などの情報を紹介します。

図鑑の見方

植物油、植物バター、ワックスのプロフィールを五十音順に紹介しています。
原料になった植物のことから肌への働き、注意事項までわかります。

名称と主産地
日本語での名称、英語の名称、学名、主産地などを記載しています。

原料の植物
生息する地域、特徴について解説しています。

解説
油脂の抽出方法や肌への働きの特性などについて解説しています。

アルガンオイル
Argan oil

学名：*Argania spinosa*
主産地：モロッコ

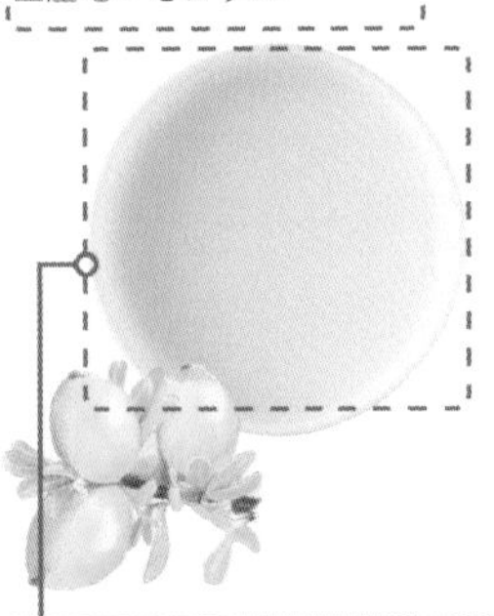

原料になる植物：アルガン。モロッコの一部地域にしか生息しない樹木。

抽出部位：種子（仁）　採油法：圧搾法
香り：ほぼ無臭
成分：オレイン酸、リノール酸、ビタミンE

おもな働き：肌質を問わず使え、乾燥対策、皮脂コントロール両方に力を発揮。髪をつややかに保ち、パサつきを抑える。※使用上の注意　敏感肌の人は注意する。

栄養価豊富な、髪と肌の「万能オイル」

乾燥の厳しい北アフリカでも枯れることのない木、アルガンの実の種子の、その仁から採れる、希少なオイル。オレイン酸、リノール酸など、肌や髪に必須な脂肪酸を豊富に含むうえ、オリーブの約２倍以上のビタミンＥも含み、高い抗酸化作用があることから、髪や肌によい万能オイルと呼ばれています。

色・見た目
基材の色、形にはそれぞれ個性があります。実物を撮影した写真で紹介しています。原料となる植物はイラストで紹介しています。

基剤のプロフィール
抽出部位、採油方法、香り、配合成分の特徴がひと目でわかります。

肌への働き
肌への働きかけ方の特徴や、使用に適した方法について解説しています。

精油を希釈して使うための「基材」となる植物油、植物バター、ワックス

精油は原液が肌にふれると刺激が強すぎるため、通常は「基材」で希釈して使います。基材のうち植物油は肌から精油が浸透するのを助けるためキャリアオイル（carrier ＝運ぶもの、媒体）、ベースオイルとも呼ばれています。また、植物由来で常温で固体になる油脂のことは植物バターといいます。そのほとんどは手で温めるなど体温で溶けます。植物油と植物バターにはビタミン、ミネラル、必須脂肪酸など美容に有効な成分が多く含まれ、単体でも肌にいい働きをするものがたくさんあります。ミツロウは、ミツバチが花蜜から加工したハチミツをさらに加工し、巣を作るために分泌するワックスです。

植物油は原料も精製方法もさまざまで、性質、浸透性も個々に違います。目的や肌に合うものを選びましょう。

基本の希釈率

フェイス用に使う場合は、植物油 30mℓに精油を３滴以内、ボディ用として使う場合、植物油 30mℓに精油６滴以内が目安です。

保管方法

ピュアなものほど添加物がないかわりに、酸化が早いオイルも多くあります。使用期限を守り、開封後は新鮮なうちに使い切りましょう。香りが変質している感じがしたら使用を中止しましょう。

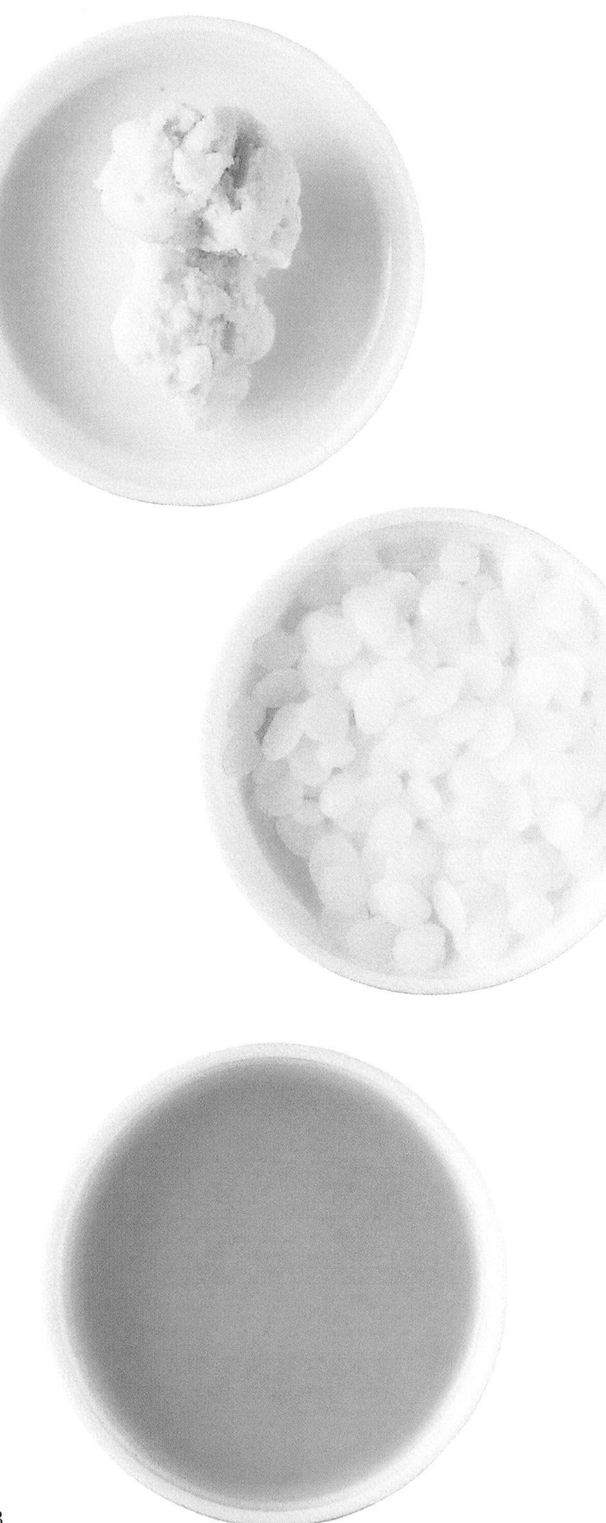

アプリコットカーネルオイル
Apricot kernel oil

学名：*Prunus ameniaca*
主産地：アメリカ、フランス

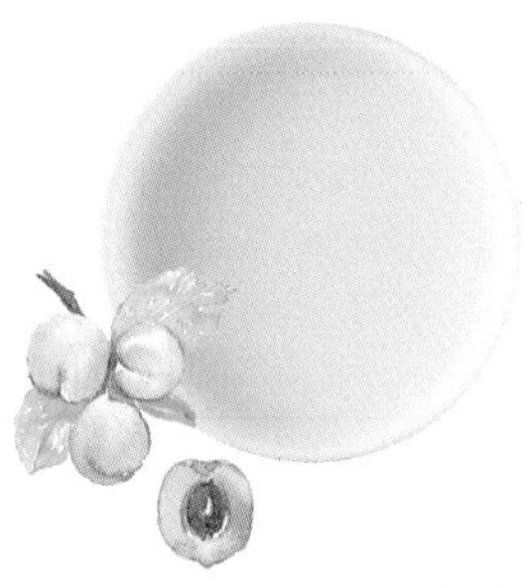

原料になる植物：アプリコット（西洋アンズ）。中国が原産地の落葉樹。ヨーロッパからアメリカへと移植された。
抽出部位：種子(仁)　採油法：圧搾法
香り：ほぼ無臭
成分：オレイン酸、リノール酸
おもな働き：肌質を選ばないが、特に乾燥肌、老化肌、敏感肌のフェイシャルマッサージに適している。皮膚によく浸透し、栄養を与えてやわらかくする。肌荒れの改善にも役立つ。

栄養価が高くマッサージに向く

サラサラとした質感ですべりがよく、単独でトリートメントに使うのに向いています。肌にいいオレイン酸やビタミン成分をたっぷり含み、美肌効果も期待でき、美容液のように使えます。栄養価の高さから、原産地の中国では古くから食用としても用いられました。漢方ではこの種子を咳止めなどの薬として利用します。

アボカドオイル
Avocado oil

学名：*Persea americana*
主産地：イスラエル、スペイン、南アメリカ

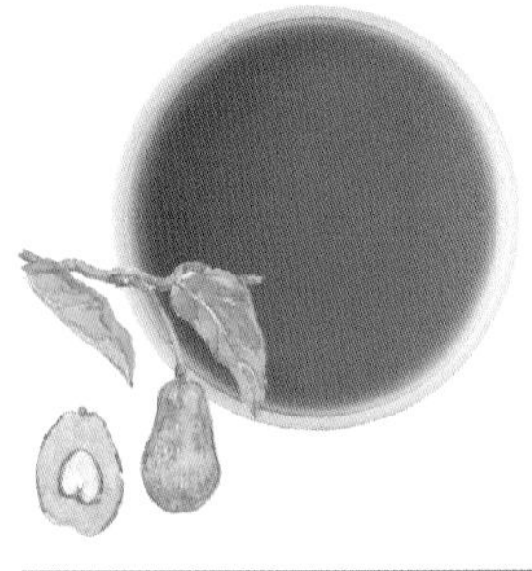

原料になる植物：アボカド。中南米産。15世紀にスペイン人によって発見され、ヨーロッパに導入。栄養価の高い果実は食用でも人気。
抽出部位：果肉　採油法：圧搾法
香り：コクのあるフレッシュグリーンのやや強い香り
成分：オレイン酸、リノール酸
おもな働き：保湿力が高いため、乾燥肌や老化肌に積極的に働きかける。ほかのオイルに比べて角質への浸透力が高く、肌をやわらかく若々しくする。※使用上の注意　衣服やタオルに色がつくことがあるので注意。

粘性と香りが強く、美容目的で使用される

オレイン酸、ビタミン、レシチンなどを豊富に含む栄養価の高いオイルで、化粧品の原料とされるなど、おもに美容目的に用いられます。浸透力にすぐれている一方、粘り気が強くすべりが悪いことと香りが強いことから、ほかのキャリアオイルに10％ほどの割合で混ぜて使用するのがよい。ネイルケアにもおすすめ。

アルガンオイル
Argan oil

学名：*Argania spinosa*
主産地：モロッコ

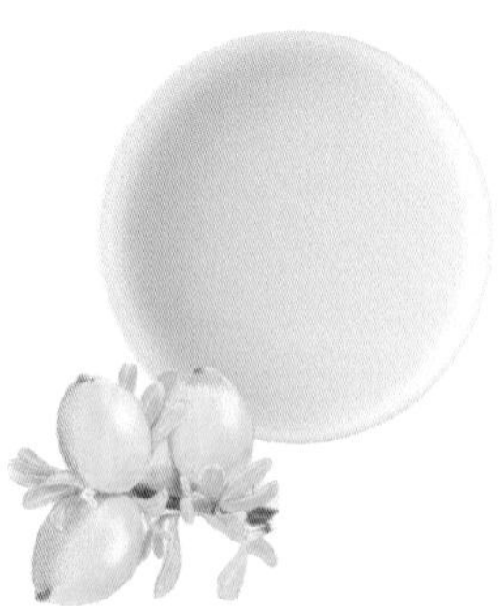

原料になる植物：アルガン。モロッコの一部地域にしか生息しない樹木。
抽出部位：種子(仁)　採油法：圧搾法
香り：ほぼ無臭
成分：オレイン酸、リノール酸、ビタミンE
おもな働き：肌質を問わず使え、乾燥対策、皮脂コントロール両方に力を発揮。髪をつややかに保ち、パサつきを抑える。※使用上の注意　敏感肌の人は注意する。

栄養価豊富な、髪と肌の「万能オイル」

乾燥の厳しい北アフリカでも枯れることのない木、アルガンの実の種子の、その仁から採れる、希少なオイル。オレイン酸、リノール酸など、肌や髪に必須な脂肪酸を豊富に含むうえ、オリーブの約２倍以上のビタミンＥも含み、高い抗酸化作用があることから、髪や肌によい万能オイルと呼ばれています。

アルニカオイル
Arnica oil

学名：*Arnica montana*
主産地：フランス

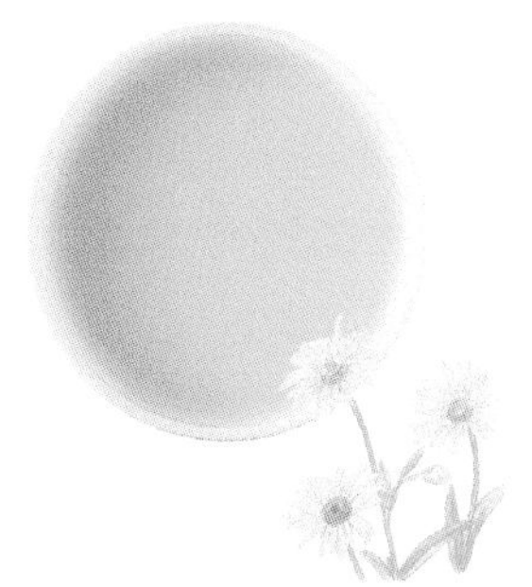

原料になる植物：アルニカ。高山地帯に生息するキク科の植物。葉がやわらかく、黄色い花をつける。日本の高山地域に自生するウサギギクの仲間。
抽出部位：花　採油法：浸出法
香り：アルニカの花独特の香り
成分：フラボノイド、カロチノイド、ケイ酸、ヒマワリオイル：オレイン酸、リノール酸
おもな働き：肌荒れを防ぎ、肌をやわらかく保つ。※使用上の注意　敏感肌の人は注意する。

打ち身・捻挫の「薬草」エキスをオイルに

フランスの高原に咲くキク科のアルニカの花をおもにヒマワリ油などで浸出したオイル。ヨーロッパでは打ち身や捻挫の応急対処の薬草とされ、肩・腰・関節や運動後のトリートメントに適します。肌荒れを防ぎ、やわらかく保つ効果も。香りが強いので、ほかの植物油とブレンドしての使用がおすすめです。

オリーブオイル
Olive oil

学名：*Olea europaea*
主産地：イタリア

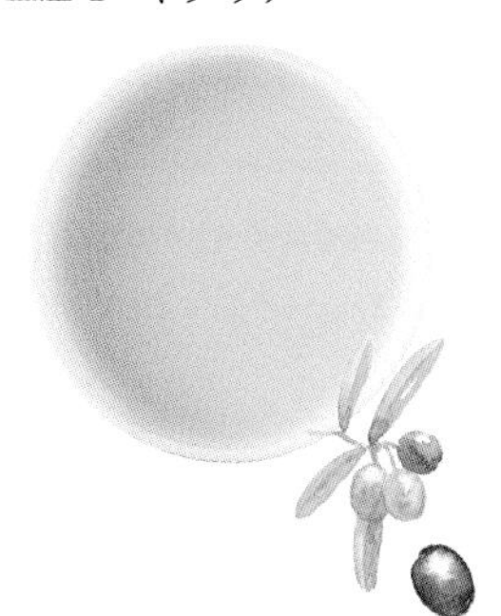

原料になる植物：オリーブ。果実をつけ始めてから100年以上実らせ続ける。
抽出部位：果肉　採油法：圧搾法
香り：果肉特有のフルーティーな独特の香り
成分：オレイン酸、パルミチン酸、リノール酸など
おもな働き：炎症やかゆみを抑え、妊娠線の予防にもよい。ヘアトリートメント効果があり、シャンプーの原料に向く。※使用上の注意　まれにアレルギー反応を起こすことがある。目に入ると非常に痛いので、フェイシャルトリートメントに用いるときは注意する。

栄養価の高さから、美容にも使えるオイル

食用としてポピュラーなオイルですが、栄養価の高さから美容目的にもよく用いられます。アボカドオイル同様、種子ではなく果肉から搾油します。肌につける場合は食用のものではなく、化粧品として販売されているものを使いましょう。

オリーブスクワランオイル
Olive squalane oil

学名：*Olea europaea*
主産地：スペイン

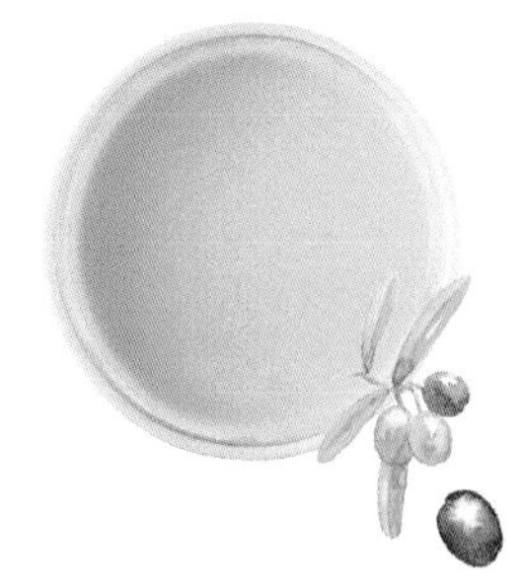

原料になる植物：オリーブ。果実をつけ始めてから、100年以上実らせ続ける。
抽出部位：オリーブオイル　採油法：蒸留・水素添加
香り：ほぼ無臭
成分：オレイン酸、パルミチン酸、リノール酸、スクワレン
おもな働き：必要な皮脂を補い、乾燥を防ぐ。※使用上の注意　敏感肌の人は注意する。

オリーブオイルから抽出された優秀保湿成分

オリーブオイルに含まれるスクワレンという成分をさらに抽出したオイル。人の皮脂に含まれていますが、加齢とともに失われてしまう成分です。補うことで肌をしっとりと保ちます。浸透力にすぐれ、オリーブオイルより高価ですがサラサラした肌ざわりで刺激が少ないため、敏感肌の人にも安心です。

あ
か
さ
た
な
は
ま
や
ら
わ

カカオバター（ココアバター）

Cocoa butter

学名：*Theobroma cacao*

主産地：ガーナ、インド、ジャワ、スリランカ、中南米

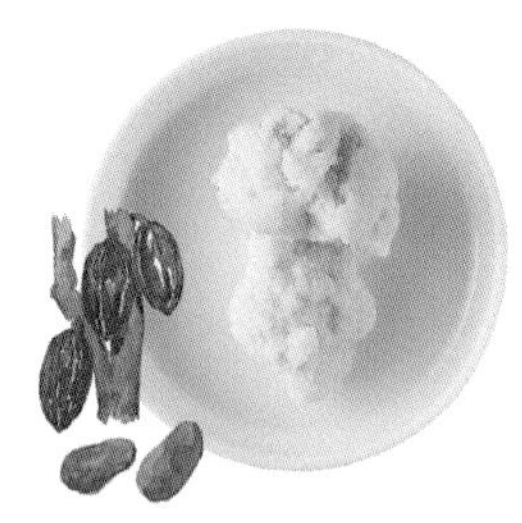

原料になる植物：カカオ。だ円形の茶色い大きな果実の中に、長さ３㎝ほどの種が30数個つまっている。

抽出部位：種子　採油法：圧搾法

香り：チョコレートのような甘い香り

成分：パルミチン酸、ステアリン酸

おもな働き：常温では固形だが体温で溶け、保湿クリームや軟膏として利用できる。皮膚をやわらかくすべすべにする。※使用上の注意　皮膚にアレルギー反応を起こすことがある。ほかの動物・植物性脂肪やワックス類などを含んだ製品もあるので注意。

酸化しにくい甘い香りの天然のバター

カカオ豆から抽出される植物性の天然バターです。カカオの甘い香りと保湿効果の高さが魅力。化粧品やヘアケア製品の原料としておなじみ。常温で固形のため、手作り石けんやクリームのかたさの調節にも。手のひらの体温で（融点は35～36度）やわらかくして、直接肌に用いることもできます。酸化しにくく長期保存も可能。

カスターオイル（ヒマシ油）

Castor oil

学名：*Ricinus communis*

主産地：アメリカ

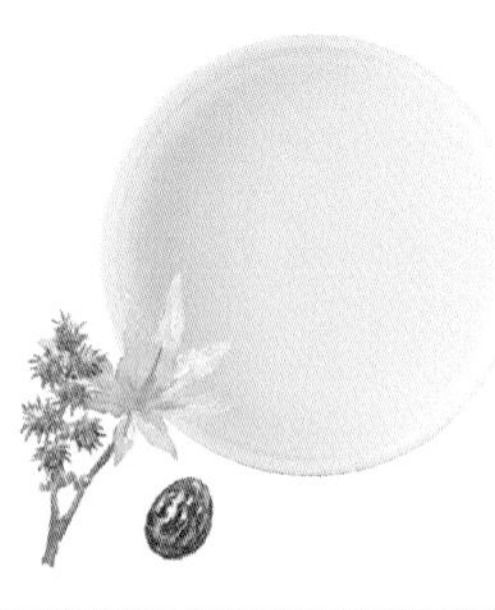

原料になる植物：ヒマ（蓖麻＝唐胡麻＜トウゴマ＞の別名）。古代エジプト人はランプの燃料に利用していたといわれる。種子は豆のような形。

抽出部位：種子　採油法：圧搾法

香り：わずかだが特有の香りがある

成分：リシノール酸、オレイン酸、リノール酸、ビタミンE

おもな働き：粘性が高いので、トリートメントには不向き。保湿効果がすぐれており、基礎化粧品やリップクリーム、シャンプーなどの原料に欠かせない。寝る前に足の裏や、おなかや腰などに塗ると、便通によいといわれる。

免疫力強化などの力もあるオイル

日本ではヒマシ油の名でなじみのあるカスターオイル。良質なものは、多くのすばらしい効能をもっていて、体に塗ったり、湿布をするだけで全身の免疫力を強化します。体にたまった老廃物や毒素を排出する作用にすぐれ、便秘や関節の痛み、体がだるいといった不調にも即効性があります。

カメリアオイル（椿油）

Camellia oil

学名：*Camellia japonica*

主産地：日本

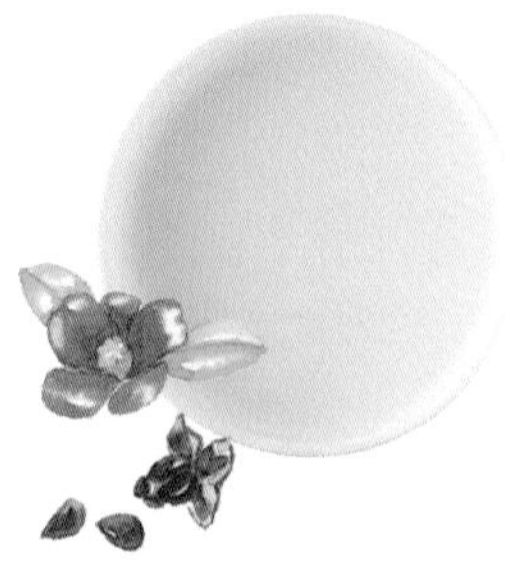

原料になる植物：ヤブツバキ。本州以南の日本全土、台湾、朝鮮半島に分布。日本から世界に広がった園芸花。

抽出部位：種子　採油法：圧搾法

香り：ほぼ無臭

成分：オレイン酸、リノール酸

おもな働き：浸透性にすぐれ、乾燥肌、老化肌のスキンケアに向いている。紫外線UVB波を吸収する作用があり、軽い日焼け止めとして利用できる。髪に用いると、ドライヤーやカラーリングのダメージから髪を守り、サラサラに保つ。

日本で古くから美髪油として人気

椿油は、古来日本では髪を美しく保つとして重宝されてきました。飲用や明かり用、薬として用いられたという記録もあります。紫外線防止効果があるので、髪や肌を日焼けからガード。肌へのなじみがよく、べたつきませんが、未精製の椿油はほかのオイルとブレンドがおすすめ。酸化しにくく、比較的長期間の保存が可能。

カレンデュラオイル

Calendula oil

学名：*Calendula officinalis*

主産地：アメリカ、イギリス、オーストラリア、カナダ

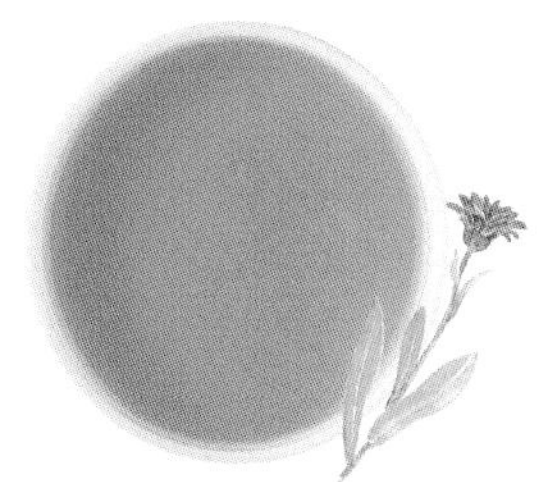

原料になる植物：カレンデュラ（キンセンカ）。別名、ポットマリーゴールド。オレンジ色の花は栄養価が高く、食用（エディブルフラワー）や着色料にも用いられる。

抽出部位：花　採油法：浸出法

香り：コクのあるやや強い香り

成分：カロチノイド、サポニン、フラボノイド、ヒマワリオイル：オレイン酸、リノール酸

おもな働き：抗炎症作用があり、肌荒れや肌の乾燥のケアに向く。刺激がマイルドで赤ちゃん用の化粧品の原料としても使われる。

抗炎症作用で肌荒れのケアができるオイル

オレンジ色が美しいカレンデュラですが、この花をほかの植物油に数日～数週間浸して、有効成分を浸出させることができます。浸出油も美しいオレンジ色です。植物油はサンフラワー（ヒマワリ）オイルが一般的。こうして作るオイルはインフューズドオイル（浸出油）と呼ばれ、家庭でも作ることができます。

キャロットオイル

Carrot oil

学名：*Daucas carota*

主産地：カナダ

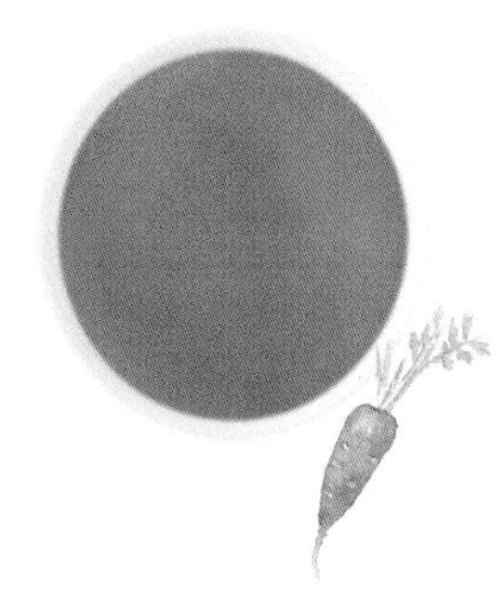

原料になる植物：ワイルドキャロット、および食用ニンジンの根。食用ニンジンはワイルドキャロットの改良種。ワイルドキャロットは食用にはされない。

抽出部位：根　採油法：浸出法

香り：ほのかにニンジンの香りがある

成分：カロチノイド、ビタミンE、ヒマワリオイル：オレイン酸、リノール酸

おもな働き：β-カロテンやビタミンEの働きで細胞の酸化を防ぎ、肌の老化を予防・改善する。※使用上の注意　皮膚や衣類に色が付着することがあるので注意。

ニンジンの抗酸化作用を、抽出して活用

ワイルドキャロットまたは食用ニンジンの根を植物油に２～３週間浸して成分を浸出させ、ろ過して作るオイルです。鮮やかなオレンジ色と、ほのかなニンジンの香りが特徴。すぐれた抗酸化作用をもつβ-カロテンやビタミンＥを含み、老化肌や日焼け肌のケアによいとされます。トリートメントオイルや乳液のベースなどにも。

ククイナッツオイル

Kukui nut oil

学名：*Aleurites moluccana*

主産地：ハワイ

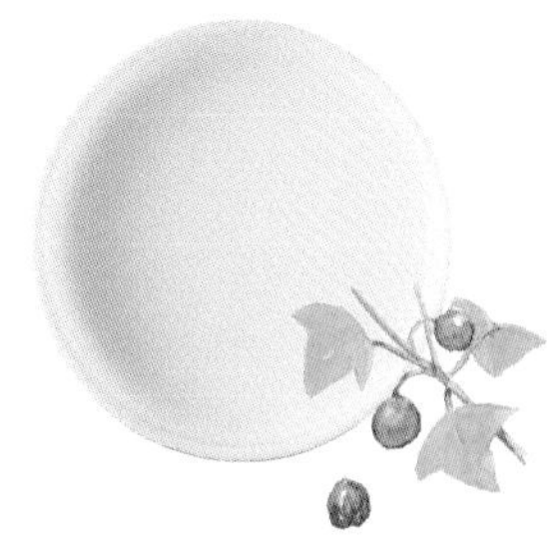

原料になる植物：ククイ。ハワイに自生する落葉高木。20～30mになる。ハワイ州の州木。かたい皮でおおわれた果実の中に原料の種子がある。

抽出部位：種子　採油法：圧搾法

香り：ほのかにククイナッツの香りがある

成分：オレイン酸、リノール酸、リノレン酸

おもな働き：ビタミンが豊富で浸透性が高く、乾燥肌や肌荒れをすばやく改善する。刺激が少ないので、敏感肌や赤ちゃん、お年寄りにも安全。

ベビーマッサージにも使える安全性が魅力

ハワイでおなじみの、サラサラでスッと肌に浸透する、スキンケアに適したオイルです。安全性が高く、ひどい乾燥肌でも、軽くマッサージするだけで潤いがよみがえります。ベビーマッサージにも使える安全性も魅力。サンオイルや、日焼け肌のケアにも活躍。かつてはやけどの手当てにも使われました。別名キャンドルナッツ。

あ
か
さ
た
な
は
ま
や
ら
わ

グレープシード オイル

Grape seed oil

学名：*Vitis vinifera*

主産地：イタリア、チリ、フランス

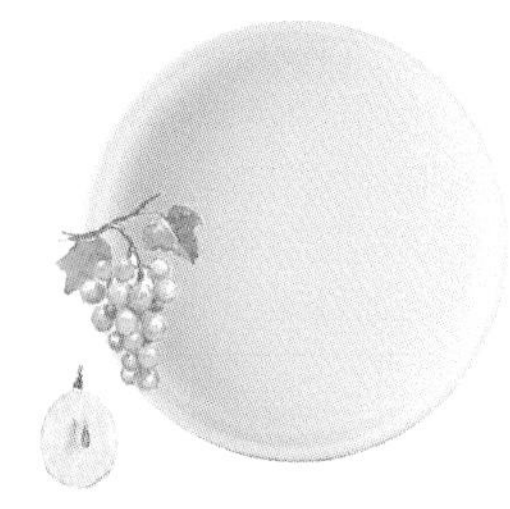

原料になる植物：ブドウ。ワインの原料用に栽培されているもの。ワインの製造後に残るブドウの種子が原料。

抽出部位：種子　採油法：圧搾法

香り：ほぼ無臭

成分：リノール酸、オレイン酸、パルミチン酸、ビタミンE

おもな働き：軽くさっぱりした質感でよく広がるので、広範囲のトリートメントがしやすい。刺激が少なく保湿効果が高いので、敏感肌や乾燥肌に有効。クレンジング作用があり、オイリー肌にも適している。

無臭に近く、ブレンドに最適

ワインを製造したあとに残るブドウの種子を原料とするオイルです。世界中で大量に生産されるワインが原料とあって、植物油の中では比較的安価。ほとんど無臭なので、ブレンドする精油の香りを楽しめます。さっぱりしていてよくのびるので、トリートメントに向きます。ビタミンEを多く含み酸化しにくいのが特徴。

ココナッツオイル

Coconut oil

学名：*Cocos nucifera*

主産地：インドネシア、フィリピン、インド、ベトナム

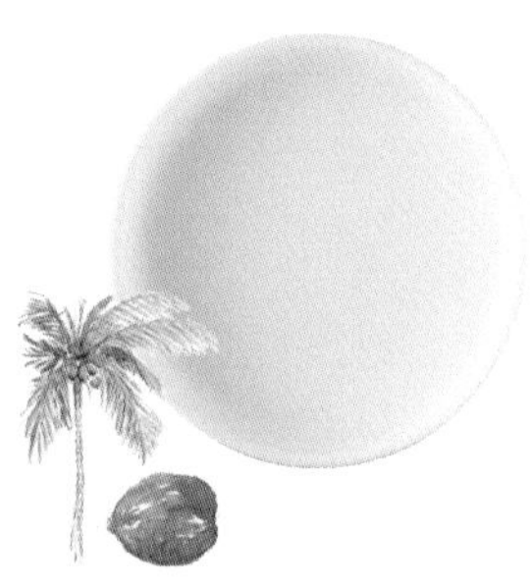

原料になる植物：ココヤシ。よく実がなり多いものは年間200個の実をつける。生産性がよいため多くの地域で栽培されている。

抽出部位：果肉　採油法：圧搾法

香り：ココナッツの甘い香り

成分：ラウリン酸、ミリスチン酸

おもな働き：肌への刺激は比較的強いので注意。酸化しにくいので、ほかのオイルに混ぜると酸化防止剤の働きをする。乾燥した髪をケアするヘアオイルに向く。※使用上の注意　敏感肌の人は注意する。

植物油の中でも特に軽いオイル

化粧用油として出回るのは、精製（分留）された無色透明のタイプです。植物油の中で最も軽いといわれ、使用感は水のよう。食用のものは常温で白く固まり（融点25度）、石けんの原料としてもよく使われます。

小麦胚芽オイル

Wheat germ oil

学名：*Triticum vulgare*

主産地：アメリカ、オーストラリア、カナダ

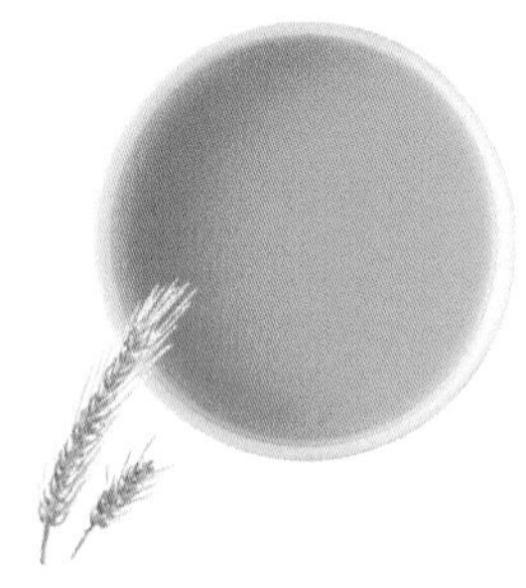

原料になる植物：小麦。小麦の粒から小麦粉を製造する過程で、オイルの原料となる小麦胚芽が分離される。

抽出部位：小麦胚芽　採油法：圧搾法

香り：穀類のやや強い香り

成分：リノール酸、オレイン酸、ビタミンE

おもな働き：豊富なビタミンEが血行を促し、乾燥や肌荒れ、老化防止に非常に有効。トリートメントによって冷え性や、スポーツ後の筋肉痛が緩和される。※使用上の注意　小麦にアレルギーがある人は使用を控えたほうがよい。

抗酸化作用のビタミンEを豊富に含む

小麦胚芽オイルは、ビタミンEを豊富に含んでいることで有名な植物油です。ただ、粘性が強く使用感が重いため、マッサージに単独で用いることはほとんどなく、ほかの植物油に1～5％程度ブレンドして使われます。ビタミンEの抗酸化作用の働きで、ブレンドオイル自体の寿命も長くなります。

シアバター
Shea butter

学名：*Butyrospermum parkii*
主産地：ガーナ、ナイジェリア、ブルキナファソ

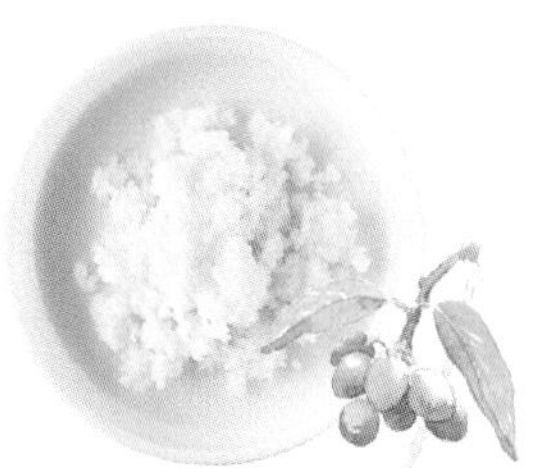

体温で溶け、クリームのように使用

サバンナに分布するシアの木の種子から採れる油脂で、カリテバターとも呼ばれます。常温では固形ですが、肌に塗るとゆるやかに溶けるので（融点36度程度）、単独でクリームのような使用が可能。紫外線から肌を守り、しわを目立ちにくくさせます。精製された無色無臭のものが化粧品原料として使われます。

原料になる植物：シア（カリテ）。サバンナに自生する。プラムのような実がなり、その種子の仁が原料。
抽出部位：種子(仁)　採油法：圧搾法
香り：やや甘いホワイトチョコレートのような香り
成分：ステアリン酸、オレイン酸、アラントイン、カロチノイド、トリテルペン、ビタミンE
おもな働き：抗酸化作用によりやわらかい肌をよみがえらせ、長時間保湿する。皮膚の治癒力を促進し、ハンドクリームやボディクリームに最適。石けんにブレンドすると保湿力アップ。

スイートアーモンドオイル
Sweet almond oil

学名：*Prunus amygdalus var. dulcis*
主産地：アメリカ、イタリア

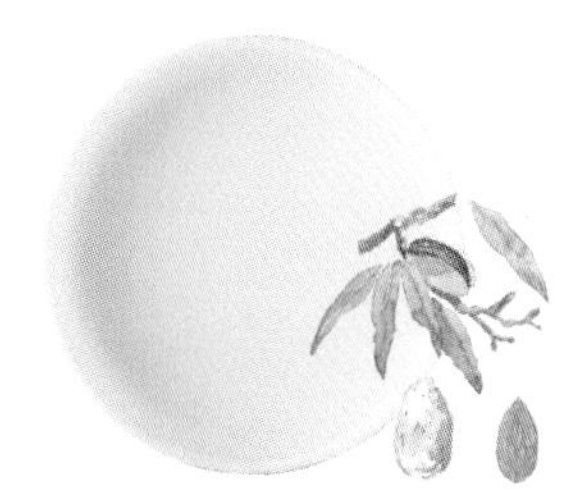

ナッツ独特の香りで、サラリとした使用感

スイートアーモンドの種子から採れるオイル。オレイン酸を80%含む栄養価の高さとサラリとした使用感で、ボディトリートメントに好適、サロンなどで最も頻繁に使われています。新鮮なオイルにはナッツの芳香がありますが、精油をブレンドすると気になりません。比較的安価な点も魅力です。

原料になる植物：スイートアーモンド。春にピンク色の花をつける。緑色の果実の中の種子がオイルの原料。
抽出部位：種子(仁)　採油法：圧搾法
香り：ほのかにアーモンドの香ばしい香り
成分：オレイン酸、リノール酸、ビタミンE
おもな働き：オレイン酸やビタミンなど豊富な栄養素を含み、肌をやわらかくする。保湿効果が高く、乾燥肌やかゆみや炎症がある肌に適している。なめらかですべりがよく、トリートメントに用いるとリラックス感が高まる。

セサミオイル（ゴマ油）
Sesame oil

学名：*Sesamum indicum*
主産地：アフリカ、イタリア、インド、中国、南米

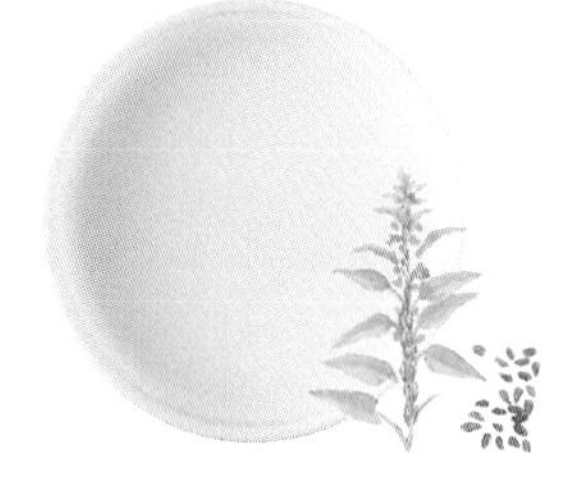

4000年の歴史を誇る長寿の果実から搾るオイル

インドのアーユルヴェーダで使用されるオイルです。日本人にも身近ですが、料理用の色の濃いゴマ油は、ゴマを焙煎して圧搾したものでにおいが強く、アロマテラピーには向きません。トリートメント用には専門店で化粧用のものを選びます。酸化しにくいため、ほかのオイルに混ぜると酸化防止剤の働きをします。

原料になる植物：ゴマ。東インドの熱帯地域が原産。さやの中の種子がオイルの原料。白ゴマから採れるオイルが最高級。
抽出部位：種子　採油法：圧搾法
香り：ほぼ無臭
成分：リノール酸、オレイン酸、パルミチン酸、ビタミンE
おもな働き：ビタミンEやミネラルを豊富に含み、老化が気になる肌に効果的。体を温め、冷え性や腰痛、肩こりなどの症状を緩和する。

セントジョンズワートオイル

St. John's wort oil

学名：*Hypericum perforatum*

主産地：アメリカ、イギリス

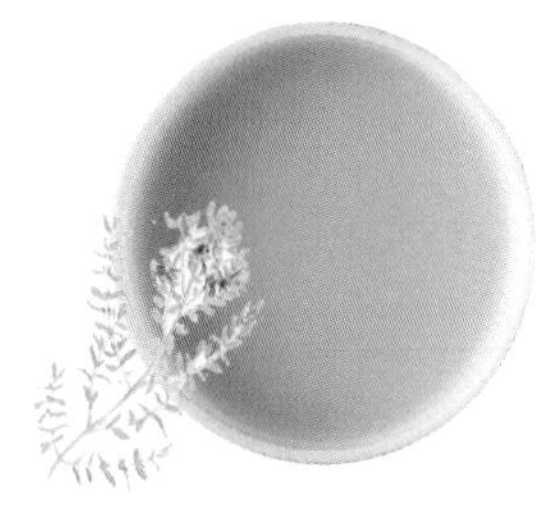

原料になる植物：セントジョンズワート。和名は西洋オトギリソウ。古くから薬草として広く利用される。

抽出部位：花　採油法：浸出法

香り：ハーブ系の落ち着いた香り

成分：フラボノイド、オリーブオイル：オレイン酸、リノール酸

おもな働き：すべての肌質に使えるが、特にオイリー肌、敏感肌の改善に有効。筋肉痛や関節炎、神経痛などの痛みをやわらげ、切り傷、やけど、捻挫などの回復を促す。

花のもつ有効成分をほかの植物油に浸して抽出

カレンデュラオイルと同様、花をほかの植物油に浸して作る浸出油です。植物油はおもにバージンオリーブオイルが用いられるのが一般的。黄色い花からしだいに有効成分がしみ出します。単独でも使用できますが、比較的高価なオイルなので、ほかのオイルに10～20％の割合でブレンドするとよいでしょう。

ソヤオイル（大豆油）

Soya oil

学名：*Glycine max*

主産地：アメリカ、ブラジル

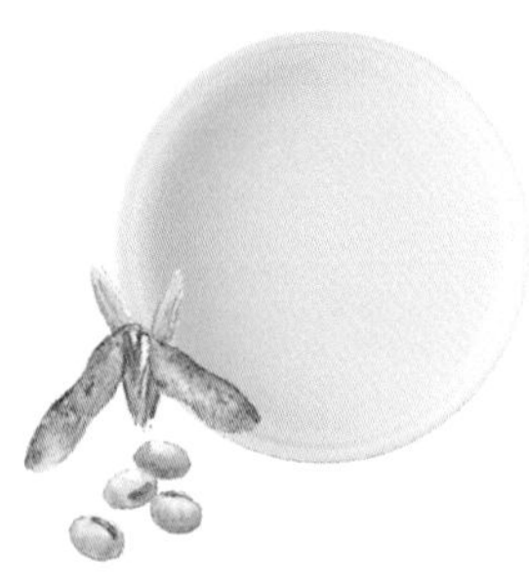

原料になる植物：大豆。さやの中に3～4個の種子（豆）ができ、その種子からオイルを抽出する。

抽出部位：種子　採油法：圧搾法

香り：おだやかな香り

成分：リノール酸、オレイン酸、ビタミンE、レシチン

おもな働き：肌をやわらかくし、しっとりさせる。乾燥による肌荒れを防ぐ。炎症をやわらげ、肌の再生を促す。※使用上の注意　酸化しやすいので注意。アレルギー反応を起こす場合があるので注意。

肌を守るために必要な多くの脂肪酸を豊富に含む

大豆から抽出される油脂。大豆サポニンやビタミンEが豊富で抗酸化作用にすぐれています。リノール酸や大豆レシチン、大豆イソフラボンなども含まれているため、肌を老化から守り、しっとり保つのに役立ちます。食用のオイルもありますが、アロマテラピーには化粧品として販売されるものを使用しましょう。

月見草オイル（イブニングプリムローズオイル）

Evening primrose oil

学名：*Oenothera biennis*

主産地：アメリカ、地中海沿岸

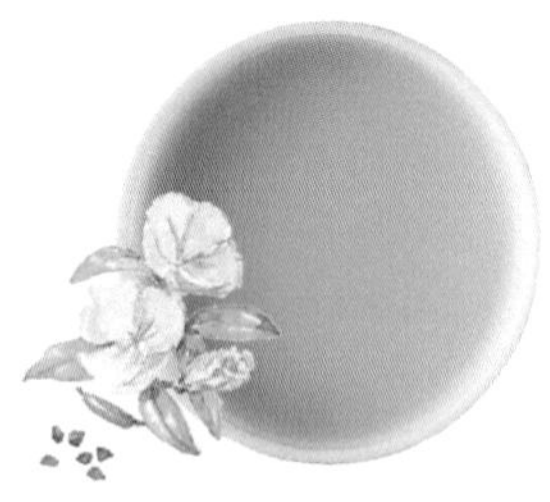

原料になる植物：ツキミソウ。北米原産のハーブ。生命力が強く、乾燥地帯でも繁殖する。オイルの原料になるのは種子。

抽出部位：種子　採油法：圧搾法

香り：まったりとしたクセのある香り

成分：リノール酸、γ-リノレン酸、オレイン酸、ビタミンE

おもな働き：しわを予防し、ハリのある肌に導く。保湿効果にすぐれ、乾燥肌や炎症などを改善する。※使用上の注意　酸化しやすいので、ごく少量ずつ購入するか、酸化防止効果のあるホホバオイルなどとブレンド。

アンチエイジング効果の高い「美容液」

月見草オイルは、アンチエイジング効果が高いとして、人気が高まっています。単独で使用する場合は、美容液として毎日のスキンケアにプラスすると、しわやたるみを防いで若い肌を維持します。また、キングス・キュアオール（King's cureall：王の万能薬）の異名をもち、北米の先住民は外傷の治療に用いていました。

パームオイル
Palm oil

学名：*Elaeis guineensis*
主産地：インドネシア、ナイジェリア、マレーシア

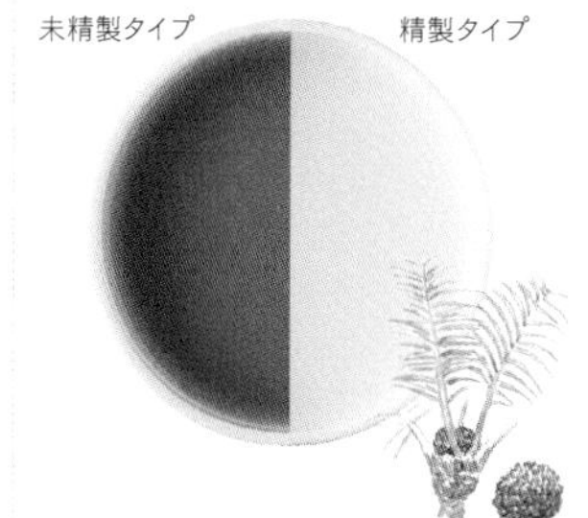

原料になる植物：アブラヤシ。熱帯地域に自生し、直径5㎝ほどの実をつける。果肉のほか種子からもオイルが採れる（パームカーネルオイル）。
抽出部位：果肉　採油法：圧搾法
香り：やや強い油臭さがある
成分：パルミチン酸、オレイン酸、リノール酸、ビタミンE、カロテノイド
おもな働き：おもに石けんの材料として用いられ、トリートメントオイルや手作り化粧品に利用されることはほとんどないが、溶けくずれにくい石けんを作ることができる。

ビタミンEとカロテンが豊富で美肌に

パームオイルはパーム（アブラヤシ）の赤い果肉から採れるオイル。植物性石けんの原料となるオイルとして知られ、手作り石けんの材料としてもよく使われます。石けんをかたく長持ちさせるほか、豊富に含まれるビタミンEとカロテンが美肌に導きます。精製された白色と、精製しない赤色（レッドパームオイル）があります。

ピーチカーネルオイル
Peach kernel oil

学名：*Prunus persica*
主産地：アメリカ

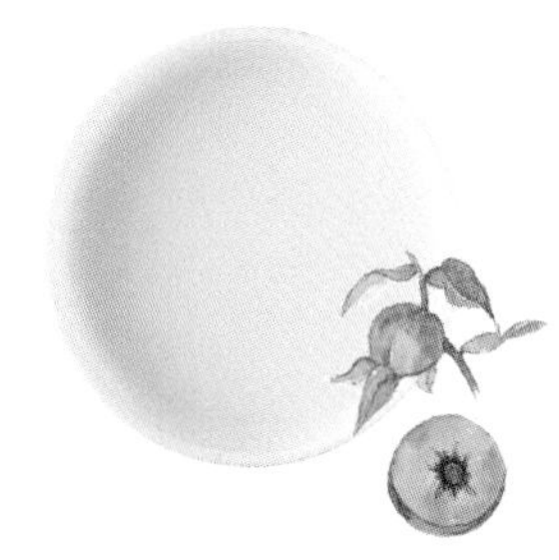

原料になる植物：モモ（桃）。食用にするモモの種子の中の仁からオイルが作られる。
抽出部位：種子(仁)　採油法：圧搾法
香り：クセのない香り
成分：オレイン酸、リノール酸、パルミチン酸、ビタミンE
おもな働き：肌の乾燥を防ぎ、潤いを保つ。刺激が弱いので、フェイシャルトリートメントに使用するとよい。肌質を選ばないが、特に乾燥肌、老化肌、敏感肌に適している。皮膚によく浸透し、栄養を与えて肌荒れを改善する。

刺激の少ない軽い使用感で、アロマママッサージにも

モモの種子の仁から抽出される油脂。サラリとした肌ざわりで刺激も少ないため、フェイシャルトリートメントにおすすめ。保湿力が高いオレイン酸をたっぷりと含み、肌内部にゆっくり浸透して、乾燥肌をケア。細胞膜の原料となるリノール酸や、細胞の酸化を防いで肌を老化から守るビタミンEなども含まれています。

ピーナッツオイル
Peanut oil

学名：*Arachis hypogaea*
主産地：ナイジェリア、アメリカ、インド、中国

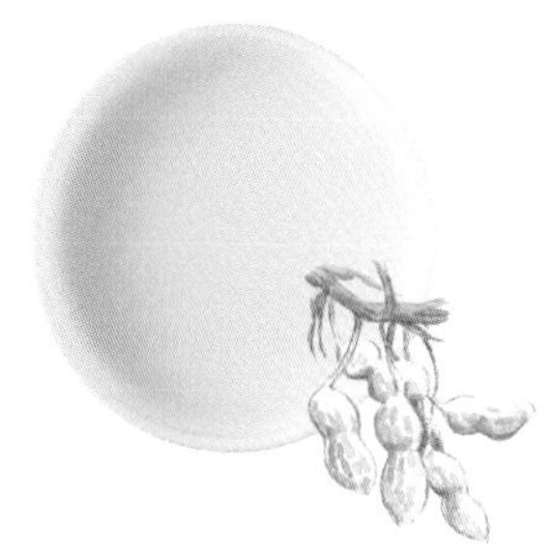

原料になる植物：落花生。花が受粉後、地中で結実する珍しい植物。オイルの原料は種子。搾りかすは飼料になる。
抽出部位：種子　採油法：圧搾法
香り：ほのかにピーナッツの香りがある
成分：オレイン酸、リノール酸、ビタミンA、ビタミンE
おもな働き：多くの肌タイプに有効で、血行を促し健康な肌質にととのえる。
※使用上の注意　アレルギー反応を起こす場合があるので注意。

栄養価が高く、重めの使用感でクリームなどに

ピーナッツから採れる栄養価の高いオイルです。ビタミンやたんぱく質が豊富に含まれ、肌はもちろん髪にも働きます。スキンケアや、手作り石けん、食用にも用いられますが、使用感がやや重く、トリートメントには軽めのキャリアオイルとブレンドがおすすめ。クリームや石けんに使うとなめらかでマイルドな使用感に。

ヒッポファエオイル（サジーオイル）

Sea-buckthorn oil

学　名：*Hippophae rhamnoides*

主産地：中国、ロシア、モンゴル

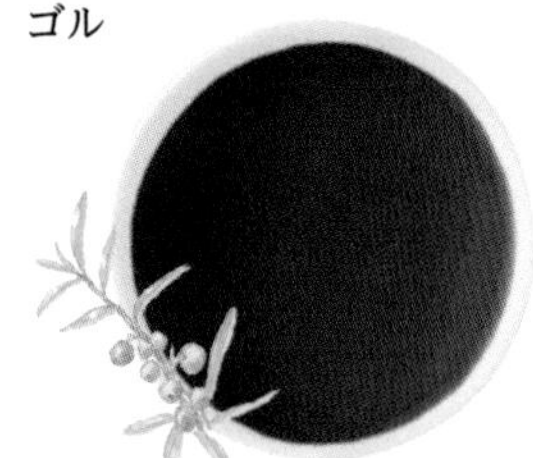

原料になる植物：ヒッポファエ（ウミクロウメモドキ）。ロシアや中国の高地に自生するグミ科の植物。果実は食用にもなる。

抽出部位：果実　採油法：圧搾法

香り：フルーティーな香り

成分：リノール酸、リノレン酸、オレイン酸、ビタミンA、ビタミンE

おもな働き：ビタミンA・Eが非常に豊富なので、フェイシャルオイルとして最適。ホホバオイルなどに10％程度ブレンドするとよい。※使用上の注意　高濃度で使用すると、皮膚や衣類に色が付着することがあるので注意。

肌を守り、皮脂バランスをととのえる働きも

ヒッポファエから抽出。果肉の色により色素が濃く、ほかの植物油とブレンドして使用することが多いオイルです。中国名の「沙棘油（サジーオイル）」、英名の「シーバックソーンオイル」と呼ばれることも。各種ビタミンのほか、リノール酸やリノレン酸を豊富に含み、皮脂のバランスをととのえるのに役立ちます。

ヘーゼルナッツオイル

Hazelnut oil

学名：*Corylus avellana*

主産地：フランス、トルコ

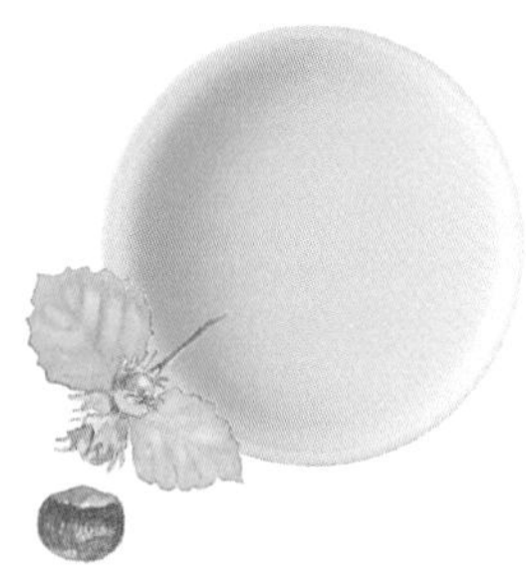

原料になる植物：ヘーゼルナッツ。北ヨーロッパ原産の落葉樹。１本の木に雌雄両性の花をもつ。オイルの原料は種子。

抽出部位：種子　採油法：圧搾法

香り：ほのかにヘーゼルナッツの香りがある

成分：オレイン酸、リノール酸

おもな働き：豊富な栄養素を含み、あらゆる肌トラブルに効果的。特に傷んだ肌の修復や老化肌を改善。収れん作用があり、ニキビ肌やオイリー肌の改善に効果がある。※使用上の注意　アレルギー反応を起こす場合がある。

オイリー肌のケアにも使える、ベタつきのないオイル

ヘーゼルナッツの種子から採れるオイルで、使用感がマイルドで浸透力にすぐれています。べたつきがほとんどないため、ボディ用トリートメントオイルに適しています。ベビーマッサージにも安全です。オイルでありながら軽い収れん作用があるため、オイリー肌のケアにも。石けんに用いると保湿力の高いものが作れます。

ヘンプシードオイル

Hemp seed oil

学名：*Cannabis sativa*

主産地：オーストラリア、中央アジア

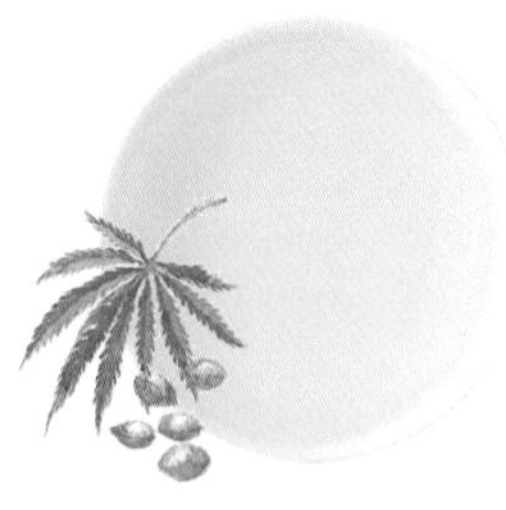

原料になる植物：麻。カスピ海沿岸から北インドまで、広い地域に自生している。葉や茎は繊維の原料として利用される。

抽出部位：種子　採油法：圧搾法

香り：スパイシーでハーバルな香り

成分：リノール酸、α-リノレン酸、ビタミンE、カンナビシンA

おもな働き：浸透力と保湿力にすぐれ、肌の乾燥を防ぎ、潤いを保つ。頭皮を健やかにし、髪につやを与える。

必須脂肪酸をバランスよく含む

アジア原産の麻の種子から抽出される油脂。サラッとした肌ざわりで、浸透力にすぐれていることが特徴。細胞膜の原料となる必須脂肪酸、リノール酸（ω６）やα-リノレン酸（ω３）が理想的なバランスで豊富に含まれ、抗酸化作用にすぐれたビタミンＥとともに、肌の新陳代謝を活発にしてみずみずしさを保ちます。

ホホバオイル

Jojoba oil

学名：*Simmondsia chinensis*

主産地：アメリカ、イスラエル、メキシコ

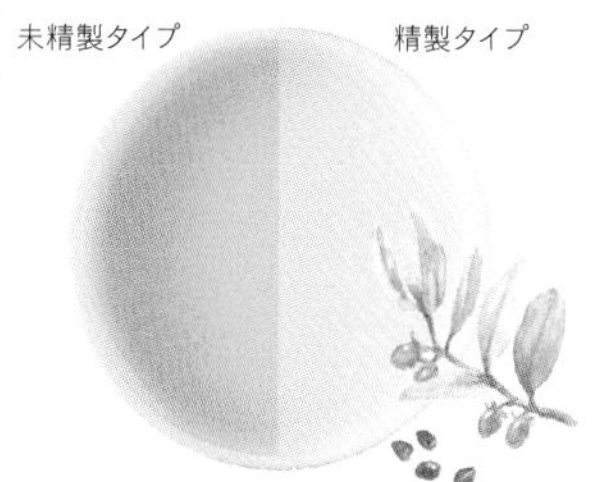

原料になる植物：ホホバ。砂漠地帯に自生する低木。灰緑色の肉厚の葉は水分を失わない工夫。オイルの原料は堅果。

抽出部位：種子　採油法：圧搾法

香り：（精製）ほぼ無臭、（未精製）ハーブ系の個性的な香り

成分：ワックスエステル、ビタミンE

おもな働き：すべての肌質に合い、浸透性がよい。肌をやわらかくし、保湿する効果がある。紫外線から肌を守る作用がある。

高い抗酸化作用をもち、手作り化粧品にぴったり

別名ホホバワックス。アロマテラピーではオイルとして扱われますが、成分的には植物性の液体の蠟（ろう）すなわちワックス。低温になると凝固し、温めると液体に戻り、湯せんにかけても傷みません。抗酸化作用が強く手作り化粧品に最適。精製と未精製のタイプがあり、未精製タイプは植物そのものの香りが楽しめます。

ボリジオイル

Borage oil

学名：*Borago officinalis*

主産地：オーストラリア、カナダ、中国、フランス

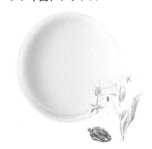

原料になる植物：ボリジ。青い可憐な花を咲かせ、花、生葉は食用としても用いられる。オイルの原料は種子。

抽出部位：種子　採油法：溶剤抽出法

香り：ほぼ無臭

成分：リノール酸、γ-リノレン酸、オレイン酸、ビタミンE

おもな働き：寝る前にナイト用オイルとして肌に塗っておくと、翌日はハリのあるふっくらした肌が期待できる。

ビタミン、ミネラルのバランスで美肌効果に期待大

高い保護作用によって皮膚を守るγ-リノレン酸（GLA）が豊富に含まれたオイルです。ビタミン、ミネラルの相乗効果によって美容液並みの美肌効果が期待できるので、手作りの保湿クリームの材料として活用しましょう。比較的安価で入手できるため、月見草オイル（p.270）の代用品とされることもあります。

マカデミアナッツオイル

Macadamia nut oil

学名：*Macadamia ternifolia*

主産地：アメリカ、ケニア

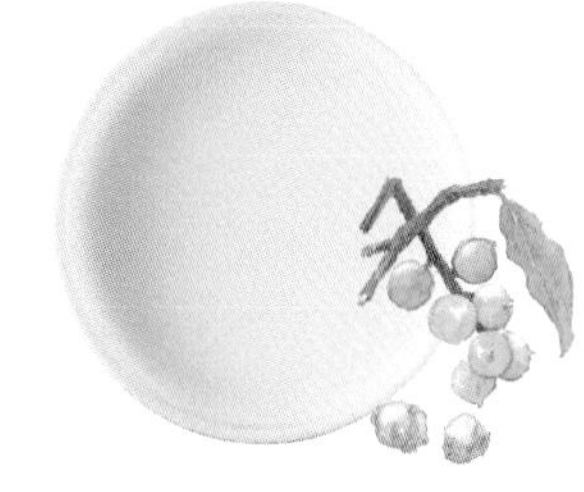

原料になる植物：マカデミア。オーストラリア先住民アボリジニの主食とされていたナッツがオイルの原料。

抽出部位：種子　採油法：圧搾法

香り：ほのかにマカデミアナッツの香りがある

成分：オレイン酸、パルミトレイン酸、パルミチン酸、ビタミンE

おもな働き：加齢によって失うパルミトレイン酸を効率よく補い、ハリのある若々しい肌をよみがえらせる。すぐれた保湿性と浸透力により、乾燥肌の悩みを軽減する。紫外線から肌を守る。

肌の若返りに成果を上げるパルミトレイン酸が豊富

マカデミアナッツオイルの一番の特徴は、パルミトレイン酸を含んでいることです。これは、人間の皮脂と共通する成分で、肌への浸透性にすぐれています。そのため、肌につけると吸い込まれるような感じで吸収され、サラッとした使い心地に。乾燥肌のケアに適しています。また、紫外線から肌を守る力ももったオイルです。

マンゴーバター
Mango butter

学名：*Mangifera indica*
主産地：インド、フィリピン、マレーシア、メキシコ

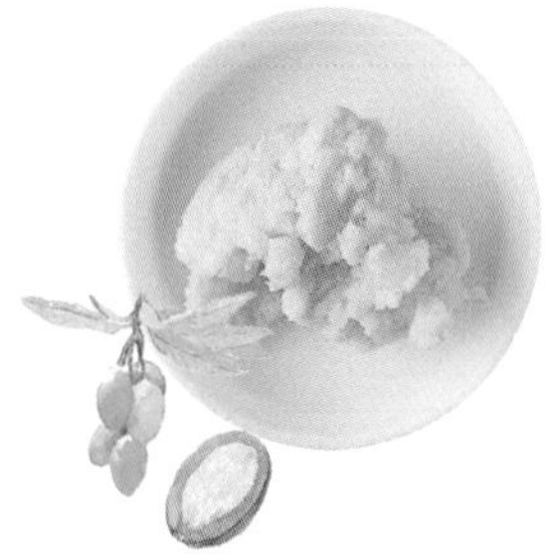

原料になる植物：マンゴー。実、花、樹皮に薬効がある。オイルの原料は実の中にある平べったい種子。
抽出部位：種子　採油法：圧搾法
香り：かすかに甘い香り
成分：ステアリン酸、オレイン酸
おもな働き：肌をやわらかくし、保湿する。リップクリームの材料にも向く。紫外線から肌を守る。肌に塗っておくときれいに日焼けできる。※使用上の注意　まれにアレルギー反応を起こすことがあるので注意。

保湿効果とともに、紫外線から肌を守る働きも

マンゴーの果実の種子から搾油される植物性バターで、ほんのりと甘い香りが特徴。保湿効果が高く、肌をやわらかくする作用があり、乾燥肌の人に心強い存在です。また、紫外線から肌を守り、老化防止の作用もあるといわれるのも魅力のひとつ。そのため、多くの化粧品や石けんに用いられています。

ミツロウ
Beeswax

学名：*Apis mellifera*
主産地：アメリカ

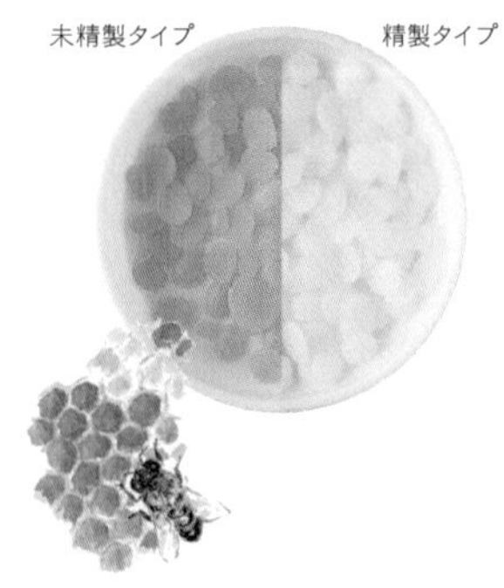

原料：みつばちが巣作りのために分泌する天然動物性ワックス。
抽出部位・採油法：みつばちの分泌物で作られた巣を精製、加工する。※未精製のものは花粉やプロポリスなどを含んでいる。
香り：（未精製）独特の甘い香り、（精製）無臭
成分：ワックスエステル、遊離脂肪酸、遊離アルコール
おもな働き：保湿、柔軟、殺菌、抗炎症、治癒作用などがあり、市販のクリームや塗り薬の材料として使われる。

みつばちのワックスが肌をやわらかく

ミツロウは、みつばちの腹部にあるろう腺から分泌されるワックス。化粧品や石けん、ろうそく、絵の具、紙、建材などの原料として古来活用されてきました。肌をしっとりやわらかくし、保護します。ミツロウ本来の色と香りが残る未精製タイプと、色と香りを取り除いた精製タイプがあるので、用途や好みで使い分けましょう。

ローズヒップオイル
Rose hip oil

学名：*Rosa canina*、*Rosa rubiginosa*
主産地：アメリカ、チリ

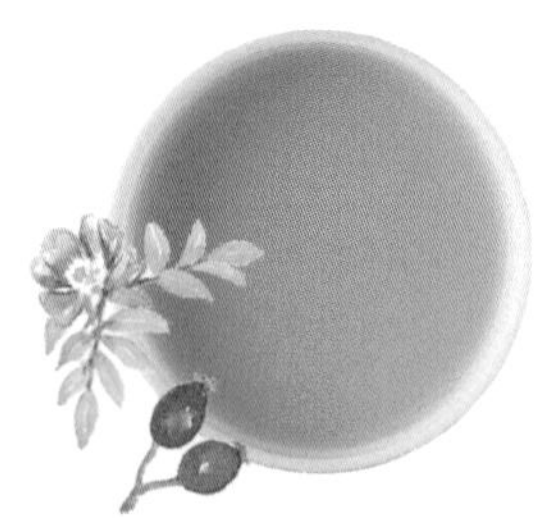

原料になる植物：ドッグローズ。野バラの一種で、南米アンデス山脈に自生。果実の中の種子がオイルの原料。
抽出部位：種子　採油法：圧搾法
香り：フルーティーな香り
成分：リノール酸、α-リノレン酸、オレイン酸、ビタミンA
おもな働き：しみ、しわ、くすみ、ニキビあと、乾燥肌、たるみなど、加齢や生活環境の悪化による肌の衰えを改善する。※使用上の注意　非常に酸化が早いので、少量ずつ購入し、開封後は冷蔵庫に保管するとよい。

美容効果が高いリノール酸、α-リノレン酸が豊富

ドッグローズという野バラの果実の種子から採れるオイルです。リノール酸やα-リノレン酸をたっぷり含むため、しみ、しわの改善や美白のパワーへの期待が寄せられる美容オイルとして有名。単独で美容液として、またほかのオイルとブレンドしてフェイシャルマッサージをすると効果的です。

芳香蒸留水のある暮らし @ チュニジア・ナブールの町

家庭で植物から育てて手作りする伝統が

精油を水蒸気蒸留することで得られる、もうひとつの恵みが芳香蒸留水です。精油の水溶性芳香成分がわずかに溶け込んだ水で、アロマテラピーのほか、市販や手作りの化粧品の材料としても活用されます。

そのひとつであるオレンジフラワーウォーターの産地はチュニジア北東部の町ナブール。芳香蒸留水を家庭で手作りする伝統があります。おもに使用するのはビターオレンジの花、ゼラニウム、ダマスクローズで、庭や農園で育て、収穫期に自宅で蒸留し、採れた蒸留水は専用のびんでストックします。

ナブールの人たちはこの蒸留水にとても愛着があります。親愛の情を込めた贈り物としても使われ、私がナブールを訪問したときも、訪問先のあちこちでいただきました。すべてを日本に持ち帰ることができず、ホテルのバスタブのお湯に大胆に入れ、アロマバラを楽しんだのは贅沢な思い出です。

化粧水やお菓子の香りづけ、薬がわりにまで活用

ナブールの人たちは、芳香蒸留水を化粧水やお菓子の香りづけなど、さまざまな用途に使います。ビターオレンジは頭痛、発熱、日焼け、頻脈などのケアに、ゼラニウムは食品の香りづけ。ローズも同様に、スキンケア、そして創作料理の風味づけに使うそうです。1年分をストックし、収穫の季節になるとまた作る習慣は、私たちの暮らしでいえば、梅干しや梅酒作りのようなものでしょうか。

町中には蒸留器具や蒸留用のハーブを扱う市場もあり、昔は一般的な家庭の習慣でした。私たちの生活でも心豊かな手仕事として見直されています。薬局や市場で入手できる市販品もありますが、ナブールの人たちは蒸留水を手作りする大切さ、心の豊かさを知っているのです。

＊日本で市販される芳香蒸留水の多くは化粧品で、食用にはできません。

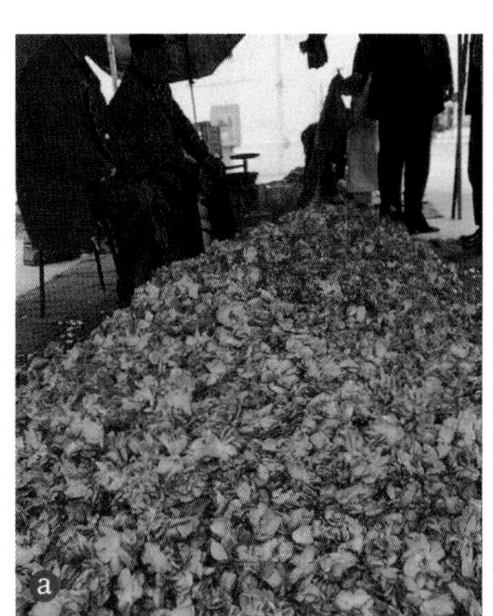

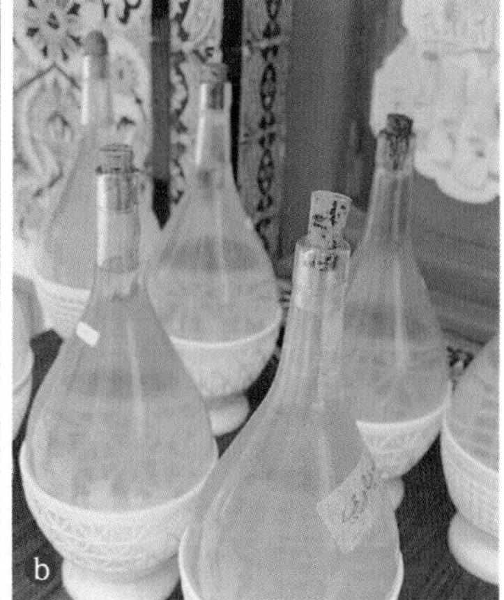

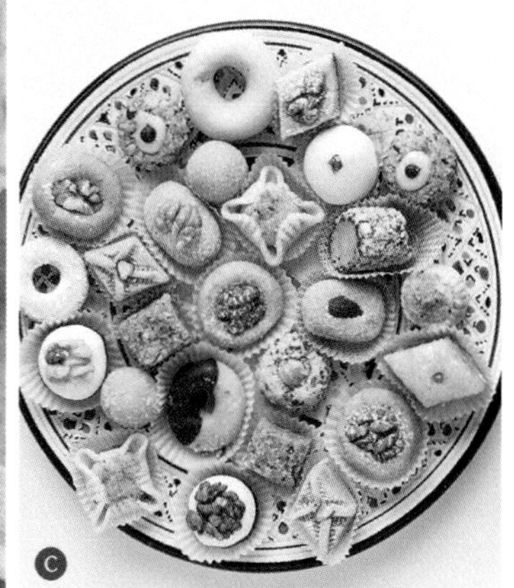

a. 大量のローズを持参したカゴに入れてもらい、量り売り。b. フェシカと呼ばれるフローラルウォーター用のびん。c. ローズ、オレンジなどのフローラルウォーターで香りづけされたスイーツはチュニジアならでは。

香木「蘭奢待」——戦国武将と香り

日本の香り文化は、飛鳥時代、仏教の伝来とともに儀式用として中国から伝わったというのが定説です。平安時代には貴族の間で流行し、室内に香りをくゆらせたり、衣服にたきしめたりと、生活にも取り入れられました。武士が台頭する時代になっても、香りの文化は受け継がれ、「武士のたしなみ」として戦の前の気持を鎮めるなど、香りの精神に及ぼす効果が重視されました。

特に好まれたのが「沈香（じんこう）」。熱帯アジア原産のジンチョウゲ科の香木です。平安貴族のみやびやかな楽しみ方とは異なり、沈香一本をまるごとたくという大胆な手法も盛んに行われたようです。

奈良の正倉院の宝物殿には、「蘭奢待（らんじゃたい）」と呼ばれる黄熟香（おうじゅくこう）（沈香の一種）が納められています。長さは156㎝、重さは11.6㎏で、香木としては大変巨大なもの。この香木の由来は多くの謎に包まれていますが、室町時代には、「天下の名香」として珍重され、多くの人を魅了しました。

蘭奢待には、八代将軍・足利義政、織田信長、明治天皇が切り取ったあとが、いまでも残されています。香木は時の権力者たちにとって富や財力の象徴。切り取ることで権力を誇示したことがわかります。

また戦国時代の武将たちが、天皇への献上品として香木を大量に使用した記録も残されています。これは、旧約聖書にあるシバの女王がソロモン王に乳香などの香料を大量に贈ったエピソードにつながり、世界中で香りは貴重品と認識されたようです。

徳川家康もまた、熱心な香木コレクターで、その一部は久能山東照宮などに残されています。家康自ら調合した練香の「香之覚（こうのおぼえ）」という自筆の処方まで現存します。

戦国時代から江戸時代の初期にかけ、武士には「かくあるべし」という美学がありました。そのひとつが「髪に香をたきしめること」。常に死と隣り合わせの武士の世界では、香で身だしなみをととのえることは、必死の決意を示すことでもあったのでしょう。香りにひそむ精神性を、戦国武将たちに学ぶ思いです。

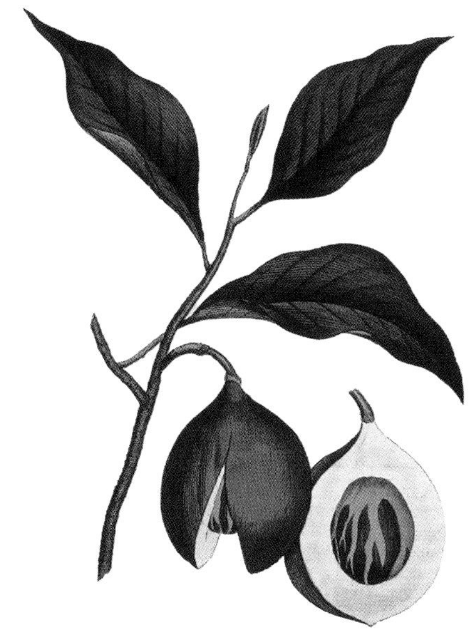

付録

アロマテラピーの用語や資格一覧

精油の作用や芳香成分についての解説、
また、アロマテラピーを仕事に生かせる資格など
もっとアロマテラピーへの理解が深まる情報を紹介します。

精油の作用についてのおもな用語解説

精油にはさまざまな天然由来の薬理成分が含まれています。
それぞれが異なる働きをもち心身に作用します。
「Part 6 精油図鑑」（p.137 ～）でも紹介している言葉の意味を解説します。

あ

引赤（いんせき）　血液の量を増やして、局部を温かくする

うっ滞除去（うったいじょきょ）　水分がたまっているのを改善する

か

加温（かおん）　血行を促して、温める

緩下（かんげ）　腸の中を緩め、排便を促進する

強肝（きょうかん）　肝臓の機能を刺激し、高める

強心（きょうしん）　心臓を刺激して活性化させる

強壮（きょうそう）　体のさまざまな機能や能力を向上させる

去痰（きょたん）　気管支から過剰な粘液を除去する

駆虫（くちゅう）　寄生虫や害虫を駆除する

駆風（くふう）　腸内にたまったガスを排出させる

血圧降下（けつあつこうか）　血圧を低くする

血管収縮（けっかんしゅうしゅく）　血管壁を収縮させる

血行促進（けっこうそくしん）　血液の流れをよくする

解熱（げねつ）　体を冷却させ、高い体温を低下させる

健胃（けんい）　胃の働きを高める

抗アレルギー（こう）　アレルギー症状を軽減させる

抗ウイルス（こう）　ウイルスの繁殖を抑制する

抗うつ（こう）　うつな気分を明るく高める

抗炎症（こうえんしょう）　炎症を鎮める

抗カタル（こう）　鼻水などの粘膜の症状をやわらげる

抗菌（こうきん）　細菌の繁殖を抑える

抗酸化（こうさんか）　細胞の酸化を防ぐ

抗真菌（こうしんきん）　真菌（カビによる水虫など）の繁殖を抑える

興奮（こうふん）　感情を高ぶらせる

高揚（こうよう）　気分を明るくさせる

抗リウマチ（こう）　リウマチの症状を緩和する

さ

催淫（さいいん）　性欲を高める

催乳（さいにゅう）　母乳の出をよくする

細胞成長促進（さいぼうせいちょうそくしん）　皮膚細胞の成長を促す

催眠（さいみん）　眠気をもたらす

殺菌（さっきん）　細菌を殺す

殺虫（さっちゅう）　虫を殺す

弛緩（しかん）　筋肉を緩ませる

刺激（しげき）　外部から働きかけて、感覚や心に反応を起こさせる

止血（しけつ）　出血を止める

収れん（しゅう）　組織を引き締める

浄血（じょうけつ）　血をきれいにする

消化促進（しょうかそくしん）　消化を助ける

消臭（しょうしゅう）　においを消す

食欲増進（しょくよくぞうしん）　食欲を高める

自律神経調整（じりつしんけいちょうせい）　自律神経の機能を正常化させる

頭脳明晰化（ずのうめいせきか）　頭をはっきりさせる

制汗（せいかん）　汗を抑える

整腸（せいちょう）　腸の消化、吸収、運動などの機能を高める

た

胆汁分泌促進（たんじゅうぶんぴつそくしん）　胆汁排出を増加させる

鎮咳（ちんがい）　せきを鎮める

鎮痙（ちんけい）　けいれんを抑える

鎮静（ちんせい）　興奮を鎮める

鎮痛（ちんつう）　痛みを緩和する

通経（つうけい）　月経を促し、規則的にする

な

粘液溶解（ねんえきようかい）　粘液を溶解し、排出する

は

発汗（はっかん）　汗を出す

瘢痕形成（はんこんけいせい）　傷が治り、瘢痕（かさぶた）ができるのを助ける

皮膚弾力回復（ひふだんりょくかいふく）　皮膚の弾力を取り戻す

皮膚軟化（ひふなんか）　皮膚をやわらかくする

分娩促進（ぶんべんそくしん）　安産を助ける

防虫（ぼうちゅう）　寄生虫や害虫を防ぐ

ホルモン様（よう）　ホルモンに似た作用

ま

免疫調整（めんえきちょうせい）　免疫バランスをととのえ、免疫力を高める

免疫賦活（めんえきふかつ）　免疫機能を調整し、正常化させる

ら

利尿（りにょう）　尿の排出を促す

冷却（れいきゃく）　冷たくして、症状を鎮める

精油の化学成分と特徴

精油はたくさんの化学成分（芳香成分）の組み合わせによって独特の芳香をかもし出しています。
それぞれの化学成分のグループの個性を知っておくと、作用の特徴が理解しやすくなります。
また、禁忌の精油の把握にも役立ちます。

分類／グループ	成分	特徴	成分が多く含まれる精油
モノテルペン類 モノテルペン炭化水素	trans-β-オシメン、カラレン、δ-3-カレン、カンフェン、サビネン、α-ピネン、β-ピネン、γ-テルピネン、パラシメン、α-フェランドレン、β-フェランドレン、β-ミルセン、d-リモネン	ほとんどの精油に含まれる成分。うっ滞除去、強壮、去痰、抗炎症作用などがある。	オレンジ・スイート、グレープフルーツ、ジュニパーベリー、ベルガモット、レモン
モノテルペン類 モノテルペンアルコール類	ゲラニオール、シトロネロール、テルピネオール、テルピネン-4-オール、ネロール、ボルネオール、メントール、ラバンジュロール、リナロール	抗ウイルス、殺菌作用、免疫調整作用があり、毒性が少ない。心落ち着く香りが多い。	ゼラニウム、マージョラム・スイート、ローズウッド、ローズ・オットー、ラベンダー
セスキテルペン類 セスキテルペン炭化水素	エレメン、α-ガイエン、カマズレン、β-カリオフィレン、β-trans-カリオフィレン、クルゼレン、α-コパエン、ガイアズレン、β-セスキフェランドレン、α-セドレン、パチュレン、ビサボレン、ヒマカレン、α-ファルネセン、β-ファルネセン、ブルネッセン	おもに炎症を抑える作用。うっ滞除去、抗アレルギー作用などもある。	イランイラン、カモミール・ジャーマン、カモミール・ローマン、シダーウッド、ミルラ
セスキテルペン類 セスキテルペンアルコール類	グロブロール、サンタロール、セドロール、ネロリドール、パチュロール、ビリジフロロール、ファルネソール、フェニルエチルアルコール	エストロゲンに似た作用があり、ホルモンに影響する。抗菌、抗アレルギー作用。	サイプレス、サンダルウッド、ネロリ、パチュリ、ヒバ
ジテルペン類 ジテルペンアルコール類	スクラレオール、フィトール	エストロゲンに似た作用があり、ホルモンに影響する。抗菌作用をもつ。	クラリセージ、ジャスミン

分類	成分	特徴	成分が多く含まれる精油
アルデヒド類	アニスアルデヒド、クミンアルデヒド、シトラール、シトロネラール、デカナール、バニリン、ネラール、ゲラニアール、オクタナール、ペリラアルデヒド	強壮、解熱、神経系の鎮静、免疫刺激作用がある。皮膚刺激が強いので低濃度で扱う。	シトロネラ、メリッサ、リツエアクベバ、レモングラス
エステル類	アントラニル酸メチル、アンゲリカ酸イソアミル、アンゲリカ酸イソブチル、安息香酸メチル、安息香酸ベンジル、酢酸ゲラニル、酢酸テルピニル、酢酸ネリル、酢酸ベンジル、酢酸ボルニル、酢酸ミルテニル、酢酸ラバンデュリル、酢酸リナリル、プロピオン酸ネリル	抗ウイルス、抗炎症作用のほか、神経系の鎮痛作用がある。毒性が少ない。	イランイラン、クラリセージ、ベルガモット、ジャスミン、ネロリ、ラベンダー
ケトン類	α-イロン、γ-イロン、α-イオノン、β-イオノン、イソメントン、ℓ-カルボン、d-カルボン、カンファー、β-ジオン、cis-ジャスモン、ダマスコン、ダマセノン、ツヨン、ヌートカトン、フェンコン、タジェトン、アルテミシアケトン、ベチボン、ベチベロン、メントン	肝臓の機能を高めるほか、粘液溶解作用、瘢痕形成作用などがある。神経毒性があるので多量に含む精油の扱いを慎重に。	グレープフルーツ、フェンネル・スイート、ペパーミント、セージ、ヤロウ・ブルー、ローズマリー・シネオール
オキサイド類	trans-リナロールオキサイド、cis-リナロールオキサイド、1,8-シネオール、ビサボロールオキサイド	抗菌、抗ウイルス作用などがある。とても変化しやすく高温や酸素、水に弱い。皮膚刺激が強い。	ペパーミント、ローズマリー・シネオール、ユーカリ・グロブルス
フェノール類	オイゲノール、カルバクロール、チモール、trans-アネトール、ヒノキチオール、メチルオイゲノール、アピオール、ミリスチシン	強い殺菌力。大量で長期に使うと肝臓に負担がかかったり、皮膚刺激が起こることがある。	クローブ、シナモンリーフ、タイム・リナロール
ラクトン類	ジャスミンラクトン、フロクマリン、フタライド類、ベルガプテン	血栓を防ぐ作用で、血圧を降下させる。皮膚刺激、神経毒性があるので、多く含む精油の扱いに注意。ベルガプテンには光毒性がある。	グレープフルーツ、ジャスミン、ベルガモット

注意したい精油の毒性・刺激性おさらい

p.47でも説明しましたが、精油の成分の中には、
光毒性や神経毒性、皮膚刺激といった性質を持ち、使用に際して注意が必要なものがあります。
ここでもう1度、精油を安心して使うために、危険性について把握しておきましょう。

毒性、刺激性	特徴、成分	おもな精油
紫外線に当たると皮膚に刺激を起こす **光毒性**	紫外線に当たると炎症が生じる毒性のことを光毒性といいます。光毒性をもつ成分の代表は、ラクトン類に分類されるベルガプテン。グレープフルーツ、ベルガモットなどに多く含まれ、これらの精油を皮膚につける場合は特に注意が必要です。日中のトリートメントオイルでの使用を避ける、使用した場合には、皮膚を日差しにさらさないようにしましょう。光毒性成分を含まないFCF（フロクマリンフリー）タイプの精油もあります。	アンジェリカルート、ブラッドオレンジ、クミン、ベルガモット、グレープフルーツ、レモンなど
神経に強く作用する危険がある **神経毒性**	ケトン類のカンファー、ツヨンは、神経に対して毒性のある成分。けいれんを誘発する可能性があるため、てんかんの人や、妊婦、高齢者への使用には十分な注意が必要です。	セージ、ヤロウ・ブルー、ローズマリー・カンファー、ローズマリー・シネオールなど
肌にふれるとかゆみや炎症を起こす **皮膚刺激**	皮膚に浸透したときに、炎症や紅斑、かゆみなどを起こすことで、アルデヒド類、フェノール類は特に皮膚刺激が強い成分として知られています。	シトロネラ、メリッサ、クローブ、タイム・リナロールなど
内臓に障害を起こす危険が **経口摂取の危険性**	精油を口に入れて摂取することは、決してしてはいけません。精油の誤飲や飲用で肝臓や腎臓に障害が起こることもあり、健康被害の可能性を無視できません。飲料にたらすなど他の食品といっしょに用いる、うがいに使うというのも避けましょう。万が一、子どもが誤飲した場合は、無理に吐かせず、すぐに医療機関の受診を。	精油すべて

※妊婦や小さな子ども、高齢者、ペットはもちろん、すべての人に注意が必要です。

仕事と暮らしに役立つアロマテラピー関連の検定

公益社団法人 日本アロマ環境協会が実施する「アロマテラピー検定」をはじめ、日本ハーブセラピスト協会主宰の「ハーブ検定」、一般社団法人日本化粧品検定協会主宰の「日本化粧品検定」など、仕事と暮らしに役立つ検定を紹介します。

※すべての情報は2023年12月現在のものです。

アロマテラピー検定

実施：**公益社団法人 日本アロマ環境協会**

https://www.aromakankyo.or.jp

アロマテラピーへの関心を高め、個人で楽しんだり、知識を深めたりすることを目的に、公益社団法人 日本アロマ環境協会（AEAJ）が実施している検定で、１級と２級があります。２級を取得すると、アロマテラピーを自分自身で楽しむための基本知識が身につきます。１級では、家族や周囲の人たちに正しく安全に楽しんでもらうための知識が得られます。詳しくはp.284参照。

公益社団法人 日本アロマ環境協会（AEAJ）とは

アロマテラピーの普及・啓発を目的とする日本アロマテラピー協会を母体として、1996年設立。アロマテラピーに関する正しい知識の普及・調査・研究活動や、アロマテラピー関連資格の認定実施を行ない、自然の香りに満ちた心地よい環境（アロマ環境）づくりを積極的に推進しています。

ハーブ検定

主宰：**日本ハーブセラピスト協会**

https://herbtherapist.jp

毎日の生活の中でハーブを自分自身で楽しんだり、家族や周囲の人に楽しんでもらったり、体や心をリフレッシュしたり、健康を維持するために用いるハーブの知識を試す検定で、１級と２級があります。１級に合格するか、協会本部が開催する講座を受講することで、ハーブセラピストの道も目指せます。ハーブサロンの開業、講師などにいかせます。

日本ハーブセラピスト協会（JHTA）とは

心と体の「癒し」を追求し成果を上げてきた、株式会社ジェイ・コミュニケーション・アカデミー（JCA）を母体として２００５年４月に誕生。当協会が主催する１級、２級ハーブ検定は日本で最初に行われたハーブ検定です。

スパイス＆ハーブ検定

主宰：**公益財団法人山崎香辛料振興財団**

http://yamazakispice-promotionfdn.jp/kentei.html

日々の料理や暮らしに気軽にスパイスやハーブを取り入れるために、スパイスやハーブの使い方、基礎知識などスパイス＆ハーブに関する知識習得度をはかる検定。スパイス＆ハーブの魅力、正しい知識を得て、豊かな食生活と暮らしの発展を目指しています。検定には１級、２級、３級があり、１級は２級に合格すると受験資格が得られます。

公益財団法人山崎香辛料振興財団とは

エスビー食品の創業者、山崎峯次郎とともに香辛料の普及・研究に邁進した山崎春栄の私財を基にして1983年に「香辛料に関する調査研究を行い、食品産業の発展と国民生活の改善向上に寄与すること」を目的に設立されました。

日本化粧品検定

主宰：**一般社団法人日本化粧品検定協会**

https://cosme-ken.org

化粧品・美容に関する知識の普及と向上をめざした検定で、特級、１級、２級、３級があります。３級は間違えがちな化粧品の知識がわかり、WEBから無料で受験できます。２級を取得すると、美容皮膚科学を中心にトータルビューティの知識を得られ、１級を取得すると化粧品の中身や成分に加え、化粧品にまつわるルールなど幅広い知識が身につきます。特級は上位資格で、コスメコンシェルジュとして美容関連の仕事に生かせ、コスメライターとしての活躍も期待できます。

一般社団法人日本化粧品検定協会（JCLA）とは

すべての化粧品の使用者、また職業として化粧品に携わる人が化粧品を中身（成分）から正しく理解し、選択・活用できるようになることで、化粧品のすばらしさを実感することを目指し、2011年に創設されました。検定は、文部科学省後援。

アロマテラピー関連の資格認定について

アロマセラピストなどの上位資格の認定は、それらの認定校にて必須履修科目を修了し、同校にて開催される各種試験をクリアすると資格認定されます。
さらなる専門性を養いたい方のために、代表的な国内外の資格認定団体を紹介します。

日本国内での知名度、信頼度が高い

◆ AEAJ
（公益社団法人 日本アロマ環境協会）

https://www.aromakankyo.or.jp
内閣府に公益認定された、アロマテラピー関連で唯一の公益法人のため、知名度、信頼度ともに高い協会です。アロマテラピーアドバイザー、アロマテラピーインストラクター、アロマセラピストなどの資格認定が受けられます。

世界最高峰の国際アロマセラピスト資格

◆ IFA 認定
（国際アロマセラピスト連盟）

https://ifaroma.org/ja_JP/home
1985 年にイギリスで設立されたアロマテラピーに関する最初の運営組織で、現在 43 の国々で国際的に運営されています。IFA 認定はアロマのスペシャリストとして世界的に認められます。資格取得までの時間、費用、履修内容などを考慮すると難度は高いです。

メディカルアロマのプロフェッショナルに

◆ NARD JAPAN
（ナード・アロマテラピー協会）

https://www.nardjapan.gr.jp
ヨーロッパのメディカルアロマの情報を日本で発信するために設立された運営団体です。医療関係者による認定資格取得が多い傾向があります。NARD JAPAN によるアロマ・アドバイザー、アロマ・インストラクター、アロマ・セラピストの資格認定が受けられます。

メディカルハーブ関連の資格認定に

◆ JAMHA 認定
（日本メディカルハーブ協会）

https://www.medicalherb.or.jp
メディカルハーブの正しい情報提供と普及のために設立された運営団体。JAMHA 認定資格であるハーバルセラピスト、日本のハーバルセラピスト、シニアハーバルセラピスト、ハーバルプラクティショナーなどの資格認定が受けられます。また、メディカルハーブコーディネーターなどの資格認定を受けられる検定も。

英国式のアロマテラピーを学ぶ

◆ JAA 認定
（日本アロマコーディネーター協会）

https://jaa-aroma.or.jp
1995 年に設立されたアロマの運営団体。JAA によるアロマコーディネーター、アロマインストラクターの資格認定が受けられます。同協会では、トレーナーズ制度、介護アロマコーディネーターなど、現代人に寄り添ったカリキュラムも開講。

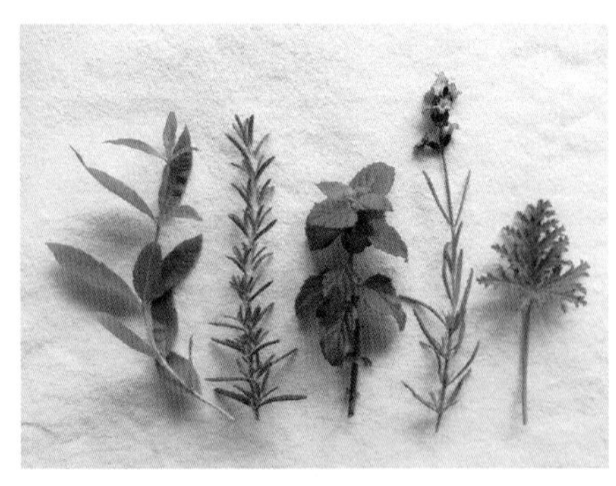

もっと楽しむアロマのある暮らし

アロマに関する有益かつ旬の情報を得られるアプリやSNS、
季節の草花を肌で感じられるガーデンや施設の情報などを紹介します。
ぜひ香りのある生活に役立ててください。

※すべての情報は2023年12月現在のものです。随時HPなどで確認してください。

アプリやWEBで楽しむ

◆「生活の木」公式アプリ

アロマ図鑑や香りのブレンドレシピなど、オリジナルの情報が満載。お買い物も楽しめます。

App Store

Google Play

◆「アットアロマ」公式アプリ

香りの専門メーカーのアプリ。買い物や香りある生活をさらに楽しめるコンテンツが充実。

App Store/Google Play

◆ニールズヤード レメディーズインスタグラム

@nealsyard_jp
英国生まれのヘルス＆ビューティブランド。

◆マークスアンドウェブインスタグラム

@marksandweb
植物の恵みを生かしたデイリープロダクトを提案。

◆カリス成城

https://www.charis-shop.com
1983年創業の日本初ハーブとアロマの専門店。

◆ TISSERAND AROMATHERAPY（ティスランド アロマセラピー）

https://www.tisserand.jp
1974年ロバート・ティスランド氏の手により誕生した英国アロマセラピーのパイオニア的ブランド。

ガーデン・施設で楽しむ

◆神戸布引ハーブ園／ロープウェイ

約200種7万5000株の花やハーブが咲き集う日本最大級のハーブ園。四季の庭、ハーブミュージアムなどテーマの異なる12のガーデンが四季折々の彩りと香りで出迎えます。ロープウェイで眺望を楽しみながらアクセスできます。兵庫県神戸市中央区北野町1-4-3

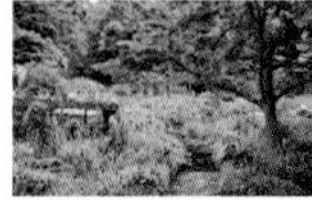
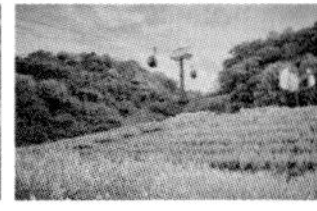
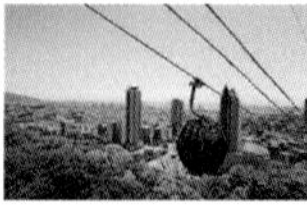

https://www.kobeherb.com
写真提供：神戸布引ハーブ園／ロープウェイ

◆ AEAJグリーンテラス

公益社団法人 日本アロマ環境協会（AEAJ）が運営する、アロマの魅力を五感で体験できる施設。さまざまなワークショップや、世界中から集めた約300種の香り体験など多彩なコンテンツを楽しめます。

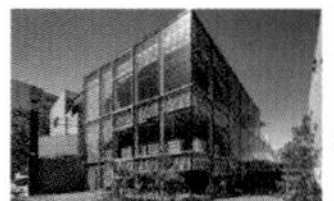
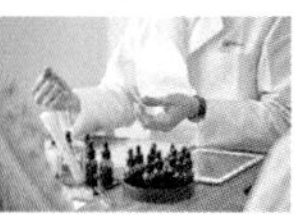
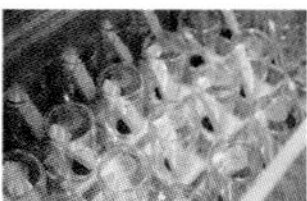

東京都渋谷区神宮前6-34-24
＊ HPより要予約
https://www.aromakankyo.or.jp/greenterrace
写真提供：AEAJ

◆ファーム富田

ラベンダーで有名な中富良野町に位置し、広大なラベンダー畑を中心に、さまざまな花畑が出迎えてくれる施設。ラベンダー蒸留工場、カフェ、資料館などもあります。季節により開館施設、時間が異なります。

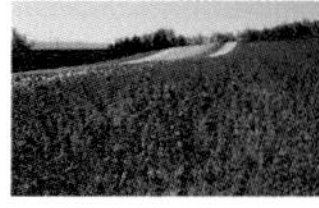
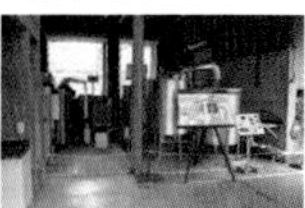
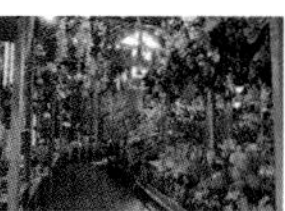

北海道空知郡中富良野町基線北15号
入園無料
https://www.farm-tomita.co.jp
写真提供：ファーム富田

◆蓼科高原バラクライングリッシュガーデン

日本初の本格的英国式ガーデンとして1990年にオープン。約5,000種類の植物が植えられた庭園は四季折々に表情を変え、アフタヌーンティーも楽しめるカフェなどを併設。

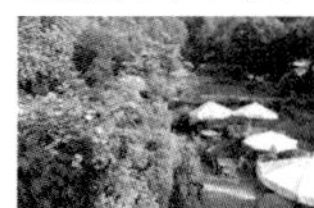
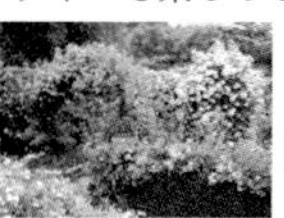
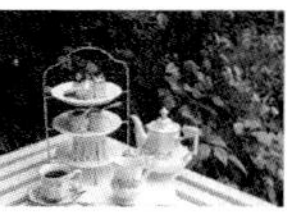

長野県茅野市北山栗平5047
https://barakura.co.jp
写真提供：蓼科高原バラクライングリッシュガーデン

香りのタイプ別　INDEX

精油図鑑（p.142 ~ 258）は、精油名の五十音順に掲載していますが、
香りの特徴ごとに知りたいときは、このインデックスを利用してください。
※香りタイプについての解説は、p.71 をご覧ください。

スパイス系

ハーブ系

フローラル系

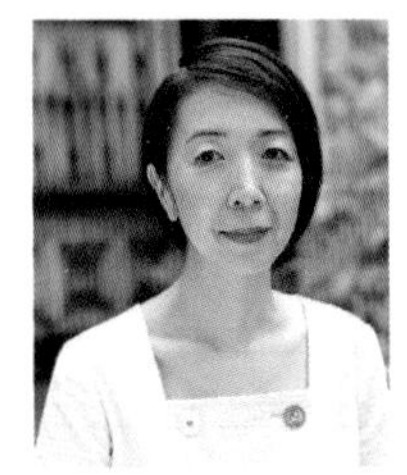

佐々木 薫（ササキカオル）

AEAJ認定アロマテラピー・プロフェッショナル。精油、ハーブの文化、歴史を探ることをライフワークとし、世界数十カ国を訪ね、レポートを続ける。各種カルチャースクール、社会人講座などの講師として活動。テレビ、マスコミを通じハーブ・アロマテラピーの魅力の普及に努める。生活の木 Herbal Life College 主任講師。著書に『スーパーはちみつ マヌカハニー使いこなしBOOK』『最新4訂版 アロマテラピー図鑑』『佐々木薫のアロマテラピー紀行』（すべて主婦の友社）など多数。（株）生活の木カルチャー事業本部ゼネラルマネージャー。

◆生活の木

「自然」「健康」「楽しさ」のある生活を提案するライフスタイルカンパニー。国内外から厳選したハーブや精油、植物油など世界中から自然の恵みを仕入れ、商品開発・製造・卸・販売を行う。全国約100店舗の直営店のほか、ハーブガーデン、サロン、カルチャースクールなどの運営を通じて、ウェルネス＆ウェルビーイングなライフスタイルをお届けする。

https://www.treeoflife.co.jp/

Tree of life 生活の木

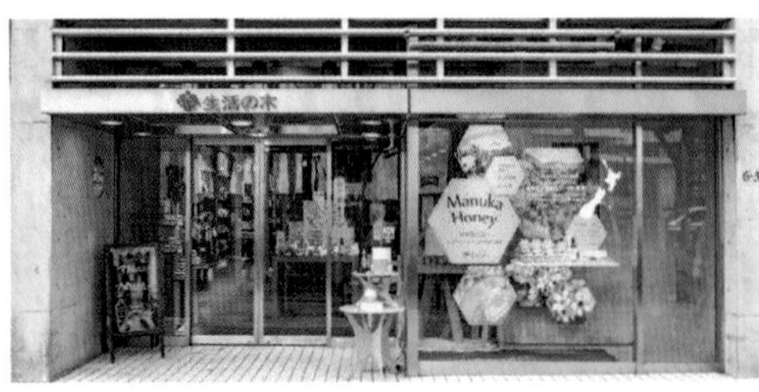

◆参考文献

- 『精油の安全性ガイド第2版』ロバート・ティスランド、ロドニー・ヤング 著　林 真一郎 監修（フレグランスジャーナル社）2018年
- 『薬用エッセンシャルオイルの科学：フランスアロマテラピーがよくわかる』ピエール・フランコム著（フレグランスジャーナル社）2023年
- 『精油のヒーリング・インテリジェンス〈植物はなぜ人を癒やすのか〉』カート・シュナウベルト著（フレグランスジャーナル社）2018年
- 『アロマツリー』サルバトーレ・バタリア著（パーフェクトポーションジャパン）2020年

◆ STAFF

装丁・本文デザイン　水崎真奈美
イラスト（人物など）岡本典子
（植物画 p.147、175、193、194、210、212、213、215、228、237、248）あらいのりこ
（植物画・上記以外）　永田デザイン室
撮影（p.4-5、10-13、126-134、275）那須野ゆたか
（p.6-7）宮城寛明
（p.8-9）熊原美恵
（p.60、120、121）鈴木江実子
（上記以外）　松木 潤（主婦の友社）
スタイリング　柿原陽子
編集協力　白倉綾子
編集担当　森信千夏（主婦の友社）

※カバーやトビラに使った植物画は医師であり植物学者でもあるウィリアム・ウッドヴィルの著した『薬用植物図譜』（1790 ～ 1794年ロンドンで刊行）の絵でジェームス・サワビィによるものです。この絵を購入した明治薬科大学名誉教授・大槻真一郎氏が撮影し、著者が譲り受けた画像データを使用しています。

アロマテラピー大全集(だいぜんしゅう)

2024年2月29日　第1刷発行
2024年9月30日　第2刷発行

著　者　佐々木 薫(ささき かおる)
発行者　大宮敏靖
発行所　株式会社主婦の友社
〒141-0021 東京都品川区上大崎3-1-1 目黒セントラルスクエア
電話 03-5280-7537（内容・不良品等のお問い合わせ）
049-259-1236（販売）
印刷所　大日本印刷株式会社

ISBN 978-4-07-455858-2

■本のご注文は、お近くの書店または主婦の友社コールセンター（電話 0120-916-892）まで。
＊お問い合わせ受付時間　月～金（祝日を除く）　10:00 ～ 16:00
＊個人のお客さまからのよくある質問のご案内
https://shufunotomo.co.jp/faq/